AF619235

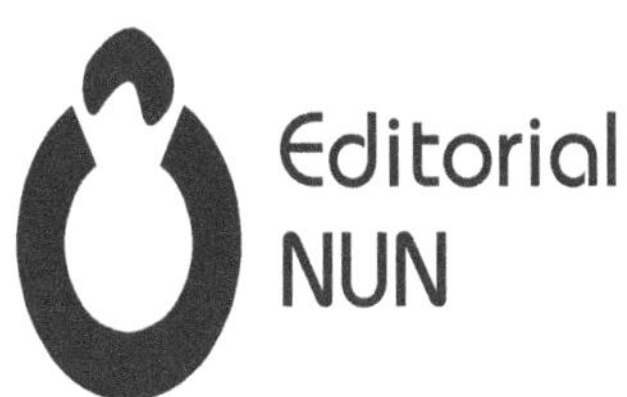
Editorial
NUN

BIOÉTICA RECOBRADA
Un regreso a los límites

Catalogación de obra

Pichardo García, Luz María Guadalupe
Cuéllar Pérez, Hortensia
(coords.)

Bioética recobrada. Un regreso a los límites
1a. edición, 2020

ISBN: 978-607-98935-8-3

Editorial Notas Universitarias, S. A. de C. V.
Impreso en la Ciudad de México

Formato: 18.5 × 25 cm

386 pp.

Editorial Notas Universitarias, S. A. de C. V.

Xocotla 17, Tlalpan Centro, Tlalpan, Ciudad de México, C. P. 014000

www.editorialnun.com.mx

Versión impresa, ISBN: 978-607-98935-8-3

Dirección editorial y diseño de portada: Miryam Meza Robles
Edición y corrección de estilo: Felipe G. Sierra Beamonte
Formación: Shaila Torres Chagoya

Impreso en México 2020

BIOÉTICA RECOBRADA
Un regreso a los límites

Luz María Guadalupe Pichardo García
Hortensia Cuéllar Pérez
(coords.)

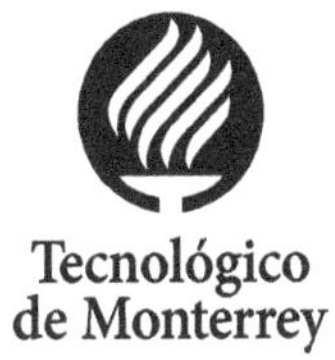

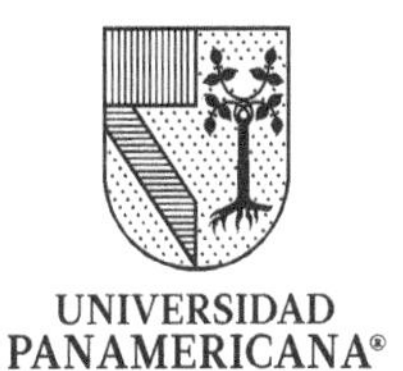

Índice

CAPÍTULO 5

CAPÍTULO 6

CAPÍTULO 7

CAPÍTULO 13

CAPÍTULO 14

CAPÍTULO 15

CAPÍTULO 16

CAPÍTULO 17

Prólogo

El libro que ahora se pone a nuestra disposición, *Bioética recobrada. Un regreso a los límites*, viene a llenar un espacio importante en la bibliografía de la bioética mexicana y latinoamericana, como es el de los fundamentos contextualizados de una bioética orientada al estudio y análisis de la agencia moral de los profesionales de la salud, investigadores y tecnólogos, con sus actuales retos.

Por 2 500 años se ha hablado y reflexionado acerca de la ética médica; hoy la bioética, luego de 50 años de vigencia, pone de relieve su importancia para la atención de los pacientes, tanto en el sentido de su ser biológico como de su dimensión humana y existencial.

En la actualidad no es posible concebir el ejercicio de las ciencias médicas sin recurrir a los acelerados avances en biotecnologías, los cuales han alcanzado un desarrollo mayor en diez años que los logrados el último siglo.

Así como de las potencialidades de las profesiones en salud, en el desarrollo de las herramientas nanotecnológicas, genéticas y digitales, por nombrar algunas, no sólo para curar sino dar un paso más, mejorando considerablemente las funciones y características físico-biológicas del ser humano (*enhacement*); con la intención, como se menciona en el título, de recobrar los límites en la atención de la salud, en lo que respecta a la antropología y la ética, lo mismo que del derecho, sin frenar el desarrollo de una ciencia legítima en favor de la humanidad.

La preocupación de las coordinadoras de la presente obra, las doctoras Luz María Guadalupe Pichardo García y Hortensia Cuéllar Pérez, por llenar este espacio es encomiable, tanto por hacer un llamado de conciencia acerca del papel fundamental que desempeñan actualmente los nuevos descubrimientos en la atención a la salud como en resaltar las profundas implicaciones bioéticas que su actuar profesional conlleva.

En efecto, con el aumento cotidiano de las posibilidades del actuar médico y la también creciente disponibilidad de recursos tecnológicos por demás sofisticados y la consecuente complejidad de lo que se debe de cuidar, de los parámetros a vigilar, el papel del profesional de salud —médicos y enfermeras—, así como en el campo de la investigación científica, cobra una dimensión más relevante, sencillamente por ser quienes están más próximos al enfermo.

La proximidad con el paciente obliga éticamente, como bien expresa y analiza Hortensia Cuéllar en el texto, a tratarlo como una persona y no como simple sujeto, como alguien y no como un objeto, como un ser humano viviendo una experiencia de anormalidad, de sufrimiento, que le es única y propia.

Bioética recobrada. Un regreso a los límites reúne un grupo interdisciplinario de profesionales que aborda temas relevantes para una práctica de la ciencia y la tecnología que responda con plenitud a las exigencias esenciales de la bioética en sus orígenes: al respeto a la vida, al cuidado del ser sufriente, a la protección del vulnerable, a la garantía de que la práctica y avances sean siempre acordes con el respeto de la dignidad de todo ser humano. Médicos, biólogos, enfermeras, filósofos, juristas, sociólogos, bioeticistas, participan aportando miradas de diversa índole y ofreciendo reflexiones pertinentes y esclarecedoras, basados en el respeto a la dignidad de las personas.

Para ello, un primer paso es conocer qué es la bioética y cuáles son sus alcances, sus diferencias con las éticas tradicionales del pensamiento occidental y su enfoque hacia lo que significan las tensiones entre naturaleza y deterioro ambiental, entre civilización urbana e industrial y ecosistemas, entre consumismo y mesura. Los capítulos elaborados por Hortensia Cuéllar Pérez contienen los elementos básicos de la antropología filosófica: los conceptos definitorios de persona, de naturaleza y condición humana, de dignidad, de humanismo, entendido en el siglo y XXI con prospectiva de futuro. Se trata de un enfoque clásico.

Ante la pluralidad de problemas y la variedad de aproximaciones posibles para ofrecer soluciones ha surgido la necesidad de proteger poblaciones y aún ecosistemas en riesgo, de allí las declaraciones de principios, como las de Ginebra y Helsinki, los códigos deontológicos profesionales, nacionales y de vinculación internacional, la legislación y la jurisprudencia conducentes a dar cuerpo a un *bioderecho.* Y se impone agregar una tercera, que es la protección y promoción de sus valores.

La doctora Pichardo presenta un capítulo dedicado a exponer los métodos de análisis encaminados a la solución de dilemas bioéticos, enriqueciendo el libro con esta dotación de herramientas decisorias. No se olvide que la atención y cuidado de los pacientes implica siempre acción, y que incluso la puesta en práctica del principio de no maleficencia, de no dañar, obliga a hacer algo, aunque sólo sea reflexionar qué no se debe hacer, pero buscar siempre lo posible y benéfico.

Los demás textos incluidos en el libro abarcan aproximaciones a temas concretos de bioética aplicados a la solución de dilemas relativos a la procreación, la eugenesia y las técnicas de reproducción asistida, al aborto, las terapias génicas y el empleo de células madre, a los cuidados paliativos y los trasplantes.

Cuidadosamente elaborados, los textos ofrecen al lector los conceptos básicos para entender qué significan estas acciones de atención médica y cuáles son sus implicaciones bioéticas. No faltan la objeción de conciencia y las voluntades anticipadas para traer a consideración y discusión los derechos de los profesionales de la salud para no practicar actos que rebasen los límites que les impone su moralidad individual y, en su caso, social, y aquellos de los pacientes, que son orientados a salvaguardar su libertad de decisión de acuerdo con sus creencias y convicciones morales y, en su caso, al razonamiento ético que desarrollen.

Enhorabuena a todas las autoras y los autores de este libro, y felicitemos a sus lectores por disponer de un material tan rico en datos, como en conceptos y herramientas para llevar a cabo un trabajo con mayor contenido moral y ético, y dotado de una dimensión humana más integral y plena. En especial en un aniversario redondo como lo son los 50 años de esta ciencia, que tiene todavía que atravesar por desconocidas experiencias continuas y le significan retos y desafíos permanentes. Que la bioética con visión humanista sea la que marque los límites, y no intereses de otro estilo.

Carlos Viesca Treviño*

* Carlos Viesca Treviño es médico cirujano; se ha desempeñado como director del Departamento de Historia y Filosofía de la Medicina de la Facultad de Medicina de la UNAM. Fue por 20 años responsable y profesor de los programas de maestría y doctorado en Bioética, del posgrado en Ciencias Médicas, Deontológicas y de la Salud de la Facultad de Medicina de la UNAM.

Introducción

Estamos a un año del cincuentenario de la aparición formal de la bioética en el escenario científico global. El afortunado neologismo usado por Potter en 1970 para nombrar a una serie de saberes engarzados que vinculan la biología con la filosofía, la política con las ciencias de la naturaleza, la biomedicina con la biotecnología, entre otras, merece una nueva reflexión ante tópicos surgidos de su interrelación y en apariencia dispersos, así como ante otros nuevos derivados de problemáticas actuales, como las planteadas por el llamado poshumanismo, que pareciera un nuevo giro copernicano en la reflexión científico filosófica, en donde la relevancia del ser humano pareciera esfumarse. ¿Qué hacer entonces?

El reto que se vislumbra en el horizonte es volver a descubrir una racionalidad que la sustente, o como Polter decía en 1970: "El conocimiento de cómo utilizar el conocimiento".[1] ¿Qué tan cerca está esta *nueva ciencia* de alcanzar las metas que su fundador Van Rensselaer Potter propuso para unir las ciencias experimentales con las ciencias humanísticas, la biología con la filosofía, y a su vez destacar la urdimbre jurídica que de manera natural aparece ante problemáticas y retos tan relevantes como los que aborda y atiende la bioética como ciencia?

Potter es el visionario que pretendió trazar ese "puente al futuro" esencial para dirigir las ciencias, las biotecnologías y la biomedicina hacia el mayor bienestar de las personas, siempre "a la luz de los principios y valores morales", como lo plantea una de las primeras enciclopedias de bioética,[2] de manera clara y llana.

Sin embargo, diversos autores hablan de la crisis que presenta actualmente la bioética.[3] De acuerdo con Agnus Dawson (2010) es una ciencia "que no tiene

1 V. R. Potter Bioethics, the Science of Survival, en *Perspectives in Biology and Medicine*, Vol. 14, John Hopkins University Press, 1970, p. 127.

2 W.T. Reich (ed.), *Encyclopedia of Bioethics I*, Nueva York, The Free Press, 1978.

3 L.M Pichardo, Reinventing Bioethics in a Post-Humanism and Post Truth Society (Colombia), *Pers. Bioet.*, 2018, 22(2): 212-222.

futuro, como se presenta actualmente [...] se ha vuelto dura y aburrida";[4] otros, como López Baroni, muestran su crítica en su libro El origen de la bioética como problema.[5]

El riesgo actual es la multiplicidad de los enfoques bioéticos, que no necesariamente se plantean de manera racional. Generalmente se dispersan en corrientes antropológicas y éticas confusas y sin principios claros: visiones parciales y sesgadas por intereses económicos, políticos, sociales o de lo que la ciencia y la tecnología vienen planteando desde inicios de milenio: la evolución de la naturaleza humana a una nueva especie poshumana, con riesgos y efectos colaterales no previstos, que pueden resultar en una amenaza al ser humano como lo conocemos actualmente. Son perspectivas de otro tipo muy ideologizadas que nublan la visión objetiva del futuro en torno a lo que somos y sobre problemas o dilemas complejos que la bioética suele tratar.

En este contexto, la bioética surge como una disciplina con un cada vez mayor interés por discernir en esta multitud de nuevas posibilidades lo que es ético de lo que no lo es, lo que humaniza de lo que degrada, lo correcto de lo incorrecto, lo que concuerda con el respeto a la dignidad de las personas o no. Es menester, entonces, tener claro lo que conduce al bien del ser humano y sus legítimos derechos y valores, en especial en el ámbito de la salud y las crecientes innovaciones biotecnológicas o de investigación farmacéutica. Existen a la fecha numerosas publicaciones al respecto en todo el mundo. La bioética, ciencia joven, nacida apenas en 1970, se ha convertido en un hito científico filosófico con un fuerte impacto jurídico y social en la cultura actual.

Por su carácter interdisciplinar, las corrientes de pensamiento filosófico han dejado huella y provocado una diversificación de posturas en esta joven ciencia con base en los distintos supuestos antropológicos que las sustentan (múltiples bioéticas). De ahí que convenga entender sus fundamentos filosóficos con claridad. Se precisa, además, una mayor profundización y estudio de los fenómenos científicos, para ser capaces de discernir la oportunidad ética de las intervenciones en salud y de los avances en biotecnología. De ahí el interés en aportar un resumen claro acerca de sus fundamentos y principales aplicaciones, para estudiantes y docentes en este campo, como para quienes estén interesados en la bioética por pertenecer a un comité hospitalario de ética o de bioética en un hospital que les permita, en todos los ámbitos de la investigación y la práctica clínica, tomar las decisiones correctas en cada caso. Todo esto, dentro del marco del derecho sanitario vigente de nuestro país y conforme a los tratados internacionales de los que México es parte, así como del respeto irrestricto a la dignidad humana, que es salvaguarda permanente, principio y fin de los derechos humanos.

El presente texto tiene como objetivo presentar a los estudiantes y docentes de cuidados de la salud, así como a quien de manera seria se interese en este ámbito, los fundamentos antropológicos y humanísticos de la novedosa y polémica

4 A. Dawson, The Future of Bioethics: Three Dogmas and a cup of Hemlock, *Bioethics*, junio de 2010, 24(5): 218-225. doi: 10.1111/j.1467-8519.2010.01814.x

5 M. J. López Baroni, *El origen de la bioética como problema*, Barcelona, Universitat de Barcelona, 2016

ciencia de la bioética, sus campos de aplicación, los dilemas que suelen presentarse, así como algunas propuestas de métodos de solución de casos clínicos concretos. El libro que les ofrecemos está integrado por 17 capítulos escritos por un grupo interdisciplinar de académicos de dos prestigiadas instituciones educativas de nuestro país: la Universidad Panamericana y el Tecnológico de Monterrey campus Ciudad de México, quienes con gran entusiasmo e interés profesional aceptaron participar en este proyecto, acogiendo de inmediato la idea y poniéndose a trabajar con la celeridad pausada que da la investigación, después de discutir el contenido del texto y qué temas relevantes exponer en torno a la formación profesional de quienes eligen por vocación la medicina, la enfermería, la biomedicina, la biotecnología, entre otras disciplinas. Gracias a todos ellos por tan valiosa contribución.

Lo que procede ahora es presentarles brevemente algunas de las ideas expuestas por los diversos autores a quienes mencionaremos conforme al capitulario. Algunos de ellos escribieron más de un capítulo, por lo que no hace falta hacer mención de todas sus aportaciones, sino solamente referir a algunas de ellas como presentación.

El contenido, variable y enriquecedor

El libro comienza con un ensayo de la doctora en Filosofía por la Universidad de Navarra y académica del Tecnológico de Monterrey, Hortensia Cuéllar Pérez, quien se hace cargo en los tres primeros capítulos, en cuanto la fundamentación filosófica de la materia del libro, con su acostumbrada solvencia académica, rigor intelectual y claridad expositiva. Su trabajo ha merecido que diversos de sus escritos hayan sido publicados en chino mandarín, inglés, italiano y polaco. Sus capítulos representan los pilares conceptuales a nivel antropológico y ético sobre los que se asienta y constituyen el entramado de fondo de las diversas temáticas y relevantes aportaciones de los prestigiados autores que participan en este libro.

En estos capítulos conocemos con profundidad argumentativa cómo surge y se desarrolla la bioética en el contexto científico y filosófico de finales del siglo XX e inicios del XXI; nos introducen en temas complejos y no exentos de polémica, como la noción de naturaleza, entendida al modo clásico y al moderno contemporáneo, y al debate al que conducen, así como la necesaria relación entre las ciencias de la naturaleza y de la vida, y el impacto que tiene para la bioética la correcta interpretación de lo que es la naturaleza humana con su insoslayable y *no suprimible vinculación* con la ética, la antropología filosófica, el derecho, la medicina y otras ciencias humanas y naturales, así como su efecto en campos como la biotecnología y biomedicina.

Cuéllar Pérez afirma: “Atrás de toda ética hay una antropología”, y podríamos glosar: “Atrás de cualquier posición bioética hay una interpretación del ser humano”. ¿Por cuál optar? La teoría del conocimiento y la ciencia sin prejuicios, abiertas a la riqueza de lo existente en busca de la verdad, tienen la respuesta.

En por eso que, en el centro del debate —nos dice Hortensia Cuéllar— se encuentra el ser humano, entendido en su *integralidad como persona*, lo que indica un acercamiento ontológico existencial en el campo real, en donde se requiere una respuesta holística a las interrogantes clásicas: ¿quién es el ser humano?, ¿cómo debemos tratarlo?, ¿cuál es el papel de la ciencia (cualquiera que ésta sea, incluyendo la bioética), en relación con su cultivador primigenio y destinatario natural, el ser humano, *nasciturus* (niño en el seno materno), preescolar, adolescente, en madurez o en la tercera edad? ¿Qué significa ser persona? ¿Por qué tal calificativo es el más indicado para referirnos a mujeres y hombres concretos en condición de salud o de enfermedad, en plenitud de facultades o disminuidos en algunas por las razones que sean? Todas estas preguntas son indispensables y radicales en cualquier tratamiento bioético y médico que se precie de saber quiénes somos y respete la dignidad humana, sin componendas ni prejuicios.

Otro aspecto relevante es el análisis comparativo que desarrolla esta autora como consecuencia de la afirmación de que no es lo mismo la bioética inspirada en el utilitarismo o en el consecuencialismo, que la inspirada en el liberalismo, el humanismo clásico, la ética del cuidado o el deontologismo, y que es retomado por su centralidad bioética en el capítulo 2.

Otro de los pilares que debemos tomar en cuenta en una visión inter y multidisciplinar es el marco jurídico de la bioética, tanto en el ámbito nacional como internacional, y cuyo tratamiento, en el capítulo 4, "pretende ser únicamente una guía de las normas de derecho que arropan a la bioética". Este acercamiento y desarrollo está a cargo de la destacada abogada por la Escuela Libre de Derecho y exdirectora general del Programa de Asuntos de la Mujer de la CNDH y muchos otros honrosos cargos, María Emilia Montejano Hilton, cuyo profundo conocimiento en derechos humanos, salud, educación y derechos de la mujer, así como en análisis e investigación jurídica, le otorgan la solvencia académica y disciplinar para abordar tópico tan relevante e indispensable en el presente libro.

Para María Emilia Montejano "la normativa alrededor de la bioética es muy amplia, tanto a nivel internacional como en nuestro país, donde existe una ley federal que regula los aspectos relacionados con la salud de la población y sus respectivos reglamentos, así como en cada una de las entidades federativas", por lo que homologar criterios en este rubro, inicialmente podría conducir a severos problemas de interpretación y aplicación. No obstante lo anterior, y tomando en cuenta diversas experiencias internacionales y sus divergencias, así como instrumentos internacionales vinculantes y no vinculantes, pero relevantes, como el Código de Núremberg, la Declaración de Helsinki y el Informe Belmont, poseemos "una regulación internacional con base de principios éticos, que sin ser jurídicamente vinculante (es decir, no obligatoria), ha sido adoptada por los operadores de la medicina de muchos países que —a su vez— han empujado a una regulación bioética en sus países de origen", de donde surge "el marco jurídico de la bioética", con su perfil de obligatoriedad de acuerdo con las leyes de los diversos países, y en este capítulo podemos apreciar su desarrollo.

En el capítulo 9, María Emilia Montejano Hilton expone el tema de la procreación desde la perspectiva histórica y jurídica. Estudia sus causas y consecuencias. Nos presenta también una documentada investigación sobre lo que es la bioética y la procreación, dividiendo su capítulo en tres bloques claramente diferenciados: *a)* contexto demográfico y revolución sexual, *b)* intereses económicos de las farmacéuticas y multicéntricas, y *c)* legislación y política pública de la procreación en México. Aquí encontramos un acercamiento crítico a diversos fenómenos de nuestro tiempo, como la liberación sexual, las sexualidades periféricas, los grupos eugenésicos y el papel de las políticas internacionales de tipo económico en la geopolítica mundial y en posiciones bioéticas de perfil diverso.

La doctora en Ciencias con especialidad en Bioética por la UNAM e investigadora del Instituto Panamericano de Jurisprudencia de la Facultad de Derecho de la Universidad Panamericana, Luz María Guadalupe Pichardo García escribe con entusiasmo y como experta en los temas que aborda en varios capítulos. Su interés en torno a la vida (sus estudios primarios son en biología) le condujeron a estudiar el doctorado en Bioética al darse cuenta que desde este campo el debate contemporáneo sobre el tema —el de la vida— tiene mucho qué decir, sobre todo en situaciones límite, como podría expresar Jaspers o en planteamientos *epistemológicos frontera*, tan comunes en esta época de interdisciplinariedad y acelerados cambios tecnológicos, en los que se requiere la participación multidisciplinar a fin de responder con solvencia y de modo plausible, como acontece con la bioética.

Estas inquietudes condujeron a la autora a plantear preguntas diversas, pero todas vinculadas entre sí: hay "¿una o múltiples bioéticas?" "¿Cuáles son algunos de los métodos más conocidos de análisis y resolución de dilemas éticos?", o bien, temas y preguntas relacionadas con la aplicación de la bioética en la práctica médica y en la investigación, como son el diagnóstico prenatal, el aborto, técnicas de reproducción asistida, las células madre y terapia génica, entre otros.

Para Potter "la bioética es un puente hacia el futuro",[6] de allí la inquietud de Pichardo García en preguntar si con el desarrollo de la bioética hay un solo *corpus* bioético o este campo —dependiendo de quien lo trabaje— ha discurrido por rumbos diversos, algunos de ellos quizá irreconciliables. La respuesta merece un análisis atento porque, dependiendo de las bases filosófico-antropológicas y éticas en el planteamiento de diversos bioeticistas, será su posición, como se señaló. De este modo, la autora, siguiendo a Lino Ciccone, plantea cuatro modelos: 1. Los de inspiración socio-biologista, 2. Los modelos liberales, 3. Los modelos pragmático-utilitaristas y 4. Los modelos realista-personalistas. De cada uno de ellos menciona sus presupuestos y tesis más relevantes, representantes, consecuencias éticas y médicas que su adopción o implementación traen consigo. De allí la responsabilidad ética y profesional que el bioeticista tiene al adoptar ciertos principios doctrinarios, que, en estos campos, son de vital relevancia por el impacto que su elección posee cara a la consideración del valor *per se* del ser humano y su dignidad inviolable, aun

6 V. R. Potter, *op. cit.*

apelando a criterios "humanitarios", como acontece en situaciones germinales o terminales de la vida humana.

La maestra en Bioética y jefa de Urgencias del hospital Español, Amanda Lobato Victoria, enfermera de profesión y vocación, con su vasta experiencia clínica, su genuino interés en la bioética y su apasionada entrega en la formación ética de sus colegas, en el capítulo 7 expone su conocimiento científico sobre las relaciones enfermero/paciente y médico/paciente, de manera ordenada, profunda y práctica. Asimismo, con enorme sensibilidad, apoyada en su experiencia y cercanía con los pacientes, nos hace percibir que esa característica —la calidez humana— es —o debe ser— una característica esencial de cualquier profesional de la salud, particularmente enfermeras y médicos. ¿Cómo no agradecer la sonrisa, el cuidado esmerado, el tratamiento aplicado a tiempo al enfermo que lo requiere, y que puede encontrarse en una situación de gran vulnerabilidad?

Para Lobato Victoria el paciente es lo primero que una enfermera debe considerar, tanto en cercanía como en cuidado y atención, por lo que en su trabajo nos demuestra la "urgencia irreversible" de que pueda aumentar el número de profesionistas dedicados a esta noble labor en los centros hospitalarios y centros de salud, ya que este "capital humano" escasea. Pero no basta con que aumente el número, sino que ese aumento o incremento debe ser de calidad: personal altamente capacitado en su campo profesional y con un alto sentido humano.

Otro aspecto a destacar es el que nos permite conocer los modelos de la relación médico/paciente, y que son relación paterna, informativo o modelo científico, interpretativo y deliberativo. Para Lobato Victoria "el modelo médico-científico habla de reduccionismo, objetividad, manipulación, predicción y control"; en contraste las relaciones interpersonales en enfermería se fundamentan en principios éticos de tipo humanístico y en los preceptos básicos de la ética del cuidado: "Capacidad de percibir necesidades, hacerse responsable de resolverlas, contar con las competencias pertinentes y realizarlas, esperar la respuesta clínica y personal del paciente".

Patricia Rizo Morales, doctora en Psicología Analítica e investigadora de la Facultad de Derecho de la Universidad Panamericana, con estudios en Sociología, en el capítulo 8 expone el tema de la bioética y la reproducción humana, desde una perspectiva sociológica y de la psicología analítica. El tema y problema que aborda abarca diversos ángulos de revisión y análisis, como ella misma nos dice: "La sexualidad humana es pluridimensional, su sentido parte desde el mismo origen de la vida corpórea, implica nuestro ser hombres y mujeres, pero también lo que realizamos y cómo lo hacemos. Es una identificación, una actividad, un impulso, un proceso biológico y emocional, una perspectiva y una expresión de nosotros mismos".

Este tema es motivo de estudio con seriedad y rigor para la autora, por lo que desarrolla tópicos diversos interrelacionados con el problema, como, por ejemplo, las dimensiones de la sexualidad humana y la sexualidad en diferentes etapas de la vida, por lo que retoma aportaciones de la psicología, la neuropsicología y el enfoque psicoanalítico para explicar este complejo y extenso tema. Parte de la premisa básica de que los seres humanos somos seres sexuados, pero cuya sexualidad debemos atender de manera equilibrada y madura. Eso no implica que no haya etapas críticas, como la pubertad o la adolescencia, o incluso en la adultez, que se deben superar, "desarrollando capacidades y fortaleciendo virtudes" a lo largo de la vida. En este tenor, el fundamento último de esta participación no es solamente psicológico-analítico, sino que cuenta con bases antropológicas firmes en concordancia con lo planteado en los capítulos 2 y 3 del libro. De este modo se entrelazan el respeto hacia sí mismo y a los otros, en donde la confianza y seguridad, el amor de los padres, la regulación de la razón y la formación de hábitos positivos desempeñan un papel esencial.

En su oportunidad, Dora María Sierra Madero, doctora en Derecho por la UNAM y autora de diversas publicaciones entre las que destaca *La objeción de conciencia en México*, presenta, en el capítulo 14, de manera clara los fundamentos de la objeción de conciencia como un tema relevante en el caso de los profesionales de la salud. Indica que "la objeción de conciencia es una manifestación del derecho humano de libertad religiosa y de conciencia, reconocido en la Constitución mexicana (art. 24), así como en los principales tratados internacionales". En el contexto de la bioética, aplicado a la salud y la vida, "su ámbito de protección se ha ido extendiendo a otras condiciones, ajenas a la estructura militar". Especialmente en materia sanitaria la autora nos hace notar cómo, actualmente "se ha reconocido el derecho de objeción de conciencia del personal de salud en diversas prácticas, como el aborto, la eutanasia, la asistencia al suicidio, entre otros, los cuales hasta hace pocos años estaban proscritas por el derecho penal, y en años recientes se han ido legalizando",[7] un logro indudable que Sierra Madero invita a proteger. Señala que también en la Constitución mexicana encontramos principios que orientan la interpretación del ordenamiento jurídico para aplicarlo conforme a los derechos humanos, como el principio *pro-persona*, que señala lo obligado para resolver un determinado caso.

Médica cirujana por la UNAM, doctora en Ciencias con especialidad en Bioética, también por la misma universidad, María de la Luz Casas Martínez escribe un capítulo dedicado al tema de los trasplantes, que constituye una de sus líneas principales de investigación. Prestigiosa bioeticista en México, fue consejera de la Comisión Nacional de Bioética, cuenta con numerosas publicaciones, entre las cuales está su libro, libros y capítulos de libros. El enfoque desde el cual esta autora trató este relevante tópico fue el de la propiedad del cuerpo humano, presentando las posturas antagónicas de Rawls —el cuerpo pertenece a la persona— y Kant —el cuerpo no es propiedad de nadie—. Con las consiguientes consecuencias: la primera, utilitarista, permite la compra-venta de órganos y por otro; la segunda, en la cual la donación es voluntaria y libre, nunca sujeta a un precio. Para Casas Martínez "el logro de éxito en el trasplante es que se cuente con una organización impecable, porque el tiempo es corto para que el órgano siga siendo funcional. Se debe contar

7 D. M. Sierra Madero, "La objeción de conciencia en México", *Bases para un adecuado marco jurídico*, México, Instituto de Investigaciones Jurídicas, UNAM, 2012 (Serie Estudios Jurídicos, 197) [en línea], disponible en ‹www.biblio.juridicas.unam.mx/libros/resulib.htm›. Consultado el 10 de diciembre del 2015.

con toda clase de apoyo logístico para transportar adecuadamente un órgano aun en condiciones inestables de clima o largas distancias, pues de lo contrario, aunque se cuente con el órgano, no podrá ser trasplantado en tiempo y forma adecuadas, y todo ello en países limitados es un verdadero reto".

Hace hincapié en el valor de la gratuidad para la donación, la empatía y el altruismo; señala: "Nadie puede obligar a otra persona a donar un órgano, y tampoco puede coaccionarle moralmente". Según este supuesto, que parte del naturalismo griego y el derecho romano, nuestro cuerpo es un bien de la naturaleza, y cita a Santo Tomás: "Poner en peligro la propia vida por el beneficio de otro no puede ser considerada una obligación, sino un acto de amor o caridad". Así es en nuestro país la donación de órganos.

Isabel Mendoza López, licenciada en Enfermería y Obstetricia por la Universidad Panamericana y maestra en Bioética por la misma universidad, junto con Luz María Pichardo expone su experiencia práctica y sus conocimientos teóricos, en el capítulo 15, dedicado a los cuidados paliativos, en donde plasma su cercanía con las personas vulnerables, tanto pacientes como sus familiares. El tercer fin de la medicina es paliar cuando no se puede curar, nos dicen las autoras. También que su objetivo es mantener la mejor calidad de vida posible para el paciente y para su familia, cubriendo sus necesidades físicas, psíquicas, sociales y espirituales.

Las autoras señalan que no cualquier médico o enfermero conoce de cuidados paliativos. La materia es una especialización que permite conocer las fases del duelo, el control del dolor, las etapas que atraviesan familiares y enfermo, el monitoreo clínico periódico, la cercanía y el acompañamiento al paciente, resolver sus necesidades básicas, arreglar sus asuntos, siempre con empatía y una actitud cercana, la asistencia psicológica o psiquiátrica, cuando es necesario, y por último, las posibles reacciones del enfermo durante la agonía. El especialista en la materia no termina su trabajo con la muerte del paciente. Ha de seguir el duelo de los familiares. Todo lo anterior, nos dicen las autoras, no se improvisa. En conclusión, aclaran que cuando el médico tratante detecta que el enfermo no responde a los tratamientos curativos es su deber informarle, "con calidez humana, que debe pasar a un tratamiento paliativo". Si el enfermo no tiene que estar hospitalizado, lo mejor es que se quede en casa, "acompañado por el cuidador principal y apoyado por un equipo interdisciplinario de salud que establecerá estrategias destinadas a aliviar el dolor y diferentes síntomas del paciente".

José Antonio Sánchez Barroso es doctor en Derecho por la Universidad Panamericana. Fue director del Instituto Panamericano de Jurisprudencia de la UP, en el que impulsó la investigación interdisciplinaria. Actualmente es director del doctorado en Derecho Constitucional en la misma universidad. Una de sus principales líneas de investigación son las decisiones de fin de vida. En el capítulo a su cargo nos presenta que en el momento de tomar decisiones sobre tratamientos al final de la vida, no basta la autonomía, decir, yo no lo quiero o sí lo quiero, sino que "se deben considerar las razones médicas, éticas y jurídicas al respecto", en especial las razones de justicia. Sánchez Barroso nos indica que "la vida es el bien más importante que tenemos, pero no es un valor absoluto que deba mantenerse a costa de todo", porque —lo sabemos— se puede caer en el encarnizamiento terapéutico, que nunca es recomendable por la agresión que representa para el enfermo.

Asimismo, afirma que, aunado a la autonomía, "la obstinación terapéutica en la práctica médica fue el segundo elemento que detonó el origen de la voluntad anticipada [...]. No es digno ni prudente seguir agrediendo al enfermo cuando sus posibilidades de vida son nulas o casi nulas". Aquí, la opción correcta es "la planificación estratégica del tratamiento", que es el proceso por el cual "el médico junto con el paciente y, en la medida de lo posible, su familia, con base en el diagnóstico y pronóstico de una enfermedad conocida y padecida, deliberan y toman decisiones conjuntas sobre el tipo y nivel de atención y tratamiento disponibles en función del avance de la ciencia médica, de los valores morales de los implicados y del orden jurídico vigente".

La licenciada en Enfermería por la Universidad Panamericana, especialista en educación perinatal y fertilidad por el método de ovulación Billigs (MOB) y Creighton Model Fertility Care System (CRMS), Martha Correa Lebrija, junto con la doctora Pichardo participa en el capítulo acerca del no nacido y la bioética, donde ambas académicas tratan los temas controvertidos de los anticonceptivos y el aborto, así como el otro lado de la polémica como son los cursos naturales de fertilidad, que constituyen la auténtica procreación responsable. Su formación en áreas de investigación y salud ginecológica, atención primaria de salud y salud comunitaria le permiten tratar con experiencia y conocimiento el tema con profundidad, objetividad y seriedad, haciendo propuestas interesantes.

Su capítulo, posterior al de Montejano, dedicado a la procreación y su situación actual, nos expone con claridad, en referencia a la parte médico-clínica, conceptos como control natal, planificación familiar, métodos de anticoncepción, antifertilizantes, antimplantatorios y aborto, los cuales se funden entre sí, perdiéndose toda distinción entre los medios y el fin para regular la fertilidad. Correa Lebrija describe los métodos Billings y Craighton, en tanto experta e instructora de los cursos, y nos descubre un panorama prometedor como alternativa a los métodos que promueven las farmacéuticas, las instituciones gubernamentales de salud y los medios de comunicación social.

Por su parte, las doctoras Lily D. Saltiel y Luz María Pichardo realizan una excelente labor de equipo en los temas que desarrollan en conjunto, en tanto la doctora Pichardo es bióloga y bioeticista y la doctora Saltiel es médico pediatra por la Universidad Anáhuac. La doctora Saltiel, por su experiencia en pediatría, con precisión nos explica los riesgos y enfermedades que puedan presentar para el embrión y la madre cuando no se siguen las indicaciones clínicas durante el embarazo.

El diagnóstico prenatal y la eugenesia, tema del capítulo 12, empieza por definir estas disciplinas como "el conjunto de técnicas o procedimientos por medio de los cuales se busca detectar o determinar cualquier anomalía o patología en el embrión o el feto antes del nacimiento". Estos procedimientos no son siempre sencillos y simples, "todo proceso y valoración debe de tener un principio médico y ético bien fundamentado, además de que se debe de considerar el riesgo-beneficio de la prueba", ya que *siempre* existe un riesgo al "invadir" el territorio del embrión o feto, dentro del útero materno. "Es necesario ponderar la necesidad del diagnóstico prenatal, si existe un motivo concreto".

El problema real de la aplicación frecuente de estas técnicas, o el hecho de que los médicos las sugieran en la mayoría de los embarazos, nos dicen las autoras, es "la postura eugenésica, el argumento para realizar un diagnóstico prenatal y un aborto eugenésico, se establece en un mínimo de lo que se denomina 'calidad de vida' para la humanidad,[8] término sumamente subjetivo, el cual parece involucrar también el sentido estético". Aquí está el verdadero enemigo es el niño con síndrome de Down o con malformaciones, que los padres no quieren enfrentar.

En el capítulo 13 se trata lo relacionado con las células madre y la terapia génica. Inicia con "la clasificación del tipo de células del organismo y su capacidad o incapacidad de diferenciarse en células de otros tejidos hasta llegar a las células totalmente diferenciadas de los distintos tejidos". Nos hacen entrar en el universo de las células madre y sus posibilidades, así como a sus limitaciones. Las definen como "células inmaduras, indiferenciadas y con capacidad de multiplicación y diferenciación a células especializadas". Aquí la parte relevante es "la posibilidad de reactivar sus mecanismos de crecimiento para regenerar tejidos es una expectativa para numerosos pacientes con enfermedades degenerativas. Sin embargo, es todavía una investigación que se encuentra en sus primeras fases".

En cuanto la terapia génica, este trabajo nos referencia los potenciales beneficios de "manipular o manejar los genes". Esta terapia es definida como "el conjunto de técnicas que permite introducir secuencias de ADN o ARN, de forma puntual o genes completos, al interior del núcleo de las células diana, con el objetivo de modular la expresión genética de determinadas proteínas que se encuentran alteradas, revirtiendo de ese modo el trastorno biológico que ello produce". Hay que reconocer, como las autoras lo hacen ver, que "se trata de una terapéutica limitada, dado que la ciencia detrás de estas investigaciones no está todavía tan avanzada, convirtiéndolo en un proceso riesgoso", aunque prometedor para las enfermedades asociadas con genes.

---

8 "La percepción que un individuo tiene de su lugar en la existencia, en el contexto de la cultura y del sistema de valores en los que vive y en relación con sus objetivos, sus expectativas, sus normas, sus inquietudes. Se trata de un concepto muy amplio influido de modo complejo por la salud física del sujeto, su estado psicológico, su nivel de independencia, sus relaciones sociales, así como su relación con los elementos esenciales de su entorno." U. González Pérez, "El concepto de calidad de vida y la evolución de los paradigmas de las ciencias de la salud", *Rev. Cubana de Salud Pública*, 2002, Vol. 28, núm. 2.

CAPÍTULO 1

La bioética como puente a la vida

*Hortensia Cuéllar Pérez**

1. ¿Qué es la bioética?

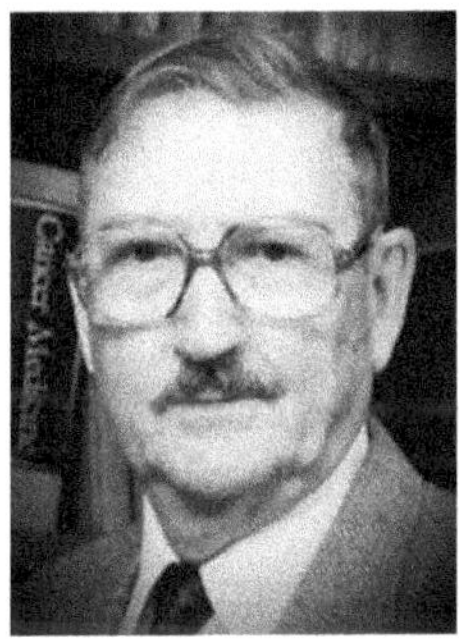

Como disciplina científico-filosófica la bioética tiene una historia muy reciente. El destacado bioquímico, profesor de oncología e investigador estadounidense Van Rensselaer Potter (1911-2001) utilizó con gran éxito en 1970 el término "bioethics"[1] en un extenso y programático artículo, "Bioethics: the Science of Survival".[2] Su impacto fue tan grande que un año después publicó su ya también célebre obra *Bioethics: Bridge to the Future* (*Bioética: puente hacia el futuro*), en donde explica ampliamente las diversas intuiciones planteadas en el escrito precedente.

El profesor inició su artículo con el subtítulo Biology and Wisdom in Action (Biología y sabiduría en acción). ¿A qué tipo de sabiduría se refería? ¿A la obtenida por la reflexión ética en su vinculación con la biología? Así parece ser, porque en su libro escribió: "La humanidad tiene la urgente necesidad de una nueva sabiduría

---

* Doctora en Filosofía por la Universidad de Navarra, España. Académica del Tecnológico de Monterrey (campus Ciudad de México) en la Escuela de Humanidades y Educación. Investigadora huésped de la Hubei University (China). Miembro de distintas asociaciones científico-filosóficas.

1 En 1927 el término fue usado por primera vez por el profesor alemán Fritz Jarh en su artículo "Bio-Ethik: Eine Umschau über die ethischen Beziehungen des Menchen zu Tier und Pflanze" ("Bioética: análisis de las relaciones éticas de los seres humanos con animales y plantas"), donde –en la interpretación de Mary C. Rawlinson– "proponía ampliar la consideración moral a todos los seres vivos y hacía hincapié en la continuidad e interdependencia de la vida humana con respecto al resto de las formas de vida". Poco se conoce su autoría, quizá debido al éxito que en 1970 tuvo la utilización del término por V. R. Potter y el campo de investigación que se abrió con sus aportaciones. Al mismo tiempo, el Hasting Center del Kennedy Institute propuso el impulso de la bioética como disciplina académica.

2 V. R. Potter, Bioethics, the Science of Survival, en *Perspectives in Biology and Medicine*, Vol. 14 (1): 127, John Hopkins University Press, 1970.

que proveerá el conocimiento de cómo usar el conocimiento para la supervivencia del hombre y mejorar su calidad de vida". Este concepto de sabiduría es una guía para la acción: el conocimiento de cómo usar el conocimiento para el bien social, es decir, sabiduría práctica",[3] llamada por el autor "la ciencia de la supervivencia"[4] o bioética.

¿Cómo proceder en su diseño? Potter en ese mismo escrito nos da la clave: "La ciencia de la supervivencia debe basarse en la ciencia de la biología, ampliada más allá de los límites tradicionales para incluir los elementos más esenciales de las ciencias sociales y de las humanidades con énfasis en la filosofía en sentido estricto, que significa 'amor a la sabiduría'".[5] Eso indica que los dos más importantes ingredientes en la consecución de la nueva sabiduría son el conocimiento biológico y la filosofía, particularmente los valores humanos enraizados en la ética, como se evidencia en el nombre de la ciencia que promueve. Es por esto que para Potter la ética y la biología necesitaban relacionarse entre sí, tender un puente hacia el futuro en colaboración unitaria e interdisciplinar, y no permanecer aisladas, en virtud de que cada una de ellas encierra una enorme riqueza en la comprensión del ser humano y el entorno natural que le rodea.

Esa inquietud la expresa nuevamente en 1971: "Hay dos culturas —ciencia y humanidades— que parecen incapaces de hablarse una a la otra, y si ésta es parte de la razón de que el futuro sea incierto, entonces posiblemente podríamos tender un 'puente hacia el futuro' construyendo la disciplina de la bioética. Los valores éticos no pueden ser separados de los hechos biológicos".[6]

Para Potter la ética es de orden sapiencial, y como rama de la filosofía práctica implica acciones en concordancia con los estándares morales (*ethics implies action according to moral standards*), que conducen a la búsqueda del bien social y cultivo de la sabiduría y que —en el pensamiento aristotélico— se dice de la búsqueda de la "vida buena". Por eso es una exigencia moral y científica que ética y biología no permanezcan aisladas, sino fusionadas en la nueva disciplina, la bioética.

La biología como ciencia de la vida es más que botánica y zoología reconoce Potter, porque incluye en su ámbito de influencia a la genética vinculada a la herencia y a la fisiología, así como diversos aspectos relacionados con cuestiones ambientales, es decir, con la naturaleza física.[7] Es por ello que para Potter "la biología es la base sobre la que construimos la ecología", con lo que manifiesta un interés hacia cuestiones vinculadas con el ambiente, en boga en la década de los sesenta del siglo pasado y de relevancia en nuestros días.

---

3 V. R., Potter, *Bioethics. Bridge to the future*, Englewood Cliffs, Nueva Jersey, Prentice Hall, 1971.

4 *Ibidem.*

5 *Ibidem.* Así lo expresa Potter: "The science of survival must be built on the science of biology, enlarged beyond the traditional boundaries to include the most essential elements of the social sciences and the humanities with emphasis on the philosophy in the strict sense, meaning 'love of wisdom'". La traducción al castellano es de la autora.

6 Potter, *op. cit*

7 V. R., Potter, Bioethics: the science of survival, en *Perspectives in Biology and Medicine*, 1970, Vol. 14, núm. 127. Textualmente dice: "All of these problems call for actions that are based on values and biological facts".

En su novedoso planteamiento —en búsqueda del estatuto epistemológico de esta nueva disciplina— indica que los valores éticos no pueden estar separados de los hechos biológicos, sino que deberían encontrarse sólidamente arraigados en quienes se dedican a tareas científicas y humanitarias, así como político-sociales, por ejemplo, la medicina, la enfermería y el cuidado de la salud, la biología, la bioquímica, la política y ecología globales, entre otras, ya que tenemos una gran necesidad —decía— de "una ética de la tierra, una ética de la vida silvestre, una ética de la naturaleza, una ética geriátrica...", porque existen multitud de problemas en el mundo físico, de la salud, de la vida, de la naturaleza que parecerían ajenas a la sabiduría ética. Para Potter no debería acontecer así, porque todos estos problemas requerían de acciones urgentes impregnadas de valores éticos,[8] y a este nuevo saber le denominó "bioética".

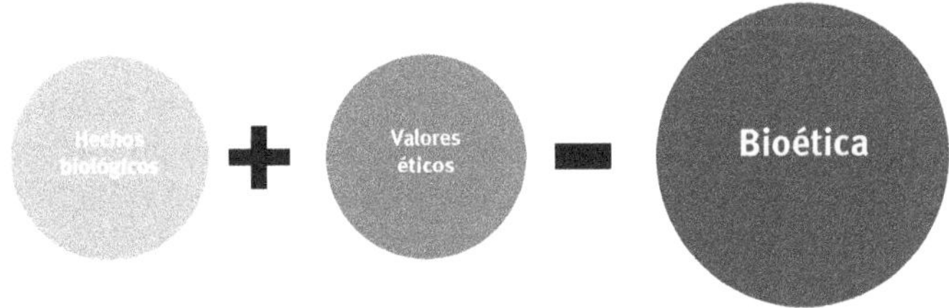

Imagen 1.1. Esquema de este nuevo saber que tiende puentes.

En su propuesta no sólo difundió el término, sino que fundó una prometedora disciplina cuya pretensión era integrar conocimientos cuya historia y desarrollo parecían discurrir por carriles separados y sin posibilidad alguna de comunicación, como es el caso de las dos ciencias mencionadas. ¿Qué habría que hacer entonces? Proponer una solución al problema que *impedía* el enfoque humanístico de la biología y relegaba la sabiduría proveniente de la ética al campo de la práctica médica privada y a la libre decisión de los investigadores, sin mayor efecto ni regulación en la comunidad científica, ni en el mundo político-social, como había quedado demostrado en los contraejemplos de los diversos experimentos biomédicos y abusos cometidos contra seres humanos en la Segunda Guerra Mundial y en otros sucesos "no gratos" de la historia reciente.

El siglo XX —como sabemos— no es ajeno a la mala aplicación de la medicina y experimentos científicos detestables. Recordemos lo que aconteció con muchos prisioneros en el tristemente célebre campo de concentración de Auschwitz, en Polonia, donde murieron millones de judíos, polacos, rusos y prisioneros de distintos países opositores al régimen o quienes no cubrían el estado de salud óptimo, rasgos específicos de raza, entre otros impuestos por los nazis, y fueron sometidos a experimentos sin precedente; o en Dachau, Alemania, donde para medir la resisten-

8 F. J. Aragón Palmero, Dilemas éticos de la investigación clínica [en línea], disponible en ‹http://www.sld.cu/galerias/pdf/uvs/cirured/dilemas_eticos_de_la_investigacion_clinica.pdf›. Consultado el 20 de enero de 2018.

cia de los prisioneros al frío se les sumergía en el agua helada cuantas veces fuera necesario hasta que morían congelados o las malas prácticas médicas en torno a la inoculación de hepatitis a enfermos mentales de la Escuela de Willowbrook, en Estados Unidos de América entre 1960 y 1970, o el caso Tuskegee, dado a conocer en 1972, en donde 400 hombres de raza negra, sanos, fueron inoculados de sífilis para estudiar la enfermedad y no se les dio el tratamiento prescrito cuando estuvo disponible la penicilina, con el pretexto de observar el "desarrollo normal de la enfermedad".[9]

En todos estos casos se percibe claramente la inmoralidad de esas acciones y un paradigma cientificista de orden instrumental de la naturaleza[10] en donde los seres humanos sólo eran conejillos de Indias al servicio de intereses utilitarios y pragmáticos inconfesables "en nombre del avance científico" o "del afán de superioridad y poder", que proyecta un desprecio completo a la dignidad de las personas.

Potter, desde sus investigaciones bioquímicas, se percató de esa tragedia y del abismo existente entre la práctica biológica o médica vinculada a la tecnocracia y a las amenazas de un "avance científico" con olvido del ser humano, y una ética aislada y recluida en el nicho de la vida privada sin impacto político-social por considerársele un saber propio de la interioridad humana y de la vida privada.

Lo plausible, lo visible, lo vinculado a los hechos científicos era la biología; la ética, tratando de regular la conducta humana, ¿a quién podría importarle? ¿Acaso podría ser la disciplina que obstruyera el avance científico, donde el ser humano e incluso las riquezas de la naturaleza física se convirtieran en material de experimentos sin límite alguno? Hablo aquí de la explotación irracional de los recursos naturales por intereses de tipo político, económico o geopolítico.

Mérito de Potter es, por consiguiente, enfocar su esfuerzo científico y temple ético a un terreno problemático que estaba olvidado desde muchos años atrás, para mostrarlo de manera pública a la comunidad científica y política para hacer ver la exigencia de que tanto la ética como la biología, con sus respectivos valores, son ciencias elaboradas por el ser humano, cuyo objeto de estudio pueden ser las personas: en el primer caso como sujeto moral; en el segundo, como ser vivo. Pero no únicamente eso, sino que, en su interrelación con otros seres humanos, animales, y el ambiente físico global, surgen multitud de problemas de distinto signo: ético-clínico, político, económico y social, así como ecológico y ambiental, que en la mayoría de los casos no es posible resolver con sólo la ciencia biológica o la sola ética, sino que exigían la interdisciplinariedad, y de manera urgente, "tender puentes" entre las mismas.

9 F. J. Aragón Palmero, "Dilemas éticos de la investigación clínica" [en línea], disponible en ‹http://www.sld.cu/galerias/pdf/uvs/cirured/dilemas_eticos_de_la_investigacion_clinica.pdf›. Consultado el 20 de enero de 2018.

10 El concepto de razón instrumental proveniente de la escuela de Frankfurt, consiste en hacer uso instrumental de la racionalidad humana: usarla únicamente de manera técnica, en relación con la eficiencia o cálculos utilitaristas. Instrumentaliza asimismo la naturaleza y hace un "uso" o "abuso" de la misma con fines sólo utilitarios (políticos, económicos, sociales, médicos, etc.). Esto se percibe claramente en los ejemplos aducidos previamente.

Esta aspiración a la inclusión comprehensiva y explicativa de la realidad humana desde la bioética en su vinculación con otras formas de vida y el entorno natural fue planteada extensamente por Potter en su obra de 1988, *Global Bioethics*,[11] donde reitera su interés en la interdisciplinariedad que vincule a diversas disciplinas científicas y humanístico-sociales en orden al buen desarrollo y progreso de la humanidad.

Esto significa que es conveniente aplicar la sabiduría ética no sólo a la biología, sino a quehaceres de tipo práctico con impacto social —entre otros—, como la educación, la política, los negocios, la empresa, el cuidado del ambiente, el uso de la tecnología en diversos ámbitos, y claramente en las ciencias de la salud y de quienes prestan sus servicios en esos ámbitos, sean médicos, investigadores o profesionales de enfermería, en el terreno clínico y de la investigación, así como en los responsables de elaborar políticas públicas a nivel nacional o de influjo internacional (por ejemplo, la UNESCO, la Asociación Médica Mundial), a fin de custodiar y salvaguardar la dignidad de las personas en cualquiera de esos campos.

2. Hacia una nueva comprensión de lo que somos

La preocupación de Potter, sin embargo, no era aislada. ¿Acaso no aparecía en este planteamiento el viejo problema expresado por Wilhelm Dilthey (1833-1911) una centuria antes, de la separación entre ciencias de la naturaleza y ciencias del espíritu, donde incluía a las ciencias de la vida? Esto, debido a que el filósofo alemán observó que las ciencias naturales y sus métodos resultaban inaplicables a los saberes del espíritu, por ejemplo, la historia, el derecho, la filosofía, el arte.

Para Dilthey, esa dicotomía metodológica exigía una nueva comprensión (*neues Verständis*) de la espiritualidad humana, que no podía ser explicada desde el mundo de la naturaleza, lo que le llevó a la publicación de dos de sus obras más representativas en 1883 y 1900: *Introducción a las ciencias del espíritu*[12] y *Surgimiento de la hermenéutica*,[13] que consideraban la realidad histórica en que tienen lugar los hechos naturales y la experiencia personal del investigador impregnada de valores, que no puede evadirse, con lo que intentaba hacernos ver la unidad comprehensiva y compleja del propio ser humano. *El hombre, la mujer, somos quienes conocemos a la naturaleza física y a la naturaleza humana y ese conocimiento es búsqueda de la verdad*, luego de un proceso cognoscitivo que incluye el juicio, el razonamiento y la dimensión espiritual humana en su contacto con la realidad.

11 V. R. Potter, *Global Bioethics: Building on de Leopold Legacy*, Michigan, Michigan University Press, 1988.

12 W. Dilthey, *Introducción a las ciencias del espíritu*, México, FCE, 1949 (primera edición en alemán 1883).

13 W. Dilthey, *Dos escritos sobre hermenéutica*, México, Istmo, 2000 (Colección Fundamentos). Encontramos en este libro dos escritos inaugurales de la hermenéutica: el mencionado en el cuerpo del trabajo y "Esbozos para una crítica de la razón histórica".

El interés de los seres humanos por el conocimiento de la verdad no tiene límites. Dilthey denunciaba que gran parte de la filosofía del siglo XIX se había desarrollado de manera materialista, reduciendo el espíritu humano a un mero epifenómeno de la materia (marxismo), es decir, materia "sublimada" (pero finalmente materia), o a un estadio superado del progreso humano (positivismo),[14] donde lo fundamental eran los hechos. "La naturaleza se explica. La vida del espíritu se comprende" ("Die Natur wird erklärt. Das Leben des Geistes wird verstanden"), proponía Wilhelm Dilthey.

En alguna medida V. R. Potter tenía esta misma preocupación ante el panorama ilustrado y positivista de *exclusión y separación* en el campo de la cultura y de la ciencias de su tiempo, que percibía con toda nitidez, entre la biología y la ética; por ello propuso a la bioética como el nuevo tipo de sabiduría en acción que podría hacerse cargo del dilema aparentemente irresoluble entre "el mundo de los hechos" y "el mundo de los valores", y entre las ciencias de la naturaleza y las ciencias del espíritu. Para él, la bioética era la ciencia que podía tender el puente entre esos dos mundos en apariencia tan distintos, al grado que la propuso como la ciencia de la supervivencia, ¡del total ecosistema! ¿Tenía razón?

Por lo pronto se daba cuenta de las debilidades del pensamiento moderno y su *confianza desmedida* en el dominio de la razón instrumental de la naturaleza fundamentada en la promesa (utópica) de un progreso indefinido en bien de la humanidad; los hechos tristemente mostraban lo contrario a esa esperanza, como quedó expuesto con las dos grandes guerras del siglo XX, cuya culminación a nivel de desarrollo de la física, fue la fisión nuclear del átomo y cuya aplicación a gran escala estuvo a cargo del Proyecto Manhattan,[15] liderado por Julius Robert Oppenheimer, científico responsable de fabricar la bomba atómica, que mató a millones de personas, y provocó un gran deterioro ambiental por las radiaciones emitidas y la contaminación provocada, y que hoy se considera como un experimento de terror y muerte. Es por esto que la bioética nació como una respuesta científico-filosófica a la crisis del pensamiento ilustrado y vinculada a la propuesta ecológica de la defensa de la naturaleza, pero ¿de qué naturaleza hablamos?

3. ¿De qué naturaleza hablamos?

En 1970 la noción de naturaleza adquiere gran significación para la bioética, pero ¿de qué naturaleza estamos hablando?

14 A. Comte, *Curso de filosofía positiva*, México, Aguilar, 1981.

15 Proyecto Manhattan, 1942-1944. Construcción de la bomba atómica [en línea], disponible en ‹http://depa.fquim.unam.mx/amyd/archivero/Proyecto_Manhattan_1942-44_Historia_atomica_Proyecto_CyS_8nov2011_17897.pdf›. Consultado el 15 de enero de 2018.

La noción de la naturaleza:

- ¿Tiene el mismo sentido para la física, la biología y la ética?
- ¿Significa lo mismo para el pensamiento clásico que para el contemporáneo?
- ¿Hay una línea de continuidad entre la visión clásica y la moderna?
- ¿Es necesario un planteamiento que integre lo valioso de las tesis clásicas y los avances científico-tecnológicos de nuestros días?

3.1. La noción de naturaleza en sentido clásico

La noción de naturaleza es una noción compleja que se conoce desde la Antigüedad: Aristóteles la vinculaba a la esencia,[16] pero después, con el giro epistemológico de la modernidad adquirió un sentido distinto, que explicaremos brevemente.

La noción clásica de naturaleza propuesta por Aristóteles es la *physis* (fisis), que tiene al menos cinco sentidos:[17] uno de ellos lo aplica a la sustancia[18] de los seres animados o inanimados en general y otro a la vinculación de la noción de sustancia con la esencia de los seres existentes. En la expresión sustancia[19] (*ousía*) incluye a los cuerpos simples (fuego, tierra, agua, etc.) y a los compuestos de éstos,

16 Aristóteles, *Metafísica*, 1014b, 36. Por esencia entiende aquello que *hace ser eso* a alguna cosa y no otra, por ejemplo, esencialmente las águilas son distintas a los cóndores, aun cuando ambos sean aves. El ser humano es esencialmente distinto a otros seres vivos, aun cuando tengamos funciones vitales semejantes, como nacer, crecer, reproducirnos y morir. A un ser humano jamás lo confundiremos con un gorila, aun cuando anatómicamente haya similitudes.

17 Aristóteles, *Metafísica*, 1014b, 16-37; 1015a y 1015b.

18 La expresión *sustancia* en Aristóteles es analógica, no es entendida en sentido químico sino ontológico, y hace referencia a la esencia de los seres, *a lo que son* como existentes.
Actualmente, al hablar de sustancias en las ciencias experimentales se entiende que es "un material químico-biológico homogéneo constituido por un solo componente y con las mismas propiedades intensivas en todos sus puntos. Es aquella materia que no está mezclada con otra u otras, y posee propiedades constantes". Que es la ciencia y tecnología [en línea], disponible en ‹http://quees.la/sustancia/›.
En medicina, aceptando lo anterior, hablan de diferentes tipos de sustancias, entre ellas las biológicas, las químicas y las controladas. Entre las sustancias biológicas —producidas por organismos vivos— se incluyen los anticuerpos, las interleucinas y las vacunas. También se llama medicamento biológico y producto biológico. Entre las químicas los fármacos que son sustancias "con composición química exactamente conocida y que es capaz de producir efectos o cambios sobre una determinada propiedad fisiológica de quien lo consume; un fármaco puede ser exactamente dosificado y sus efectos (tanto benéficos como perjudiciales) perfectamente conocidos, entre ellos el haloperidol, acetaminofen, etc. Las sustancias controladas son todas aquellas que requieren de una estricta vigilancia médica y consumo por parte del paciente, para no causarle algún daño o adicción. Cfr. Diccionario de cáncer, Instituto Nacional del Cáncer [en línea], disponible en ‹https://www.cancer.gov/espanol/publicaciones/diccionario/def/sustancia-biologica›. También Medline Plus. Biblioteca Nacional de Medicina de Estados Unidos [en línea], disponible en ‹http://clinicalevidence.pbworks.com/w/file/fetch/63221075/farmaco_2c%20droga_2c%20medicamento.pdf›.

19 Aristóteles, *Metafísica*, 1015a.

así como a los animales, plantas y seres humanos, con lo cual no manifiesta ningún desprecio hacia la dimensión biológico-material de lo existente como lo muestra en su *Metafísica*, libro V, vocablo sustancia. Para el filósofo griego, decir sustancia es referirse al "sujeto último que ya no se predica de otro",[20] y al que se vinculan otro tipo de seres no sustanciales a los que llama accidentes que —en la esfera de lo real— para existir "son inherentes a algo en cuanto tal sin pertenecer a la sustancia", y eso les hace existir, por ejemplo, el peso de una persona es modificable si hay obesidad, o recuperar peso si se trata de una persona muy delgada. Es un tipo de realidad a lo que Aristóteles llamaba "accidente" como categoría de lo real. Como es de sobra conocido, sustancias y accidentes son categorías fundamentales de su nomenclatura ontológica, porque hacen referencia al mundo real y no al de las ideas como "la verdadera realidad" en la cosmovisión de Platón.

En este terreno —de lo real— cualquier ente sustancial en la búsqueda de su fin propio, busca su bien,[21] su perfección natural, si no se altera su esencia y las leyes que le rigen; si ocurre lo contrario, se producen alteraciones como muestran, a siglos de distancia, por ejemplo, los recientes descubrimientos en torno al descuido del ambiente y la proliferación de gases tóxicos que han traído como consecuencia el adelgazamiento de la capa de ozono, el cambio climático y el efecto invernadero; otro caso actual es el de la manipulación genética de diversas especies y productos naturales, los llamados "organismos genéticamente modificados", que si los ingerimos pueden producir diversos daños a la salud, entre ellos cáncer,como ha alertado el biólogo molecular. Gilles Eric Séralini de la Comisión Europea en Transgénicos, en relación con el maíz NK603 de Monsanto.

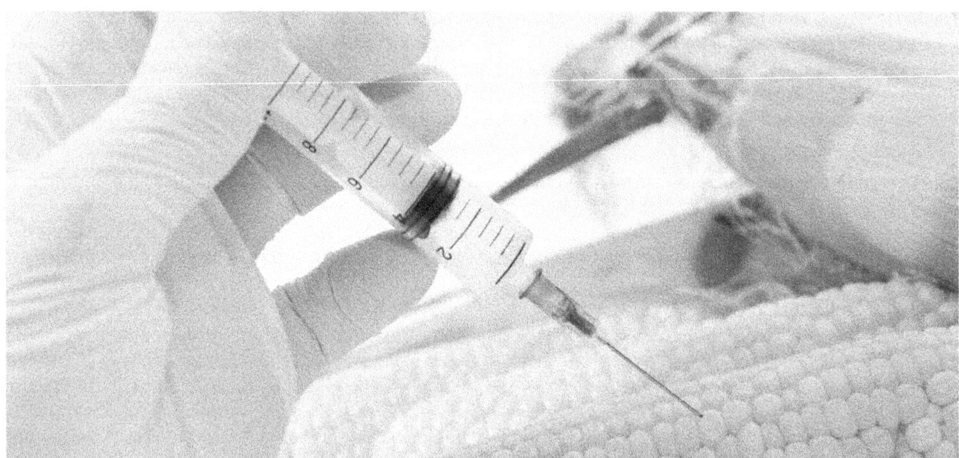

Imagen 1.2. Efectos del adelgazamiento de la capa de ozono, que se traducen en el cambio climático que se vive en la actualidad. Y en el caso del maíz, elementos transgénicos, potencialmente dañinos a la salud.

20 Aristóteles, *Metafísica*, 1017b, 24. Para la noción de accidente, ibid., 1025a, 32.

21 Aristóteles, *Ética nicómaquea*, 1094a, 1-10.

La propuesta de Aristóteles en torno a la noción de naturaleza es filosófica de carácter ontológico-metafísico, más que física o biológica, como ocurre en el pensamiento moderno, por lo que en su planteamiento se abarcan todas las sustancias naturales, incluido el ser humano, a quien Boecio (siglo V d. C.) definió como "persona", inspirándose en la noción de sustancia aristotélica y las aportaciones de la tradición cristiana. Para Boecio la persona humana es una "sustancia individual de naturaleza racional" (*persona est rationalis naturae individua substancia*),[22] con lo que quería expresar un modo de ser específico que indica corporeidad, racionalidad, apertura, comunicabilidad, trascendencia... y —en nuestra interpretación— espiritualidad, aun cuando Boecio no la mencione explícitamente, pero se descubre en la apertura racional y volitiva a los demás, al otro, a los otros, a la naturaleza, al infinito, a todo el orden creado y a su causa última, que es Dios. Estas aseveraciones son sólo una consecuencia de lo dicho por Aristóteles en *De Anima*, texto en donde expresa: "El alma humana puede hacerse todas las cosas".[23]

En la formulación de Boecio en torno a la persona, y asumida críticamente por filósofos de diversas épocas, como Tomás de Aquino y Pico de la Mirándola, encontramos una línea de continuidad doctrinaria que llega hasta nuestros días, y en donde confluyen dos de las más relevantes tradiciones culturales y filosóficas del Occidente que únicamente mencionamos: la clásica de inspiración griega en seguimiento de Aristóteles y el pensamiento cristiano con su valiosa aportación de *la noción de persona*. Tal concepto ("persona") es el fundamento natural de los derechos de las personas en nuestros días y lo recoge la Declaración Universal de Derechos Humanos proclamada por la ONU en 1948,[24] y cuya vigencia es intemporal por recoger intuiciones y prescripciones básicas emanadas de la naturaleza humana.

Ser persona, en nivel ontológico, indica que nuestra estructura existencial está integrada de cuerpo y espíritu en la unidad de nuestro ser, lo cual nos confiere una dignidad y características de superioridad sobre otros seres vivos, sean animales o plantas; este enfoque no es antropocentrismo ni mucho menos *especismo*,[25] como han sostenido algunos autores, como el británico Richard Ryder, o su continuador, Peter Singer, de quienes puedo afirmar que caen en una sobrevaloración de las especies animales por su ánimo de defender los derechos de los animales (que por cierto, nunca he atacado, por tratarse de seres vivos y formar parte del ecosiste-

22 Boecio: Liber de persona et duabus naturis: ML, LXIV, 1343. Tomás de Aquino la recoge en *Summa Theologiae*, I, q. 29, a. 1. Hay versión en castellano: "Boecio: sobre la persona y las dos naturalezas. Contra Eutiques y Nestorio", en *Los filósofos medievales*, Clemente Fernández (ed.), Madrid, bac, 1979. A la cual me referiré generalmente en este texto, con el título acortado.

23 Aristóteles, *De Ánima*, III 8, 431b, 21.

24 En el preámbulo de dicho documento se expresa: "Los pueblos de las Naciones Unidas han reafirmado en la Carta su fe en los derechos fundamentales del hombre, en la dignidad y el valor de la persona humana y en la igualdad de derechos de hombres y mujeres".

25 Este neologismo denominado también *especeísmo*, quiere significar "una especie de discriminación moral" por parte del hombre hacia los animales a los que considera inferiores. Cfr. R. D. Ryder, "Speciesism again: The original Leaflet", *Critical Society,* núm. 2, pp. 1-2, 1979. Dicha posición no distingue la *diferencia específica* que existe entre el ser humano y los animales.

ma global que debemos resguardar), en detrimento del lugar que como seres humanos tenemos, no por mérito propio, sino por una diferencia específica peculiarísima que nos otorga una mayor perfección ontológica en nuestro planeta Tierra.

Nuestro ser personal nos ha sido dado, con lo cual excluimos cualquier discriminación contra todo ser humano, mujer u hombre, de cualquier condición, raza, color, edad o condición; además, y en seguimiento del pensamiento judeo-cristiano, "estamos hechos a imagen y semejanza de Dios",[26] lo cual nos dota de una alta dignidad que linda con lo sagrado, al grado de que —sin ser dioses, sino seres humanos con toda la dignidad que ese calificativo implica— podemos ser llamados legítimamente hijos de Dios.

De esta manera, desde la filosofía de inspiración aristotélica, damos un paso más hacia otra fuente legítima extrafilosófica, como lo es el dato revelado que proporciona la Biblia,[27] que en nada lesiona lo que descubre la razón humana, sino más bien enriquece y amplía sus conclusiones. De lo que se trata aquí es de argumentar a favor de la dignidad del ser humano, y para ello podemos acudir a fuentes diversas. Estos dos acercamientos que tratan de definir lo que somos no son excluyentes sino complementarios; la filosofía abierta que sostenemos nos permite acudir con libertad a distintas perspectivas que refuercen el conocimiento de nuestro propio ser. En adición, ese mismo hecho deberá impulsarnos al reconocimiento y respeto irrestricto que debemos tener hacia los otros seres humanos.

En relación con otro tipo de existentes —vivientes o no—, si se respeta su naturaleza específica y las leyes naturales que les gobiernan, se mantiene el equilibrio en el orden natural y dinamismo creativo del universo que garantiza la protección del ambiente y la sustentabilidad del planeta. De este enfoque, altamente ecológico, se derivan las tesis clásicas del respeto y conocimiento paulatino del universo y del aprovechamiento racional de la naturaleza física, en una relación empática y no de dominio despótico de abuso y explotación irracional de los recursos naturales.

3.2. El concepto de naturaleza en sentido moderno

La noción de naturaleza en sentido moderno tiene entre sus precursores a Copérnico (1473-1543) y a Galileo Galilei (1564-1642), por su trabajo y aportaciones en el campo de la astronomía, así como al filósofo británico Francis Bacon (1561-1626), que habló del método científico y su perfil inductivo-experimental, que condujo a la formulación de leyes generales en relación con los hechos, como revisaremos brevemente.

26 El texto del Génesis es el siguiente: "Dijo Dios: hagamos al hombre a nuestra imagen, según nuestra semejanza". Y creó Dios al hombre a su imagen, a imagen de Dios lo creó; varón y mujer los creó". Gen., 1, 26 y 27.

27 La historicidad de este libro sagrado está muy documentada a través de la exégesis que proporciona el método histórico-crítico, entre cuyos representantes se encuentran J. Schreiner, H. Zimmermann y W. Stenger.

Entre las aportaciones de Nicolás Copérnico[28] se encuentran sus estudios sobre los planetas y su célebre teoría heliocéntrica, con lo que contribuyó a la explicación del movimiento planetario y de la movilidad de la Tierra, que trajo como consecuencia el derrumbe del geocentrismo proclamado por Ptolomeo. Su aportación marcó un hito en la astronomía y la matemática conocido como "revolución copernicana", uno de los grandes descubrimientos de la humanidad. Influyó poderosamente en Kepler y Galileo, que profundizaron su hallazgo con sus propias contribuciones.

Kepler intentó comprender las leyes del movimiento planetario formulando sus famosas tres leyes en torno a ese movimiento, además de descubrir la supernova que lleva su nombre.[29] Galileo, pionero de la ciencia experimental y de la mejora del telescopio óptico, le llevó a confirmar el modelo heliocéntrico de Copérnico. Es considerado el padre de la astronomía observacional moderna.[30] Ello significó que sus estudios sobre la naturaleza física se centraban en el universo desde una perspectiva física, astronómica y matemática.

Galileo, en la misma línea que el astrónomo polaco, y en polémica con un detractor suyo que sostenía lo contrario, declaró lo siguiente: "Señor Sarsi las cosas no son así. La filosofía está escrita en ese grandísimo libro que tenemos abierto ante los ojos, quiero decir, el universo, pero no se puede entender si antes no se aprende a entender la lengua, a conocer los caracteres con los que está escrito. Está escrito en lengua matemática".[31] Este texto clásico le permite afirmar a Juan Arana que "al rechazar la alternativa de su adversario, Galileo formuló la más memorable declaración de principios del *matematicismo* filosófico",[32] que le ha *permitido a la ciencia moderna descifrar desde las matemáticas el lenguaje de la creación*, lo cual es muy positivo y ha sido instrumento para numerosos avances pero que, desde una perspectiva más amplia, holística, y de raíces clásicas, *no es suficiente*.

Con ello pretendo dejar claro que el universo, en concordancia con la comprensión y entendimiento de la ciencia moderna, con toda su relevancia e impacto en nuestros días, *no se agota en la lectura matemática y física de la naturaleza*, sino que encierra mucho más. De allí la necesidad de la comunicación e interdisciplinariedad entre los diversos saberes (ciencias particulares o no, filosóficas, matemáticas, filosofía y teología), porque aportan *diferentes ángulos de conocimiento*

---

28 "Diez aportes de Nicolás Copérnico a la humanidad", Académica. Comunidad Digital de Conocimiento. Fundación Carlos Slim [en línea], disponible en ‹http://www.academica.mx/observatorio/noticias/10-aportes-cop%C3%A9rnico-la-humanidad. Consultado el 19 de febrero de 2018.

29 José Ernesto Marquina Fábrega, "A cuatrocientos años de una historia genial", *Ciencias*, núm. 37, enero-marzo, 1995, pp. 30-32 [en línea], disponible en ‹https://www.revistaciencias.unam.mx/es/busqueda/titulo/190-revistas/revista-ciencias-37.html›.

30 Cfr. José E. Marquina "Galileo Galilei", *Ciencia*, Academia Mexicana de Ciencias, enero-marzo de 2009 [en línea], disponible en ‹https://www.amc.edu.mx/revistaciencia/images/revista/60_1/PDF/04-Galileo.pdf›.

31 Galileo Galilei, *El ensayador*, Buenos Aires, Aguilar; 1981, pp. 62-63.

32 Juan Arana, "¿Es la naturaleza un libro escrito en caracteres matemáticos?", *Anuario Filosófico*, 2000, núm. 33.

de lo existente, y —en asuntos complejos o poco claros— dan ocasión al debate, la revisión, la discusión, la rectificación o ratificación de las tesis en pugna.

Y es que la clave para el conocimiento del ser humano, la naturaleza física, el universo y Dios, la encontramos en una *propuesta abierta*, sin prejuicios ideologizantes o sesgados, que traen como consecuencia visiones reductivas en el conocimiento de la realidad. Lo que hay que tomar en cuenta son *las diversas formas de acercamiento a la verdad de lo existente* y sus hallazgos y aportaciones que traen consigo la interdisciplinariedad y apertura sin prejuicios al conocimiento de la verdad.

Francis Bacon, por su parte, y en directa crítica a la filosofía anterior, en su *Novum Organum* (1620) hace una declaración de principios a favor del conocimiento de los hechos físicos y las leyes que de allí pueden inferirse, vía el método experimental y que tres siglos después será seguido por Augusto Comte. Lo que pretendía *era derrumbar el pensamiento antiguo a favor del pensamiento moderno,* y a ello dedicó sus esfuerzos. Textos del *Novum Organum* que lo muestran son los siguientes:

- "El hombre, servidor e intérprete de la naturaleza, ni obra ni comprende más que en proporción de sus descubrimientos experimentales y racionales sobre las leyes de la naturaleza; fuera de allí, nada sabe ni nada puede" (Aforismo 1).
- "No hay ni puede haber más que dos vías para la investigación y descubrimiento de la verdad: una que, partiendo de la experiencia y de los hechos, se remonta enseguida a los principios más generales (...), y otra que de la experiencia y de los hechos, se deducen las leyes" (Aforismo 19).

¿Bacon tenía razón? ¿No estaba centrándose únicamente en el aspecto físico-experimental? ¿Acaso todo es material? ¿Y dónde queda la dimensión espiritual?

Este *giro epistemológico* muestra diversas claves del proyecto moderno en su comprensión de la naturaleza y su trabajo a favor de un determinado tipo de ciencias, como son las físico-matemáticas y las experimentales, que en el siglo XIX son llamadas por Comte (1798-1857) ciencias positivas, entre las que se encuentran la química y la biología, que en su desarrollo han centrado parte de sus esfuerzos en el conocimiento de la composición atómica y orgánica de los seres vivos y de los procesos químico-biológicos, ambientales o de herencia, que forman parte de la explicación multicausal del dinamismo propio de cualquier ente que tenga vida, sea por supervivencia del más fuerte en la selección de las especies como sostenía Darwin (1809-1882), sea por adaptación al ambiente, a las circunstancias, buscando su propio equilibrio lo que significa poseer "una capacidad intrínseca de superar los embates del ambiente, o de reestructurarse para así autoequilibrarse" como proponía Herbert Spencer[33] (1820-1903) en sus *Principios de biología* (1864).[34]

33 V. Brenes, "El naturalismo ético en Spencer", *Revista de Filosofía*, UCR, Vol. IV, núm. 13 [en línea], disponible en ‹http://www.inif.ucr.ac.cr/recursos/docs/›.

34 H. Spencer, *La justicia*, Madrid, La España Moderna, p. 10 (Biblioteca de jurisprudencia, filosofía e historia).

En este mismo enclave, Antoine de Lavoisier (1743-1794), padre de la química moderna, desde su pensamiento dialéctico y materialista formula su célebre "ley de la transformación de la materia", según la cual "la materia no se crea ni se destruye, sólo se transforma",[35] que proyecta un sentido de naturaleza de tipo funcional, moderno, siempre cambiante; poco tiempo después, filósofo alemán Carlos Marx (1818-1883) enuncia la undécima tesis sobre Feuerbach, donde propone abandonar una filosofía contemplativa y adoptar una filosofía práctica, con la pretensión de conseguir los cambios sociales y culturales que desde su materialismo, dialéctico y social, diseñaba. En esta undécima tesis sostiene que "los filósofos sólo se han dedicado a interpretar el mundo, de lo que se trata es de transformarlo", con lo que reitera una de las notas características del proyecto moderno: *la dimensión práctica y funcionalista del conocimiento.*

En síntesis, el estudio de la naturaleza en el pensamiento moderno es distinto del aportado por el pensamiento clásico, porque se centra en la dimensión física y químico-biológica de su sujeto de experimentación en el laboratorio, con la intención de explorar y descubrir el funcionamiento, límites y capacidades de la materia y procesos vitales en los seres vivos, lo cual es altamente plausible y ha conducido a hallazgos relevantes, por ejemplo, el conocimiento de la genética de las especies, y del código genético, cuyos resultados han sido muy positivos para el avance en biomedicina por el conocimiento microbiológico del ser humano y el mapa genético que ha aportado.

El enfoque moderno, sin embargo, siendo admirable en muchos de sus descubrimientos y aplicaciones, *tiene una índole funcionalista e instrumental* que puede conducir —en diversos casos— a *excesos por falta de límites* en la investigación científica y tecnológica. Esto es lo que ha sucedido con la naturaleza física o humana en diversidad de casos, como el deterioro del ambiente o los experimentos con embriones humanos y los actuales planteamientos del transhumanismo.

Ante este panorama, el afán de V. R. Potter por intentar un puente entre las ciencias de la naturaleza y del espíritu, entre el mundo de los hechos biológicos y los valores —especialmente éticos— es muy meritorio. ¿Cómo lograrlo? Ya antes de él —lo hemos dicho— el filósofo alemán Wilhelm Dilthey, desde su filosofía de la historia y la cultura había llamado la atención sobre la separación entre ciencias de la naturaleza y ciencias del espíritu, acentuando la necesidad de intentar la conciliación y *no la exclusión* de una a favor de la otra, porque al ocurrir se fractura —al menos teóricamente— el horizonte inmenso de las ciencias. Desde otro ángulo del saber, esa misma inquietud la tuvo el científico Herbert Spencer (1820-1903), también antes mencionado, y que, al compás de sus inquietudes, realiza un amplio estudio sobre el origen biológico de la moral, como se constata al menos en dos de sus más relevantes escritos: la *Estática social* y *Principios de ética*. Por eso su postura puede ser llamada con razón, ética evolucionista o naturalismo ético, como la califica Víctor Brenes.[36]

35 Ch. Barrionuevo, Aportes de Lavoisier a la química [en línea], disponible en ‹https://es.scribd.com/doc/94427631/Aportes-de-Lavoisier-a-la-Quimica›.

36 Víctor Brenes, *op. cit.*

Respecto a Spencer, cabe un comentario más: ¿es posible el origen biológico de la moral? ¿No indica esta posición la proyección de la herencia moderna donde la fuerza vital viene de abajo (*Die Kraft kommt von unten*), es decir, de la materia en expresión de Nicolai Hartmann? Con ello significo que, en sentido estricto en el pensamiento moderno, no hay el reconocimiento formal de la espiritualidad humana como una realidad esencialmente diferente a lo material, aun cuando se empleen categorías lingüísticas que mencionan a ambas. El terreno de Spencer, al hablar del "origen biológico de la moral", sigue siendo el puramente biológico y procesual.

Esto plantea nuevas inquietudes: ¿qué se requiere para tender ese puente entre la materia y el espíritu, la biología y la dimensión más íntima de tipo espiritual de los seres humanos? No se trata de transgredir límites categoriales, sino de respetar y valorar la gran variedad de lo que existe, descubriendo su verdad, entre otras, la del ser humano en sus distintas dimensiones y respeto a su dignidad, sin soslayar la importancia de la naturaleza física y ambiente, que en su cultivo y cuidado garantizan la supervivencia del ecosistema total, es decir, la sustentabilidad del planeta y —paralelamente— su efecto y trascendencia en el ser humano y el universo.

Un camino viable y muy prometedor a nivel práctico para lograr estos propósitos es el de las ciencias biomédicas y el desarrollo de las profesiones del cuidado de la salud (enfermería y medicina), así como la aplicación de la biotecnología, biomedicina, nanomedicina y cualquier otro saber científico-tecnológico en la buena investigación y práctica médica.

Quienes por profesión viven en contacto con el dolor —es el caso de médicos y enfermeras— tienen conciencia y la experiencia de que el paciente es un ser sufriente en el cuerpo y en el alma en mayor o menor medida. Experimentan día con día su dolor y su esperanza o desesperanza, su anhelo de recuperación de la salud y salir pronto del hospital. Ante este hecho, su profesionalismo, y experiencia médica, ética del cuidado y en ocasiones hasta una ética deontológica de corte médico, les impulsarán a la atención cuidadosa —y en multitud de casos, *amorosa*— de los enfermos. Es por ello que la figura de los médicos y personal de enfermería, mujeres y hombres, adquieren una relevancia vital, porque son los instrumentos —en muchas ocasiones— para la recuperación de la salud de los enfermos.

Otro camino para tender el puente entre lo humanístico y lo científico, la ética y la medicina, la biología y la ética de la naturaleza, es la atención a *una ecología integral*, que incluya además de la naturaleza física o del ambiente, a la naturaleza humana, es decir, a las mujeres y hombres concretos, ante quienes es mayor nuestra responsabilidad. Con esto significo que se aplaude cualquier acción referente al cuidado y cultivo de la naturaleza física y protección de los animales, sin desfasar, ignorar o atacar a los seres humanos en la condición en que se encuentren, incluyendo a quien esté en gestación.

Lo que debemos es tener una visión holística, donde nuestra prioridad sean los seres humanos y en paralelo cuidemos "la aldea global", "nuestra casa común", como han propuesto distintas personalidades de nuestro tiempo desde variados campos de la cultura y la actividad pública, como el papa Francisco,[37] el filósofo Hans Jonas,[38] Al Gore,[39] exvicepresidente de Estados Unidos, el profesor emérito Edward Osborne Wilson, y antes que ellos Romano Guardini[40] (1885-1968), con su crítica a la noción de progreso enaltecido por el positivismo a mitad del siglo XIX. Asimismo, la prestigiada exprimera ministra de Noruega, Gro Harlem Brundtland, con su trabajo a favor de la ecología dio origen, en 1987, al documento "Nuestro futuro común",[41] también conocido como el Informe Brundtland, por el que ha merecido múltiples premios y reconocimientos.

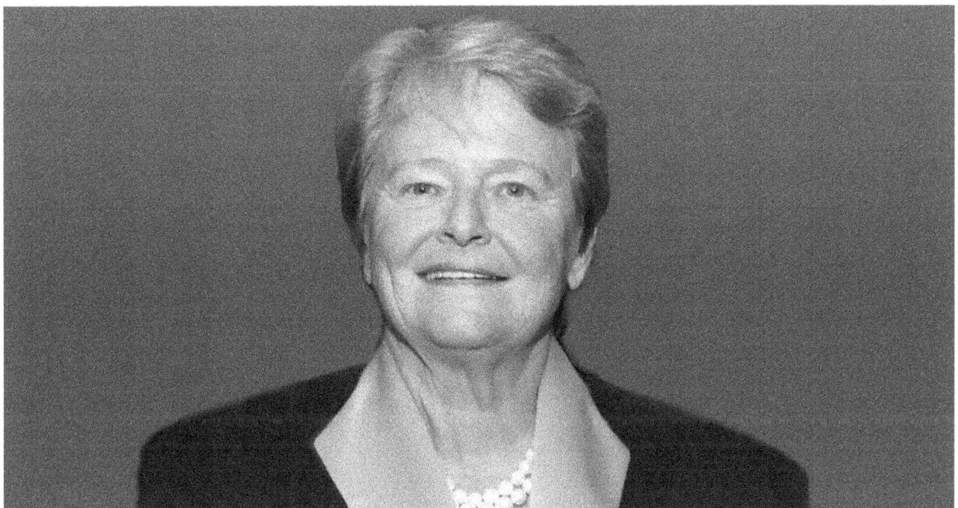

Imagen 1.3. Gro Harlem Brundtland, una de las mujeres más inflyentes en torno a la sustentabilidad del planeta.

37 Papa Francisco, Encíclica *Laudato Sí*, El Vaticano, Librería Editrice Vaticana, 2015.

38 H. Jonas, El principio de responsabilidad: ensayo de una ética para la civilización tecnológica, Barcelona, Herder, 1995.

39 A. Gore, "Una verdad incómoda" (documental), EUA, 21 de noviembre de 2006.

40 R. Guardini, *El ocaso de la edad moderna*, Madrid, Ediciones Cristiandad, 1981.

41 Biography of Dr. Gro Harlem Brundtland, United Nations [en línea], disponible en ‹http://www.un.org/News/dh/hlpanel/brundtland-bio.htm›.

Bibliografía

Arana, Juan, "¿Es la naturaleza un libro escrito en caracteres matemátios?", *Anuario Filosófico*, 2000, núm. 33.

"Boecio: sobre la persona y las dos naturalezas. Contra Eutiques y Nestorio", en Clemente Fernández (ed.), *Los filósofos medievales*, Madrid, bac, 1979.

Comte, A., *Curso de filosofía positiva*, México, Aguilar, 1981.

Dilthey, W., *Introducción a las ciencias del espíritu*, México, fce, 1949 (primera edición en alemán 1883).

Dilthey, W., *Dos escritos sobre hermenéutica*, México, Istmo, 2000 (Fundamentos).

Francisco, Papa, Encíclica *Laudato Sí*, El Vaticano, Librería Editrice Vatiana, 2015.

Galilei, Galileo, *El ensayador*, Buenos Aires, Aguilar, 1981.

Gore, A., "Una verdad incómoda" (documental), EUA, 21 de noviembre de 2006.

Guardini, R., *El ocaso de la edad moderna*, Madrid, Ediciones Cristiandad, 1981.

Jonas H., *El principio de responsabilidad: ensayo de una ética para la civilización tecnológica*, Barcelona, Herder, 1995.

Potter, V. R., *Global Bioethics: Building on de Leopold Legacy*, Michigan, Michigan University Press, 1988.

_____, V. R., *Bioethics. Bridge to the Future*, Englewood Cliffs, Nueva Jesey, Prentice Hall, 1971.

_____, V. R., Bioethics, the Science of Survival, en *Perspectives in Biology and Medicine*, 1970, Vol. 14, núm. 1.

Ryder, R. D., "Speciesism again: The original Leaflet", *Critical Society*, 1979, núm. 2.

Spencer, H., *La justicia*, Madrid, La España Moderna (Biblioteca de jurisprudencia, filosofía e historia).

Internet

Aragón Palmero, F. J., Dilemas éticos de la investigación clínica [en línea], disponible en ‹http://www.sld.cu/galerias/pdf/uvs/cirured/dilemas_eticos_de_la_investigacion_clinica.pdf›. Consultado el 20 de enero de 2018.

BARRIONUEVO, Ch., Aportes de Lavoisier a la química [en línea], disponible en ‹https://es.scribd.com/doc/94427631/Aportes-de-Lavoisier-a-la-Quimica›.

BIOGRAPHY of Dr. Gro Harlem Brundtland, United Nations [en línea], disponible en ‹http://www.un.org/News/dh/hlpanel/brundtland-bio.htm›.

BRENES, V., "El naturalismo ético en Spencer", *Revista de Filosofía*, UCR, Vol. IV, núm. 13 [en línea], disponible en ‹http://www.inif.ucr.ac.cr/recursos/docs/›.

DICCIONARIO de cáncer, Instituto Nacional del Cáncer [en línea], disponible en ‹https://www.cancer.gov/espanol/publicaciones/diccionario/def/sustancia-biologica›.

"DIEZ aportes de Nicolás Copérnico a la humanidad", Académica. Comunidad Digital de Conocimiento. Fundación Carlos Slim [en línea], disponible en ‹http://www.academica.mx/observatorio/noticias/10-aportes-cop%C3%A9rnico-la-humanidad. Consultado el 19 de febrero de 2018.

MARQUINA, José E., "Galileo Galilei", *Ciencia*, Academia Mexicana de Ciencias, enero-marzo de 2009 [en línea], disponible en ‹https://www.amc.edu.mx/revistaciencia/images/revista/60_1/PDF/04-Galileo.pdf›.

MARQUINA Fábrega, José Ernesto "A cuatrocientos años de una historia genial", *Ciencias*, núm. 37, enero-marzo, 1995, pp. 30-32 [en línea], disponible en ‹https://www.revistaciencias.unam.mx/es/busqueda/titulo/190-revistas/revista-ciencias-37.html›.

MEDLINE Plus. Biblioteca Nacional de Medicina de Estados Unidos [en línea], disponible en ‹http://clinicalevidence.pbworks.com/w/file/fetch/63221075/farmaco_2c%20droga_2c%20medicamento.pdf›.

PROYECTO Manhattan, 1942-1944. Construcción de la bomba atómica [en línea], disponible en ‹http://depa.fquim.unam.mx/amyd/archivero/Proyecto_Manhattan_1942-44_Historia_atomica_Proyecto_CyS_8nov2011_17897.pdf›. Consultado el 15 de enero de 2018.

QUÉ es la ciencia y tecnología [en línea], disponible en ‹http://quees.la/sustancia/›.

CAPÍTULO 2

Antropología filosófica, ética y bioética

*Hortensia Cuéllar Pérez**

1. Antropología filosófica, ética y bioética

Atrás de toda ética hay una antropología, una concepción del hombre; lo que significa que si exploramos una ética afincada en la naturaleza humana, tenemos que conocer quiénes somos a nivel ontológico-existencial, lo que resulta clave para indagar el estatuto que como seres humanos nos corresponde, nuestra dignidad y derechos en la doble dimensión individual y social, que trae consigo el descubrimiento de una serie de concepciones morales que nos conducen a la *vida buena*, a una vida feliz, y permiten su distinción respecto a otras corrientes filosóficas, como el utilitarismo, el deontologismo, el consecuencialismo, el liberalismo moral, el humanismo secularista, biologicismo-cientificista, etcétera.

La pregunta en todos los casos es: ¿cuál es la concepción de ser humano que hay en esas propuestas morales, que necesariamente afecta la configuración de los diversos perfiles que podemos encontrar en la bioética? La respuesta es la siguiente: no resulta lo mismo la bioética inspirada en el utilitarismo y vinculada estrechamente con el consecuencialismo, que la inspirada en el liberalismo, el humanismo clásico, la ética del cuidado o el deontologismo. Expliquémoslo.

El *utilitarismo clásico* —en concordancia con Jeremy Bentham (1748-1832) y John Stuart Mill[1] (1806-1873)— define la moralidad de las acciones humana por su utilidad, y la mayor o menor felicidad que pueda producir a un mayor o menor número de personas,[2] que tiene, como consecuencia, la consideración de un *cálcu-*

* Doctora en Filosofía por la Universidad de Navarra, España. Académica del Tecnológico de Monterrey (campus Ciudad de México) en la Escuela de Humanidades y Educación. Investigadora huésped de la Hubei University (China). Miembro de distintas asociaciones científico-filosóficas.

1 Troyer J. Bentham, James Mill, *The Classical Utilitarians*, Indianapolis/Cambridge, Hackett Publishing Company, 2003.

2 J. Stuart Mill, *El utilitarismo*, España, Alianza Editorial, 2014.

lo de los efectos que puedan generar las diversas acciones morales; en ello se percibe claramente una doble vertiente: la teleológica (búsqueda de la mayor felicidad), reconocida incluso por Stuart Mill, y la consecuencialista,[3] como señaló lúcidamente Elizabeth Anscombe (1919-2001), la ilustre filósofa de Cambridge, en su conocido artículo "La filosofía moral moderna".

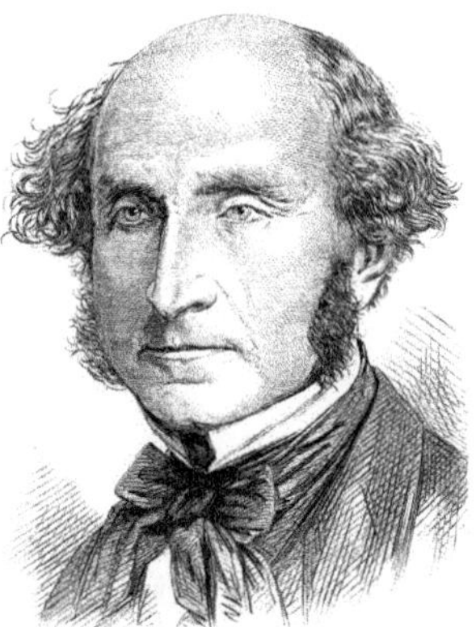

Imagen 2.1. Felicidad es igual a placer. Hay que huir del dolor, que es un mal.

Para el utilitarismo lo "que brinda la medida de lo bueno o lo malo es la felicidad, y ésta es igual a *placer*, o como también lo consideran estos autores, *la ausencia de dolor*. Lo que trasciende para ellos son las consecuencias del acto, no el acto mismo".[4] ¿Qué significan estas ideas? Que para un utilitarista lo que importa es el resultado, las consecuencias, que deben ser útiles y placenteras, y esta combinatoria es sinónimo de felicidad, en lo individual como en lo colectivo.

El utilitarismo, como corriente de pensamiento, puede resultar muy atractivo si nos atenemos *sin mayor análisis* a sus categorías predilectas, que son la de *utilidad* y la de *felicidad* para el *mayor número de personas*, con lo cual muestra un perfil ético, pero también político y social. *Grosso modo* para el utilitarista, lo que es *útil* es siempre plausible, bueno y verdadero. Lo que no lo es, *no sirve y es descartable*. ¿Podemos decir esto de los seres humanos? Desde el utilitarismo sí, como lo muestran distintos fenómenos de aniquilación programada del hombre: limpieza étnica, experimentos científicos diversos donde lo que interesa es el éxito del proyecto atendiendo a intereses de tipo político y económico casi siempre, y en donde seres humanos en gestación o en otros niveles de desarrollo evolutivo, pueden ser un buen material de experimentación, etc. Esto atenta, lo sabemos, contra la dignidad y el valor de la persona humana.

---

3 E. Anscombe, "La filosofía moral moderna", en *La filosofía analítica y la espiritualidad del hombre*, Pamplona, EUNSA, 2005, pp. 95-122.

4 J. Pereira Pérez, J. Enríquez Sordo. Las concepciones morales de la ética utilitarista y su influencia en la Bioética. *Ámbito Jurídico* [en línea], disponible en ‹http://www.ambito-juridico.com.br/site/index.php?n_link=revista_artigos_leitura&artigo_id=8682›.

Para el utilitarista en general, lo principal es buscar la felicidad desde un cálculo de placeres y en consecuencia *prescribe huir del dolor*, evitar todo lo que pueda representar sacrificio o entereza moral ante una grave enfermedad, un dolor prolongado o un problema en la vida. En una posición así se inspiran los defensores de la eutanasia e incluso del aborto provocado por los motivos que sean. Surge, sin embargo, la siguiente pregunta: ¿se puede decir esto de todo tipo de utilitarismo? Stuart Mill explícitamente dice que no todo placer es negativo ni todo dolor evitarse con lo cual estamos de acuerdo. Es cierto, no obstante, que en diversas esferas de la vida humana particularmente político-sociales, así como en ciertos círculos científicos y biotecnológicos, se aplica un criterio radical –por ejemplo–, en lo concerniente al control natal o poblacional.

El *consecuencialismo moral*, como variante del utilitarismo, mide o calcula el impacto o consecuencias de la acción humana,[5] y el *deber moral* surge como resultado de sopesar los efectos, resultados y consecuencias de una determinada acción, y no tanto de la ponderación de lo bueno y lo justo en una determinada acción, o de lo que debería de ser. En este sentido, se entiende en la actualidad por consecuencialismo la doctrina que "afirma que el acto correcto en cualquier situación dada es aquel que producirá *el mejor resultado posible* en su conjunto, juzgándolo desde una perspectiva impersonal que da igual peso al interés de todos".[6]

Aquí se aprecia su clara filiación utilitarista: lo que importa es el resultado, la utilidad, sin que sea relevante si los medios para conseguirlo están de acuerdo con criterios éticos distintos a esa acción, es decir, esos medios sean inmorales. Es por esto que "según el razonamiento consecuencialista, la acción correcta (y, por tanto, debida) es aquella que en una *situación concreta* permitirá alcanzar las mejores consecuencias [...], aunque a tal acción, considerada en sí misma, la corresponda la valoración de mala",[7] con lo cual su criterio de moralidad se inserta en una *razón instrumental* (lo que sirve o que no me afecte es bueno), más que en la tendencia natural del ser humano en su dimensión ética de la búsqueda y cultivo del bien, lo que Sócrates llamaba cultivar "la vida buena".

Posiciones consecuencialistas y utilitaristas son, por ejemplo, la actitud cientificista que soslaya, en la mayoría de los casos, el valor y dignidad de los seres humanos en atención al avance de la ciencia sin límites,[8] actitud que resulta ajena a cualquier regulación moral, y que en un análisis objetivo, presenta multitud de dilemas éticos, como acontece con experimentos clínicos con seres humanos para probar un nuevo medicamento, donde no se tiene la certeza científica de su fiabilidad, como ocurrió con la tristemente célebre tragedia de la talidomina, que provocó que

5 G. Gutiérrez, La estructura utilitarista del consecuencialismo, *Revista de Filosofía*, III(1990): 141-174.

6 S. Scheffler Consecuentialism and its Critics, 1. Citado por José María Torralba en *Consecuencialismo*, p. 207 [en línea], disponible en ‹www.unav.es/filosofia/.../consecuencialismo.pdf›. Consultado el 9 de marzo de 2018.

7 J. M. Torralba, Consecuencialismo, p. 208 [en línea], disponible en ‹www.unav.es/filosofia/.../consecuencialismo.pdf›. Consultado el 9 de marzo de 2018.

8 L. F. Valdés, *Bioética y opinión pública. Cuestiones debatidas sobre la vida en México y en el mundo*, México, Minos III Milenio, 2014, pp. 77-89.

muchos niños de diferentes partes del mundo nacieran deformes a finales de los años cincuenta y principios de los sesenta[9] o los experimentos de Tuskegee (Alabama), con afroamericanos, para observar el desarrollo de la sífilis sin curar la enfermedad con penicilina,[10] o —en el caso de los animales— las descarnadas pruebas donde se les toma como "conejillos de Indias" no importando su desmedido dolor —por ejemplo en la vivisección practicada en laboratorios o centros de exprimentación de antaño—, a fin de probar medicamentos o productos de belleza.

El *deontologismo*, por su parte, propone el cumplimiento racional de los deberes y obligaciones como centro de la vida moral, como propuso Jeremy Bentham en su *Deontology or the Science of Morality* (1834), en seguimiento de la intuición en torno al deber, propuesta por Kant en su filosofía práctica.[11] El matiz aportado por Bentham, sin embargo, incluye un fuerte sentido *normativo* (reglas que se deben seguir) y *prescriptivo* (cumplir tales reglas con obligatoriedad moral más que jurídica), lo que significa que "no sólo intenta definir normas aplicables a situaciones concretas, sino que intenta definir lo conveniente e incluso darnos guías de orientación en nuestra conducta".[12] En este sentido, se ve con claridad la función de los códigos de ética en las diversas profesiones y en la vida organizacional de las instituciones de acuerdo con su propio perfil.

El *liberalismo moral* se centra en la autonomía autárquica del sujeto, donde el respeto a las decisiones privadas de los seres humanos es su constante, resultando irrelevante o pasa a segundo término si esas decisiones puedan conducir al desconocimiento de la *ley natural*, que en el fuero interno del ser humano se manifiesta como *conciencia moral*; externamente el único criterio que admite es el derecho positivo y el ejercicio de una libertad como *no interferencia* (Phillip Petit), o como una libertad *libre de dominio* (Habermas), resultando casi siempre altamente permisiva y tolerante, donde en nombre de la libertad personal, o de expresión, se puede decir o hacer casi cualquier cosa, olvidando, entre otros valores, el respeto, la búsqueda del bien común y consideración empática y solidaria con los demás. Desde aquí, el paso al egoísmo moral e ironía irreflexiva prácticamente está garantizado.

---

9 Cfr. "Talidomida: una historia inacabada. Anales de pediatría" (editorial), Asociación Española de Pediatría [en línea], disponible en ‹https://analesdepediatria.org/es-talidomida-una-historia-inacabada-articulo-S1695403312005383›.

10 Cfr. "El experimento Tuskegee: ¿ciencia o empecinamiento cínico?" [en línea], disponible en ‹https://medium.com/opini%C3%B3n-con-foro/el-experimento-tuskegee-ciencia-o-empecinamiento-c%C3%ADnico-f157ba7ba9f2-›.

11 I. Kant, *Crítica de la razón práctica*, México, Porrúa, 1992; *Metafísica de las costumbres*, México, Porrúa, 2003.

12 A. García Fernández, *Ética y deontología*, p. 72 [en línea], disponible en ‹http://gredos.usal.es/jspui/bitstream/10366/119365/1/EB19_N159_P67-75.pdf›. Consultado el 9 de marzo de 2018.

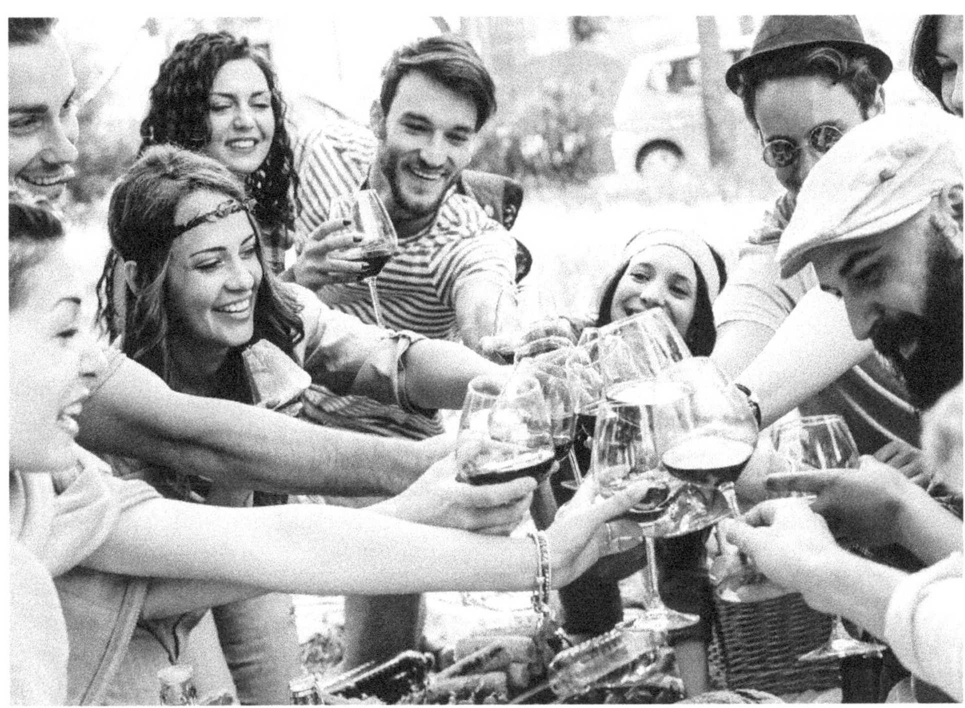

Un ejemplo de ello –en el ámbito político-social–, es el del semanario satírico parisino *Charlie Hebdó*, cuya línea editorial es de constantes mofas y ataques a todo lo que pueda criticar. En 2015 publicó unas caricaturas satíricas en referencia a Mahoma, lo que provocó un ataque terrorista por parte de los yihadistas en el que murieron 12 personas. Claramente la reacción por esa ofensa de quienes profesan esas creencias fue desproporcionada, pero no justifica que, en las sociedades democráticas, como una muestra de expresión legítima se tolere o permita cualquier género de agresión en nombre de la libertad de expresión, porque eso también es inmoral. ¿Dónde queda el respeto hacia los demás? En el caso mencionado fueron ridiculizadas las creencias de millones de musulmanes.

Es cierto que, en el caso mencionado, por ambas partes hubo agresión, lo que es un dilema. Lo que podríamos decir es que el respeto a la libertad humana es uno de los derechos humanos fundamentales, sin embargo, ese derecho no puede coculcar o colisionarse con otros derechos básicos, como es el de la vida, ni tampoco atropellar en nombre de la libertad de expresión a la libertad de creencia; ambas son proyecciones distintas —y por tanto respetables— de la libertad humana.

En el ámbito médico, los matices son distintos, dependiendo lo que se quiera acentuar; así, por ejemplo, para Julio Frenk, el liberalismo moral se manifiesta en lo que él llama "medicina liberal", en donde la práctica médica —y en su interpretación, a nivel personal o institucional— se convierte en una "actividad comercial, como intercambio de mercancías, como venta de servicios. Aparece entonces el universo utilitario disfrazado de asistencia médica y un servicio real o supuesto encubre a la ganancia como centro convencional".[13]

No es el único sentido que tiene la expresión, ya que puede ejercerse la medicina a nivel privado o institucional con un alto talante moral y la libertad propia del buen profesionista. Es el caso de tantos médicos y enfermeras(os) que generosa y libremente ejercen la buena práctica médica en la atención de sus pacientes. Sólo hay que percatarse de la intencionalidad que los mueve para saber si su conducta es éticamente plausible o no.

La *ética del cuidado* es una aportación contemporánea particularmente aplicable al campo de la medicina y en concreto a la enfermería, por el esmero vigilante y amoroso de estos profesionales de la salud. Sus antecedentes se remontan a las investigaciones de Jean Piaget seguido por Lawrence Kohlberg, quien desde la psicología trabajó en mostrar que había seis etapas del desarrollo moral (la más elevada es la posconvencional), sin tomar en cuenta a las mujeres. La respuesta de Carol Gilligan, filósofa y psicóloga estadounidense, no se hizo esperar y refutó lo sostenido por Kohlberg con una serie de estudios e investigaciones con mujeres en donde llegó a la conclusión de que, en cuanto razonamiento moral, no tiene por qué haber diferencia entre hombres y mujeres, ya que ambos somos seres humanos: la diferencia está en que las mujeres atienden al detalle, con cuidado y afecto, y son más intuitivas en lo concreto que los varones,[14] lo cual de ningún modo merma su capacidad racional ni su valía como personas. Simplemente las enfermeras brindan atención a las personas concretas, como el ama de casa, cuyo hogar —por la atención a los detalles— es, o tendría que ser, luminoso y alegre. De esta manera, "la incorporación de la experiencia femenina en la teoría moral le llevará a proponer una ética del cuidado con énfasis en las cuestiones del afecto y cuidado entre los humanos".[15]

El *humanismo clásico*, por su parte, lo que desea es conocer y respetar la naturaleza de lo existente, y en el caso del ser humano, reconocer, respetar y potenciar, en la medida de lo posible, la grandeza de la vida de cualquier mujer u hombre a nivel personal y colectivo, y consecuentemente proyectar una observancia irrestricta a sus derechos fundamentales, sean de primera, segunda, tercera o cuarta generación, así como a sus consiguientes deberes. Entre estos derechos se encuentran el derecho a la vida, la salud, la atención médica, la alimentación, un trabajo digno, un hogar donde vivir, la educación, la cultura, el derecho a participar como sujeto activo en la vida civil ejerciendo una libertad responsable, y ser proactivos en la creación de una civilización más humana.

---

13 J. Frenk, "Medicina liberal y medicina institucional", *Salud pública de México*, V época, Vol. XVIII, número 3, mayo-junio de 1976, p. 482 [en línea], disponible en ‹https://www.google.com/search?client=firefox-b-d&q=liberalismo+moral+en+medicina›.

14 C. Gilligan, *In a Different Voice: Psychological Theory and Women´s Development*, Cambridge, Harvard University Press, 1982.

15 M. Medina-Vicent, "La ética del cuidado y Carol Gilligan. Una crítica al desarrollo moral de Kohlberg para la definición de un nivel moral posconvencional contextualista", *Daimon. Revista Internacional de Filosofía* núm. 67, 2016 [en línea], disponible en ‹http://revistas.um.es/daimon/article/viewFile/199701/190981›. Consultado el 10 de marzo de 2018.

En el campo de los profesionales de la salud este humanismo se manifiesta en "el amor al semejante" como sostenía Hipócrates, y en la sabiduría, competencia profesional y científica, compasión, solidaridad e integridad en su trato con los pacientes salvaguardando sus derechos, entre ellos la confidencialidad de la información y el consentimiento informado, orientados por los principios de beneficencia, no maleficencia, justicia, libertad y responsabilidad en el ejercicio de su práctica médica.

Sintetizando las ideas precedentes, todos estos enfoques tienen, en cuanto a la investigación bioética y científica, consecuencias en sus principios, su modo de proceder y en sus finalidades, como ha podido apreciarse.

¿Eso indica que estas posiciones rivalizan entre sí? Se trata de posiciones distintas que surgen de planteamientos doctrinarios diferentes, lo que significa que tienen sus propias trincheras conceptuales y *pueden divergir radicalmente entre sí*, sin embargo, en la práctica pueden conducir, en algunos aspectos, a conclusiones semejantes, por ejemplo, las corrientes bioéticas inspiradas en el deontologismo y el liberalismo dan primacía —en muchos casos— a la autonomía del sujeto, incluso sobre la vida humana, como puede acontecer en situaciones extremas donde está en juego el derecho a la vida —por ejemplo, en casos de aborto, eutanasia o suicidio asistido—, dejando de lado la ley natural y la tendencia instintiva de conservar y proteger la vida. En este tenor, sus defensores buscan la protección de la ley (positivismo jurídico), y a nivel social el consenso de la población para que avale sus propuestas, mediante campañas publicitarias con esa finalidad.

En contextos como los descritos en el párrafo precedente, tal planteamiento se vuelve complejo al grado de que llegan a violentarse o ponerse en colisión diversos derechos fundamentales, como, por ejemplo: "¿qué es primero: el derecho a la libertad o el derecho a la vida?"; para quienes se encuentran bajo el influjo de tales corrientes éticas, el dilema se resuelve por aquello que les resulte más útil o sus consecuencias sean las buscadas, como acontece en situaciones extremas, como las prácticas abortivas o eugenésicas.

En asuntos tan serios como el derecho a la vida, desde una posición autárquica y liberal se puede justificar casi cualquier cosa en nombre de una sesgada interpretación "de respeto a la dignidad de las persona", y si se trata de enfermos graves o en estado terminal, apoyados en la tesis de "su libre decisión a morir con dignidad", lo que puede indicar la aceleración voluntaria de su propia muerte, fenómeno que encontramos entre los defensores de la eutanasia activa, que es una forma de suicidio asistido[16] o, en los casos de limpieza étnica y eugenesia,[17]

16 La privación de la propia vida con ayuda de otros se practica en diversas clínicas suizas contiene permiso gubernamental. Aquí encontramos un claro ejemplo de que lo legalmente aceptado no siempre es lo moralmente plausible, aun cuando sus defensores invoquen razones humanitarias o de "elección de morir y no esperar a la muerte natural". El derecho fundamental a la vida se ve aquí suplantado por "el derecho libremente tomado de morir por mi propia mano". La Asociación Médica Mundial condenan ese tipo de prácticas. Cfr. "La Asociación Médica Mundial se opone al suicidio asistido y a la eutanasia", Laboratorio de Bioética, Instituto Ciencias de la Vida. Universidad de Valencia [en línea], disponible en ‹https://www.observatoriobioetica.org/2018/01/la-asociacion-medica-mundial-se-opone-al-suicidio-asistido-y-la-eutanasia/21607›. Consultado el 25 de marzo de 2018.

17 L. F. Valdés, *op. cit.*

como ocurrió en los trágicos experimentos biotecnológicos de los nazis con enfermos mentales y judíos, y los distintos grupos o gobiernos que buscan el control natal indiscriminado, como se revisará en otros capítulos de esta obra. Esto sucede en nuestros días. Es por eso que el debate en tales asuntos no es cuestión menor, sino de una enorme relevancia filosófico-científica y humanística-cultural.

En este sentido podemos afirmar que detrás de toda postura bioética hay un modelo de persona, de sociedad, de naturaleza y de consideración de la propia tarea y de las finalidades de la ciencia, en virtud de que la bioética, como disciplina de orientación filosófica, desea tender un puente entre las ciencias de la naturaleza y las ciencias humanas, y se relaciona en una de sus vertientes más relevantes con las ciencias de la vida y la salud, las biotecnologías, la investigación farmacológica, genética, genómica, entre otras.

Eso indica que, en la interrelación entre antropología filosófica, bioética y el campo científico específico, que es el centro de su atención y regulación axiológica (por ejemplo, ciencias médicas, ambiente, nutrición, ética de la ciencia y la tecnología), se tiende "un primer puente", como es la interdisciplinariedad, donde ocurre el encuentro analítico de campos de estudio y áreas de trabajo comunes y problemáticas diversas de enorme relevancia, que conducen a un "segundo puente", como es el diálogo y cooperación entre las mismas disciplinas a través de expertos y científicos, donde no podemos soslayar que su finalidad, en cuanto a la investigación, foco de estudio y logros obtenidos, debe estar al servicio de la persona concreta, y de la humanidad en general sin distinción de género, raza, origen socio-económico o creencias, sin obviar ni mucho menos socavar, el respeto y cultivo de la naturaleza física y el ambiente, a fin de garantizar el avance y progreso humanos en esos ámbitos, así como la sustentabilidad del planeta.

Estas concepciones tamizadas de novedad (la bioética ha sido un gran suceso en las últimas décadas), pero también de conocimiento de lo real (en este caso del ser humano y la naturaleza física y ambiental) plantea multitud de inquietudes y retos que impulsan a su desentrañamiento, pero también traen consigo hallazgos que merecen una atención ponderada de sus beneficios y riesgos, así como una multitud de interrogantes por responder con solvencia filosófica, científica y moral. Esta sinergia —en su recíproco trabajo interdisciplinar y creativo— forma parte del fecundo camino de la ciencia que, en sus múltiples hallazgos, puede traducirse en conocimiento práctico de tipo bioético, al servicio de la humanidad.

¿Qué hace falta para que así sea? Falta que las motivaciones, finalidades o intereses de quienes lo cultivan (gobiernos, centros de investigación, hospitales, laboratorios, instituciones internacionales), sea la búsqueda del bien común para la humanidad, con un desarrollo sostenido apoyado en la justicia y la paz a fin de preservar la supervivencia del planeta

En el campo bioético esto se concreta en el ámbito médico, en la *promoción de la salud y la prevención de la enfermedad,* que es el fin central de tan noble actividad, que trae como consecuencia el alivio del dolor y sufrimiento causados por las enfermedades, el cuidado y curación de quienes padecen enfermedad y atención solícita de quienes no pueden ser curados, como recuerdan J. Hanson y Daniel Callahan en su relevante *The Goals of Medicine. The forgotten issues in health care reform* (1999).

Esto nos conduce a la siguiente pregunta: ¿quiénes somos para ambicionar esas metas y tener la ilusión de trabajar para conseguirlo, aun con los tropiezos y errores propios de la condición humana?

2. El ser humano como persona

La bioética, como disciplina científico-filosófica, aborda cuestiones de gran complejidad y relevancia, sobre todo cuando se vincula a las ciencias de la vida y la salud. En estos ámbitos algunas de las preguntas centrales son: ¿por qué es necesario enfocarse en el ser humano? ¿Quién es el paciente? ¿Acaso enfermos desconocidos con un expediente por su enfermedad o un caso de interés clínico para el médico, un simple número de cama o uno de tantos enfermos sin rostro, incluso cuando ya ha salido del hospital?

Si esa fuera la respuesta, sería muy pobre, casi funcional. Pero no es así, en los hospitales se atiende a *personas concretas* con una historia singular: todas tienen un pasado, un presente y un futuro entreverado de esperanzas y proyectos, en donde se incluye la recuperación de la salud, pero también de preocupaciones, como lo es su enfermedad.

Pero, ¿qué es ser "persona"? ¿Cuál es su diferencia con "individuo?", o más aún, ¿cuál es su diferencia con "cosa"? Cuando se usa la voz "persona" claramente se hace referencia al ser humano, a quien puede aplicársele en sentido amplio el calificativo de "individuo", sin que este nombre represente su caracterización más propia ni esencial. El término "individuo" indica que algo o alguien es *uno*, pero la unidad —en el caso del ser humano— no le otorga *personalidad*, sino solamente una *identidad numérica*: cualquier persona es en relación con otra, que en su singularidad también es "una".

Cuando decimos "es persona" estamos reconociendo en otros congéneres un peso y una dignidad que no tienen otros seres vivos, sean animales o plantas. Los seres humanos —mujeres u hombres— somos personas; hay equivalencia entre estos modos de referirnos a nosotros mismos. ¿Tal calificativo, sin embargo, ha tenido el mismo sentido a lo largo de la historia de la humanidad? La respuesta es negativa, pero lo que sí podemos afirmar es que en tiempos primitivos no se conocía la expresión aplicada al ser humano como la identificamos en la actualidad, aun cuando a lo largo de su historia el concepto haya ido decantándose y teniendo diversos niveles de concretización conceptual.

En la historia del concepto encontramos de manera inmediata dos hitos relevantes: *a)* El origen de la palabra entre las culturas antiguas y su aplicación al teatro entre los griegos; *b)* Su *significado real*, que es el de su aplicación antropológica vinculada a la dimensión ontológica, jurídica, política, moral, médica y social del ser humano. Lo interesante en todas es no perder de vista el referente directo, que son el hombre y la mujer en su realidad singular.

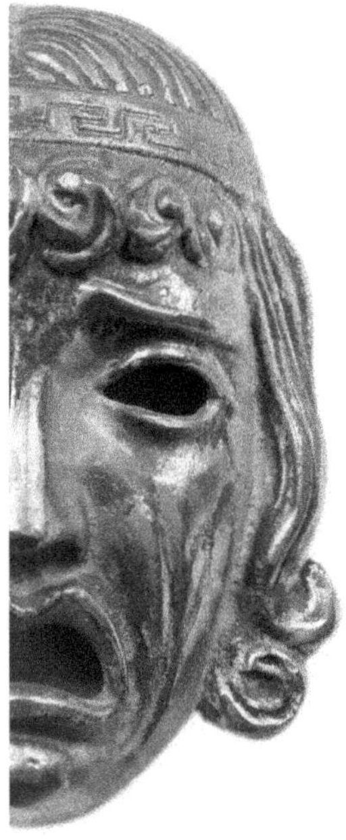

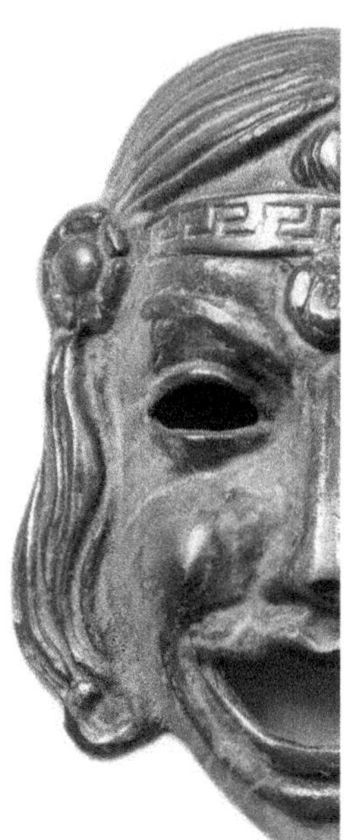

Imagen 2.2. La palabra persona entre los latinos proviene de "personare", sonar fuerte, para que el actor transmitiera su mensaje y se hiciera oír.

El origen de la palabra "persona" parece descubrirse inicialmente entre los etruscos y los griegos, y tiempo después fue empleada por los romanos, donde adquiere un perfil jurídico;[18] luego, entre los cristianos de los primeros siglos de nuestra era, es conocida su connotación filosófica y teológica, que proyecta un carácter e identidad trascendente. Esto es: los etruscos empleaban la expresión *phersu* (persona) para referirse a "máscara" y los griegos usaban *prosopon*[19] para hacer alusión a las caretas (o máscaras) que usaban los actores en el teatro a fin de representar un determinado personaje.

La misma expresión, "persona", es usada entre los latinos con dos sentidos: *a)* el vinculado al verbo *personare*, que significa "sonar fuerte", "hacerse oír", que remite a la máscara del actor trágico griego, que al ponérsela debía hablar fuerte para que el auditorio escuchara; *b)* el que hacía referencia al nombre "persona", término al que los romanos civilizados del imperio le atribuían ya un sentido

18 M. F. Chávez Ascencio, La persona humana [en línea]. disponible en ‹http://www.juridicas.unam.mx/publica/librev/rev/revdpriv/cont/11/dtr/dtr1.pdf›. Consultada el 31 de marzo de 2018.

19 J. Fernández López, Hispanoteca. Lengua y cultura [en línea], disponible en ‹http://www.hispanoteca.eu/Foro-preguntas/ARCHIVO-Foro/Persona.htm›. Consultado el 31 de marzo de 2018.

antropológico-jurídico para mencionar a los hombres libres, que eran los ciudadanos romanos, y nunca aplicable a los esclavos ni a los bárbaros (o extranjeros), a quienes no consideraban personas.[20]

En los primeros siglos del cristianismo el término "persona" tiene igualmente, una doble significación: *a)* un fuerte sentido antropológico/filosófico como lo muestra el caso de Boecio, filósofo del siglo V d.C. y la tradición que le continúa;[21] *b)* un perfil de carácter filosófico/teológico, si exploramos el pensamiento de san Agustín (siglo IV d.C.) en su meditación del misterio de Dios uno y trino,[22] y el de Tomás de Aquino;[23] en el Renacimiento a Giovanni Pico della Mirándola con su importante estudio sobre la dignidad humana.

La formulación y refinamiento de la expresión "persona" fue paulatinamente acuñándose y su punto de partida fue la metáfora teatral, hasta llegar a la noción filosófico, antropológica y jurídica, sin dejar de lado su inspiración teológica. Se trata de una de los conceptos más relevantes que en el conocimiento de la realidad humana, se aplica a mujeres y hombres —la especie humana—; es una noción autorreferente repleta de sentido que le hizo escribir a Tomás de Aquino en el siglo XIII que "la persona es lo más noble y digno que existe en la naturaleza"[24] y a Kant en el siglo XVIII: "Los seres humanos no somos cosas sino fines en sí mismos [...]; el hombre no puede ser utilizado únicamente como medio por ningún hombre, sino siempre a la vez como fin, y en esto consiste precisamente su dignidad".[25]

20 Este fenómeno de exclusión de otros seres humanos como personas no es una novedad, como lo muestra la historia; por ejemplo, conocemos que entre los romanos únicamente quienes tenían la ciudadanía eran personas; en Nueva España es célebre la polémica entre fray Bartolomé de las Casas y su rabioso opositor Ginés de Sepúlveda en torno a la condición humana o la bestial condición de los indígenas (Cfr. Fray Bartolomé de las Casas, *Apología contra Ginés de Sepúlveda*). La misma interpretación se encuentra –con cambio de circunstancias– en el siglo XX, con la incomprensión y el choque de culturas entre los defensores de los derechos civiles y quienes apoyan la segregación racial, que consideran a las personas negras como seres inferiores. La lucha de Martin Luther King en Estados Unidos y la de Nelson Mandela en Sudáfrica así lo demuestran.

21 F. Carpintero, La noción cristiana de persona en la creación de Europa [en línea], disponible en ‹http://www.juridicas.unam.mx/publica/librev/rev/arsiu/cont/47/trj/trj9.pdf›. Consultado el 26 de febrero de 2018.

22 Tomás de Aquino, *Suma teológica*, I, q. 29, a 3.

23 G. Pico della Mirándola, *Discurso sobre la dignidad del hombre*, Barcelona, PPU, 2002.

24 Tomás de Aquino, *Suma teológica*, I, q.29, a 3: "Persona significat id quod est perfectísssimi in tota natura".

25 I. Kant, *Fundamentación de la metafísica de las costumbres*, Trad. M. García Morente, Madrid, Encuentro (1785), 2003.

3. Qué significa ser persona humana en el pensamiento clásico

La esencia del ser humano es ser persona: “alguien”, que está integrado por cuerpo y espíritu, en la unidad de su ser,[26] composición que ha sido examinada desde la Antigüedad hasta nuestros días por diversos pensadores y científicos. Entre los filósofos se encuentran Platón, Aristóteles, Boecio, san Agustín, Tomás de Aquino, Scoto, Ricardo de san Víctor, Pico della Mirándola, Pascal, Kierkegaard, Max Scheler, Xavier Zubiri, Martin Buber, Charles Taylor, Leonardo Polo, Carlos y Alejandro Llano Cifuentes. Entre los científicos está el médico griego Hipócrates y su juramento de importancia en la defensa de la vida humana; el francés Jérôme Lejeune, el padre de la genética moderna y descubridor en los cromosomas humanos de la trisomía del par 21, causante del síndrome de Down.[27]

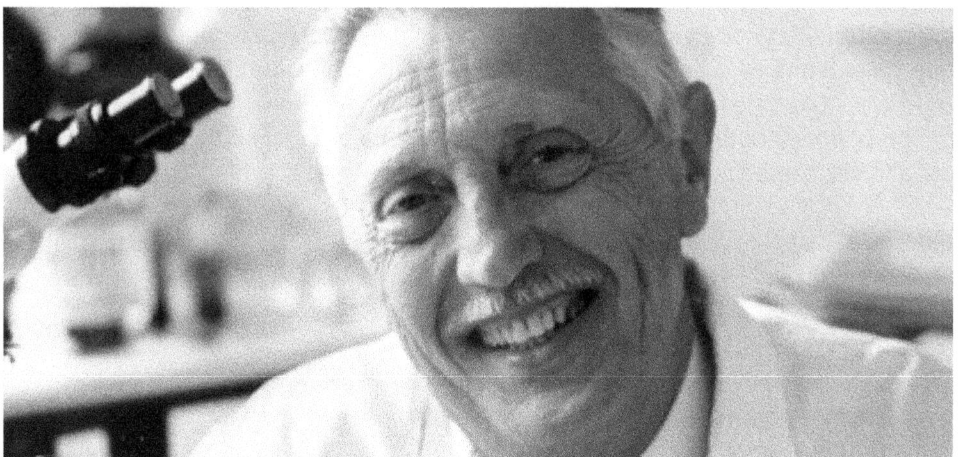

Imagen 2.3. Jérôme Lejeune, padre de la genética moderna.

Ser persona remite a la pregunta por la naturaleza del hombre, a lo que *el ser humano es esencialmente*[28] y lo distingue de todo lo que no es humano, por ejemplo, de los animales y las plantas, aun cuando como mujeres y hombres podamos caer en

26 No al modo del dualismo cartesiano sino en la unidad clásica que hunde sus raíces en el ser y la esencia de cada persona singular y concreta. Cfr. H. Cuéllar Pérez, *Persona. Núcleo del tejido social*, México, Instituto de Enlaces Educativos, 2011.

27 Jérôme Lejeune Foundation, EUA [en línea], disponible en ‹https://lejeuneusa.org/›. Consultada el 21 de abril de 2018.

28 Y esto lo sostengo a pesar de la polémica que han desatado diversas tesis provocadas por el transhumanismo que, en su afán evolutivo, futurista y de mejora (*enhacement*) permanente de la especie humana a través de la biotecnología, quiere suprimir la naturaleza del hombre con la finalidad de dar origen a otras nuevas especies transhumanas, como los Silorgs, Symborgs, Orgobogs y todos los “borg” (organismos biónicos) en expresión de Paul Widman, que puedan ir creando en los años por venir.

un estado vegetativo, o tener reacciones instintivas o irracionales como los animales, o —en lo mental— sufrir deficiencias o trastornos en la psique humana, por razones diversas, entre ellas una enfermedad, un golpe, nacer con una psicopatía, etcétera. Esos hechos no suprimen nuestra dignidad de personas, de allí el respeto irrestricto y sagrado que debemos tener para cualquier ser humano, entre ellos todo tipo de enfermo, particularmente los más necesitados.

Saber quiénes somos es una de las primeras claves que se deben tener en cuenta para conocer qué significa ser una persona, conocimiento que hunde sus raíces en el *ser y esencia* de la realidad de las mujeres y hombres concretos y singulares.

Al analizar este tópico desarrollaremos algunas ideas inspiradas en el pensamiento clásico occidental, con el fin de descubrir posibilidades inéditas al repensarlas para aportar un matiz a tan relevante tópico. Con ello quedará clara su vigencia y la vitalidad de sus propuestas. En este sentido, tomamos en cuenta las tres grandes tradiciones[29] culturales que contribuyen a la configuración actual de lo que significa persona: la griega, el pensamiento judeo-cristiano y las aportaciones de Kant; tres enfoques totalmente influyentes hasta nuestros días.

Ya hemos hecho alusión al pensamiento griego al hablar del origen de la palabra "persona" aplicada a las máscaras que usaban los actores que representaban personajes, de allí que del uso de la metáfora teatral se transitó paulatinamente hacia el ámbito real. Los actores *son personas* que representar ¡un personaje!

Otro ejemplo relevante lo encontramos en Boecio, quien inspirándose en Aristóteles y su noción de sustancia, dice que el ser humano es una persona, es decir, un "sujeto individual de naturaleza racional".[30] Trasladar esta abstracta definición al mundo real indica que cualquier ser humano, al ser fecundado y tener los cuidados necesarios para su viabilidad y desarrollo, tiene *entidad propia* aun cuando sus padres en esos momentos desconozcan su existencia o —en un ejemplo distinto— no sea un niño deseado aun cuando su madre lo albergue en su vientre.

Tal estado embrionario le hace ser sujeto de derechos a pesar de la polémica de quienes defienden lo contrario; ese problema no suprime los legítimos derechos que una legislación inspirada en la ley natural les otorga. En este tenor es correcto hablar de los derechos del *nasciturus*,[31] en quien se descubren otras características, como lo es su ser único y con identidad personal propia de tipo ontológico, aun tratándose de gemelos, porque cada uno de ellos es distinto.

29 Cuando se habla de tradición no estamos hablando de valores del pasado, que conviene dejar atrás, sino de la savia viva que procede de quienes nos antecedieron (hombres, culturas y civilizaciones) e impacta con su riqueza el tiempo que nos ha tocado vivir. No es algo muerto, sino el pensamiento, la cultura, la ciencia, el arte, la sabiduría moral, que forman parte del legado de la humanidad y que cuando es aprovechado contribuye a la configuración de la cultura y civilización presente y su proyección al futuro, que es su sustentabilidad. Estamos hablando del discurrir vivo de la historia, la cultura y la civilización humanas, en su constante devenir sin olvidar lo cultural y axiológicamente plausible de lo anterior.

30 Boecio, "Sobre la persona y las dos naturalezas", en Clemente Fernández (ed.), *Los filósofos medievales*, Cap. III, Madrid, BAC, 1979.

31 J. Ballesteros, El estatuto del embrión [en línea], disponible en ‹http://www.mercaba.org/Filosofia/Etica/BIO/estatuto_del_embrion.htm›. También D. García Fernández, "El embrión humano o *nasciturus* como sujeto de derecho", *Revista USCS*, año X, núm. 17, julio 2009 [en línea], disponible en ‹seer.uscs.edu.br/index.php/revista_direito/article/viewFile/886/738›.

Ese carácter sustantivo y original hace de cada ser humano un *sujeto individual*, único e irrepetible, en la unidad de su propia existencia, de su propio ser, que no será nunca pasivo, sino eminentemente activo, como lo muestra toda la etapa de gestación y de desarrollo biológico, anatómico, genético y de crecimiento personal a lo largo de la vida, debido, entre otros factores, a la naturaleza corpóreo-espiritual que le es propia. Los seres humanos siempre estamos en movimiento y en ese dinamismo esencial se manifiesta nuestra vida y personalidad, así como la libertad que al golpe de nuestras acciones va forjando nuestro destino, que no implica predeterminación sino autodeterminación en su ejercicio.

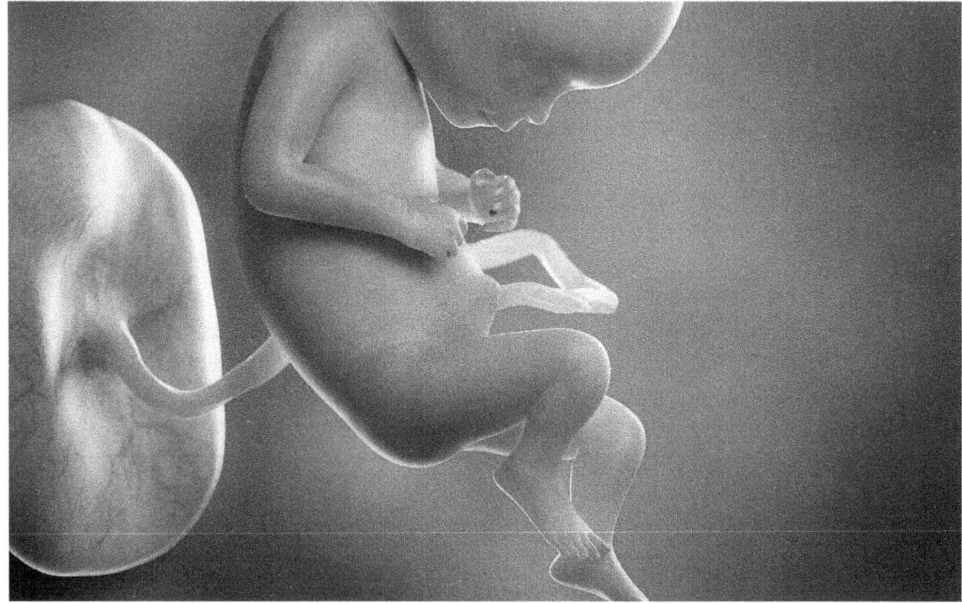

Imagen 2.4. El ser humano desde el vientre materno es una persona.

Por ello la expresión "sujeto individual de naturaleza racional" aplicada al ser humano tiene un sentido ontológico, y es la base para hablar con sentido de "sujeto moral" o "sujeto jurídico" en la vida político-social, sin que sea la única fuente de inspiración para hablar así de los seres humanos, sin embargo, sí es un antecedente relevante.

Nuestro planteamiento, que se inscribe en una filosofía abierta a la verdad, proyecta un alto aprecio hacia el ser humano en su doble dimensión individual y colectiva, e impacta necesariamente en ámbitos como el de la ética, en donde podemos hablar plausiblemente de "sujeto moral", haciendo referencia al ser humano que mediante sus acciones *conscientes y libres* es sujeto de responsabilidad, compromiso y solidaridad, y es capaz de ser un hombre o una mujer honesto, justo, responsable, bueno... o, si se lo proponen —en el uso de su libertad no orientada por la verdad— cometer acciones que les alejan del bien y de la verdad e incluso caer en la delincuencia y en aberraciones morales de índole diversa, entre las que se encuentran los crímenes de lesa humanidad o diferentes tipos de esclavitud moderna, como la trata de personas y la prostitución.

Algo semejante acontece en el terreno del derecho, donde es muy frecuente el uso de la expresión "sujeto jurídico" para hacer referencia a los derechos y obligaciones que *—a priori—* otorga la ley a las personas en un Estado de derecho. En el campo del lenguaje, cuando se habla del "sujeto" ocurre algo similar, porque el *sujeto o sustantivo* de la oración continúa desempeñando una función principal y no adjetiva, como acontece con el predicado, que es algo que se dice del sujeto.

Esto nos permite afirmar que, en los diferentes casos mencionados, hablar de *sujeto humano* en el sentido que lo hemos hecho, es referirnos a su alta jerarquía como existente real en la aldea global. Esto indica que empleamos la expresión con un *sentido ontológico específico* referido a *alguien personal*, que puede ser cualquier ser humano: mujer, hombre, niño, niña, sano, enfermo, en plenitud de facultades o discapacitado, pobre o rico, de cualquier raza, creencia, país o condición, a quien se atribuyen una serie de características esenciales que emergen de su propio ser y personalidad.

¿Y qué sucede con la segunda parte de esta formulación boeciana, que es la idea de que "la naturaleza humana es racional"? Con ello queda manifestada otra nota esencial propia del hombre como especie humana. Para entenderlo, no ha de olvidarse la conexión semántica que se da entre *logos* y *ratio*.

Logos es un vocablo griego que admite múltiples sentidos: espíritu, razón, palabra, concepto y tratado, o estudio en su sentido gramatical.[32] *Ratio* es su traducción latina, que casi siempre está referida a la razón humana, en el sentido del animal racional aristotélico con lo que —si le damos ese único uso y sentido— perdemos la enorme riqueza del *logos* griego que incluye al espíritu. ¿Es esto lo que quiso expresar Boecio? No podemos afirmarlo con certeza, porque en la interpretación del medievalista Clemente Fernández, lo que dice es ambiguo,[33] y por lo mismo puede admitirse que al expresar que "la persona es sustancia individual de naturaleza racional", la voz *logos*, en su plurisignificatividad en sentido griego se pierde, o al menos se limita. Es por esto que sostengo que la formulación más completa del ser humano a nivel ontológico-estructural es la de un ser integrado de *cuerpo y alma en la unidad de su propia existencia*, y a quien de modo propio llamamos persona, posición que nada tiene que ver con el dualismo cartesiano.

Este carácter corpóreo-espiritual otorga al ser humano trascendencia, apertura, comunicación, relacionalidad con otros seres humanos, el cosmos físico y Dios. Le permite ser heredero de grandes civilizaciones, como la griega, la china, la egipcia, y prehispánicas como la azteca, la maya y la inca, por ejemplo; asimismo, le potencia para el conocimiento y la innovación en el campo de la ciencias y la tecnología; le vuelve creador de arte y cultura; descubridor, apreciador y forjador de valo-

32 J. Corominas, *Diccionario crítico etimológico castellano e hispánico*, Madrid, Gredos, 2001.

33 Boecio, "Sobre la persona y las dos naturalezas", en *Los filósofos medievales*, Cap. III, C. Fernández (ed.), Madrid, BAC, 1979.

res; artífice de su presente y constructor del futuro que todavía no existe, es decir, le abre un horizonte intemporal y eterno, un mundo de posibilidades infinitas, que deberá concretar con sus decisiones. En suma, el ser humano es inventor de proyectos e innovador permanente en el campo de la ciencia, la tecnología, el arte, y la cultura, en el ámbito político, social, etcétera.

En esta línea de exposición, entonces, una persona es:

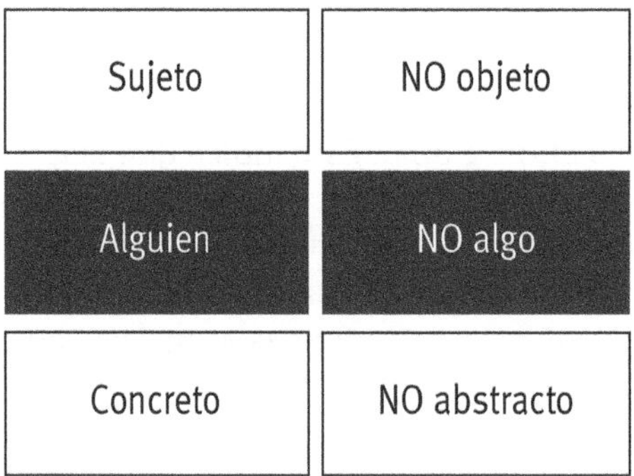

3.1. Sujeto, *no* objeto

El sujeto humano —la persona— no es un objeto, no es cosa que pueda ser usada al arbitrio de otra, lo que indica un deber moral de no manipular, instrumentalizar, cosificar o descartar a un ser humano como acontece en tantas situaciones de injusticia, como el maltrato y abuso en cualquiera de sus manifestaciones: físico, verbal, psicológico, en la familia, en la escuela (*bullying*), en el trabajo (*mobying*), en las redes sociales (*ciberbullying*);[34] en la comunidad política, laboral y social; promoviendo el trabajo infantil o la carencia de empleo en quienes debieran tenerlo; a escala interregional, e incluso global, el narcotráfico, el comercio de personas, las amenazas de funcionarios públicos a países más débiles en el escenario mundial, y muchas otras situaciones inaceptables que nos recuerdan el deber moral de tratar a los seres humanos —hombres o mujeres, niños o personas de la tercera edad, pobres o ricos, sanos o enfermos— *como fines y nunca como medios*.

Este carácter de ser tratados como fines es una manifestación de la dignidad de las personas, y lo apreciamos de manera práctica en los hospitales cuando médicos y enfermeras, una y otra vez, venciendo el cansancio y la rutina, atienden solícita y generosamente a los pacientes, a fin de que recuperen la salud. ¿Qué pueden esperar de estas personas sufrientes estos profesionales de la salud? Quizá una sonrisa, cierta empatía, y —no es descartable— agradecimiento por la atención y cuidados tributados.

34 J. A. Corbin, Los nueve tipos de maltrato y sus características [en línea], disponible en ‹https://psicologiaymente.net/forense/tipos-de-maltrato›. Consultado en mayo de 2018.

Esto indica que, para estos profesionales de la salud, los pacientes *son seres humanos*, personas, a quienes hay que tratar con la solicitud propia de quien espera de sus servicios salir de la enfermedad. Otra actitud (atenderlos por el frío cumplimiento de deber profesional, o "porque no pude estudiar otra cosa"), no es digna de la nobleza de esas profesiones que tienen como inspiración el deseo de colaborar en la recuperación de la salud de los pacientes que como el don de la vida— son regalos invaluables que debemos custodiar, cultivar y valorar. Quizá por esto Séneca expresó: *Homo, sacra res homini*,[35] lo que significa que el hombre es —o debería ser— alguien sagrado para los demás hombres.

3.2. Alguien, *no* algo

Ante este panorama otra forma legítima de referirse a las personas es preguntar por "alguien" y no por "algo". El pronombre indefinido *alguien* se usa únicamente para aludir a personas,[36] como cuando se llega a casa después de trabajar y se pregunta "¿hay alguien en casa?" o al entrar al hospital y preguntar "¿hay alguien de guardia?"; esto muestra que al hablar del ser humano, *nunca* podremos calificarlo como *algo*, expresión que hace alusión a cosas, a instrumentos, que no tienen un nombre propio sino común; las personas somos "alguien", porque desde esa expresión se habla de seres humanos que son *originados, originales y originantes*.

Originados, porque el ser humano —de manera natural— ha sido engendrado por sus padres y la existencia que posee es un don que debe apreciar y agradecer.[37] Por ello, es mejor "ser que no ser", es mejor decir "existo a no existo" porque sin la vida no puedo pensar ni realizar cosa alguna. Alguien podría objetar "pero la vida ya no la quiero, ha representado mucho sufrimiento para mí". Aun considerando un contexto vital así, hay que luchar por erradicar esa visión pesimista de la existencia humana, de la que se deriva un mayor sufrimiento y una actitud derrotista que aniquila las esperanzas y vitalidad humanas. Por ello, el precepto sabio, "es mejor ser que no ser" es una divisa de orientación existencial de la vida.

Originales: cada ser humano que viene al mundo *es alguien nuevo y original*, totalmente *novedoso*, porque no hay otro como él o ella a nivel existencial aun cuando se tenga un gemelo; por lo mismo, es único e irrepetible con una identidad personal indiscutible en la singularidad de su propio ser, como lo muestra, a nivel biológico, por ejemplo, su código genético que solo a él (ella) le pertenece y a nivel personal, su *insustituibilidad existencial* se hace evidente, por ejemplo, ante la realidad de la muerte, donde nadie podrá reemplazarlo(a) como la persona única e irrepetible que ha sido y fue. En el campo operativo/funcional, sin embargo,

35 Séneca, *Cartas morales a Lucilio*, Vol. II, Epístola XCV, Barcelona, Orbis, 1984, p. 97.

36 Cfr. Pronombres indefinidos. La guía de la lengua [en línea], disponible en ‹http://lengua.laguia2000.com/gramatica/pronombres-indefinidos›. Consultado el 19 de febrero de 2018.

37 Dejo de lado la discusión en torno a la fecundación artificial de los seres humanos, que de suyo trae consigo múltiples implicaciones científico-tecnológicas y jurídico-morales, que serán tratadas más adelante.

otra persona sí puede realizar la tarea o labor que desempeñaba el ser humano que muere, por ejemplo, en una oficina, si muere el jefe nombrarán a otra persona en el cargo, en el hospital pasa igual, alguien sustituirá al médico, a la enfermera...

La opción a favor de la vida humana será siempre plausible, como lo muestran las razones siguientes: *a)* sólo los hombres vivos garantizan vitalmente la supervivencia de la humanidad; *b)* representan el capital humano, la riqueza, de los distintos pueblos y naciones; *c)* en la jerarquía de los derechos humanos fundamentales, el derecho a la vida se convierte incuestionablemente en el primer derecho que imperativamente debe ser custodiado por el orden jurídico y social en las sociedades democráticas, ya que sin él no existirían los demás derechos, sin el cual ni siquiera se tiene la opción de decidir.

En este sentido, los defensores de la eutanasia y sus impulsores suelen invertir la jerarquía colocando la libertad de elección sobre el derecho a vivir; para ello se amparan en la realidad del sufrimiento extremo en enfermos graves o incurables a los que —dicen— hay que darles la oportunidad de "escoger el tipo de muerte que desean a fin de que no sufran más", planteamiento al que se suman –casi siempre— motivos emocionales ("hay que tener compasión"), pragmáticos ("al fin y al cabo tiene que morir"), intereses económicos ("para qué seguir gastando, no tiene caso") y —siempre— una visión materialista de la vida, como lo ejemplifican las agrupaciones suizas "prosuicidio asistido" y el médico originario de Michigan, Jack Kevorkian, apodado "el Doctor Muerte" por impulsar, desde muy joven, el suicidio asistido; él "ayudó" a morir a más de 130 personas, y luego de ser descubierto pasó encarcelado el resto de sus días.[38]

Para la Asociación Médica Mundial (AMM), casos como los descritos son ejemplos de "mala práctica médica". En situaciones de enorme fragilidad para enfermos graves o desahuciados, lo mejor es tributarles los cuidados médicos, humanos y espirituales requeridos en la medida de lo posible, sin caer en el "encarnizamiento terapéutico" (distanasia), que prolonga su sufrimiento; ante enfermos así, la AMM sugiere "la buena práctica médica",[39] que consiste en el acompañamiento solícito y el mejor tratamiento médico, en concordancia con su estado de salud y posibilidades de tratamiento.

Este modo de proceder responde al código de ética de los buenos profesionales de la salud, actitud que no implica falta de misericordia o de humanidad ante el paciente que sufre sino —paradójicamente— un respeto sagrado hacia la vida humana que se está extinguiendo. Y es que la vida humana tiene un fin natural

38 Doctor Muerte: la historia de Jack Kevorkian [en línea], disponible en ‹https://www.aciprensa.com/recursos/doctor-muerte-la-historia-de-jack-kevorkian-156/›. Consultado el 20 mayo de 2018.

39 En un célebre pasaje de *La fundamentación de la metafísica de las costumbres* (1785), Kant escribe: "En el reino de los fines todo tiene un precio o una dignidad. Aquello que tiene precio puede ser sustituido por algo equivalente; en cambio, lo que se halla por encima de todo precio y, por tanto, no admite nada equivalente, eso tiene dignidad. Lo que se refiere a las inclinaciones y necesidades del hombre tiene un precio [...], pero aquello que constituye la condición para que algo sea fin en sí mismo, eso no tiene meramente valor relativo o precio sino un valor interno, esto es, dignidad", Kant, *op. cit.*, p. 74. En la edición de Akk, la referencia es GMS, 434.

que no hay que acelerar mediante acciones suicidas. La vida humana tiene un enorme valor, nunca precio, como nos lo recuerda Kant. Eso indica que, desde la práctica del buen profesional de la salud, el respeto y derecho a la vida y la contribución a la recuperación del enfermo merece toda la atención, infraestructura médica, investigación y sacrificios que sean posibles. Aquí destaca el gobierno y su apoyo a este rubro de interés capital. Los enfermos son personas cuya fragilidad o disminución física, emocional, psicológica y frecuentemente espiritual claman a gritos o en silencio que se les atienda con dignidad, competencia, solicitud y respeto.

Originantes: las mujeres y los hombres son creadores innatos, *potencialidad activa* que se manifiesta en los diversísimos ámbitos de la vida: pueden engendrar a otros seres humanos si así lo desean; también son artífices de su vida en el presente y futuro en diversa medida, vía los recuerdos, la tradición, el arte, la ciencia, la tecnología, el emprendimiento e iniciativas diversas en el inmenso campo de acción humana, por ejemplo, en el hospital, la familia, las amistades, el manejo de la economía personal, etc., así como en la visión prospectiva y estratégica que se tenga en referencia a su proyecto de vida, individual o comunitario.

Tal creatividad puede apreciarse en los diversos avances e inventos de la raza humana a lo largo de la historia. El espíritu emprendedor (o iniciativas con rumbo) ha llevado al ser humano a la realización de hazañas increíbles pero también de otras que pueden quedar enmarcadas en la frase "no repetir por favor" por el daño causado que, en diversas ocasiones, ha sido irreversible, como lo es, por ejemplo, el problema del cambio climático y calentamiento global, la extinción de ecosistemas enteros, la contaminación del aire y del agua, que a nivel geopolítico empobrece aún más a las naciones y al planeta en general.

Para terminar este apartado recojo un texto profundo y significativo de Hannah Arendt, la gran filósofa alemana, que refleja la originalidad y el milagro que representa la vida de cada ser humano:

> Lo nuevo aparece en forma de milagro. Del hombre capaz de acción cabe esperar lo inesperado, lo infinitamente improbable. Y una vez más, esto es posible porque cada hombre es único, de modo que, con cada nacimiento, algo singularmente nuevo entra en el mundo. Con respecto a este alguien, que es único, cabe decir verdaderamente que nadie estuvo allí antes que él [...] [de modo que] la pregunta planteada a cada recién llegado es... ¿Quién eres tú?[40]

3.3. Concretos, *no* abstractos

Como personas somos individuales, pero siempre abiertas a la comunicación por la sociabilidad inherente a nuestro propio ser. Eso indica que tenemos la capaci-

40 H. Arendt, *The Human Condition*, Chicago, The University of Chicago Press, 1974. Versión en castellano: *La condición humana*, Barcelona, Paidós, 1993, p. 202.

dad de relacionarnos con familiares, amigos, colegas o desconocidos, como acontece en el primer contacto del médico o la enfermera con sus pacientes, que a *priori* desean recibir un buen trato y los cuidados médicos y de atención que les permita recuperar la salud.

Si así sucede, ese buen trato es personalizado, empático, concreto, dedicado, amistoso, amoroso, plasmado de servicio al otro. Si no acontece así, el profesional de la salud puede manifestar cualquiera de los dos siguientes perfiles:

a) Atender al enfermo por obligación: realiza lo que tiene que hacer por sentido del deber y eventualmente puede teñirlo de compasión, que podría ser un paso muy importante para la aceptación y apertura al otro, al paciente, y tratarle de modo amable y cordial.

b) Ignorar las necesidades del enfermo y caer en un cumplimiento del deber frío y distante que ante el menor pretexto puede convertirse en indiferencia, olvido del paciente, maltrato físico, emocional y psicológico, al no atenderle de acuerdo con los requerimientos clínicos que el caso amerite, porque al fin al cabo —es la autojustificación— es un desconocido con quien se tiene un trato circunstancial o casual. Se da una evidente pérdida del sentido humanitario, que es esencial en la buena práctica médica y atención a los enfermos.

No hay que olvidar, sin embargo, que el derecho a la salud es uno de los derechos básicos consagrados en la Declaración Universal de los Derechos Humanos (DUDH), y no es suprimible ni negociable ni intercambiable por bienes menores.

En síntesis, los seres humanos somos personas con una serie de características, entre las que se encuentran:

- *Su alta dignidad antropológica*, que se proyecta en la unicidad e irrepetibilidad de cada ser humano como fin y nunca medio,[41] contando con su fragilidad y fortalezas, en un ámbito de libertad creativa.

- *Racionalidad y relacionalidad*, es decir, somos abiertos al conocimiento de lo que existe y a su cultivo amoroso, así como a la constitución

41 Los transhumanistas en su afán futurista y evolutivo, afirman que la especie humana es una etapa del proceso de mejora de la evolución del ser humano, al que la revolución biotecnológica puede conducir para hacernos transhumanos. Con ello plantean el "rediseño" de nosotros mismos como personas, con las modificaciones biotecnológicas o biomédicas necesarias, hasta crear una gran cantidad de "borgs" (robots, Ciborgs, Silorgs, Symborgs, Orgobogs, etc.), que podrán ser fabricados en serie, con lo cual la conclusión es que *este mundo real en el que vivimos y conocemos*, será sustituido por otro "mundo feliz", que es *el cibernético*, con sus inteligencia artificial y profusión de "borgs", bebés de diseño y múltiples chips en "el nuevo humano" (transhumano), y en donde –en la opinión de algunos de sus defensores, como José Luis Cordeiro–, alcanzaremos la inmortalidad. Tal propuesta, inmersa en la ciencia-ficción, es, sin embargo, fuente de múltiples aporías que la filosofía de la tecnología, la bioética y otras ciencias humanas deben afrontar, porque en el fondo lo que está en juego es la verdad sobre el ser humano real.

de comunidades básicas (la familia), intermedias (la escuela, la empresa), nacionales (el Estado) o globales (la comunidad internacional), con quienes el diálogo y la comunicación abierta y sin prejuicios son siempre deseables.

- *Complementarios por la diferencia de sexos*, complementariedad que se aprecia en el mundo doméstico, laboral, económico, financiero mercantil, político y social, por la necesidad que tenemos unos de otros, trátese de la familia, la fábrica, la empresa, un hospital, la escuela, las comunidades nacionales o más allá de las fronteras.
  A nivel internacional, ¿acaso no se habla, una y otra vez de "la casa común", "la aldea global" donde habitamos mujeres y hombres, y la cooperación global requerida para garantizar la sustentabilidad del planeta?

- *Libres*, porque nacemos con la capacidad de autodeterminarnos y ejercer nuestra libertad en el campo de los derechos y las obligaciones, pero también de soñar y buscar un proyecto personal de vida que dé rumbo a nuestra existencia, por ejemplo, con la elección de estado civil y profesión, sitio de residencia, amistades o búsqueda de mejores oportunidades laborales, asociaciones profesionales, etcétera.
  Asunto distinto es dirimir sobre los obstáculos que existen en el ejercicio de la libertad humana, como pueden ser —entre otros— la violencia, los arrebatos pasionales, los trastornos mentales profundos o las leyes injustas en una determinada región, que *de facto* toleran diversas formas de esclavitud o atropello a la dignidad humana, como son la prostitución infantil, la trata de personas o el narcotráfico.

- *Ciudadanos responsables con una actitud activa* en la construcción y desarrollo de una sociedad, gobierno, cultura y civilización que enriquezca a las mujeres y hombres singulares. Muchos de los problemas que existen se deben a la pasividad y falta de compromiso en esta tarea. Es insoslayable que se tenga conciencia del papel de la sociedad civil en el mundo actual y del ejercicio de una ciudadanía activa y democrática que no esté dirigida a unos pocos sino a todos, en la búsqueda y cultivo del bien común.

4. Otras interpretaciones en torno a quién es el ser humano

Al preguntarnos quiénes somos, encontramos en la historia del pensamiento filosófico diversas tradiciones y respuestas. Mencionamos unas mínimas ideas de cinco posturas antropológicas que impactan fuertemente a la sociedad de nuestros días en sus valores y decisiones éticas; la última de ellas se vincula con el realismo clásico que defendemos.

4.1. Descartes y su *cogito ergo sum* (pienso, luego existo)

René Descartes priorizó la idea de lo que somos por sobre la realidad, y ello le condujo a la ruptura de la unidad de la persona, al sostener que estamos integrados por dos sustancias separadas: la *res extensa* (materia) y la *res cogitans* (pensamiento), que abrió el camino en los siglos XVII-XVIII a los racionalismos (pura razón) y empirismos (pura materia); idealismos y materialismos de diverso cuño, en donde la verdad correspondiente a la unidad de la persona humana y su naturaleza propia,[42] ya *no* eran relevantes, perdiéndose la articulación unitaria en el ser humano entre lo somático y lo espiritual: entre lo orgánico, lo sensible y lo racional.

4.2. La filosofía de Kant en sus obras cumbre

En la *Fundamentación de la metafísica de las costumbres* (1785) y su *Crítica de la razón práctica* (1788) el filósofo alemán sostiene que los seres humanos somos seres racionales y fines en sí mismos, nunca solamente medios. Este es un texto fundamental:

> Los seres cuya existencia no descansa en nuestra voluntad sino en la naturaleza, tienen, empero, si son seres irracionales, un valor meramente relativo, como medios, y por eso se llaman cosas; en cambio, los seres *racionales llámense personas porque su naturaleza los distingue ya como fines en sí mismos*, esto es, como algo que no puede ser usado meramente como medio y, por tanto, limita en ese sentido todo capricho (y es un objeto del respeto).[42]

Eso indica que los seres humanos no estamos sujetos al arbitrio de cualquier deseo o capricho y mucho menos a cualquier tipo de manipulación, porque eso sería "cosificarnos", "instrumentalizarnos" en detrimento "del valor y nunca precio" que poseemos como personas. Otra conclusión que se deriva de lo anterior es que la investigación científica, sus avances y aplicaciones tecnológicas deben estar al servicio de la humanidad y de un futuro sostenible, como recomienda la ONU y nunca por encima de él.

4.3. La interpretación materialista y biologicista de la condición humana

Esta visión reduce lo humano al campo científico experimental, puro cuerpo utilizable y manipulable de acuerdo con una libertad sin límites; en ese sentido, a nivel

42 J. A. Lombo Jiménez, J. M. Amaya, *La unidad de la persona. Aproximación interdisciplinar desde la filosofía y la neurociencia*, Pamplona, EUNSA, 2013, pp. 17-18.

bioquímico el ser humano es un conjunto de sustancias químicas y elementos que interactúan en una complejidad y equilibrio increíbles, o material genético que puede ser manipulado sin reparo alguno para conseguir mejoras en la raza humana a costa de lo que sea, si el avance de la ciencia lo requiere.

Este planteamiento nos obliga a pensar en la dimensión normativa que el respeto y cuidado a la vida humana exige, entre ellos, los debidos al cuerpo. Habermas, por cierto, desde su ética de la acción comunicativa realiza una acre crítica a la eugenesia liberal, que "es insensible a los fundamentos normativos y naturales de la vida humana, pues atiende sólo a las propias preferencias".

4.4. La ética del consenso de Habermas

El filósofo alemán, en su libro, *El futuro de la naturaleza humana* (2002), hace una defensa de la persona desde su enclave kantiano, otorgándole, como Kant, un estatuto de finalidad moral —nunca meramente medio— derivado de su dignidad inviolable. Sin embargo, ante los embates neopositivistas[43] en torno al estatuto del embrión humano, Habermas se repliega al concederle al embrión una "vida pre-personal", que opone a "la vida personal" que —en su planteamiento— se obtiene con el nacimiento.

Ese matiz no es menor. En su planteamiento, Habermas opta por la primera opción: la vida del ser humano en el vientre materno es pre-personal,[44] con lo cual no es sujeto de derechos ni de ningún tipo de moralidad, justo por encontrase en proceso de gestación biológica y anatómica, omitiendo el perfil y riqueza que como ser humano posee desde el momento de la concepción: el óvulo fecundado o embrión es humano y no pertenece, atendiendo a su naturaleza específica, a ningún otro animal, entre ellos los primates.

Con ello, Habermas hace una concesión ideológica derivada de su propia filosofía por querer entablar un diálogo intercomunicativo entre todos aquellos que se plantean si el ser humano desde su concepción es una persona (que lo hace sujeto de una dignidad y derechos inviolables), o si ese estatuto se adquiere con el nacimiento y la socialización intercomunicativa con sus progenitores, familiares y el mundo que le rodea. Indudablemente la educación y socialización de las personas son factores que influyen, pero el asunto es más radical porque el estatuto de los seres humanos como personas *es ontológico* y *no contractual* o *por consenso*.

43 El positivismo resalta la importancia de la comprobación científico-experimental de cualquier avance científico, como propugnaba Comte. El neopositivismo, particularmente del Círculo de Viena (p. e. Otto Neurath, Rudolf Carnap, Alfred Ayer), lo que le interesa es el análisis de la significación de los términos mediante el análisis lógico del lenguaje. En el fondo, ambos tienen como antecesor declarado (o no) a Hume, con lo que su empirismo es evidente.

44 R. G. Zurriarián, *El concepto de vida pre-personal, en el futuro de la naturaleza humana de J. Habermas*, Universidad de Navarra, 2005 (Cuadernos de Bioética), pp. 43-50 [en línea], disponible en ‹http://aebioetica.org/revistas/2005/16/1/56/43.pdf›.

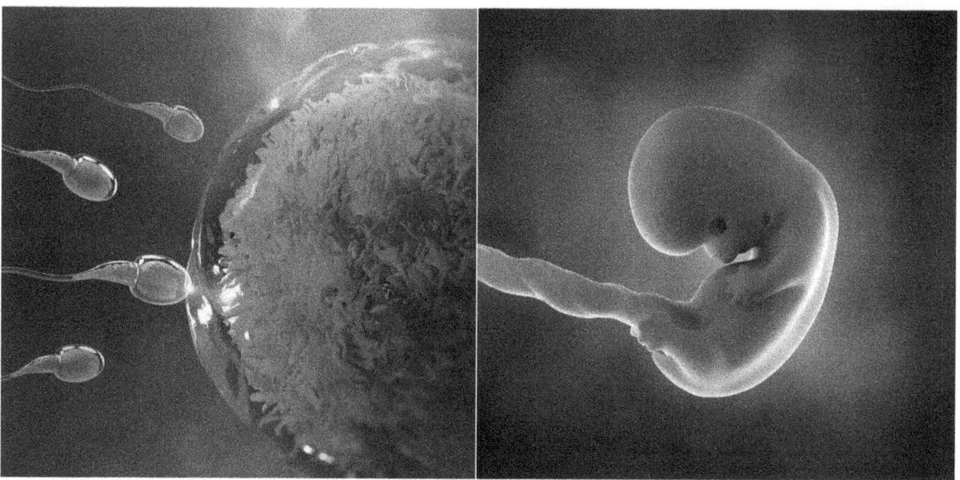

Imagen 2.5. La postura que propone Habermas de que tanto el embrión como el feto son pre-humanos, contradice la misma biología de las especies y abre la puerta a cualquier tipo de permisivismo y manipulación en el embrión; una posición así es altamente discutible porque no corresponde a la verdad del ser humano.

El enfoque habermasiano es consecuencia de la incapacidad ideológica del filósofo alemán de sobrepasar lo fenoménico e indagar qué está más allá; es decir, lo que sustenta desde su origen la noción de persona, que es *su ser humano* recibido en el momento mismo de la concepción, aun cuando, por el grado de desarrollo biológico en el que se encuentra ese embrión, ante el microscopio se vea como un conjunto amorfo de células vivas, pero cuya genética e identidad es humana —en otras palabras, su naturaleza esencial es humana—, ya que se trata de una persona en sus primeros días de gestación.

El hecho de preferir el consenso y el diálogo en una cuestión tan relevante y compleja a la apertura analítica de una antropología que no es la suya, trae graves consecuencias en el conocimiento de lo que somos e influye en legislaciones altamente liberales, donde la manipulación del embrión humano es casi cuestión de rutina. Sin embargo —recordémoslo—, cualquier planteamiento filosófico, *para ser verdadero*, requiere de la certificación de la realidad libre de prejuicios ideológicos, políticos y sociales, y no solamente atender a las "propias creencias" ajenas a la verdad, o compromisos adquiridos, aun cuando no respondan a lo que verdaderamente se *es*.

4.5. El realismo contemporáneo

Esta posición implica reconocer el valor de la persona y el respeto a su dignidad y derechos, y se encuentra vinculada a la concepción clásica de corte greco-cristiano. Entre sus antecesores ideológicos se encuentran —como sabemos— Sócrates, Platón, Aristóteles, Agustín, Boecio, Tomás de Aquino, Kant, Kierkegaard,

Gabriel Marcel, Max Scheler, y pensadores actuales como Martín Buber, E. Mounier, J. Maritain, Karol Wojtyla, X. Zubiri, Charles Taylor, Leonardo Polo, Hans Jonas, Alejandro y Carlos Llano Cifuentes, Hannah Arendt, entre otros. En todos ellos encontramos una línea de continuidad en lo esencial, pero matizada por sus aportaciones particulares, al gran tema de "¿quién es el hombre?", que conlleva a la necesaria respuesta: "¡Es una persona desde el momento de su concepción hasta su muerte!" Los presupuestos doctrinarios de estos pensadores tratan de recoger la verdad esencial sobre el ser humano a nivel ontológico y/o moral.[45]

Lo relevante es que, reconociendo la unicidad e identidad propia de todo ser humano desde su concepción (el hijo no es la madre, aun cuando se albergue en su seno durante la gestación), no dejan de lado el carácter sustantivo, dinámico y abierto que le corresponde, y que se manifiesta en su interrelación con otros seres humanos, incluyendo a la familia, la escuela, los amigos, el trabajo, la vida de relación político-social y económica y su vinculación con el ambiente y la naturaleza física.

De este modo se subraya su carácter comunitario y social, su libertad creativa, su vida ética y su sentido de trascendencia, al no encerrarse en sí mismo como una isla ajena a las demás, sino como un sujeto activo, libre y responsable, cuyo origen está en el momento de ser concebido y su historia discurre en el tiempo que le ha tocado vivir para fraguar su propio destino, en lo personal y comunitario. Pero no solamente eso, sino que —con Tomás de Aquino, Kant, Buber, Scheler, Jonas y cualquier otro humanista que explore y defienda a la persona— se admitirá su alto valor y dignidad, y una serie de derechos y principios universales, que no son negociables ni pueden suprimirse por una racionalidad tecnocrática, posmoderna y poshumana,[46] que suele olvidar con frecuencia que somos personas.

45 Kant, como hemos visto, desde su racionalismo trascendental, es un férreo defensor de la persona humana, a la cual califica como fin y nunca como medio solamente, otorgándole con esto un alto estatuto moral.

46 F. Fukuyama, *Our Posthuman Future: Consequences of the Biotechnology Revolution*, Nueva York, Picador, 2002. En castellano: *El fin del hombre. Consecuencias de la revolución biotecnológica*, Barcelona, Ediciones B, 2002.

Bibliografía

ARENDT, H., *The Human Condition*, Chicago, The University of Chicago Press, 1974. Versión en castellano: *La condición humana*, Barcelona, Paidós, 1993.

BOECIO, "Sobre la persona y las dos naturalezas", en *Los filósofos medievales*, Cap. III, C. Fernández (ed.), Madrid, BAC, 1979.

CUÉLLAR Pérez, H., *Persona. Núcleo del tejido social*, México, Instituto de Enlaces Educativos, 2011.

FUKUYAMA, F., *Our Posthuman Future: Consequences of the Biotechnology Revolution*, Nueva York, Picador, 2002. En castellano: *El fin del hombre. Consecuencias de la revolución biotecnológica*, Barcelona, Ediciones B, 2002.

KANT, I., *Fundamentación de la metafísica de las costumbres*, Madrid, Encuentro (1785), 2003.

______, *Metafísica de las costumbres*, México, Porrúa, 2003.

______, *Crítica de la razón práctica*, México, Porrúa, 1992.

LOMBO Jiménez, J. A., J. M. Amaya, *La unidad de la persona. Aproximación interdisciplinar desde la filosofía y la Neurociencia*, Pamplona, EUNSA, 2013,

MIRÁNDOLA, G., Pico della, *Discurso sobre la dignidad del hombre*, Barcelona, PPU, 2002.

SÉNECA, *Cartas morales a Lucilio*, Vol. II, Epístola XCV, Barcelona, Orbis, 1984,

Internet

LA ASOCIACIÓN Médica Mundial se opone al suicidio asistido y a la eutanasia", Laboratorio de Bioética, Instituto Ciencias de la Vida, Universidad de Valencia [en línea], disponible en ‹https://www.observatoriobioetica.org/2018/01/la-asociacion-medica-mundial-se-opone-al-suicidio-asistido-y-la-eutanasia/21607›. Consultado el 25 de marzo de 2018.

BALLESTEROS, J., El estatuto del embrión [en línea], disponible en ‹http://www.mercaba.org/Filosofia/Etica/BIO/estatuto_del_embrion.htm›.

CHÁVEZ Ascencio, M. F., La persona humana [en línea]. disponible en ‹http://www.juridicas.unam.mx/publica/librev/rev/revdpriv/cont/11/dtr/dtr1.pdf›. Consultada el 31 de marzo de 2018.

CORBIN, J. A., Los nueve tipos de maltrato y sus características [en línea], disponible en ‹https://psicologiaymente.net/forense/tipos-de-maltrato›. Consultado en mayo de 2018.

Corominas, Joan, *Diccionario crítico etimológico castellano e hispánico*, Madrid, Gredos, 2001.

Doctor Muerte: la historia de Jack Kevorkian [en línea], disponible en ‹https://www.aciprensa.com/recursos/doctor-muerte-la-historia-de-jack-kevorkian-156/›. Consultado el 20 mayo de 2018.

Frenk, J., "Medicina liberal y medicina institucional". *Salud pública de México*, V época, Vol. XVIII, número 3, mayo-junio de 1976, p. 482 [en línea], disponible en ‹https://www.google.com/search?client=firefox-b-d&q=liberalismo+moral+en+medicina›.

Fernández López, J., Hispanoteca. Lengua y cultura [en línea], disponible en ‹http://www.hispanoteca.eu/Foro-preguntas/ARCHIVO-Foro/Persona.htm›. Consultado el 31 de marzo de 2018.

García Fernández, D., "El embrión humano o *nasciturus* como sujeto de derecho", *Revista uscs*, año X, núm. 17, julio 2009 [en línea], disponible en ‹seer.uscs.edu.br/index.php/revista_direito/article/viewFile/886/738›.

García Fernández, A., *Ética y deontología* [en línea], disponible en ‹http://gredos.usal.es/jspui/bitstream/10366/119365/1/EB19_N159_P67-75.pdf›. Consultado el 9 de marzo de 2018.

Gilligan, C., *In a Different Voice: Psychological Theory and Women´s Development*, Cambridge, Harvard University Press, 1982.

Jérôme Lejeune Foundation, EUA [en línea], disponible en ‹https://lejeuneusa.org/›. Consultada el 21 de abril de 2018.

Medina-Vicent, M., "La ética del cuidado y Carol Gilligan. Una crítica al desarrollo moral de Kohlberg para la definición de un nivel moral posconvencional contextualista", Daimon. *Revista Internacional de Filosofía* núm. 67, 2016 [en línea], disponible en ‹http://revistas.um.es/daimon/article/viewFile/199701/190981›. Consultado el 10 de marzo de 2018.

Pronombres indefinidos. La guía de la lengua [en línea], disponible en ‹http://lengua.laguia2000.com/gramatica/pronombres-indefinidos›. Consultado el 19 de febrero de 2018.

Zurriarián, R. G., *El concepto de vida pre-personal, en el futuro de la naturaleza humana de J. Habermas*, Universidad de Navarra, 2005 (Cuadernos de Bioética), pp. 43-50 [en línea], disponible en ‹http://aebioetica.org/revistas/2005/16/1/56/43.pdf›.

CAPITULO 3

El ser humano y su dignidad

*Hortensia Cuéllar Pérez**

1. ¿Qué es la dignidad humana?

El interés en el respeto a la dignidad de las personas es una inquietud recurrente en nuestros días, ya sea para tomarla como motivo inspirador en documentos nacionales o internacionales o, por el contrario, para atropellarla, mancillarla, desconocerla teórica y prácticamente, como acontece en hechos donde la violencia y brutalidad hacia otras personas y sociedades es manifiesta.

La consideración de la dignidad humana es fuente de inspiración, por ejemplo, de diversas constituciones de diferentes países, como Francia, México, Alemania, Estados Unidos, Portugal, Perú, Canadá..., y es el trasfondo ineludible de documentos internacionales como la Declaración Universal de los Derechos Humanos (1948), la Declaración Universal sobre el Genoma Humano y los Derechos Humanos (1997), la Declaración Universal sobre Bioética y los Derechos Humanos (2005) y multitud de instrumentos jurídicos, políticos y sociales que existen en su defensa en la actualidad, además de los que puedan surgir en el futuro para salvaguardar la dignidad de las personas.

La realidad que observamos en su vivencia y aplicación es lamentablemente otra: ¿no es acaso atentar contra la dignidad de millones de seres humanos que no tengan lo necesario para comer o que su ingreso per cápita oscile entre los 182 y 251 euros, como sucede entre los países más pobres del mundo: Burundi, Malaui, la República Democrática del Congo, Nigeria y otras naciones centroafricanas?[1] ¿No es acaso la trata de personas una denigración en contra de las mujeres y hombres

* Doctora en Filosofía por la Universidad de Navarra, España. Académica del Tecnológico de Monterrey (campus Ciudad de México) en la Escuela de Humanidades y Educación. Investigadora huésped de la Hubei University (China). Miembro de distintas asociaciones científico-filosóficas.

1 Datos macro, en *Expansión* [en línea], disponible en ‹http://www.datosmacro.com/analisis/los-peores/pais-mas-pobre›.

que son enrolados?[2] ¿No acontece otro tanto con los empleos mal retribuidos o la falta de empleo[3] a nivel global,[4] que conduce a miles de personas a vivir en una pobreza casi institucionalizada y les hace emigrar hacia otras tierras en busca de un mejor nivel de vida[5] o tristemente les empuja a la delincuencia?

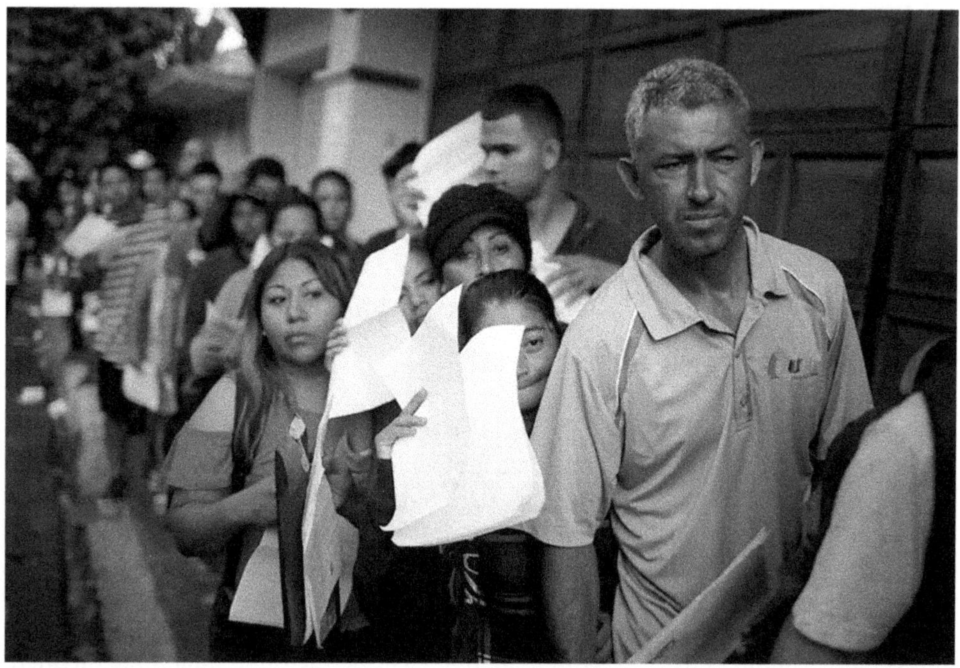

Imagen 3.1. La dignidad de las personas ha sido desconocida, atropellada, violentada como muestran multitud de acontecimientos en donde la violencia, el terrorismo, la situación de los migrantes y el desprecio hacia otras personas no se pueden ocultar.

En el sector salud, asimismo, encontramos atentados contra la dignidad de las personas cuando se proporcionan diagnósticos equivocados por mala praxis

2 Cfr. Oficina de las Naciones Unidas Contra la Droga y el Delito (UNODC). Informe mundial sobre la trata de personas 2014. Según este documento es un problema que afecta a prácticamente todos los países del mundo, pero se presenta con mayor agudeza en África y Asia Meridional y Oriental, y en su mayoría son niñas y niños.

3 Cfr. H. Cuéllar, Employment: Today´s Big Challenge, en "Economic Inequality and Word Justice", *World Culture Development Review*. Social Sciences Academic Press, China, 2015, pp. 48-66.

4 Según la Organización Internacional del Trabajo (OIT), en su informe Perspectivas sociales y de empleo en el mundo. Tendencias 2016, en 2015 hubo 197.1 millones de personas desempleadas y en 2016 estaba previsto un aumento de alrededor de 2.3 millones para situarse en 199.4 millones. Cfr. ‹http://www.ilo.org/global/about-the-ilo/newsroom/news/WCMS_444114/lang--es/index.htm›.

5 Es tan agudo el problema de la migración que la ONU convocó, en septiembre de 2016, a una Cumbre de Alto Nivel sobre los Refugiados y Migrantes, a fin de explorar soluciones y formas ayuda al grave problema atentatorio a la dignidad de las personas [en línea], disponible en ‹http://www.un.org/spanish/News/focus.asp?focusID=11›. Consultado el 10 de abril de 2016.

médica, superficialidad, indiferencia, ignorancia, maltrato a los pacientes o, en relación con los profesionales de la salud y sus derechos, injusticias laborales por un deficiente salario, falta de prestaciones, maltrato, acoso sexual, entre otros.

Por eso es tan relevante entender lo que significa dignidad humana. Una primera característica es que su sentido es trascendental, lo que indica que concierne a todos los seres humanos, sin excepción: nacemos con ella y —como realidad nativa— surge de lo más íntimo de cada mujer u hombre, que es su propia existencia, lo que le otorga una valía *per se*, con carácter inalienable[6] y no negociable. Esto deja ver que la dignidad (su valía *per se*) no le viene al ser humano por atribución extrínseca de alguna entidad gubernamental o de instituciones internacionales, como la ONU o la Corte de Justicia Internacional, ni tampoco le ha sido otorgada por consenso político, social o cultural. Mucho menos es fruto de las sociedades y gobiernos democráticos, o —argumentando desde las leyes de la herencia o parentales— adquirida por genética y lazos de familia, como sostenían los tiranos de los Estados absolutistas y esclavistas.

La dignidad humana no se adquiere de ese modo, es nativa, nacemos con ella, y muestra el valor *único* que tenemos como personas, sin importar condición de raza, origen, sexo, perfil socioeconómico, cultural o religioso, porque desvela *la verdad y nobleza intrínseca de tipo existencial que como seres humanos todos poseemos*. Es por esto que en el Preámbulo de la Declaración Universal de los Derechos Humanos (DUDH), la ONU suscribe que "la libertad, la justicia y la paz en el mundo tienen como base el reconocimiento de la dignidad intrínseca y los derechos iguales e inalienables de todos los miembros de la familia humana", y el artículo 1º de la misma declaración expresa que "todos los seres humanos nacen libres e iguales en dignidad y derechos, y dotados de razón y conciencia, deben comportarse fraternalmente los unos con los otros".[7]

La dignidad humana, por tanto, no es negociable, intercambiable ni suprimible por nadie, sea persona física, gobiernos, grupos humanos o institución privada o pública. Lo que sí es fundamental es su reconocimiento y aprecio. Por ello debemos defenderla, ya que constituye el entramado existencial de los derechos humanos básicos y trasfondo ineludible del aprecio, defensa y promoción de las personas en el amplio campo de la acción humana, entre ellos, la familia, la escuela, el hospital, el laboratorio, el quirófano, la vida de relación social y ámbitos tan relevantes y complejos, como el de la práctica de la medicina, la bioética, el de la biotecnología, la atención a la biodiversidad y cuidado del ambiente, que contribuyen a la sustentabilidad del planeta. Por todo ello, la dignidad humana, con toda su fragilidad para ser transgredida, merece ser respetada.

¿Por qué el ser humano es digno en sí mismo? ¿Qué le vuelve tan merecedor de aprecio y fin en sí mismo? ¿En dónde encontramos *la fundamentación antropo-*

---

6 H. Cuéllar, ¿Por qué la dignidad humana debe respetarse? Actas, 11º Congreso Nacional de Ética y Ciudadanía, México, Tecnológico de Monterrey, 2013.

7 ONU, Declaración Universal de los Derechos Humanos [en línea], disponible en ‹http://www.cinu.mx/onu/documentos/declaracion-universal-de-los-d/›.

lógico-ética de la noción de dignidad y de los derechos fundamentales que le son inseparables?[8] La respuesta es sencilla: *en nuestro ser-personas*, ya que como tales *poseemos ese atributo esencial inherente a nuestra propia existencia*, que nos vuelve valiosos y únicos *per se*.

Pero poseer esa característica de excelencia ontológica no suprime nuestra libertad, de allí que también es posible *hablar*,[9] en el universo humano, de "indignidad de las acciones humanas", o incluso de "pérdida" de la dignidad ante un hecho vergonzoso o ruin. Esto es indicativo de que al focalizar el problema de la comprensión de lo que es la dignidad humana, podemos encontrar niveles de entendimiento y análisis, de acercamiento conceptual, que si tomamos como base "el ser-humano, el ser-persona", expresiones equivalentes entre sí, encuentran una línea de continuidad en su fundamentación, que es la dimensión ontológica del ser humano.

El sentido fundamental del principio de dignidad en el ser humano es el *ontológico*, y apoyándose en él, con sus matices específicos, la comprensión *ética*, *jurídica* y *biomédica* de la dignidad humana[10] si no hay prejuicios o intereses empiristas, utilitaristas, pragmáticos o político-económicos que nublen el planteamiento.

En ese tenor, la atención a la dignidad de las personas se aprecia de manera natural entre los buenos profesionales de las ciencias de la salud, sean personal médico o de enfermería, por la experiencia directa que tienen con los enfermos, que no por ser personas sufrientes pierden o disminuye su dignidad. Más bien, en esas circunstancias la naturaleza humana muestra su fragilidad por el impacto de la enfermedad y la necesidad de atención especializada, cuidadosa y científica que requiere el enfermo(a).

Cada paciente es una persona sufriente, sumida en el dolor, por lo que es apremiante que sea atendida a nivel hospitalario con el mayor cuidado, esmero y diligencia posibles, tanto desde la perspectiva científica y clínica, así como de buen trato personal, en concordancia con el espíritu de personalidades en el campo de la medicina como Hipócrates (460-370 a.C), Louis Pasteur (1822-1895 d.C), Virginia Agpar (1909-1974),[11] y en México, Ramón de la Fuente Muñiz (1921-2006), Arturo Rosenblueth Stearns (1890-1970), Marietta Tuena Sangri (1935),[12] por mencionar

---

8 H. Cuéllar, Ripensando la dignitá umana. In cerca dei fondamenti, *Nuova Secondaria*, XXXIII, núm. 1, septiembre de 2015, Italia.

9 Repasemos: estamos en el terreno del lenguaje porque es posible decirlo, pero ¿perdemos realmente nuestra dignidad? Ya nos ocuparemos de este tema más adelante.

10 H. Cuéllar, Does Wisdom of Eastern and Western Cultures respond to the Question: What is Human Dignity?, Asian Values and Human Future, conferencia internacional (2015), India, Assam Don Bosco University/Hubei University, 2016, pp. 43-60.

11 Se trata de la médica estadounidense conocida por desarrollar la escala Apgar para evaluar la salud de los recién nacidos en cinco aspectos: frecuencia cardiaca, respiración, tono muscular, reflejos, color de piel. Su vigencia es plena en nuestros días. Cfr. "La prueba de Agpar del recién nacido", Healthy Children Org. (febrero 2017) [en línea], disponible en ‹https://www.healthychildren.org/Spanish/ages-stages/prenatal/delivery-beyond/Paginas/apgar-scores.aspx›. La Healthy Children Organization está respaldada por la American Academy of Pedriatics.

12 Junto a otros médicos destacados, su trabajo condujo a la fundación del Instituto de Fisiología Celular de la UNAM.

a algunos. En el ámbito de la enfermería encontramos a Florence Nightingale (1820-1910), Virginia Henderson (1897-1996), Dorotea Dix (1802-1887), precursoras célebres, y en México a las ilustres enfermeras, entre muchas otras, María Suárez Vázquez (1945-1910) y Esther C. Gallegos, que se destacaron por su atención ejemplar a los enfermos.

María Suárez fue directora de Enfermería del Instituto Nacional de Cardiología "Ignacio Chávez" hasta inicios de 2010, fecha de su muerte, y es recordada por quienes le conocieron como una "mujer ejemplar que dedicó su vida entera a brindar cuidado de excelencia a los enfermos, dejando un legado de servicio y compromiso a las futuras generaciones... enfocando su esfuerzo por lograr una enfermería cada vez más profesionalizada y con mayor capacitación científica, caracterizado por una concepción humanística del cuidado y un compromiso ético hacia los enfermos, y en general hacia los más desfavorecidos".[13]

Esther C. Gallegos fue la primera enfermera en obtener un doctorado y cuya investigación se enfoca, hasta la fecha, en el autocuidado de personas que se encuentran en situaciones de enfermedad crónica y en la reducción de riesgo.[14]

2. El valor *per se* del ser humano: sentido ontológico

El sentido ontológico de la dignidad humana tiene *carácter sustantivo* al hacer referencia a nuestro ser persona, que nos distingue de otros seres vivientes, como los animales y las plantas, y en consecuencia de los seres no vivientes. El sentido ontológico de dignidad humana representa el sentido fuerte de la expresión, porque la dignidad de las personas no ha sido adquirida por atribución etnocéntrica de carácter convencional o social, con lo cual su sentido sería fácilmente erradicado en la civilización y la cultura.

Somos dignos —valiosos *per se*— de origen, por naturaleza, por el solo hecho de existir como seres humanos y de tener vida; de allí que son incluidos cualquier mujer y hombre singulares y concretos, desde el momento de su concepción, a lo largo de su vida, y hasta su muerte; discapacitados o en plenitud de vida; enfermos o sanos; ricos o pobres; nobilísimos y justos por sus acciones, o "villanos"; hombres públicos o ciudadanos comunes; de raza cobriza, blanca o negra, solo por serlo, proyectan una esencial valía universal y absoluta, denominada dignidad de las personas (*dignitas*).

De allí el respeto universal —sagrado— que cualquier mujer u hombre de cualquier clase y condición debe merecernos. Si no actuamos de ese modo, nuestras acciones —en algún sentido, desde la *perspectiva moral, jurídica, biomédica* y

13 Cfr. "Muere la ilustre enfermera mexicana María Suárez Vázquez", *Noosfera* [en línea], disponible en ‹http://www.index-f.com/blog/2010/02/muere-la-ilustre-enfermera-mexicana-maria-suarez-vazquez/›. Consultado el 15 de abril de 2016.

14 Cfr. Salón de la fama de enfermeras investigadoras [en línea], disponible en ‹http://www.ideasenfermeria.org/2010/10/salon-fama-enfermeras-investigacion.html›. Consultado el 15 de abril de 2018.

de *reprobación social—*, *sí podrían calificarse de acciones indignas* por injustas y dañinas, que podrían al menos "oscurecer" la dignidad que tenemos, por atropellar, violentar y maltratar a otras personas y sus derechos inalienables, que —en casos extremos— podría convertir al ser humano en un sujeto vil o delincuente, como acontece con cualquiera que incurra en acciones que se reprueban por sus efectos nocivos en sí mismos o en otros, como la prostitución, la trata de personas, la explotación infantil, el abuso de menores, el maltrato sistemático a la mujer en el seno del hogar, el acoso, el narcotráfico, los crímenes de lesa humanidad, etc., acciones todas que afectan, impiden, detienen, socavan el crecimiento y desarrollo social de los seres humanos en un clima de justicia, concordia y paz.

Desde la *perspectiva ontológica*, sin embargo, la dignidad de las personas nunca se pierde, porque representa ese carácter nativo, esencial, subsistente, inherente a cualquier ser humano, incluyendo a los grandes villanos de la historia, o a quien queda disminuido en sus facultades al sufrir un accidente o tiene el infortunio de nacer discapacitado.

Por ello, esta primera caracterización de la dignidad humana es fundamental, porque está vinculada a la ontología del ser humano, como explicamos en el capítulo anterior, que dota a cualquier mujer u hombre de unas potencialidades que le permiten autodescubrirse a través de la autocomprensión de sí mismo y de la apertura a otros, que le permiten tener experiencias de todo estilo —esenciales y no esenciales, correctas o incorrectas, justas o injustas, gozosas o tristes—, en los ámbitos familiar, laboral, en el hospital, el laboratorio, en el mercado, a nivel ético, político, social y de interrelación con el ambiente.

En esta incursión reflexiva y experiencial de sí mismo y su vinculación con los demás, de las infinitas posibilidades que como ser humano posee, se autodescubre y puede encontrar a los demás, con todo aquello que lo enaltece y fortalece en su propia existencia y dignifica como persona, y ante lo cual también debe considerarse lo opuesto, que es la degradación moral.

En el hecho de ser personas encontramos la raíz del llamado "principio de la dignidad humana" y la fundamentación natural de los derechos universales, que no son negociables ni derogables, ni intercambiables, que otorgan una igualdad esencial a mujeres y hombres, y el puesto singular que tenemos en el universo. Por ello suscribo la afirmación de Ángela Aparisi Miralles: "La dignidad no puede ser considerada como un derecho humano fundamental. Más bien constituye la misma fundamentación de los derechos humanos".[15]

De este planteamiento pueden desprenderse multitud de consecuencias, como son la *subsistencia personal*, que se revela como *autoposesión* del propio ser, porque aún en el vientre materno, el hijo no es la madre ni viceversa, ambos tienen un ser e identidad propias, una individualidad singular.

15 A. Aparisi Miralles, El principio de la dignidad como fundamento de un bioderecho global [en línea]. disponible en ‹http://www.almudi.org/articulos/8802-el-principio-de-la-dignidad-humana-como-fundamento-de-un-bioderecho-global›. Consultado el 24 de abril de 2018.

Cualquier ser humano, después de nacer y conforme adquiere el grado de madurez necesario, acorde a las distintas etapas de desarrollo físico, biológico, psicológico y emocional, ejercita sus distintas capacidades y funciones humanas, entre ellas, sus sentidos, inteligencia, voluntad y tendencias apetitivas diversas, que le conducen al conocimiento racional y sensible y al ejercicio de su libertad en relación consigo mismo y con otros. De allí la racionalidad discursiva y dialógica que puede ir desarrollando desde la infancia mediante debates y tópicos de su interés, y que le prepararán –es lo deseable– al diálogo intercomunicativo y racional, tan apreciado hoy.

Esto refuerza la ya conocida doctrina clásica de la comunicación y apertura a los otros debido a la sociabilidad que nos es inherente (*sociabilis*) y a todo el caudal de dinamismo (*dynamis*) y actividad productiva y ética (*poiesis, ethos*) que emerge de la naturaleza de las mujeres y hombres, cualidades que les proyecta como innovadores y constructores de cultura, de civilización, de la propia orientación de su vida en la familia, el trabajo, el mundo de relación social y cualquier otra actividad creativa que impulse el desarrollo humano, sin lesión de los demás, donde quedan incluidos los diversos círculos sociales y la gran familia humana, la naturaleza y el cuidado del ambiente.

En una línea de argumentación como la que hemos sugerido a lo largo de la exposición, lo que descubrimos en cualquier mujer u hombre, además de finitud y menesterosidad, por la condición humana que nos caracteriza, *es vida, originalidad creativa, actividad permanente, innovación, novedad biográfica al hurgar en su propia historia*, que otorga a cualquier ser humano ese sello de distinción, que es la dignidad de su propio ser. Por eso las personas, hombre o mujer, *no tienen precio sino valor absoluto*, como nos lo recuerdan Tomás de Aquino y Kant.

Tomás de Aquino en *Suma teológica* (I-I, q 42, a. 4), afirma: "El término dignidad es algo absoluto y pertenece a la esencia del sujeto", lo cual indica que, hablando del ser humano desde la filosofía, ese absoluto le pertenece intrínsecamente al formar parte de su existencia; de ahí la connotación metafísico-ontológica de la dignidad de las personas y —por lo mismo— *de carácter universal*, porque todos los seres humanos la poseemos.

Otro matiz aún más relevante de la reflexión del Aquinate es la fundamentación teológica que propone, al encontrar en la verdad revelada, la última explicación de la dignidad de las personas. Tomás de Aquino recuerda, apoyándose en el Génesis, que estamos "hechos a imagen y semejanza de Dios" (1, 27), lo que significa que la dignidad del ser humano tiene un origen sagrado, trascendente, vinculado al mismo Creador del universo. Ese hecho inscribe al ser humano en la eternidad y le abre la puerta a la filiación divina por creación[16] y la gratuidad de haber recibido el ser. De aquí la fraternidad universal que podemos percibir con cualquier mujer y hombre del mundo, y que permite la hermandad, ya no sólo en el seno familiar, sino entre cualquiera que pertenezca a la gran familia de la humanidad. En resumen,

16 Y por la fe, por adopción y gracia de parte de Dios que nos ama.

todos somos hijos de Dios, lo que se convierte en el argumento teológico aportado por la revelación judeo-cristiana de la dignidad humana.

Kant, desde sus principios doctrinarios, escribe en la *Fundamentación de la metafísica de las costumbres*: "Todo tiene un precio o una dignidad. Lo que tiene un precio puede ser sustituido por otra cosa, como equivalente; en cambio, lo que se halla por encima de todo precio y, por tanto, no admite equivalente, posee dignidad".[17] Los seres humanos, por tanto, tenemos dignidad, las cosas y los seres irracionales tienen precio, por lo que "los seres cuya existencia no descansa en nuestra voluntad [...], tienen empero, si son seres irracionales, un valor meramente relativo, como medios, y por eso se llama cosas; en cambio, los seres racionales llámense personas".

Estas tesis invaluables —sostenidas por la tradición aristotélico tomista y la kantiana— son el trasfondo doctrinario de estas reflexiones en torno a la dignidad humana. En ellas apoyamos la defensa de cualquier ser humano y su dignidad, y el reconocimiento que merece su trato, que se traduce a nivel práctico en el respeto debido, incondicional (*reverentiam imperii*) a los derechos humanos básicos, a los derechos fundamentales, que de ella se derivan. ¿De quiénes debe ser tal defensa? De cada uno de nosotros, de los mismos seres humanos, que al profundizar en la noción de dignidad de las personas encontramos diversos ángulos de análisis y comprensión, recogidos magistralmente en la buena práctica de los profesionales e investigadores de la salud y su aplicación en la bioética, el bioderecho, la ingeniería genética, la biomedicina, etcétera.

3. Dimensión ética de la dignidad de las personas

La dimensión ética de la dignidad de las personas está vinculada incuestionablemente a la comprensión de la acción humana (*praxis*) en su vertiente racional (*logos*) y autodeterminación del carácter (*ethos*), que implica la articulación de la inteligencia y de la voluntad, de la conciencia y la libertad personal, que orienta racionalmente a la búsqueda intencionada y libre del cultivo del bien moral, de la vida buena, de la vida recta y justa y de la felicidad, tanto a nivel individual como comunitario, sin dejar de lado el mayor o menor impacto que en las decisiones humanas puedan ejercer los sentimientos, las emociones y las pasiones de cada uno de los seres humanos.

Esa condición debería orientar la educación en general (en la familia y la escuela), así como las políticas públicas a la forja del carácter, siempre en línea de continuidad y congruencia con las virtudes humanas (hábitos buenos), los principios, creencias y valores de las personas. Es por ello que, tanto desde la filosofía clásica

17 I. Kant, *Fundamentación de la metafísica de las costumbres*, Trad. Manuel García Morente, Madrid, Encuentro, 2003. En la edición de la Academia Alemana: *Grundlegung zur Metaphysik der Sitten* (1785), 434. Más adelante me referiré a esta obra de la siguiente manera: GMS Akk y el número corespondiente. Misma observación para las obras de Kant publicadas por la Academia Alemana.

de corte aristotélico como desde la filosofía trascendental kantiana, la eticidad humana encierra una alta dignidad antropológica, porque en el actuar racional y libre del hombre, cada quien puede diseñar su destino, casi podríamos decir, *ad modum*.

En el pensamiento de inspiración aristotélica, por ejemplo, esto se comprende al tomar en cuenta distintas virtualidades y elementos teórico-prácticos de su filosofía, como son la atención a las exigencias irrenunciables de la naturaleza humana, que no podemos violentar ni dañar con nuestras acciones porque cometemos injusticia y otros agravios vinculados a nosotros mismos, a los demás seres humanos, al ambiente y a la naturaleza física.

El ser humano, en Aristóteles, se caracteriza por poseer inteligencia y libertad, y en su articulación, esfuerzo personal y deseos de hacer el bien, por lo que es capaz de forjar virtudes morales (*aretai ethikai*) a fin de alcanzar la felicidad, en compañía de otros, sean amigos, familiares,[18] colaboradores, jefes, pacientes y demás personas de mayor o menor rango laboral o estatus socioeconómico, raza, creencia o condición.

De esa manera, podemos aspirar a ser felices que para el filósofo griego es la culminación de la vida moral y se proyecta como "una actitud del alma conforme a la virtud" (*EN*, 1099 b, 25). Por eso, para este autor, "el hombre feliz es el que vive bien y obra bien" (*EN*, 1098 b, 20), porque su acción repercute en sí mismo y en los demás. En la búsqueda de la felicidad, "la vida práctica será la mejor, así para la ciudad en general, como para cada individuo en particular" (*Pol.*, 1325 b, 7). Con eso indica que no sólo es conveniente conocer cómo se puede ser feliz, sino intentar serlo, practicarlo de modo honrado, sin daño para nadie ni para sí mismo.

Para Aristóteles *el anhelo de felicidad es común a todos los seres humanos*; es un principio guía mediante el cual "hacemos todo lo demás", incluida la búsqueda del bien supremo (*Met.*, 1075, 10-15) y de otros bienes, como la riqueza, el poder, el placer, el honor, etcétera (*EN*, 1099 b, 1-8). Es por esto que la felicidad "pertenece a las cosas venerables y perfectas (...), a lo divino" (*EN*, 1099, 15). Pero para ser feliz la condición es vivir bien y obrar bien, que se convierte en un desafío permanente para todos que dura toda la vida, si tomamos en cuenta la condición humana.

¿Cómo saber si el comportamiento humano es correcto o incorrecto, justo o injusto, bueno o despreciable y no atropella la dignidad propia o de otros? ¿Qué criterios éticos posee el ser humano para el análisis y calificación de las acciones morales? La recomendación aristotélica es taxativa: vivir de acuerdo con las exigencias de nuestra propia naturaleza racional y libre (*EN*, 1098 a, 7-8), que significa vivir como mujeres y hombres de bien cultivando las virtudes cardinales (y muchas otras más apoyadas en ellas) sin caer en los extremos, sino tratando de vivirlas en el justo medio (*EN*, 1106 b, 17-18), tanto a nivel individual como en el ámbito comunitario (*EN*, 1094 b, 5-10; *Política*, libro 1).

18 Aristóteles, *Ética nicomáquea*, 1155 a, 30-35. Citaré los escritos de Aristóteles, en el cuerpo del texto, de acuerdo con la edición clásica de Bekker, que menciona la página, la columna y la línea de la idea. Las diferentes obras las citaré de la siguiente manera: *Ética nicomáquea* (*EN*); *Política* (Pol.), *Metafísica* (*Met.*) y la correspondiente notación de la edición Bekker.

Tomás de Aquino, el filósofo cristiano, en sus *Comentarios a la Ética nicomáquea* sistematiza al filósofo griego, agregando que existen otros elementos que intervienen en el estudio y análisis racional de una acción moral, entre ellos: *a)* actuar conforme a la inteligencia y la voluntad en su ejercicio correcto y articulado, *b)* tener claro cuál es el *objeto y las intenciones* de la acción ética que realizaremos y *c)* considerar a *las circunstancias* que rodean dicha acción.

En la actualidad —y en seguimiento de esa misma inspiración— podemos agregar otros elementos más, que son tomar en cuenta *las consecuencias* que trae consigo la acción realizada, así como las costumbres y el entorno sociocultural en el que se vive que se convierten en puntos de referencia plausibles —mas no determinantes— para la calificación de las acciones morales. Por estos caminos podemos cultivar la senda luminosa hacia la felicidad y saber conscientemente —con prudencia y de modo real— si vamos por el camino correcto, o si violentamos o atropellamos nuestra propia dignidad o la de otros.

Kant, por su parte, sostiene de manera categórica que "el hombre, y en general todo ser racional, existe como fin en sí mismo, no sólo como medio para usos cualquiera de esta o aquella voluntad".[19] Con ello indica que el ser humano es persona, no cosa. De allí la contundencia del imperativo moral kantiano que tiene como trasfondo una regla de oro: "Obra de tal modo, que la máxima de tu voluntad pueda valer siempre, al mismo tiempo, como principio de la legislación universal".[20]

Esta obligatoriedad ética se basa en el principio del querer vinculado a la voluntad de la persona. A esto le llama Kant "buena voluntad", que también es obra de la razón.[21] De aquí que la autonomía y sentido del deber moral implícitos en la filosofía kantiana son consecuencia necesaria del análisis ético-racional de la dignidad humana.

La razón pura práctica —en el pensamiento del filósofo alemán— es la piedra basilar de este planteamiento cuya dimensión es el mundo puro inteligible, la razón, la libertad y la responsabilidad moral que le llevan a la maravillosa conclusión llena de poesía con la que finaliza su *Crítica de la razón práctica*: "Dos cosas me llenan de admiración y respeto, siempre nuevos y crecientes, cuanto con más frecuencia y aplicación se ocupa de ellas la reflexión: el cielo estrellado sobre mí y la ley moral en mí [...]; ante mí las veo y las enlazo inmediatamente con la conciencia de mi existencia".[22]

Todos estos principios, modélicos para la humanidad, son consecuencia de un planteamiento diverso al aristotélico, pero que concuerda con él en la primacía del uso de la razón y del principio ético universal: "Haz el bien, evita el mal". En Kant, desde esa ley fundamental de la razón pura práctica que es la ley moral y la práctica del deber. En Aristóteles, a partir del descubrimiento de la naturaleza humana

---

19 GMS Akk, 428. *Grundlegung zur Metaphysik der Sitten*, 428.

20 GMS Akk, 421. *Grundlegung zur Metaphysik der Sitten*. Akk, 421.

21 GMS Akk, 393.GMS Akk, 393

22 KpV Akk, 161-162. *Kritik der praktischen Vernunft* (1788). Akk. 161-162. Versión en castellano: *Crítica de la razón práctica*, 2a. ed., Trad. E. Miñana y Manuel García Morente, Madrid, Espasa-Calpe, 1981.

racional y libre y su propuesta ética del cultivo de las virtudes, medio indispensable de carácter operativo en la búsqueda de la felicidad y de la vida vivida con rectitud moral. De aquí —consecuentemente— la extraordinaria conclusión aristotélica: "El hombre feliz es el que vive bien y obra bien porque virtualmente hemos definido la felicidad como una especie de vida dichosa y de conducta recta" (*En*, 1098 b, 20-22).

Desde este último enclave —el aristotélico— la defensa de la dignidad humana en nuestros días se enraíza en la defensa de la naturaleza humana como *realidad sustantiva con un enclave ontológico* fuera de toda duda, y que Habermas recoge desde su propio análisis doctrinario, afirmando que "el concepto de dignidad" es un "concepto sustantivo".[23] Robert Spaemann, por su parte, sostiene que la dignidad humana es "algo absoluto e inconmensurable".[24]

En el siglo XXI la connotación moral de la dignidad humana la podemos apreciar en la actuación libre y responsable de cualquier mujer y hombre conforme a las exigencias de su propia naturaleza, es decir, que su conducta; su temple más íntimo a nivel personal (*ethos*) se realiza en concordancia con la inteligencia recta y una voluntad libre que busca el bien y le permita desarrollar las virtudes éticas (*aretai ethikaí*) que fortalecen su carácter en la búsqueda del bien, la justicia, la solidaridad, la paz, la armonía, en suma, el cultivo de la vida buena que le hace feliz, otorgándole una sabiduría práctica que le permitirá ser un ser humano bueno, justo, honrado, solidario, pacífico, respetable a nivel individual y comunitario.

Como contraparte, no actuar conforme a estas exigencias éticas es caer en situaciones no deseables para el ser humano, como son —en expresión de Philippa Foot—[25] "la esclavitud de los vicios", o tener la inteligencia obnubilada y la voluntad debilitada en la prosecución del bien, condiciones que le pueden conducir a la *banalización pragmática de todo lo que es bueno* y a la búsqueda desenfrenada del placer, del poder, la riqueza, la fama, el éxito, y a distintos tipos de maldad, corrupción e inmoralidad tanto públicas como privadas.

Estas últimas son acciones indignas para quienes las cometen, y que en diversos casos atropellan la dignidad de las personas, como acontece en nuestras días con la violación sistemática de los derechos humanos, empezando por el más básico, como es el *derecho a la vida*, que —admítase o no— es "el derecho-condición", el "derecho *sine qua non*", "el derecho primario" para que puedan darse, promoverse y defenderse todos los demás derechos, empezando por la libertad, la salud, la alimentación, la vivienda, la educación, el trabajo, la cultura, en un clima de justicia y paz, favoreciendo el desarrollo humano a nivel local, nacional y global, así como la sustentabilidad ambiental a fin de garantizar la supervivencia del planeta.

---

23 J. Habermas, "El concepto de dignidad humana y la utopía realista de los derechos humanos", *Diánoia*, Vol. LV, núm. 64 (mayo 2010), pp. 3-25.

24 R. Spaemann, *Lo natural y lo racional*, Madrid, Ediciones Rialp, 1989, p. 105.

25 P. Foot, *Las virtudes y los vicios y otros ensayos de filosofía moral*, México, IIF, UNAM, 1994.

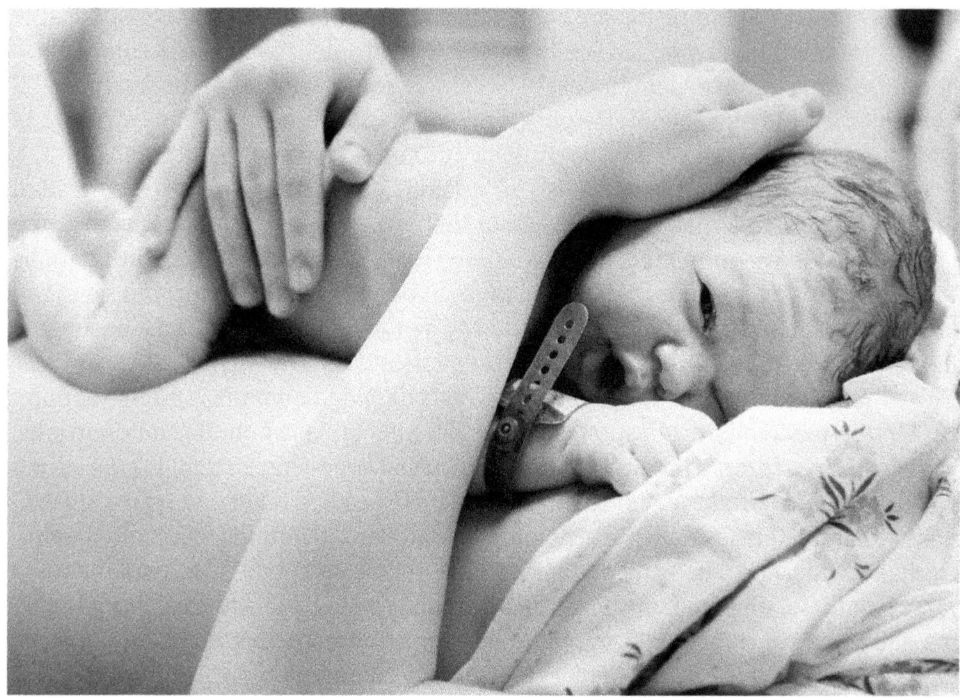

Imagen 3.2. Vivir es la primera condición para tener cualquier otro derecho, incluido el de la libertad con toda su grandeza.

Esta tesis, de frente a la defensa de la vida y dignidad del ser humano, desde el momento de su concepción hasta la muerte natural, se convierte en regla de actuación de la buena práctica médica, como defiende la Asociación Médica Mundial (AMM) y cuya "lesión implica la negación radical de la misma dignidad inherente al ser humano. Todo ataque a una vida humana se traduce en la destrucción misma de la dignidad". Y esto es verdad porque si se ataca la vida o se acaba con ella ¿qué queda de la dignidad de esa persona? ¿En dónde se sustenta? Sólo queda el vacío y una vida destruida.

En la Declaración Universal de los Derechos Humanos, la ONU propone, defiende y difunde el principio de la dignidad humana como base del respeto irrestricto y deber universal hacia cualquier hombre y mujer del planeta Tierra; su impacto político se convierte en la base de otros documentos internacionales de carácter global, como las constituciones de la mayoría de los países del mundo, y otros documentos normativos inspirado en ellos, como la Declaración Universal sobre Bioética y Derechos Humanos de 2005 o la Declaración Universal sobre Genoma Humano y Derechos Humanos de 1997, propuesta por la UNESCO.

¿Qué puede decirse entonces sobre la dimensión normativa y jurídica de la expresión "dignidad humana" inspirada en la defensa de los derechos humanos de la declaración de 1948?

4. Persona, dignidad y derechos humanos

En las sociedades cosmopolitas, globalizadas, en ocasiones caóticas e inmersas en la complejidad en la que vivimos, el referente insoslayable para la orientación de la acción moral y jurídica de los seres humanos en una sociedad democrática *lo constituye el respeto indiscriminado a la naturaleza y dignidad de las personas* y la búsqueda permanente del bien común, no solo a nivel material sino espiritual en el terreno de la educación, la cultura, el cultivo de las ciencias, la tecnología y el arte a fin de propiciar el desarrollo sostenible en donde las próximas generaciones puedan vivir en paz y prosperidad, y no tengan desde ahora comprometido su futuro.

Es ésta una verdad que de manera objetiva se aprecia en la Declaración Universal de los Derechos Humanos proclamada por la ONU, que si bien por su estatuto propio en el ámbito global es de índole ética, y por lo mismo no tiene un carácter obligatorio y prescriptivo a nivel legal, su aliento humanista y universal sí lo posee y se convierte en la fuente de inspiración del entramado básico de las constituciones de muchos países del mundo, con nombres diversos: "garantías individuales", "derechos humanos", "derechos civiles", etcétera.

En México, por ejemplo, en junio del 2012 se modificó el título del capítulo 1 de la Constitución Política de los Estados Unidos Mexicanos para denominarle "De los derechos humanos y sus garantías". Es cierto que esa decisión no garantiza de ningún modo —como lo constatamos cotidianamente— que dejen de violarse los derechos humanos en este país, como se comprueba con la tremenda corrupción que se descubre por muchas partes, la infiltración del narcotráfico y crimen organizado en diferentes órganos del gobierno e instituciones civiles, lo que impide la paz en diversas regiones del territorio nacional, como en Michoacán, Oaxaca, Guerrero, Sinaloa y Tamaulipas, entre otros.

En este sentido, ¿por qué la Declaración Universal de los Derechos Humanos se convierte en un paradigma global de la defensa de la dignidad de las personas, aun cuando de suyo no tenga fuerza coercitiva legal? Precisamente por *lo que significa y la alta dosis de humanidad que encierran sus prescripciones* fraguadas con el aliento inspirador del espíritu humanista que la anima, que proclama la concordia, la justicia, el bienestar y la paz para toda la humanidad.

Así, en el preámbulo —primer párrafo—, en la declaración se consigna lo siguiente: "La libertad, la justicia y la paz en el mundo tienen por base el reconocimiento de la dignidad intrínseca y de los derechos iguales e inalienables de todos los miembros de la familia humana", y en el quinto párrafo, aludiendo a todas las naciones firmantes, reafirma este organismo internacional "su fe en *los derechos fundamentales del hombre, en la dignidad y el valor de la persona humana y en la dignidad de derechos de hombres y mujeres*" (las cursivas son mías).

El núcleo de la declaración —como se aprecia— se centra en la defensa y promoción de la dignidad y valor de la persona humana, y en sus derechos fundamentales, tan maltratados a lo largo de la historia.

No es un secreto que el origen inmediato de esta Declaración Universal de los Derechos Humanos lo constituyó la Segunda Guerra Mundial, con toda su barbarie, horrores e injusticias, en donde se cometieron crímenes de lesa humanidad, como el Holocausto, donde murieron millones de judíos y de no judíos.[26]

Pero el reparar en la dignidad de las personas y sus derechos no es un asunto nuevo. Existen antecedentes en las diversas épocas históricas de su consideración y defensa, no al modo de la declaración del 10 de diciembre de 1948 ni de su antecedente inmediato a nivel internacional, como lo fue la Carta de las Naciones Unidas firmada en San Francisco, California, el 26 de junio de 1945. Hay muchos otros documentos precedentes con la intencionalidad precisa de atender lo que intuitiva o racionalmente se apreciaba como violación, maltrato o falta de consideración a lo que somos como humanos, por graves condiciones de esclavitud, el carecer de vivienda, alimento, trabajo digno y bien remunerado, falta de educación, discriminación, pobreza, etcétera.

En épocas antiguas encontramos la intuición racional de los estoicos en torno a la defensa de la dignidad humana, como lo fue el caso de Séneca; en nuestra era, es el pensamiento cristiano el que ofrece la defensa de la dignidad y derechos de los seres humanos con su prédica de la igualdad universal, fraternidad y amor entre los hombres, sus deseos de justicia y atención a los más necesitados, empezando por darle de comer al que no tiene, vestir al desnudo desde el enclave de la misericordia y promesa de redención para todos; en México, tenemos el ejemplo luminoso de los padres de la Independencia o, más atrás, de fray Bartolomé de las Casas y fray Pedro de Gante, con su defensa de los indios.

A nivel global, es en el siglo XVIII cuando comienza la historia moderna de la defensa de los derechos humanos, sintetizada en el lema de la Revolución francesa. De manera formal, recuerda Habermas: "La noción de dignidad humana no apareció como concepto legal ni en las declaraciones clásicas de los derechos humanos del siglo XVIII ni en las codificaciones del siglo XIX".[27] Fue hasta el siglo XX cuando esto cristaliza.

¿Por qué la aparición tardía de este concepto universal a nivel ético y con un impacto jurídico fuera de toda duda? Ya lo hemos expresado: por la necesidad contemporánea de levantar la voz en defensa de la humanidad tan maltrecha. En el siglo XX, por ejemplo, la memoria nos recuerda la tragedia de las dos guerras mundiales, y en agosto de 1945 el estallido de las bombas atómicas en Hiroshima y Nagasaki, que dejó otra historia negra en la humanidad. ¿Hasta dónde seremos capaces de llegar en esta autodestrucción los humanos? Esta seguramente fue una de las preguntas de los promotores de la Declaración Universal de los Derechos Humanos. Por ello, en su artículo 1º se consigna: "Todos los seres humanos nacen libres en

---

26 Cfr. La Segunda Guerra [en línea], disponible en ‹http://www.lasegundaguerra.com/viewtopic.php?t=19›. Consultado el 30 de abril de 2018.

27 Jurgen Habermas, "El concepto de dignidad humana y la utopía realista de los derechos humanos", *Dianoia*, México, Vol. 55, núm. 64, mayo de 2010 [en línea], disponible en ‹http://www.scielo.org.mx/scielo.php?script=sci_arttext&pid=S0185-24502010000100001›.

dignidad y derechos". En los 29 artículos restantes se desglosa, en su esencial expresión, esa afirmación capital. Quienes los respetan, respetan a las personas y a su intrínseca e inviolable dignidad a nivel individual y político-comunitario.

Los derechos humanos —nos lo recuerda la UNESCO— son "indivisibles, inherentes, universales e inalienables", y constituyen "una pauta idónea para resolver éticamente los conflictos en nuestro mundo globalizado y necesariamente plural".[28] Pero no basta con realizarlo como un acto de buena voluntad, es necesaria su protección por la ley en los gobiernos de las naciones.

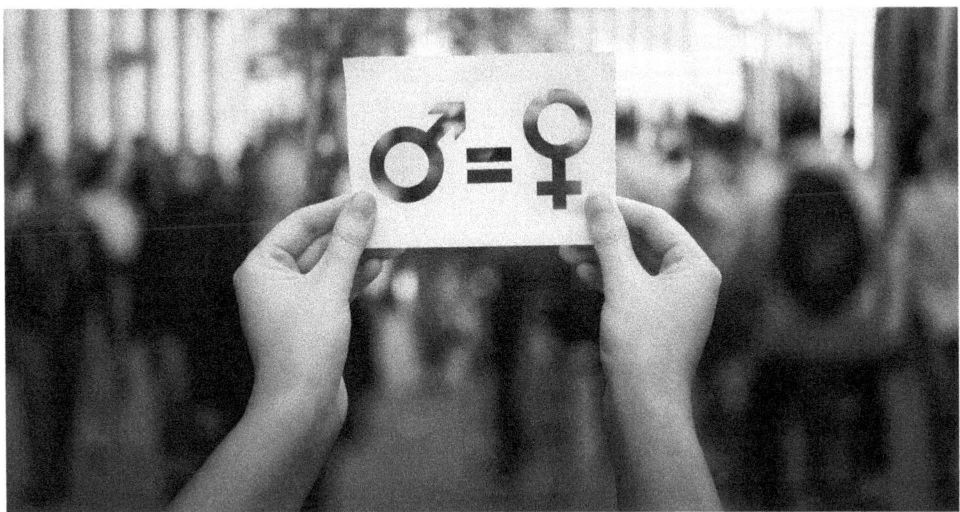

Es por esto que la DUDH afirma categóricamente que "es esencial que los derechos humanos sean protegidos por un régimen de derecho, a fin de que el hombre no se vea compelido al supremo recurso de rebelión contra la tiranía y la opresión",[29] y mucho menos a la declaración de guerra o de cualquier movimiento armado por pequeño o grande que sea, que destrozan la paz en las localidades y ciudades atacadas. Ya en el extremo de la locura humana, desatar otra guerra mundial pondría en riesgo la subsistencia de la humanidad. Por eso mismo, la ONU recomienda la paz entre las naciones, la solidaridad y las relaciones amistosas entre todas.

La DUDH tiene como fuente de inspiración —no está de más reiterarlo— la defensa de la dignidad humana y los derechos de las personas, enfoque que manifiesta una clara posición ética, que para tener validez jurídica es recogido por la mayoría de las constituciones de las naciones, pero no todo termina allí, su impacto en lo social es muy fuerte, debido a que su último fundamento surge de la naturaleza del ser humano, de su propio ser, como lo hemos reiterado. La ONU lo certifica expresando que "la dignidad de las personas es intrínseca".

28 UNESCO. ¿Por qué una bioética global? XX Aniversario del Programa de Bioética de la UNESCO, París, Ediciones UNESCO 2015.

29 ONU, Declaración Universal de los Derechos Humanos, preámbulo.

La fuente de la que surge es ontológica, que en el campo jurídico se descubre y se transforma en derecho natural. Su custodia y protección corre a cargo del derecho positivo, a fin de garantizar, ante la imprevisible conducta de los seres humanos, su respeto y salvaguarda, en lo individual y comunitario, a nivel local, nacional o global.

Por todo esto, ante el amplio margen de la actividad humana, el compromiso de la bioética con los principios básicos de dignidad de la persona y sus derechos humanos fundamentales resulta insoslayable desde diferentes ámbitos, particularmente académicos, gubernamentales y de la sociedad civil organizada, "comprometidos con la justicia social" en expresión de Penchaszadeh,[30] a fin de que quienes tienen poder de decisión política la protejan con políticas públicas a la altura de nuestro tiempo y se responsabilicen de la aplicación de la ley, su custodia, promoción y protección.

Lo que no puede hacerse es caer en el pragmatismo utilitario y el relativismo, que utilizan la noción de dignidad para programas cuya finalidad es la consecución de sus propios intereses, como acontece con la demagogia política en tantos países del mundo que con sus falsas promesas de bienestar social atropellan la dignidad de las personas, o el caso de gobiernos claramente tiránicos que violan la ley o la diseñan *ad modum*, como ocurre con matices en Venezuela, Nicaragua, Corea del Norte y diversos países africanos y de otras partes del mundo. Con legislaciones de ese estilo, las cuestiones esenciales en torno a la dignidad de las personas y respeto a las instituciones de un Estado de derecho se ven violentadas, oscurecidas por acciones o discursos estériles que, en la práctica sociopolítica, derrumban o desconocen los principios supremos de la dignidad de las personas, y en consecuencia, erradican cualquier otro criterio normativo y orientador de la acción humana.

Es aquí donde puede instalarse la indignidad de las acciones humanas, la pérdida de densidad —no ontológica sino ética, jurídica y social— de quien comete una acción reprobable, en lo personal, en la vida comunitaria y a nivel geopolítico. Ya lo decía Robert Spaemann: "La dignidad del hombre es inviolable en el sentido de que no puede ser arrebatada desde fuera. Sólo uno mismo puede 'perder' la propia dignidad. Únicamente puede ser lesionada por otro en la medida en que no es respetada. Quien no la respeta, no se apropia de la dignidad del otro, sino que 'pierde' la propia",[31] debido al doble efecto que produce la acción cometida: quien lesiona a alguien consciente y libremente en algún sentido, asimismo se autolesiona, por el dinamismo propio de las acciones morales, que tienen un efecto *boomerang*: si son buenas, se crece en virtud; si son reprobables, hay empobrecimiento moral: tristeza, angustia, insatisfacción personal, mal humor...

Una última interrogación: ¿son acaso los grandes vicios públicos consecuencia de las virtudes privadas? Obviamente no, lo cual significa que requerimos

30 V. Penchaszadeh, "Las preocupaciones de la bioética en los próximos años", *¿Por qué una bioética global?*, UNESCO, 2015, p. 20.

31 R. Spaemann, *Lo natural y lo racional*, Madrid, Ediciones Rialp, 1989

urgentemente de una mayor conciencia, estudio y rehabilitación de las nociones básicas sobre las que se asienta el respeto irrestricto a la dignidad de las personas (naturaleza y condición humana, valores, virtudes, formación del juicio moral, derechos fundamentales, ocupación y preocupación por los demás, etc.), que es el punto de partida y objetivo de las leyes y de ordenamientos jurídicos cuyas finalidades, en frase de Amartya Sen, son el desarrollo humano integral, la promoción de la justicia, la solidaridad y la paz.[32]

5. El valor *per se* del ser humano en el campo biomédico

¿Por qué la persona humana, su dignidad y derechos se convierten en el criterio fundamental de la buena práctica médica y bioética? ¿Por qué la necesidad de conocer los principios básicos de la regulación internacional en este importante campo de la ciencia y de la cultura? ¿Cuál es el papel de los profesionales de las ciencias de la salud en torno a este tópico? ¿Por qué resulta en ocasiones muy difícil definir qué decisión tomar ante problemas complejos en la práctica clínica?

La respuesta es sencilla: no hay una sola respuesta, en virtud de que en la práctica clínica hay casos muy difíciles en cuanto la toma de decisiones sobre el camino, técnicas, medicinas, procedimiento clínico a seguir, que se vinculan en nuestros días con los diversos principios, criterios y visiones filosóficas que intervienen en la discusión y repercusión práctica de las decisiones bioéticas.

Esto no significa la pérdida del hilo conductor en un debate tan relevante y abierto, por lo que plasmaremos a continuación diversas ideas que queremos sean orientadoras en este asunto complejo. Nuestro punto de partida es una posición siempre a favor de las personas, tanto trabajadores al servicio de la salud como los pacientes, que impacta necesariamente a las instituciones de salud y el servicio debido a la población. En el caso de los trabajadores es necesario tener en cuenta sus derechos y prestaciones y el respeto irrestricto que merecen, por ejemplo, horario y sueldo dignos, no violencias ni acosos de ningún tipo, clima laboral amigable, reconocimiento institucional y de valoración social, etc.; en el caso de los enfermos, no hay que olvidar sus derechos legítimos y, por parte de quienes les atienden, tributarles la mejor atención médica, clínica y cuidados posibles, con respeto a su dignidad desde una perspectiva humanística, particularmente ante el don de la vida, que se ve acompañado por la prevención y lucha contra la enfermedad y la promoción de la salud a nivel hospitalario y con políticas públicas que proyecten un apoyo real en el sector salud.

32 Amartya Sen, filósofo y economista ganador del Premio Nobel de Economía en 1998, ha escrito diversos libros en torno a esta inquietud, entre ellos *Primero la gente* (2008), *Desarrollo y libertad* (2000).

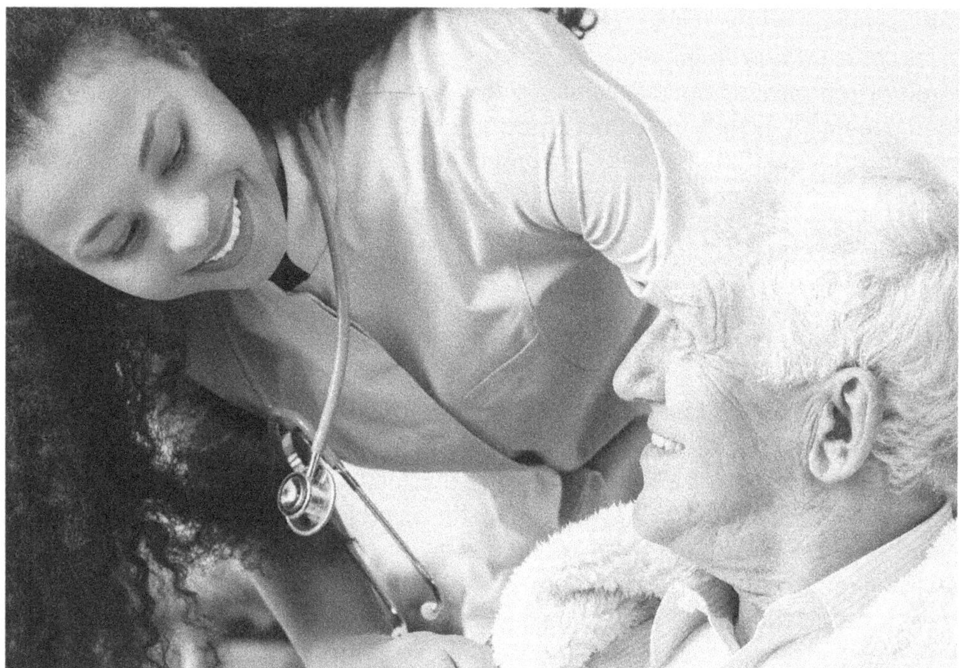

Imagen 3.3. Del personal de enfermería siempre recibimos el mejor cuidado, pero ¿tenemos en cuenta su dignidad, derechos y necesidades?

Ahora bien, ¿es lo mismo ética médica que bioética? ¿Cuáles son las principales posturas bioéticas y algunas de sus repercusiones prácticas? Responderemos sintéticamente con la idea de trazar algunas claves de su comprensión analítica, pero dejando de lado una discusión exhaustiva, que será trabajada *in extenso* en otros capítulos.

Respecto a la pregunta arriba planteada, la discusión surgió sobre todo con la aparición de la bioética como nueva disciplina científico-filosófica en el inicio de los años setenta del siglo pasado; en épocas anteriores se hablaba de "ética médica", en referencia a la responsabilidad de los profesionales en el campo de la salud y los dilemas que en la práctica clínica y de investigación surgían. En este sentido, Daniel Callahan, presidente emérito del Centro Hastings en Nueva York, recuerda que "pronto se puso de manifiesto que varias cuestiones nacientes en biología y medicina iban mucho más allá de la ética tradicional en estos campos; por ejemplo, el trasplante de órganos, la genética o la modificación y control del comportamiento",[33] se trataba de nuevos problemas surgidos a raíz del avance científico y tecnológico en el campo de la medicina y la biología que abrían el horizonte a nuevas situaciones, experimentos y experiencias en estos ámbitos.

33 D. Callahan, "Bioética: pasado y futuro", en UNESCO, *¿Por qué una bioética global?*, p. 19. Sus obras más recientes son: *In search of the Good: A Life in Bioethics* (MIT Press) y *The Roots of Bioethics* (Oxford University Press).

Surgió entonces el interés de filósofos y "científicos con inquietudes éticas" en torno a interrogantes profundas sobre las innovaciones médicas y científicas que Callahan agrupa en diversos focos de atención problemática que llama "olas". Las expongo a continuación: *a)* "en primer lugar, sobre el futuro de la medicina; en segundo lugar, sobre nuestra comprensión de la salud y el bienestar humano, y por último, sobre la interpretación que de sí mismas se hacen las personas, e incluso sobre su forma de vivir"; *b)* de inmediato "surge una segunda ola, con un programa menos amplio o profundo, y más centrado en una variada gama de problemas inmediatos con repercusiones clínicas, tanto jurídicas como políticas: estaban llamadas a desplazar a la primera ola".[34]

Esta "segunda ola" es particularmente relevante para los bioeticistas en virtud que de allí brotan los grandes temas que ocupan a los especialistas hoy, llámense enfermeros, médicos, investigadores, filósofos, abogados y en general, interesados en el debate. ¿Por qué razón? Porque se discuten tópicos de interés para todos, por ejemplo, la nueva relación entre los profesionales de la salud y los derechos de los pacientes, el trato que debe darse a los enfermos terminales, los comités de bioética, las normas para la experimentación con seres humanos y animales, el trasplante de órganos, la eutanasia, la eugenesia, la clonación, el debate en torno al estatuto ontológico del embrión humano, y recientemente los problemas y dilemas que plantea el transhumanismo, etcétera.

¡Se abre un amplio panorama de investigación y acción! Pero, ¿todo lo que se emprende es correcto? ¿Es justo y al servicio de los pacientes y la humanidad? ¿Cualquier innovación de la tecnociencia es plausible? ¿Con prácticas así no hay lesión de la dignidad de las personas y sus derechos en ningún sentido? Estas preguntas se irán despejando en otros capítulos de este libro.

6. El humanismo de todos los tiempos

Ya para concluir estas ideas, tengamos en cuenta que el pleno respeto a los principios éticos universales basados en la dignidad trascendente de las personas es el fundamento real del humanismo de todos los tiempos, del humanismo clásico y el de nuestros días, que no deja de lado la estructura ontológica constitutiva del ser humano, que es *somático-espiritual*, que incluye el cuidado y atención al cuerpo enfermo y la atención al alma del paciente que sufre por la enfermedad y que puede manifestarse a nivel psicológico y emocional en la necesidad urgente de cariño y comprensión, así como de la solicitud imperativa de una atención clínica inspirada en la *ética del cuidado, la aplicación de los principios bioéticos universales*, y de los *avances científico-farmacológicos sin distinción y sin daño* ni consecuencias negativas para los derechos y obligaciones de los pacientes, y en relación con los profesionales de la salud lo que se recoge en los códigos de ética respectivos y en el trato cordial y amable por parte de los supervisores, directores, etcétera.

34 D. Callahan, "Bioética: pasado y futuro", *¿Por qué una bioética global?*, UNESCO, 2015, p. 20.

¿Cómo se aplica la noción de dignidad humana entre los profesionales de la salud y su relación con los pacientes? Mucho podría decirse, pero a continuación únicamente indico algunos aspectos: 1. Que quienes se dedican a la medicina y a la enfermería dignifiquen su propia vocación, sabiendo que su práctica profesional se enfoca directamente al servicio de quienes sufren por la enfermedad en el cuerpo y en el alma, ofreciendo un cuidado exquisito a los enfermos que atienden; 2. Que sus planes y programas de estudio sean altamente profesionales y especializados en el tratamiento clínico, atención a los enfermos y la resignificación personal de la profesión, particularmente en la enfermería; 3. Que sus condiciones laborales, salariales y prestaciones diversas sean justas en retribución al servicio profesional y de alto impacto clínico y social que ofrecen, basado en el conocimiento científico y clínico que implica el trato directo con los enfermos y su sacrificio personal, que llega a lindar con el heroísmo, por las jornadas de trabajo tan largas y el número de pacientes de quienes son responsables.

De este modo se custodian sus derechos y se promociona su crecimiento y desarrollo profesional, con lo que se dignifica no solamente a la profesión, sino sobre todo a quienes la ejercen con toda generosidad, preparación científica y clínica, inspiradas en un trato humano que se ve respaldado por una ética del cuidado esmerado del enfermo. De este modo, el legado de los grandes médicos y enfermeras, aun cuando no sean conocidos y el puente soñado por Potter y otros científicos y filósofos, entre la biología y la medicina, los valores científicos y morales, la singularidad del enfermo y el trato universal que proyecta la buena práctica médica, son asumidos y construidos en su propia vida por la preparación profesional, sacrificio, entrega y honestidad de quienes actúan de esa manera.

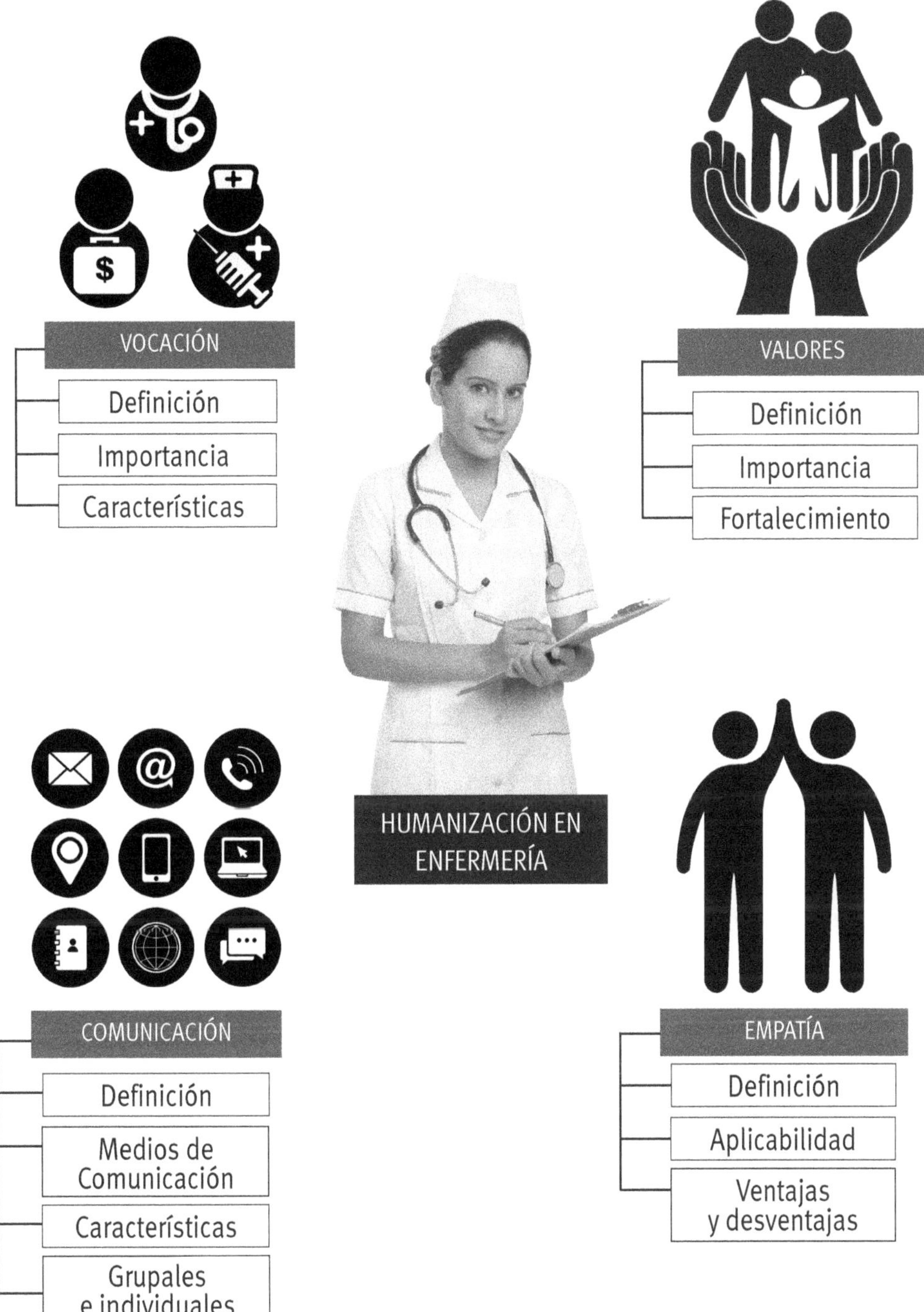

Imagen 3.4. Dignificar la profesión es exigir las reivindicaciones merecidas por la labor tan noble y profesional realizada. La sociedad y el gobierno tienen ante eso un deber de justicia.

Bibliografía

CALLAHAN, D., "Bioética: pasado y futuro", *¿Por qué una bioética global?*, UNESCO, 2015.

CUÉLLAR, H., ¿Por qué la dignidad humana debe respetarse? Actas, 11º Congreso Nacional de Ética y Ciudadanía, México, Tecnológico de Monterrey, 2013.

______, H., Employment: Today´s Big Challenge, en "Economic Inequality and Word Justice", *World Culture Development Review*, Social Sciences Academic Press, China, 2015, pp. 48-66.

______, H., Ripensando la dignitá umana. In cerca dei fondamenti, *Nuova Secondaria*, XXXIII, núm. 1, septiembre de 2015, Italia.

______, H., Does Wisdom of Eastern and Western Cultures respond to the Question: What is Human Dignity?, Asian Values and Human Future, International Confrence(2015). Assam Don Bosco University/Hubei University, India, 2016, pp. 43-60.

FOOT, F., *Las virtudes y los vicios y otros ensayos de filosofía moral*, México, IIF, UNAM, 1994.

HABERMAS, J., "El concepto de dignidad humana y la utopía realista de los derechos humanos", *Diánoia*, Vol. 55, núm. 64 (mayo 2010), pp. 3-25.

KANT, I., *Grundlegung zur Metaphysik der Sitten* (1785), Deutsche Akademie.

______, *Kritik der praktischen Vernunft* (1787). Deutsche Akademie.

______, *Fundamentación de la metafísica de las costumbres*, Trad. Manuel García Morente, Madrid, Encuentro, 2003.

______, Crítica de la razón práctica. Trad. de E. Miñana y Manuel García Morente, Madrid, Espasa-Calpe, 1981.

OFICINA de las Naciones Unidas Contra la Droga y el Delito (UNODC), Informe mundial sobre la trata de personas 2014.

ONU, Declaración Universal de los Derechos Humanos, preámbulo.

PENCHASZADEH, V., "Las preocupaciones de la bioética en los próximos años", *¿Por qué una bioética global?*, UNESCO, 2015.

SPAEMANN, R., *Lo natural y lo racional,* Madrid, Ediciones Rialp, 1989, p. 105.

UNESCO, ¿Por qué una bioética global? XX aniversario del Programa de Bioética de la UNESCO, París, Ediciones UNESCO, 2015.

Internet

APARISI MIRALLES, A., El principio de la dignidad como fundamento de un bioderecho global [en línea], disponible en ‹http://www.almudi.org/articulos/8802-el-principio-de-la-dignidad-humana-como-fundamento-de-un-bioderecho-global›. Consultado el 24 de abril de 2018.

Datos macro, en *Expansión* [en línea], disponible en ‹http://www.datosmacro.com/analisis/los-peores/pais-mas-pobre›.

Habermas, Jurgen, "El concepto de dignidad humana y la utopía realista de los derechos humanos", *Dianoia*, México, Vol. 55, núm. 64, mayo de 2010 [en línea], disponible en ‹http://www.scielo.org.mx/scielo.php?script=sci_arttext&pid=S0185-24502010000100001›.

"La prueba de Agpar del recién nacido", Healthy Children Org. (febrero 2017) [en línea], disponible en ‹https://www.healthychildren.org/Spanish/ages-stages/prenatal/delivery-beyond/Paginas/apgar-scores.aspx›.

La Segunda Guerra [en línea], disponible en ‹http://www.lasegundaguerra.com/viewtopic.php?t=19›. Consultado el 30 de abril de 2018.

"Muere la ilustre enfermera mexicana María Suárez Vázquez", *Noosfera* [en línea], disponible en ‹http://www.index-f.com/blog/2010/02/muere-la-ilustre-enfermera-mexicana-maria-suarez-vazquez/›. Consultado el 15 de abril de 2016.

onu, Declaración Universal de los Derechos Humanos [en línea], disponible en ‹http://www.cinu.mx/onu/documentos/declaracion-universal-de-los-d/›.

Salón de la fama de enfermeras investigadoras [en línea], disponible en ‹http://www.ideasenfermeria.org/2010/10/salon-fama-enfermeras-investigacion.html›. Consultado el 15 de abril de 2016.

CAPÍTULO 4

Marco jurídico de la bioética

*María Emilia Montejano Hilton**

1. Aspectos generales de la normativa

La regulación alrededor de la bioética es muy amplia, tanto a nivel internacional como en nuestro país. En México existe una ley federal en el tema de salud y sus reglamentos, así como en cada una de las entidades federativas. Los avances de la ciencia a través de investigaciones biomédicas realizadas en seres humanos durante la segunda guerra mundial y posteriormente en algunos países menos desarrollados, o en poblaciones vulnerables, han obligado a la comunidad internacional no sólo a regular la investigación biomédica, sino a introducir en unos casos y reforzar en otros principios éticos para evitar abusos médicos.

Así ha surgido una regulación internacional con base en principios éticos, que sin ser jurídicamente vinculante (es decir, no es obligatoria), ha sido adoptada por los operadores de la medicina de muchos países, que a su vez han empujado una regulación bioética en sus países de origen.

México no es la excepción, a partir de los años ochenta del siglo XX se ha dado un desarrollo meteórico en la regulación jurídica de la bioética; no obstante, este capítulo pretende ser únicamente una guía de las normas jurídicas que arropan la bioética. Por ello, sólo mencionaremos los instrumentos internacionales sobre el tema y la regulación mexicana (en unos casos derivada de ellos) que norman la bioética en el país y algunos de sus alcances para el personal médico y el ciudadano común.

---

* Licenciada en Derecho. Profesora investigadora de la Facultad de Derecho de la Universidad Panamericana.

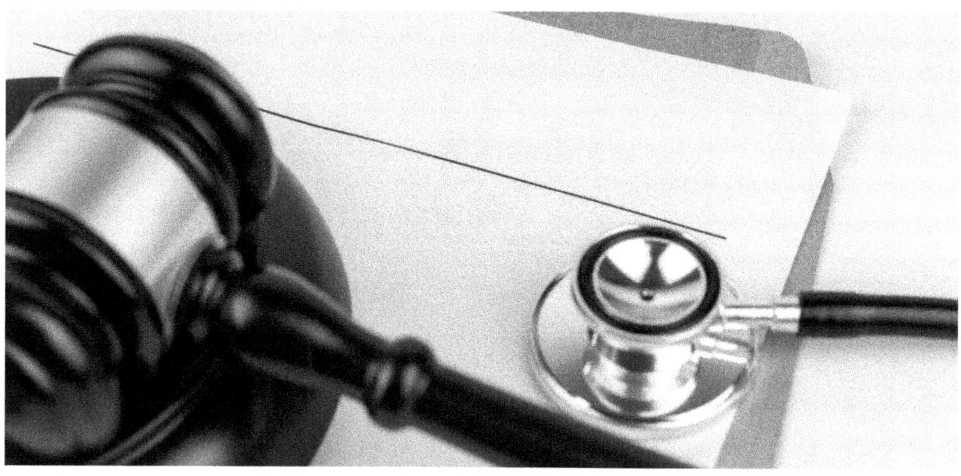

2. Instrumentos internacionales

Existen documentos que surgen de reuniones de representantes de diferentes países y son propuestos por organismos internacionales, como la Organización de las Naciones Unidas (ONU) o la Organización de Estados Americanos (OEA), por ejemplo; en estos casos podemos estar ante resoluciones simples que no tienen fuerza vinculante, es decir, que no son jurídicamente obligatorias o ante verdaderos tratados internacionales cuyo cumplimiento es forzoso para los países que los firman, so pena de recibir sanciones por parte de la comunidad internacional si no los cumplen.

De lo anterior se desprende que la diferencia que existe entre los instrumentos internacionales es su carácter de obligatorios o no obligatorios; los primeros se llaman tratados internacionales, pactos, convenios o concordatos, mientras que los segundos, los no obligatorios, se pueden llamar declaraciones, plataformas, conferencias, resoluciones, recomendaciones, informes o cualquier nombre que se les dé, porque su falta de vinculación jurídica es independiente del nombre, y en realidad no son obligatorios porque no se siguió el procedimiento internacional que los hace forzosos.

2.1. Instrumentos internacionales vinculantes

El procedimiento para hacer obligatorio un documento internacional se encuentra en la Convención de Viena sobre el Derecho de los Tratados,[1] donde se establece que para que un instrumento internacional sea obligatorio se requiere:

1 Existe un tratado internacional llamado Convención de Viena sobre el Derecho de los Tratados, que reglamenta la forma en que deben expedirse y firmarse estos documentos [en línea], disponible en ‹https://www.oas.org/36ag/espanol/doc_referencia/Convencion_Viena.pdf›. Consultado el 13 de noviembre de 2016.

1. Que haya sido expedido por un organismo internacional, como por ejemplo la ONU o alguno de sus órganos como la UNESCO, el Consejo Económico y Social de la ONU (ECOSOC) o la Organización Mundial de la Salud (OMS).

2. Que haya sido aceptado por el representante legal de cada país (de México es el presidente de la República, el secretario de Relaciones Exteriores o un delegado designado por el presidente con poderes plenipotenciarios, es decir, con representación para firmar ese tratado internacional).

3. Que una vez firmado por el representante del país haya seguido su procedimiento interno de aprobación (en México, el presidente de la República firma el tratado y lo envía al Senado de la República; allí, los senadores deben verificar que el tratado no contraviene la Constitución mexicana, y si no se opone, pueden aprobar o rechazarlo).

4. Que se entregue al organismo internacional que lo expidió (a este acto de entrega se le llama ratificación del tratado). En México, si el Senado aprueba el tratado, se lo regresa al presidente de la República para que lo ratifique ante el organismo internacional.

5. Una vez ratificado, su cumplimiento se vuelve obligatorio para el país firmante.

Actualmente, con la reforma del año 2011 al artículo primero constitucional, los tratados internacionales firmados y ratificados por México, que contengan derechos humanos, se consideran obligatorios, como si fueran leyes, y deben ser respetados como tales y aplicados por los servidores públicos, es decir, por el presidente de la República y sus secretarios de Estado, junto con todos los empleados de las secretarías de Estado (a estos funcionarios en su conjunto se les llama administración pública federal). El presidente representa el Poder Ejecutivo en México.

Asimismo, son servidores públicos los diputados y senadores (ambas cámaras conforman el Congreso de la Unión, que es el Poder Legislativo de nuestro país) y por tanto también deben respetar los derechos humanos, promoverlos y nunca legislar en contra de los mismos.

Otros servidores públicos son los jueces y los magistrados de los tribunales, así como los ministros de la Suprema Corte de Justicia de la Nación, que también deben respetar, promover y defender los derechos humanos, aplicando los tratados igual que leyes, en todos aquellos juicios en los que se plantee un problema. De allí la importancia de la obligatoriedad de los tratados internacionales.

Sobre la bioética existen tratados internacionales, como el Convenio de las Naciones Unidas sobre la Diversidad Biológica (1992), y el Convenio sobre Derechos Humanos y Biomedicina, también llamado "Convenio de Oviedo" (1997).

2.1.1. Convenio de las Naciones Unidas sobre la Diversidad Biológica

Se firmó en la Cumbre de la Tierra, celebrada en Río de Janeiro en 1992 y entró en vigor en 1993. Este es un tratado internacional jurídicamente vinculante cuyos objetivos son la conservación de la diversidad biológica, la utilización sostenible de sus componentes y la participación justa y equitativa en los beneficios que se deriven de la utilización de los recursos genéticos.

Este tratado crea la Conferencia de las Partes (Cop), que es la autoridad rectora de todos los países que lo han ratificado; se reúne cada dos años para examinar su progreso, fijar prioridades y adoptar planes de trabajo.[2] México es parte de este tratado, que ratificó en 1993.

2.1.2. Protocolo de Cartagena

Derivado del tratado anterior, en el año 2000 surgió el Protocolo de Cartagena sobre Seguridad de la Biotecnología, que busca asegurar la manipulación, el transporte y el uso seguro de los organismos vivos modificados que resultan de la aplicación de la tecnología moderna, debido a que pueden tener efectos adversos en la diversidad biológica o posibles riesgos para la salud humana. Entró en vigor en 2003. También México es parte de este tratado, de tal forma que debe cumplir con su normativa, sobre todo para efectos de los llamados alimentos transgénicos o animales genéticamente modificados.

2.1.3. Protocolo de Nagoya-Kuala Lumpur suplementario al Protocolo de Cartagena sobre Seguridad de la Biotecnología

Este tratado se abrió a firma en 2010 y entró en vigor en 2018; México lo ratificó en 2012. Complementa al de Cartagena, pues tiene como objetivo contribuir a la conservación y utilización sostenible de la diversidad biológica, proporcionando normas y procedimientos internacionales en la esfera de la responsabilidad y compensación cuando resulta un daño a la diversidad biológica o a la salud humana debido a la utilización de organismos vivos modificados y que sean producto de un movimiento transfronterizo.[3]

2.1.4. Convenio de Oviedo

Es un tratado relativo a los Derechos Humanos y la Biomedicina que fue aprobado por el Comité de Ministros de la Unión Europea el 19 de noviembre de 1996, y fue firmado por los países un año después. Los Estados firmantes declararon estar conscien-

2 Convenio sobre la Diversidad Biológica, ONU [en línea], disponible en ‹https://www.un.org/es/events/biodiversityday/convention.shtml›. Consultado el 8 de septiembre de 2019.

3 Protocolo de Nagoya-Kuala Lumpur [en línea], disponible en ‹https://bch.cbd.int/protocol/NKL_text.shtml›. Consultado el 9 de septiembre de 2019.

tes de los rápidos avances de la biología y la medicina, y de la necesidad de respetar al ser humano como persona y como perteneciente a la especie humana, por tanto, habría que garantizar su dignidad, prohibiendo posibles prácticas inadecuadas.

A través de este convenio los países firmantes se obligaron a proteger jurídicamente al ser humano en su dignidad y su identidad con respecto a las aplicaciones de la biología y la medicina.

En el convenio se establece la primacía del ser humano sobre el interés exclusivo de la sociedad o la ciencia; el acceso igualitario a los beneficios de la sanidad; la libertad de consentimiento de las personas, siempre que reciban previamente una información adecuada acerca de la finalidad y la naturaleza de la intervención, así como sobre sus riesgos y consecuencias; la protección de las personas que no tienen capacidad para expresar su consentimiento; se prohíbe toda forma de discriminación de una persona a causa de su patrimonio genético y la selección por sexo para efectos de los nacimientos; limita las intervenciones sobre el genoma humano, a menos que sea por razones preventivas, diagnósticas o terapéuticas, siempre en beneficio de la persona. También regula la investigación científica en seres humanos, la donación de órganos y prohíbe la creación de embriones humanos con fines de experimentación.

Este convenio es parte del sistema europeo de protección de derechos humanos, y es el Tribunal Europeo de Derechos Humanos el que puede interpretarlo. México no es parte de este convenio, aunque se han alzado algunas voces solicitando que lo firme. La realidad es que, aunque no lo haya firmado, el Congreso de la Unión puede (si así lo considera) tomar toda o parte de su normativa y armonizarla en nuestra legislación.

2.2. Instrumentos internacionales no vinculantes

Existen documentos que surgen de las reuniones de personas, agrupaciones o países, en donde se votan resoluciones o acuerdos, pero éstos no son obligatorios para los países ni las personas en general, sino que algunos los adoptan con buena voluntad, pero no pueden ser exigidos entre países o por la comunidad internacional, aun cuando traten temas importantes como la pobreza, el desarrollo de los países, los avances de la ciencia o la protección de las personas. Dentro de éstos se encuentran el Código de Núremberg, la Declaración de Helsinki y el Informe Belmont, entre otros.

Posteriores a los tres que se mencionaron antes, son la Recomendación de la UNESCO relativa a la situación de los investigadores científicos (1974); las Guías Éticas Internacionales para Investigación Biomédica que Involucra Seres Humanos, del Consejo de Organizaciones Internacionales de Ciencias Médicas (1982); la Declaración Universal sobre el Genoma Humano y los Derechos Humanos (1997); la Declaración de Doha (sobre la propiedad intelectual de nuevos medicamentos y la salud pública, de 2001); la Declaración Internacional sobre los Datos Genéticos Humanos (2003), y la Declaración Universal sobre Bioética y Derechos Humanos (2005).

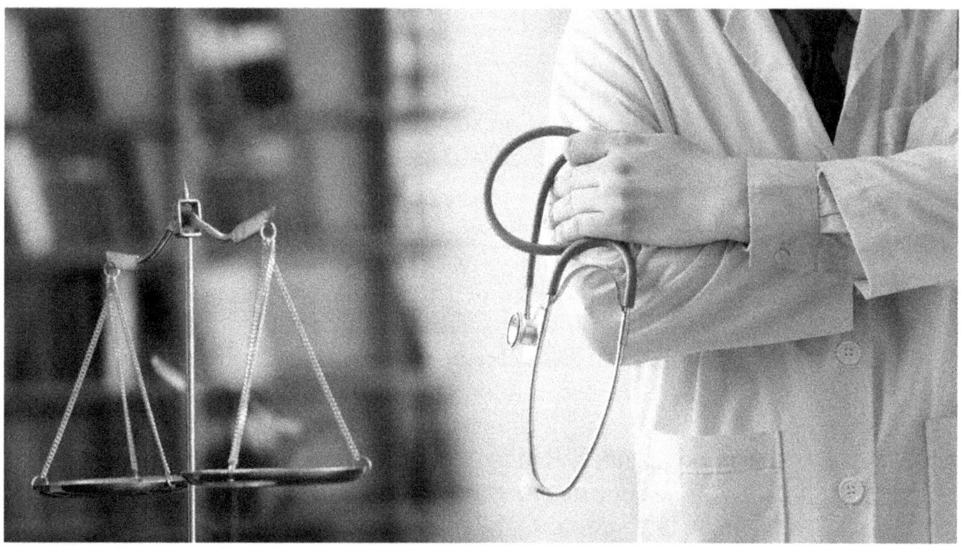

No obstante, su falta de vinculación jurídica, actualmente junto con el Convenio de Oviedo (que sí es vinculante) hacen las veces de regulación general de la bioética, y de ellos derivan principios que son adoptados y han sido aplicados por la mayoría de los países occidentales.

Aunque existen otros documentos internacionales, son especializados en alguna materia específica, como las Normas Uniformes de las Naciones Unidas sobre la igualdad de oportunidades para las personas impedidas (1982), que después se renombraron para las personas con discapacidad (1993).

El Código de Núremberg, la Declaración de Helsinki y el Informe Belmont han sido muy importantes para la regulación actual de la bioética, y muchas de sus reglas han sido adoptadas en instrumentos internacionales posteriores, por lo que a continuación se hará un somero análisis de estos tres documentos.

	Código de Núremberg	Declaración de Helsinki	Informe Belmont
Fecha de publicación	20 de agosto de 1947	junio de 1964	18 de abril de 1979
Reformas o actualizaciones		Diez revisiones y dos aclaraciones	
Autor(es)	Consejo para los Crímenes de Guerra	Asociación Médica Mundial	Departamento de Salud, Educación y Bienestar de Estados Unidos de Norteamérica
Motivo de su existencia	Experimentos con personas durante la Segunda Guerra Mundial	Desarrollar el Código de Núremberg e incorporar la Declaración de Ginebra de 1948	Experimentos en Willobrook, Hospital Monte Sinaí y Tuskegee, Alabama
Contenido	Regula la experimentación con seres humanos	Señala lineamientos generales de respeto y cuidado de la persona que va a ser sujeto de un experimento	Describe los principios éticos que para sus creadores deben regir la investigación médica en seres humanos
Principios éticos establecidos	Consentimiento libre del sujeto	· Respeto a todo ser humano · Protección de la vida · Protección de la dignidad · Protección de la salud e integridad	· Respeto a la persona · Beneficencia · Justicia

Tabla 4.1. Tres de los primeros textos bioéticos del siglo xx y sus características generales. Elaboración propia.

2.2.1. Código de Nuremberg

Este código fue fruto del Juicio de Núremberg después de las atrocidades cometidas por más de doscientos médicos e investigadores alemanes en la segunda guerra mundial, que experimentaron con prisioneros de guerra de distintos países enemigos, en especial, judíos, polacos y rusos. Hicieron investigaciones con ellos en contra de su voluntad y de manera despiadada. Fueron crímenes de guerra.[4] La mayoría de los responsables, tanto intelectuales como directos de estas acciones fueron castigados, y posteriormente una comisión elaboró el Código denominado de Núremberg, en el que se establecieron las condiciones en las cuales es válido investigar con seres humanos. En especial se trató el consentimiento informado y se fijaron las bases de la investigación ética, en defensa de los derechos de los participantes voluntarios.

2.2.2 Declaración de Helsinki

Esta declaración, elaborada por médicos, resume los principios éticos para las investigaciones médicas en seres humanos. Desde el punto de vista jurídico, como se dijo antes, no es un documento obligatorio, pero sus lineamientos pueden ser considerados por las Legislaturas de los países y crear leyes basadas en ellos.

Independientemente de que un Congreso la use o no para legislar, esta declaración contiene puntos importantes que deben ser considerados por los operadores médicos, pues, aunque en algunos artículos parezca que la responsabilidad del principio recae sólo en los doctores, la realidad es que todo el personal médico debiera conocerlos en beneficio de los pacientes. El punto cuatro de la Declaración señala que el deber del médico es promover y velar por la salud, bienestar y derechos de los pacientes, incluidos los que participan en investigación médica, recomendación que se extiende a todo el personal de un hospital, clínica o centro de salud. Y aunque este inciso parece referirse como de manera casual a las personas que se someten a protocolos de investigación, de la lectura completa de la declaración se desprende que el "participante" es el principal protagonista de este documento, de allí la importancia de los conceptos y definiciones que la comunidad médica internacional fue definiendo para aquellas situaciones en donde se realizan experimentos en seres humanos. Los puntos más relevantes de este texto, por las implicaciones jurídicas que pudieran tener, son los siguientes:

A. Propósito principal de la investigación médica en seres humanos.

B. Comprender las causas, evolución y efectos de las enfermedades.

C. Mejorar las intervenciones preventivas, diagnósticas y terapéuticas (métodos, procedimientos y tratamientos).

4 Así se consideró posteriormente, en el Estatuto de Roma, que define en qué consisten los crímenes de guerra [en línea], disponible en ‹http://www.un.org/spanish/law/icc/statute/spanish/rome_statute(s).pdf›. Consultado el 13 de noviembre de 2016.

D. Buscar que las intervenciones sean seguras, eficaces, efectivas, accesibles y de calidad.

E. Objetivo de la normativa ética que rige la investigación médica (puntos 7, 9 y 10).

F. Asegurar el respeto a todos los seres humanos, proteger la vida, la dignidad[5] de la persona, su integridad y salud, así como sus derechos a la intimidad y a la confidencialidad de su información personal.

G. Respetar la autodeterminación de la persona. Este punto es delicado pues se ha desvirtuado el alcance de la autodeterminación, porque no puede entenderse ésta como autodestrucción. El personal médico en general tiene límites perfectamente establecidos como se señalan en el inciso anterior, debido a que, ante todo, se debe proteger la vida, la dignidad humana, la salud y la integridad de la persona, y de ser necesario, aun en contra de la voluntad del paciente. En caso extremo, es válido y deseable que el personal médico se abstenga de intervenir en procedimientos que contravengan los principios antes mencionados alegando para ello, el cumplimiento de los mismos y la objeción de conciencia.

H. Condiciones para realizar la investigación en seres humanos (puntos 16, 17 y 18): sólo debe realizarse cuando el beneficio para el participante sea mayor que el riesgo y los costos. Cuando los riesgos que implica la investigación son mayores que los beneficios esperados, los médicos deben abstenerse. Si una vez iniciado un procedimiento se hacen patentes mayores riesgos, el médico debe evaluar si continúa, modifica o suspende inmediatamente el estudio.

I. Investigación médica en grupos vulnerables[6] (punto 20): sólo se justifica si la investigación responde a las necesidades o prioridades de salud de este grupo y la investigación no puede realizarse en un grupo no vulnerable. Cada país debe determinar las normas a seguir cuando se trate de menores o personas con incapacidad jurídica para expresar su voluntad.

5 Es conveniente recordar que la dignidad humana es un atributo o cualidad del ser humano, inherente a él, es decir, que por el simple hecho de ser humano es digno, y esta dignidad se traduce o implica la valía que tiene el individuo, porque es fin en sí mismo y no un medio para conseguir algo. Aplicado a la investigación, queda claro que un ser humano no puede ni debe ser usado como conejillo de Indias para el beneficio de la ciencia, y por ello es importante que los médicos e investigadores estén conscientes de ello y eviten a toda costa *usar* a cualquier persona para investigación. Por el contrario, si es voluntad de la persona ser parte de una investigación, y existe la posibilidad real de que le brinde un beneficio a su salud, es correcto y moralmente bueno hacerlo. Por eso es tan importante el consentimiento verdaderamente informado.

6 Se debe recordar que grupos vulnerables son los niños, los ancianos, las personas con alguna discapacidad y las mujeres embarazadas, las demás son personas que en algún momento pueden estar en situación de vulnerabilidad.

J. Consentimiento informado y voluntario (puntos 25 a 32): en principio, sólo debe realizarse investigación en personas que tienen capacidad para entender los procedimientos y su alcance, por tanto, capacidad para otorgar su consentimiento. Es decir, que sólo deben ser participantes los mayores de edad y personas que siendo mayores de edad no tengan afectadas sus facultades mentales, de manera que no puedan razonar y expresar su consentimiento. La excepción es que se pida el consentimiento a padres o tutores de los menores o de los incapaces, es decir, a los representantes legales de la persona (punto 28). En cuyo caso deberá el representante legal expresar su consentimiento informado, es decir, que deberá conocer el procedimiento médico, sus efectos y posibles resultados.

   En esta declaración se prevé que un Comité de Ética de la Investigación pueda tomar la decisión unilateralmente, pero la legislación de cada país determinará en qué circunstancias lo puede hacer y cuál es el procedimiento a seguir, de otra forma, quienes decidan sin estar facultados para ello, se exponen a terminar en la cárcel.

K. El desacuerdo del participante potencial debe ser respetado (punto 29): el texto prevé excepciones casuísticas, como la de un participante potencial que toma parte en la investigación, pero es considerado incapaz de dar su consentimiento informado, aunque sí puede dar su asentimiento a participar o no en la investigación, y para este caso se recomienda que el médico pida tanto el asentimiento del participante como el consentimiento informado del representante legal. Pero como se dijo antes, cada país dentro de su legislación deberá establecer lineamientos claros para evitar errores o abusos. Lo importante de este punto es que, aunque exista el consentimiento informado del representante legal, si el personal médico percibe que el participante potencial no quiere ser parte del experimento o no está de acuerdo con los efectos y las molestias, se debe respetar su voluntad y retirar de la investigación.

L. Aprobación de los protocolos de investigación (punto 23): es recomendable legislar en cada país para que los protocolos de investigación en seres humanos sean revisados y en su caso aprobados por un comité de ética en investigación antes de iniciar el estudio. El comité deberá funcionar con transparencia. Debe ser independiente del investigador, del patrocinador o de cualquier otro tipo de influencia indebida. Debe estar debidamente calificado, es decir, que sus integrantes deben ser especialistas y tener los conocimientos que les permitan tomar decisiones adecuadas. El comité debe controlar los ensayos en curso, y para ello, el investigador deberá proporcionar información de control al comité, en especial sobre cualquier incidente adverso grave que se presente. No se debe hacer ninguna enmienda en el protocolo sin la consideración y aprobación del comité. Después que termine el estudio, los investigadores deben presentar un informe final al comité con un resumen de los resultados y conclusiones del estudio.

M. Uso de placebos (punto 33): uno de los puntos polémicos de este documento ha sido el uso del placebo durante las investigaciones, debido al posible daño que puede sufrir una persona cuando no se le da el tratamiento debido. Según los autores Saba-Mussali y Pichardo, "se habla de placebo cuando se utiliza una sustancia preparada farmacológicamente inactiva, de apariencia idéntica a la utilizada para experimentación",[7] y de control activo cuando se emplea una droga con una efectividad ya probada para el tratamiento de una condición médica, como comparación de la droga en estudio.[8] Saba-Mussali y Pichardo plantean que es injusto que un investigador cuente con el medicamento que potencialmente puede ayudar a una persona, y en vez de ese le dé un placebo al participante, mientras que los investigadores argumentan que el uso del placebo es el método ideal para probar y comparar la eficacia de dos tratamientos o sustancias con el más alto nivel de evidencia.
Sobre el placebo, la Declaración de Helsinki señala lo siguiente:

> Los posibles beneficios, riesgos, costos y eficacia de toda intervención nueva deben ser evaluados mediante su comparación con las mejores intervenciones probadas, excepto en las siguientes circunstancias: cuando no existe una intervención probada, el uso de un placebo, o ninguna intervención, es aceptable; o cuando por razones metodológicas científicamente sólidas y convincentes, sea necesario para determinar la eficacia y la seguridad de una intervención el uso de cualquier intervención menos eficaz que la mejor probada, el uso de un placebo o ninguna intervención. Los pacientes que reciben cualquier intervención menos eficaz que la mejor probada, el placebo o ninguna intervención, no correrán riesgos adicionales de daño grave o irreversible como consecuencia de no recibir la mejor intervención probada. Se debe tener muchísimo cuidado para evitar abusar de esta opción.

Regla principal: el primer párrafo del punto 33 acepta como regla principal el método del control activo; un ejemplo de éste sería el que se menciona en Remington: "En un estudio de un nuevo agente antiinflamatorio no esteroide que

7 A. Saba-Mussali, L. M.Pichardo, "Uso del placebo en ensayos clínicos: Una cuestión de justicia", *UPdate, Journal of Medicine*, México, 2014, 3(1): 29-35.

8 A. R. Gennaro, Farmacia, Vol. 1, 20a. edición, Argentina, Médica Panamericana, 2003, p. 91 [en línea], disponible en ‹https: //books.google.com.mx/books?id=Av4IlsyH-qcC&pg=PA91&lpg=PA91&dq=condici%C3%B3n+m%C3%A9dica,+como+comparaci%C3%B3n+de+la+droga+en+estudio&source=bl&ots=-VobBVYJuch&sig=gfKeDpKMSs8Eu-5WPM5cxnioGkU&hl=es&sa=X&ved=0ahUKEwjlj97px9b-SAhWCgrwKHW53BY0Q6AEIJzAC#v=onepage&q=condici%C3%B3n%20m%C3%A9dica%2C%20como%20comparaci%C3%B3n%20de%20la%20droga%20en%20estudio&f=false›. Consultado el 15 de noviembre de 2016.

compara su efectividad frente a un grupo de pacientes que reciben naproxeno, el grupo que recibe naproxeno constituiría el control activo".[9] Es decir, que ningún paciente se quedaría sin tratamiento, porque ya existe uno, y sólo se está probando si el nuevo tiene mayor, igual o menor efectividad que el ya existente.

Excepciones a la regla: casos en que no existe una intervención probada. ¿Qué pasa si no existe una intervención o medicamento ya probado?, en la Declaración se prevé como excepción a la regla anterior, que sí se permite el uso de un placebo o ninguna intervención.

Casos en que existen razones metodológicas científicamente sólidas y convincentes, que hacen necesario el uso de un placebo para determinar la eficacia y la seguridad de una intervención.

No obstante, la aceptación del uso de estos métodos, al final del párrafo se advierte que los participantes no deben correr riesgos adicionales de daño grave o irreversible como consecuencia de no recibir la mejor intervención probada. Y hace énfasis en que "se debe tener muchísimo cuidado para evitar abusar de esta opción".

¿Cómo cuidar entonces a los participantes? En la propia declaración se prevén algunas medidas:

1. Someter protocolos de investigación a comités independientes (punto 23).
2. Impedir investigación si el participante corre riesgos de daño grave o irreversible (punto 18).
3. Dar información completa y veraz sobre lo que se hará durante la investigación, sobre cuáles serán los posibles riesgos o beneficios, y de éstos, cuáles son las opciones para el participante (punto 25).
4. En caso de complicaciones, tener prevista la atención médica al participante (punto 22).
5. Compensar a las personas que han sufrido daños como consecuencia de su participación en la investigación (punto 22).

Además de las anteriores, se proponen las siguientes:

1. Limitar el método del placebo a las investigaciones en las que no existe una intervención probada.
2. Saba-Mussali y Pichardo (2014) proponen limitarlo "a investigaciones en las que existen razones científicas, metodológicas, epidemiológicas, éticas y de justicia social, proporcionadas, que justifiquen el riesgo al que se someten los participantes del ensayo clínico, al mismo tiempo que se garantiza el respeto de sus derechos".[10]

9 *Idem.*

10 A. Saba-Mussali, L. M. Pichardo, *op. cit.*

2.2.3. Informe Belmont

Este informe distingue entre práctica e investigación. La primera se refiere a intervenciones cuyo fin es acrecentar el bienestar de un paciente individual y existe la posibilidad razonable para esperar un éxito. El fin de la práctica médica es ofrecer un diagnóstico, un tratamiento preventivo o una terapia a individuos concretos. Como contraste, el término "investigación" denota una actividad designada a comprobar una hipótesis, "que permite sacar conclusiones, y como consecuencia contribuya a obtener un conocimiento generalizable (expresado, por ejemplo, en teorías, principios, y declaraciones de relaciones)". La investigación se describe generalmente en un protocolo formal que presenta un objetivo y un conjunto de procedimientos diseñados para alcanzar este objetivo.

También da un concepto de los principios éticos básicos, como criterios generales que sirven como fundamento para justificar muchos de los preceptos éticos y valoraciones particulares de las acciones humanas. Entre los principios que se aceptan de manera general en nuestra tradición cultural, hay tres que son particularmente relevantes para la ética de la experimentación con seres humanos: el de respeto a las personas, el de beneficencia y el de justicia.

Principio de respeto a la persona. Implica que todos los individuos deben ser tratados como agentes autónomos, es decir, como personas que pueden deliberar sobre sus fines personales, y de obrar bajo la dirección de esta deliberación; por ello, respetar la autonomía personal significa dar valor a las consideraciones y opciones de las personas y abstenerse de poner obstáculos a sus acciones, a no ser que éstas sean claramente perjudiciales para los demás.

Aquí se tendría que añadir que tampoco se pueden aceptar acciones que son claramente perjudiciales para la persona autónoma, pues con los avances de la ciencia cada vez se sabe más acerca de la situación psicológica de un individuo cuando pasa por situaciones de extrema tensión o se deprime ante una enfermedad, o una posible discapacidad, y aunque parezca que toma decisiones informadas y libres, un diagnóstico psicológico e incluso químico puede revelar que no existe tal libertad, y por tanto tampoco la supuesta autonomía.

Como se dijo antes, persona autónoma es un individuo que tiene la capacidad de deliberar sobre sus fines personales, y de obrar bajo la dirección de esta reflexión.

Por ello, el personal de enfermería debe tener cuidado con la tendencia actual de tratar de otorgar autonomía a quien no la tiene, o la tiene seriamente disminuida, es decir, que debe atenderse a la capacidad jurídica de las personas (si son mayores de edad o no), en donde la cuestión principal es saber si la persona puede entender la situación y el alcance de las consecuencias a cabalidad y con base en esta información tomar una decisión razonada y expresar su voluntad, es decir dar su consentimiento libre e informado, y entonces aceptar que firme la documentación legal pertinente (hoja del consentimiento informado); o solicitarlo al representante legal de la persona, que aunque tiene mayoría de edad, tiene incapacidad legal para contratar.

El informe Belmont prevé que las personas con autonomía disminuida o sin ella deben ser protegidas:

> Sin embargo, no todo ser humano es capaz de autodeterminación. El poder de autodeterminación madura a lo largo de la vida del individuo, y algunos de estos pierden este poder completamente o en parte, a causa de enfermedad, de disminución mental, o de circunstancias que restringen severamente su libertad. El respeto por los que no han llegado a la madurez y por los incapacitados puede requerir que se les proteja hasta su madurez o mientras dure la incapacidad. Algunas personas necesitan protección extensiva, hasta tal punto, que es necesario excluirles del ejercicio de actividades que pueden serles perjudiciales; otras personas necesitarán protección en menor grado, no más allá de asegurarse de que pueden ejercer actividades con libertad y de que pueden darse cuenta de sus posibles consecuencias adversas. El grado de protección que se les ofrece debería depender del riesgo que corren de sufrir daño y de la probabilidad de obtener un beneficio. El juicio con el que se decide si un individuo carece de autonomía debería ser reevaluado periódicamente y variará según la diversidad de las situaciones.[11]

No obstante la evaluación casuística que refiere este informe, existen parámetros generales, con los cuales se crean las leyes a partir de la realidad que se vive, por ello, si tratamos con personas menores de edad (que regularmente son fáciles de engañar o no alcanzan a entender las repercusiones de una situación específica), personas sin autonomía o con autonomía disminuida, una forma de protegerlas es atender siempre a la regla de protección jurídica, según la cual sólo los padres o el tutor, es decir, el representante legal, puede dar el consentimiento informado y dentro de las normas que señale la legislación de cada país.

Principio de beneficencia. El término "beneficencia" se entiende frecuentemente como aquellos actos de bondad y de caridad que van más allá de la obligación estricta. En este documento se entiende en el siguiente sentido: (1) No causar ningún daño, y (2) maximizar los beneficios posibles y disminuir los posibles daños.

Este principio exige que los investigadores y las instituciones para las que trabajan pongan "los medios que permitan la obtención del máximo beneficio y el mínimo riesgo que puedan ocurrir como resultado del estudio e investigación". En el caso de investigación científica en general, "los miembros de la sociedad tienen la obligación de reconocer los beneficios que se seguirán a largo plazo, y los riesgos que pueden ser el resultado de la adquisición de un mayor conocimiento y del desarrollo de nuevas formas de proceder en medicina, psicoterapia y ciencias sociales".[12]

---

11 Informe Belmont, inciso B.1, p. 3 [en línea], disponible en ‹http://www.bioeticayderecho.ub.edu/archivos/norm/InformeBelmont.pdf›. Consultado el 18 de julio de 2016.

12 Informe Belmont, *op. cit.*

Principio de justicia. "Se da una injusticia cuando se niega un beneficio a una persona que tiene derecho al mismo, sin ningún motivo razonable, o cuando se impone indebidamente una carga. Otra manera de concebir el principio de justicia es afirmar que los iguales deben ser tratados con igualdad" y, por ende, los desiguales no.

¿Quién tiene derecho a los beneficios de una investigación? En principio cualquier ser humano que necesite del tratamiento o medicamento que resulte de dicha investigación, y por supuesto que este resultado le haga un bien. El problema no está en determinar quién tiene derecho a un beneficio biomédico, sino en quién va a recaer la carga de la investigación: quién es el sujeto que será objeto de la misma, quién va a pagar la investigación y si le será restituido el pago, y en qué proporción, y finalmente, si el beneficio no puede llegar a todos, ¿quiénes serán los beneficiados?

El Informe Belmont cuestiona, pero no responde. Obviamente se debieran eliminar los supuestos de injusticia que señala este informe como el "uso" de personas para experimentación por ser consideradas "inferiores" debido a su raza, religión, nacionalidad o condición económica, puesto que en el siglo XXI, al menos en teoría han sido prohibidos estos abusos que ocurrieron antes. Sin embargo, la realidad ha demostrado que poco se ha logrado en la práctica, pues ahora tenemos casos de injusticia y discriminación, disimulados y en algunos casos justificados con el llamado consentimiento informado, los falsos derechos humanos, la preminencia del desarrollo sustentable, del ambientalismo y la industrialización de los fármacos.

Actualmente se alega que es injusto experimentar en animales, y que no tiene sentido hacerles sufrir, porque al final de una investigación se termina experimentando con seres humanos, generalmente los más pobres en conocimientos y en recursos. Otra situación de injusticia es el precio de algunos medicamentos que no guardan proporción entre su costo (incluido el de investigación), y el precio al público, y una más es la pervertida utilización de los derechos humanos para "otorgar" supuesta autonomía a quienes no están preparados o no pueden ejercerla (como los niños o las personas con alguna discapacidad) y en consecuencia eliminar la protección que de manera natural y legal ejercen los padres o tutores.

¿Cómo aplicar entonces este principio de justicia? Como se dijo antes, el beneficio debe ser para todos. Si hay más casos que medicamentos o tratamientos, se deben seguir otros principios como, por ejemplo, el de "primero en tiempo, primero en derecho", que puede admitir excepciones, como la emergencia, y la prioridad para salvar una vida, o el de salvar mujeres y niños primero como una forma de protección a la especie, con las mismas excepciones anteriores y según las circunstancias, o dar prioridad a quienes tienen mayores posibilidades de sobrevivir sobre quienes no la tienen.

En cuanto a los sujetos de experimentación, la regla general de justicia dicta que sea en adultos, personas que puedan expresar libremente su voluntad, que no se encuentren en estado de necesidad ni pertenezcan a grupos vulnerables (se debe tomar en cuenta que algunas enfermedades de por sí ponen en situación de vulnerabilidad al enfermo), que comprendan el experimento, sus consecuencias en general y las repercusiones en su salud, las posibilidades de beneficio en general y en su salud, y como excepción, las situaciones que plantea la Declaración de Helsinki para los casos en grupos vulnerables (niños, adultos mayores, personas con discapacidad y mujeres embarazadas). "Los investigadores tienen la responsabilidad de cerciorarse de que el sujeto ha comprendido la información."[13]

Según el Informe Belmont, la aplicación de los principios mencionados, exigen como requisitos esenciales para cualquier investigación:

a) El consentimiento informado que, como ya se dijo, debe contener tres elementos esenciales: la información, la comprensión y la voluntad.

b) La valoración de beneficios y riesgos, tanto para el investigador como para los participantes. El término "riesgo" se refiere a la posibilidad de que ocurra algún daño mientras que "pequeño riesgo" o "gran riesgo" a la severidad o magnitud del daño previsto. El término "beneficio" significa algo con un valor positivo para la salud o para el bienestar, por ello, la valoración del riesgo/beneficios hace referencia a las probabilidades y a las magnitudes de daños posibles y a los beneficios posibles.

c) La selección de los sujetos de investigación. La justicia social requiere que se distinga entre clases de sujetos que deben y no deben participar en un determinado tipo de investigación, con base en la capacidad de los miembros elegidos para llevar cargas y evitar sesgos sociales, raciales, sexuales y culturales.

2.2.4. Declaración Universal sobre Bioética y Derechos Humanos

Los países firmantes de esta declaración reconocieron que los problemas éticos suscitados por los rápidos adelantos de la ciencia y de sus aplicaciones tecnológicas debían respetar la dignidad de la persona, sus derechos y libertades fundamentales, y por tanto señalaron que era necesario y conveniente que la comunidad internacional estableciera principios universales que sirvieran de fundamento para dar respuesta a los dilemas y controversias cada vez más numerosos que la ciencia y la tecnología plantean a la especie humana y al ambiente.

Uno de los objetivos fue proporcionar un marco universal de principios y procedimientos que sirvieran de guía a los Estados en la formulación de legislaciones, políticas u otros instrumentos en el ámbito de la bioética.

Esta declaración establece como principios a proteger a la dignidad humana y los derechos humanos, la beneficencia y el consentimiento libre, expreso e informado. Entre otros temas, en su artículo 19 propone la creación de comités de ética[14] independientes, pluridisciplinarios y pluralistas para evaluar problemas éticos, jurídicos, científicos y sociales que se susciten por los proyectos de investigación relativos a los seres humanos; prestar asesoría sobre problemas éticos en contextos

13 *Idem.*

14 Sobre el funcionamiento de los comités de ética en México se recomienda *El manual para miembros de comités de ética en investigación* de Luz María Pichardo García y María de la Luz Casas Martínez (Trillas, 2016).

clínicos, y evaluar los adelantos de la ciencia y la tecnología. También toca la protección del ambiente, la biosfera y la biodiversidad, así como la protección de las generaciones futuras, en particular en su constitución genética.[15]

3. Organismos internacionales en materia de salud: OMS y OPS

Existe un organismo internacional en materia de salud, la Organización Mundial de la Salud (OMS), que es parte de Naciones Unidas y la Organización Panamericana de la Salud (OPS), que en realidad es una oficina regional de la OMS para América. En el siguiente esquema se puede apreciar su pertenencia a Naciones Unidas.

Así como la Organización de Estados Americano (OEA) es independiente, pero está íntimamente ligada con Naciones Unidas, la OPS mantiene una relación casi horizontal con la OMS y con la OEA, debido a la gran autonomía con que se maneja, no obstante, no se debe olvidar que es parte de la OMS, y por tanto de la Organización de las Naciones Unidas.

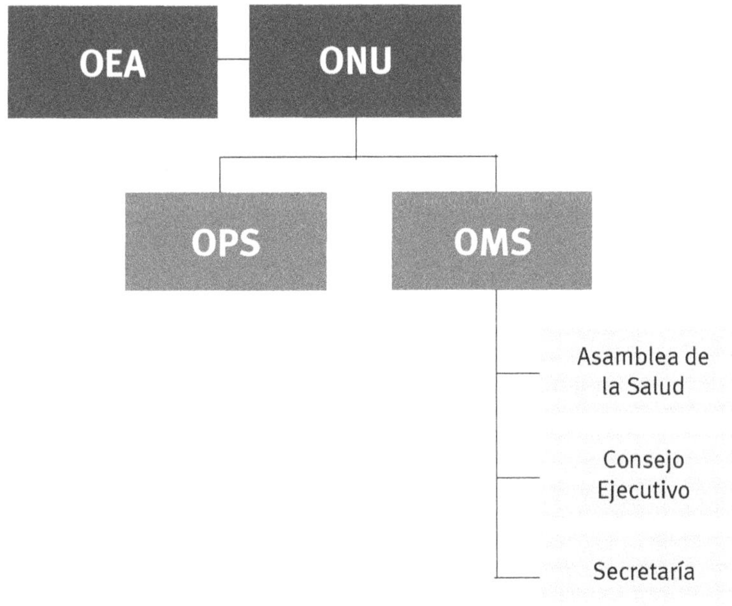

Imagen 4.1. Esquema de los principales organismos de la ONU en materia de salud. Elaboración propia.

15 Declaración Universal sobre Bioética y Derechos Humanos, UNESCO [en línea], disponible en <http://portal.unesco.org/es/ev.phpURL_ID=31058&URL_DO=DO_TOPIC&URL_SECTION=201.html>. Consultado el 7 de septiembre de 2018.

3.1. Organización Mundial de la Salud

Es un organismo de la Organización de las Naciones Unidas; funciona como la autoridad directiva y coordinadora de la acción sanitaria en el sistema de la Organización de las Naciones Unidas. Igual que la ONU, surge después de la Segunda Guerra Mundial, ante la necesidad de erradicar enfermedades, evitar epidemias y homologar tratamientos en todo el mundo. Está conformada por 194 países. Su primera reunión tuvo lugar en Ginebra en 1948. Su finalidad es alcanzar para todos los pueblos el grado más alto posible de salud.[16] Tiene como funciones ser líder en los asuntos sanitarios mundiales, configurar la agenda de las investigaciones en salud, establecer normas internacionales de salud para evitar epidemias y combatir enfermedades, elaborar diferentes opciones de política pública en salud basadas en la evidencia y la ciencia médica, prestar apoyo técnico a todos los países, especialmente a los menos avanzados y vigilar las tendencias sanitarias mundiales. Según los artículos 21 y 23 de su Constitución, tiene autoridad para reglamentar:

1. Requisitos sanitarios y de cuarentena, y otros procedimientos destinados a prevenir la propagación internacional de enfermedades.
2. Nomenclaturas de enfermedades, causas de muerte y prácticas de salubridad pública (CIE versión 10)[17].
3. Normas uniformes sobre procedimientos de diagnóstico de uso internacional (CIE-10).
4. Normas uniformes sobre la seguridad, pureza y potencia de productos biológicos, farmacéuticos y similares de comercio internacional.
5. Propaganda y rotulación de productos biológicos, farmacéuticos y similares de comercio internacional.
6. Y para hacer recomendaciones no vinculantes a los países miembros respecto a cualquier asunto que esté dentro de su competencia.

Dentro de sus actividades:

1. Se encarga de la Clasificación Internacional de Enfermedades CIE-10.
2. Actualiza una lista de medicamentos esenciales que debe tener el sistema de salud de cada país.
3. Toma medidas sanitarias para detener epidemias, incluso en viajes internacionales (vacunación).

16 Artículo 1 de la Constitución de la OMS [en línea], disponible en ‹http://www.who.int/governance/eb/who_constitution_sp.pdf›. Consultado el 20 de julio de 2016.

17 Clasificación Internacional de Enfermedades de la OMS [en línea], disponible en ‹http://apps.who.int/classifications/icd10/browse/2016/en›. Consultado el 21 de julio de 2016.

4. Declara si alguna enfermedad está erradicada, como en 1980 la viruela, que es la primera enfermedad de la historia erradicada por acciones del ser humano.[18]
5. Da asistencia a los países menos avanzados (PMA) en vacunación contra las enfermedades infecciosas, aprovisionamiento de agua potable, eliminación de residuos, protección materna y erradicación de algunas enfermedades.
6. Tiene un programa mundial contra el sida, con investigación, acceso a tratamientos y vigilancia epidemiológica.
7. Tiene un programa de preevaluación de medicamentos de los laboratorios que lo solicitan.
8. Cuenta con el Observatorio Mundial de la Salud, donde se accede a estadísticas mundiales relacionadas con la salud.
9. Realiza campañas de salud para todo el mundo.

La OMS cuenta con seis oficinas regionales que le permiten implementar medidas sanitarias:

Siglas	AFRO	EURO	SEARO	EMRO	WPRO	AMRO/OPS
Nombre	Oficina Regional para África	Oficina Regional para Europa	Oficina Regional para Asia Sur-Oriental	Oficina Regional para el Medite-rráneo	Oficina Regional para el Pacífico Occidental	Oficina Regional para América
Sede	Brazzaville, República del Congo	Copenhague, Dinamarca	Nueva Delhi, India	El Cairo, Egipto	Manila, Filipinas	Whashington, D.C. Estados Unidos
Países integrantes	África sub-sahariana, excepto Egipto, Sudán, Túnez, Libia Marruecos y Somalia que pertenecen a EMRO	Todos los países de Europa	Todos los países asiáticos no atendidos por WPRO y EMRO, incluye Corea del Norte	África del norte, que no están en AFRO, y países del Oriente Medio	Países asiáticos no atendidos por SEARO y EMRO, y países de Oceanía. Incluye Corea del Sur	Todos los países de América

Tabla 4.2. Oficinas regionales de la OMS, sedes y países integrantes. Elaboración propia.

18 Organización Mundial de la Salud, Programa de erradicación de la viruela [en línea], disponible en ‹https://www.who.int/features/2010/smallpox/es/›. Consultado el 12 de septiembre de 2019.

Las medidas sanitarias que aplica la OMS deben estar diseñadas para controlar epidemias; cooperar en la homologación de protocolos para la prevención y tratamiento de enfermedades; dar asesoría en materia de salud a los países que lo requieran, y en su caso enviar ayuda técnica. Está integrado por la Asamblea de la Salud, el Consejo Ejecutivo y una secretaría.

3.1.1. Asamblea de la Salud

El gobierno de la OMS lo representa la Asamblea de la Salud, conformada por representantes de los 194 países miembros de la organización; este organismo tiene autoridad para adoptar convenciones o acuerdos internacionales respecto a todo asunto de la competencia de la organización. Para la adopción de convenciones y acuerdos se requiere el voto de aprobación de las dos terceras partes de sus integrantes; las convenciones y acuerdos que se hayan adoptado entrarán en vigor para cada país cuando éste concluya su procedimiento interno de aceptación, de acuerdo con sus leyes.[19] La aceptación o rechazo debe ocurrir dentro de los siguientes 18 meses de haberse adoptado una resolución; si se rechaza, el Estado debe dar una explicación fundada a la Asamblea de la Salud.[20]

Su principal función consiste en determinar las políticas de la organización, nombra al director general, supervisa las políticas financieras y examina y aprueba el proyecto de presupuesto por programas. También examina los informes del Consejo Ejecutivo, al que da instrucciones en asuntos que pueden requerir la adopción de medidas, un estudio, una investigación o un informe.

3.1.2. Consejo Ejecutivo

Este consejo está integrado por 34 miembros, técnicamente cualificados en el campo de la salud; su mandato dura tres años. Decide el orden del día para cada Asamblea de la Salud y le somete sus resoluciones. Su principal función consiste en ejecutar las decisiones y políticas de la asamblea, asesorarla y, en general, facilitar su trabajo.[21]

---

19 En México se requiere, si es una convención o tratado internacional, que sea firmado por el presidente de la República, aprobado por el Senado de la República y ratificado (entregado en el organismo internacional que lo expidió) por el presidente mexicano. Una convención de este tipo es obligatoria para todos los mexicanos. Si se trata de un acuerdo interinstitucional, éste debe ser firmado por el secretario de Salud, y sólo obliga a esa secretaría. Estas reglas se encuentran en la Constitución Política de los Estados Unidos Mexicanos, art. 133 [en línea], disponible en ‹http://www.diputados.gob.mx/LeyesBiblio/ref/cpeum.htm›; Convención de Viena sobre el Derecho de los tratados, parte II del tratado [en línea], disponible en ‹http://www.oas.org/xxxivga/spanish/reference_docs/convencion_viena.pdf›, y en la Ley sobre la Celebración de Tratados, arts. 1, 2, 7 y 8 [en línea], disponible en ‹http://www.diputados.gob.mx/LeyesBiblio/ref/lsct.htm›. Consultados el 18 de julio de 2016.

20 Constitución de la OMS, arts. 19 y 20 [en línea], disponible en ‹http://www.who.int/governance/eb/who_constitution_sp.pdf›. Consultado el 17 de julio de 2016.

21 Véase página web de la OMS, Gobernanza, Asamblea [en línea], disponible en ‹http://www.who.int/governance/es/›. Consultado el 21 de julio de 2016.

3.1.3. Secretaría de la OMS

La secretaría de la OMS está integrada por 7 000 personas, aproximadamente; son especialistas en cuestiones sanitarias y de otra índole, así como funcionarios de apoyo designados para un plazo fijo; trabajan repartidos en la sede, en las seis oficinas regionales y en los distintos países.

1. Normativa básica de la OMS. Consta de una constitución que organiza a la OMS, y un Reglamento Sanitario Internacional (RSI),[22] que es jurídicamente vinculante para los Estados miembros de la OMS, entre ellos México. La finalidad y el alcance del RSI (2005) es "prevenir la propagación internacional de enfermedades, proteger contra esa propagación, controlarla y darle una respuesta de salud pública proporcionada y restringida a los riesgos para la salud pública, evitando, al mismo tiempo, las interferencias innecesarias con el tráfico y el comercio internacionales". También sirve de base jurídica a importantes documentos sanitarios relativos a los viajes y el transporte internacionales, así como a la protección sanitaria de los usuarios de aeropuertos y puertos internacionales, y pasos fronterizos terrestres.

3.2. Organización Panamericana de la Salud

Este es un organismo regional de la OMS para América; tiene su sede en Washington, D. C., EUA, y aporta los lineamientos y directrices generales en materia de salud para los países del continente americano. Tiene su propia constitución y un Código Sanitario Panamericano, pero al ser parte de la ONU también se norma por la constitución de la OMS y el Reglamento Sanitario;[23] ha elaborado una Agenda de Salud para las Américas 2008-2019, así como el Plan Estratégico y Plan de Acción para Mejorar la Salud de los Jóvenes y Adolescentes, 2010-2018.

Salvo las dos constituciones (de la OMS y de la OPS), el Código Sanitario Panamericano (con excepción de sus artículos 2, 9, 10, 11, 16 al 53 inclusive, 61 y 62, que ya no están vigentes) y el Reglamento Sanitario Internacional; los demás documentos y sus recomendaciones no son jurídicamente vinculantes para los países.

22 Reglamento Sanitario Internacional [en línea], disponible en ‹http://apps.who.int/iris/bitstream/10665/246186/1/9789243580494-spa.pdf?ua=1›. Consultado el 21 de julio de 2016.

23 Documentos básicos de la Organización Panamericana de la Salud, 18a. edición [en línea], disponible en ‹http://www.google.com.mx/url?sa=t&rct=j&q=&esrc=s&source=web&cd=2&cad=rja&uact=8&ved=0ahUKEwjT0_7C4YXOAhUJ7WMKHU_VC4sQFggiMAE&url=http%3A%2F%2Fwww.paho.org%2Fhq%2Findex.php%3Foption%3Dcom_docman%26task%3Ddoc_download%26gid%3D864%26Itemid%3D&usg=AFQjCNFd4qjHYP-59gZgrxc3AAKhNxueyg›. Consultado el 23 de julio de 2016.

3.3. Comité Internacional de Bioética de la UNESCO

La Organización de las Naciones Unidas, a través de la UNESCO, ha vigilado se apliquen principios éticos en la investigación científica; este último organismo creó, en 1993, un Programa y una División de Bioética en el área de Ciencias Sociales y Humanas junto con un Comité Internacional de Bioética (CIB). Este comité está formado por 36 expertos independientes, encargados de elaborar documentos encaminados al respeto de los derechos humanos, la democratización del conocimiento, la promoción de una ética de la responsabilidad solidaria y de valores como la paz, para dejar sentadas las condiciones que posibiliten la vida humana en el planeta.[24]

Con reuniones al menos una vez al año, convocadas por el director general de la UNESCO, el comité elabora recomendaciones sobre cuestiones específicas que se presentan para su transmisión a los Estados miembros.[25]

4. Legislación mexicana

4.1. Constitución Política de los Estados Unidos Mexicanos

El marco jurídico de la salud en México deriva del artículo cuarto constitucional, que es la base y fundamento del mismo; en este artículo se señala: "Toda persona tiene derecho a la protección de la salud. La ley definirá las bases y modalidades para el acceso a los servicios de salud y establecerá la concurrencia de la federación y las entidades federativas en materia de salubridad general, conforme a lo que dispone la fracción XVI del artículo 73 de esta Constitución".

Vale la pena señalar que se tiene derecho a la protección de la salud, porque la salud en sí misma no es un derecho, sino un estado o condición de la persona, pues nadie puede garantizarla, pero el acceso a los servicios de salud y el que éstos sean adecuados, de calidad y en tiempo sí pueden ser garantizados. Entonces existe una obligación del Estado mexicano de prestar estos servicios a todas las personas, en igualdad de condiciones y con calidad; obligación que es correlativa al derecho de todo mexicano de exigir esos servicios. Luego entonces, el derecho a la salud, consagrado en este artículo constitucional, consiste en el acceso a los servicios de salud en igualdad de condiciones.

De este artículo deriva la Ley General de Salud que rige en el ámbito nacional, y que establece las bases para que las secretarías de Salud de cada estado y de la Ciudad de México se coordinen con la secretaría federal para que los servicios de salud se presten con la misma calidad en todo el país.

24 La bioética en la UNESCO [en línea], disponible en ‹http://www.unesco.org/new/es/office-in-montevideo/social-and-human-sciences/bioethics/›. Consultado el 12 de septiembre de 2019.

25 Comité Internacional de Bioética, UNESCO, [en línea], disponible en ‹disponible en ‹http://www.unesco.org/new/en/social-and-human-sciences/themes/bioethics/international-bioethics-committee/›. Consultado el 12 de septiembre de 2019.

4.2. Ley General de Salud

4.2.1 Antecedentes

El sistema de salud en México ha tenido una larga evolución, pero fue hasta el siglo XX que se desarrolló con más velocidad, igual que su regulación jurídica. En 1628 se integró una junta encargada de velar por el buen ejercicio y enseñanza de la medicina y de otras "artes afines", así como para vigilar todo lo relacionado con la higiene y salubridad pública. En 1820 se formó una junta denominada Facultad Médica del Distrito Federal, con las mismas atribuciones, pero con la obligación adicional de elaborar las leyes sanitarias. En 1833 fue sustituida por el Establecimiento de Ciencias Médicas y en 1841 se creó el Consejo Superior de Salubridad del Departamento de México, cuyo nombre fue, desde 1876 hasta 1917, el de Consejo Superior de Salubridad del Distrito Federal y Territorios Federales, que dependía de la Secretaría de Gobernación. En 1891 se expidió el primer Código Sanitario, y a pesar de que en la Constitución de 1857 no se incluía lo relativo a la salubridad pública, su contenido ya establecía la diferencia entre administración sanitaria del ámbito federal y el local, sólo que no tenía autoridad en todo el país por esa ausencia de regulación en la Constitución.

En 1973 se expidió el Código Sanitario de los Estados Unidos Mexicanos y fue hasta 1983 que el sistema nacional de salud y sus bases políticas e ideológicas fueron elevadas a rango constitucional mediante la modificación del artículo cuarto, que estableció el derecho a la protección de la salud, facultando al Congreso de la Unión a elaborar una ley general en materia de salubridad para definir las bases y modalidades de acceso a los servicios de salud y fijar lineamientos de acción para los programas públicos en la materia.

La ley a la que se refiere el artículo cuarto de la Constitución mexicana es la Ley General de Salud (LGS), que fue promulgada en 1984 (en vigor).

4.2.2. Contenido

La LGS está dividida en 18 títulos con sus correspondientes capítulos y consta de 482 artículos. Es importante señalar que de algunos artículos se derivan los reglamentos que más adelante se mencionarán, y también algunas normas oficiales (NOM). A continuación se presenta una tabla con los variados temas que regula esta ley; sobre el tema de bioética contiene diferentes artículos sobre productos biotecnológicos, el consentimiento informado y la objeción de conciencia, entre otros tópicos; también tiene capítulos que regulan la investigación, el genoma, la donación de órganos y su trasplante, así como los cuidados paliativos.

Ley General de Salud Temas que se tratan en cada capítulo	
Tema General	**Temas Específicos**
TÍTULO PRIMERO Disposiciones generales	Capítulo único
TÍTULO SEGUNDO Sistema Nacional de Salud	Cap. I. Disposiciones comunes Cap. II. Distribución de competencias entre las federación y las entidades federativas
TÍTULO TERCERO Prestación de los servicios de Salud	Cap. I. Disposiciones comunes Cap. II. Atención médica Cap. III. Prestadores de servicios de salud y participación de la comunidad Cap. IV. Usuarios de los servicios de salud Cap. V. Atención materno infantil Cap. VI. Servicios de planificación familiar Cap. VII. Salud mental
TÍTULO TERCERO BIS De la protección social en salud	Cap. I. Disposiciones comunes Cap. II. De los beneficios de la Protección social en salud Cap. III. De las aportaciones para el sistema de protección social en salud Cap. IV. Del fondo de aportaciones para los servicios de salud a la comunidad Cap. V. De las cuotas familiares Cap. VI. Del fondo de Protección contra Gastos Catastróficos Cap. VII. De la transparencia, supervisión, control y fiscalización del manejo de los recursos del Sistema de protección Social en Salud Cap. VIII. De la Comisión Nacional de Protección Social en Salud Cap. IX. Derechos y obligaciones de los beneficiarios Cap. X. Causas de suspensión y cancelación al sistema de protección social en salud
TÍTULO CUARTO Recursos humanos para los servicios de salud	Cap. I. profesionales, técnicos y auxiliares Cap. II. Servicio social de pasantes y profesionales Cap. III. Formación, capacitación y actualización del personal
TÍTULO QUINTO Investigación para la salud	Cap. Único. Investigación
TÍTULO QUINTO BIS El genoma humano	Cap. Único
TÍTULO SEXTO Información para la salud	Cap. Único
TÍTULO SÉPTIMO Protección de la salud	Cap. I. Disposiciones comunes Cap. II. Educación para la salud Cap. III. Nutrición Cap. IV. Efectos del ambiente en la salud Cap. V. Salud ocupacional

Ley General de Salud Temas que se tratan en cada capítulo	
Tema General	**Temas Específicos**
TÍTULO OCTAVO Prevención y control de enfermedades y accidentes	Cap. I. Disposiciones comunes Cap. II. Enfermedades transmisibles Cap. II. Bis. Vacunación Cap. III. Enfermedades no transmisibles Cap. III. Bis. Del Registro Nacional de Cáncer Cap. IV. Accidentes
TÍTULO OCTAVO BIS De los cuidados paliativos a los enfermos en situación terminal	Cap. I. Disposiciones comunes Cap. II. De los derechos de los enfermos en situación terminal Cap. II. Bis. Vacunación Cap. III. De las facultades y obligaciones de las instituciones de salud Cap. III. De los derechos, facultades y obligaciones de los médicos y personal sanitario
TÍTULO NOVENO Asistencia social, prevención de la discapacidad y rehabilitación de las personas con discapacidad	Cap. Único
TÍTULO DÉCIMO Acción extraordinaria en materia de salubridad general	Cap. Único
TÍTULO DÉCIMO PRIMERO Programas contra las adicciones	Cap. I. Consejo Nacional Contra las Adicciones Cap. II. Programa para la prevención, reducción y tratamiento del uso nocivo del alcohol, la atención del alcoholismo y la prevención de enfermedades derivadas del mismo Cap. II. Bis. Protección de la salud de terceros y de la sociedad frente al uso nocivo del alcohol Cap. III. Derogado Cap. IV. Programa Contra la Farmacodependencia
TÍTULO DÉCIMO SEGUNDO Control sanitario de productos y servicios de su importación y exportación	Cap. I. Disposiciones comunes Cap. II. Alimentos y bebidas no alcohólicas Cap. III. Bebidas alcohólicas Cap. IV. Medicamentos Cap. V. Estupefacientes Cap. VI. Sustancias psicotrópicas Cap. VII. Establecimientos destinados al proceso de medicamentos Cap. VIII. Equipos médicos, prótesis, órtesis, ayudas funcionales, agentes de diagnóstico, insumos de uso odontológico, materiales quirúrgicos, de curación y productos higiénicos Cap. IX. Productos cosméticos Cap. IX. Bis. Ejercicio especializado de la cirugía Cap. X. Productos de aseo Cap. XI. Derogado Cap. XII. Plaguicidas, nutrientes vegetales y sustancias tóxicas o peligrosas Cap. XII. Bis. Productos biotecnológicos Cap. XIII. Importación y exportación

Ley General de Salud Temas que se tratan en cada capítulo	
Tema General	**Temas Específicos**
TÍTULO DÉCIMO TERCERO Publicidad	Cap. Único
TÍTULO DÉCIMO CUARTO Donación, transplantes y pérdida de la vida	Cap. I. Disposiciones comunes Cap. II. Donación Cap. III. Trasplante Cap. III. Bis. Disposición de sangre, componentes sanguíneos, hemoderivados y células troncales de seres humanos Cap. IV. Pérdida de la vida Cap. V. Cadáveres
TÍTULO DÉCIMO QUINTO Sanidad internacional	Cap. I. Disposiciones comunes Cap. II. Sanidad en materia de migración Cap. III. Sanidad marítima, aérea y terrestre
TÍTULO DÉCIMO SEXTO Autorizaciones y certificados	Cap. I. Autorizaciones Cap. II. Revocación de autorizaciones sanitarias Cap. III. Certificados
TÍTULO DÉCIMO SÉPTIMO Vigencia sanitaria	Cap. Único
Fuente: Ley General de Salud. Elaboración propia [en línea], disponible en ‹http://www.diputados.gob.mx/LeyesBiblio/ref/lgs.htm›. Consultado el 12 de septiembre de 2019.	

Tabla 4.4. Reglamento de la Ley General de Salud en distintas materias.

5. Sistema Nacional de Salud

La LGS crea este sistema, integrado por las dependencias y entidades de la administración pública, tanto federales como locales, y las personas físicas o morales de los sectores social y privado que presten servicios de salud, así como por los mecanismos de coordinación de acciones, y tiene por objeto dar cumplimiento al derecho a la protección de la salud de la población. También se encarga de crear el Programa Nacional de Salud. Lo encabeza la Secretaría de Salud federal, que trabaja con las entidades federativas a través de acuerdos o convenios de coordinación.

Pertenecen a él todas las clínicas y hospitales del país, públicos y privados, como IMSS, ISSSTE, Hospital de Pemex, Seguro Popular, hospitales locales, y privados como el ABC, Médica Sur, Ángeles y Metropolitano, por mencionar algunos.

La importancia de conformar un sistema de salud consiste en que todos se rigen por la misma Ley General de Salud y sus reglamentos, las leyes locales de salud y las normas oficiales mexicanas, según su competencia.

5.1. Reglamentos

De la LGS derivan siete reglamentos. En éstos se desarrollan capítulos o artículos con temas específicos, como la disposición de órganos, investigación, trasplantes y atención médica, entre otros. Es decir, su función consiste en desarrollar algo que ya trata la ley, si el tema no está considerado en ésta no puede ser reglamentado.

Es importante mencionar que la facultad legislativa es exclusiva del Congreso de la Unión (diputados y senadores) y de los Congresos de las entidades federativas (cada uno de acuerdo con su competencia), es decir, ellos hacen las leyes y reglamentos que regulan algunas conductas de los ciudadanos, pero existe una excepción que la propia Constitución mexicana prevé, y consiste en concederle parte de la facultad reglamentaria al Poder Ejecutivo, es decir, al presidente de la República, quien podrá expedir los reglamentos que se necesiten para desarrollar y facilitar la aplicación de las disposiciones contenidas en una ley. A su vez, los gobernadores de cada estado del país tienen esta facultad reglamentaria para expedir los reglamentos de las leyes estatales que su Congreso expida.

Como es obvio, el presidente de la República no puede encargarse, de manera personal, de todo el trabajo que implica dar ejecución de las leyes federales y tampoco de la elaboración de los reglamentos, por ello se apoya en los secretarios de Estado que él mismo nombra y que se encargan, según su área de especialidad, de administrar una secretaría de Estado. Así, la Secretaría de Salud debe elaborar los reglamentos que se necesitan para facilitar la aplicación de la LGS, no obstante, quien expedirá el reglamento será el presidente de la República. Al final del reglamento aparecen las firmas de éste y del secretario del ramo correspondiente. Al inicio aparece una leyenda que explica lo anterior:

"Que en ejercicio de la facultad que al Ejecutivo federal confiere la Constitución Política de los Estados Unidos Mexicanos para proveer, en la esfera administrativa, a la exacta observancia de la ley, ha tenido a bien expedir el siguiente:"

REGLAMENTO de la Ley General de Salud en diferentes materias:

Nombre del reglamento	Fecha de publicación en el DOF y presidente que lo expidió	Última reforma
Control sanitario de la disposición de órganos, tejidos y cadáveres	09-07-1985 Expidió: Miguel de la Madrid Hurtado	26-03-2014
Sanidad internacional	10-07-1985 Expidió: Miguel de la Madrid Hurtado	Sin reformas
Prestación de servicios de atención médica	14-05-1986 Expidió: Miguel de la Madrid Hurtado	17-07-2018

Nombre del reglamento	Fecha de publicación en el DOF y presidente que lo expidió	Última reforma
Investigación para la salud	06-01-1987 Expidió: Miguel de la Madrid Hurtado	02-04-2014
Publicidad	04-05-2000 Expidió: Ernesto Zedillo Ponce de León	14-02-2014
Protección social en salud	05-04-2004 Expidió: Vicente Fox Quesada	17-12-2014
Trasplantes	26-03-2014 Expidió: Enrique Peña Nieto	Sin reformas

Tabla 4.4. Reglamento de la Ley General de Salud en distintas materias.

6. Normas Oficiales Mexicanas

Las normas oficiales mexicanas (NOM) son un tipo de regulación técnica, pero no son leyes ni reglamentos, porque su creación y razón de existir son diferentes. En primer lugar, no son expedidas por el Poder Legislativo ni siguen el procedimiento para ser leyes que establece la Constitución mexicana; en segundo lugar, sólo deben contener especificaciones técnicas para la producción de bienes o protocolos de actuación para la prestación de servicios, como señala la Ley Federal sobre Metrología y Normalización (esta ley regula qué autoridad está facultada para su elaboración y lo que puede o no contener una NOM).

Esta ley establece que las normas oficiales mexicanas son un tipo de regulación técnica de observancia obligatoria a nivel nacional, expedidas por las dependencias competentes de cada materia (secretarías de Estado federales, como la de Salud, la de Comunicaciones, de Educación, etcétera), y tienen como fin crear prescripciones aplicables a un producto, proceso, instalación, sistema, actividad, servicio o método de producción u operación, así como aquellas relativas a terminología, simbología, embalaje, marcado o etiquetado y las que se refieran a su cumplimiento o aplicación. En el artículo 48 de esa misma ley se señala que las normas oficiales deben tener alguno de los fines antes señalados y justificar, con bases científicas o técnicas, su expedición; todo ello con el objeto de evitar daños irreparables o irreversibles a la población.

Dentro de la finalidad de una norma oficial, la Ley de Metrología señala que puede ser para establecer las características y especificaciones que deben reunir los servicios cuando éstos puedan constituir un riesgo para la seguridad de las personas o dañar la salud humana o el ambiente general y laboral; cuando se trate de la prestación de servicios de forma generalizada para el consumidor; de las condiciones de salud, seguridad e higiene que deberán observarse en los centros de trabajo y otros centros públicos de reunión; de la nomenclatura, expresiones, abreviaturas, símbolos, diagramas o dibujos que deberán emplearse en el lenguaje de servicios; las características y/o especificaciones, criterios y procedimientos que permitan proteger y promover la salud de las personas; también pueden tratar de las características y/o especificaciones que deben reunir los equipos, materiales, dispositivos e instalaciones con fines sanitarios. Un ejemplo de ello es la NOM de prevención de riesgos.

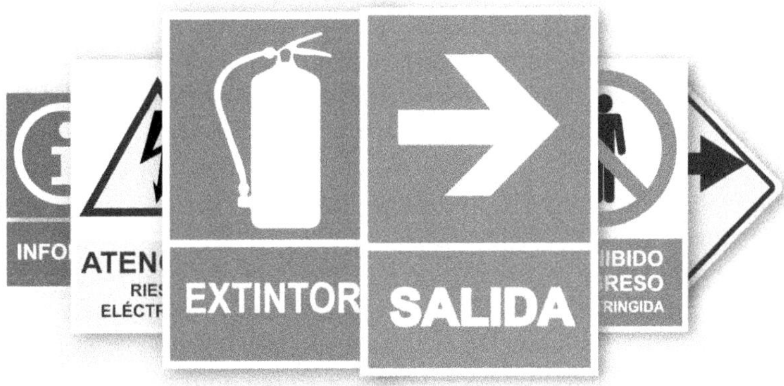

Imagen 4.2. Toda institución debe contar con los señalamientos necesarios para la seguridad de trabajadores y público en general.

Es decir, que las normas oficiales se crean para homologar procedimientos, especificaciones, sistemas o servicios que se realizan en diferentes materias, por ejemplo, existen normas oficiales para la producción de botellas de agua que especifican las características del plástico que debe usarse para su fabricación para evitar problemas de salud entre los consumidores, pero también las hay para regular el tipo de material que puede usarse para elaborar juguetes y evitar que un niño se intoxique, o productos de limpieza o cosméticos, y para regular la actuación de personas ante diferentes situaciones, como por ejemplo la NOM de protección civil.

El objetivo es que exista uniformidad en toda la República, así, los ciudadanos saben que las botellas de agua que se comercialicen en cualquier estado de la República tendrán las mismas especificaciones, es decir, que la botella estará hecha de un material no tóxico, con un calibre determinado que la vuelve más biodegradable, y su etiqueta contendrá un mínimo de información igual al de otras, aunque cambie la marca.

Lo mismo sucede con los servicios de salud, no importa si se prestan en hospitales privados o públicos, en un estado del país o en otro, la norma señalará los pasos que deben seguirse en determinadas cuestiones, así como las especificaciones que se deben cumplir para que un local funcione como clínica u hospital, o la forma en que deberá tratarse a un paciente en urgencias con múltiples traumas, y que será diferente a la forma en que se ha de tratar a una mujer embarazada que tiene contracciones. Las normas oficiales para estos casos contienen distintos protocolos de actuación.

Es importante señalar que las normas oficiales son elaboradas por el secretario de Estado de la materia correspondiente, es decir, es el Poder Ejecutivo quien las crea. Para el tema que nos ocupa, corresponde al secretario de Salud elaborar las normas oficiales, siguiendo el procedimiento que establece la Ley Federal sobre Metrología y Normalización. La relevancia en el sujeto que las crea es porque el Poder Ejecutivo carece de facultades legislativas, es decir, no puede crear derechos u obligaciones a través de las normas oficiales, sino sólo instaurar, como señala la ley mencionada, los procedimientos que ayuden al cumplimiento de derechos u obligaciones establecidos previamente en leyes de la materia correspondiente. Esto significa que el Poder Ejecutivo (en este caso a través del secretario de Salud) tiene competencia para elaborar la NOM sobre planificación familiar, por ejemplo, pero en ésta no puede establecer derechos u obligaciones que no estén previstos en la Ley General de Salud.

Esta aclaración es pertinente porque a últimas fechas, grupos de diversas ideologías han tratado de introducir a través de las NOM, derechos y obligaciones para la ciudadanía que los Congresos estatales no han legislado.

Se debe tener cuidado pues una NOM que crea derechos y obligaciones que no están en la LGS o en otra ley relativa al tema que se trate es inconstitucional y seguramente violatoria de los derechos ciudadanos, violenta el pacto federal y la soberanía de las entidades federativas, provocando falta de certeza e inseguridad jurídica para los ciudadanos.

> La ley sobre metrología distingue tres tipos de normas:
>
> *Norma mexicana:* la que elabora un organismo nacional de normalización, o la secretaría, en los términos de esta ley, que prevé para un uso común y repetido reglas, especificaciones, atributos, métodos de prueba, directrices, características o prescripciones aplicables a un producto, proceso, instalación, sistema, actividad, servicio o método de producción u operación, así como aquellas relativas a terminología, simbología, embalaje, marcado o etiquetado.
>
> *Norma o lineamiento internacional*: la norma, lineamiento o documento normativo que emite un organismo internacional de normalización u otro organismo internacional relacionado con la materia, reconocido por el gobierno mexicano en los términos del derecho internacional.
>
> *Norma oficial mexicana* (NOM): la regulación técnica de observancia obligatoria expedida por las dependencias competentes, conforme a las finalidades establecidas en el artículo 40, que establece reglas, especificaciones, atributos, directrices, características o prescripciones aplicables a un producto, proceso, instalación, sistema, actividad, servicio o método de producción u operación, así como aquellas relativas a terminología, simbología, embalaje, marcado o etiquetado y las que se refieran a su cumplimiento o aplicación.

La diferencia de las NOM con las otras dos es su obligatoriedad, que tiene la finalidad que señala el artículo 40 de la propia ley, y que ha seguido el procedimiento que para su elaboración determina esa ley. En el caso de la norma internacional, que ésta ha sido elaborada por organismos internacionales y no necesariamente es obligatoria, a menos que esté contenida en un tratado internacional.

A continuación se incluyen algunas NOM relacionadas con temas bioéticos:

Clave o código	Denominación y dirección web	Publicación en el *DOF*
NOM-004-SSA3-2012	Del expediente clínico ‹https://www.gob.mx/cms/uploads/attachment/file/35875/NOM-004-SSA3-2012.pdf›	15-10-2012
NOM-005-SSA2-1993	De los servicios de planificación familiar ‹http://www.salud.gob.mx/unidades/cdi/nom/rm005ssa293.html›	21-01-2004
NOM-007-SSA2-2016	Para la atención de la mujer durante el embarazo, parto y puerperio, y de la persona recién nacida ‹http://www.dof.gob.mx/nota_detalle.php?codigo=5432289&fecha=07/04/2016› nacidaphp?codigo=5432289&fecha=07/04/2016›	7-04-2016
NOM-009-SSA2-2013	Promoción de la salud escolar ‹http://www.dof.gob.mx/nota_detalle.php?codigo=5324923&fecha=09/12/2013›	9-12-2013
NOM-010-SSA2-2010	Para la prevención y el control de la infección por virus de la inmunodeficiencia humana ‹http://www.censida.salud.gob.mx/descargas/drhumanos/NOM-010-SSA2-2010.pdf›	10-11-2010
NOM-011-SSA3-2014	Criterios para la atención de enfermos en situación terminal a través de cuidados paliativos ‹https://www.gob.mx/cms/uploads/attachment/file/35881/NOM-011-SSA3-2014.pdf›	9-12-2014
NOM-012-SSA3-2012	Que establece los criterios para la ejecución de proyectos de investigación para la salud en seres humanos ‹https://www.gob.mx/cms/uploads/attachment/file/35883/NOM-012-SSA3-2012.pdf›	4-01-2013
NOM-019-SSA3-2013	Para la práctica de enfermería en el sistema nacional de salud ‹https://www.gob.mx/cms/uploads/attachment/file/35886/NOM-019-SSA3-2013.pdf›	2-09-2013
NOM-034-SSA2-2013	Para la prevención y control de los defectos al nacimiento ‹http://data.salud.cdmx.gob.mx/ssdf/transparencia_portal/Archivos/a14f01/NORMA%20Oficial%20Mexicana%20NOM-034-SSA2-2013.pdf›	24-06-2014

Imagen 4.5. Elaboración propia.

Bibliografía

Saba-Mussali, A., L. M. Pichardo, "Uso del placebo en ensayos clínicos: Una cuestión de justicia", *UPdate, Journal of Medicine*, México, 2014, 3(1): 29-35.

Internet

Clasificación Internacional de Enfermedades de la oms [en línea], disponible en ‹http://apps.who.int/classifications/icd10/browse/2016/en›. 21 de julio de 2016.

Comité Internacional de Bioética, unesco [en línea], disponible en ‹http://www.unesco.org/new/en/social-and-human-sciences/themes/bioethics/international-bioethics-committee/›. Consultado el 12 de septiembre de 2019.

Constitución de la oms [en línea], disponible en ‹http://www.who.int/governance/eb/who_constitution_sp.pdf›. Consultado el 17 de julio de 2016.

Convención de Viena sobre el Derecho de los Tratados, que reglamenta la forma en que deben expedirse y firmarse estos documentos [en línea], disponible en ‹https://www.oas.org/36ag/espanol/doc_referencia/Convencion_Viena.pdf›. Consultado el 13 de noviembre de 2016.

Convención de Viena sobre el Derecho de los tratados, parte II del tratado [en línea], disponible en ‹http://www.oas.org/xxxivga/spanish/reference_docs/convencion_viena.pdf›. Consultado el 18 de julio de 2016.

Convenio sobre la Diversidad Biológica, onu [en línea], disponible en https://www.un.org/es/events/biodiversityday/convention.shtml›. Consultado el 8 de septiembre de 2019.

Declaración Universal sobre Bioética y Derechos Humanos, unesco [en línea], disponible en ‹http://portal.unesco.org/es/ev.phpURL_ID=31058&URL_DO=DO_TOPIC&URL_SECTION=201.html›.

Documentos básicos de la Organización Panamericana de la Salud, 18a. ed. [en línea], disponible en ‹http://www.google.com.mx/url?sa=t&rct=j&q=&esrc=s&source=web&cd=2&cad=rja&uact=8&ved=0ahUKEwjT0_7C4YXOAhUJ7WMKHU_VC4sQFggiMAE&url=http%3A%2F%2Fwww.paho.org%2Fhq%2Findex.php%3Foption%3Dcom_docman%26task%3Ddoc_download%26gid%3D864%26Itemid%3D&usg=AFQjCNFd4qjHYP-59gZgrxc3AAKhNxueyg›. Consultado el 23 de julio de 2016.

Estatuto de Roma, que define en qué consisten los crímenes de guerra [en línea], disponible en ‹http://www.un.org/spanish/law/icc/statute/spanish/rome_statute(s).pdf›. Consultado el 13 de noviembre de 2016.

GENNARO, A. R., *Farmacia*, Vol. 1, 20a., ed., Argentina, Médica Panamericana, 2003, p. 91 [en línea], disponible en ‹https://books.google.com.mx/books?id=Av4I-IsyH-qcC&pg=PA91&lpg=PA91&dq=condici%C3%B3n+m%C3%A9dica,+como+comparaci%C3%B3n+de+la+droga+en+estudio&source=bl&ots=VobBVY-Juch&sig=gfKeDpKMSs8Eu-5WPM5cxnioGkU&hl=es&sa=X&ved=0ahUKEwjl-j97px9bSAhWCgrwKHW53BY0Q6AEIJzAC#v=onepage&q=condici%C3%B3n%20m%C3%A9dica%2C%20como%20comparaci%C3%B3n%20de%20la%20droga%20en%20estudio&f=false›. Consultado el 15 de noviembre de 2016.

INFORME Belmont, inciso B.1, p. 3 [en línea], disponible en ‹http://www.bioeticayderecho.ub.edu/archivos/norm/InformeBelmont.pdf›. Consultado el 18 de julio de 2016.

LA BIOÉTICA en la UNESCO [en línea], disponible en ‹http://www.unesco.org/new/es/office-in-montevideo/social-and-human-sciences/bioethics/›. Consultado el 12 de septiembre de 2019

LEY sobre la Celebración de Tratados, arts. 1, 2, 7 y 8 [en línea], disponible en ‹http://www.diputados.gob.mx/LeyesBiblio/ref/lsct.htm›. Consultado el 18 de julio de 2016.

OMS, Gobernanza, Asamblea [en línea], disponible en ‹http://www.who.int/governance/es/›. Consultado el 21 de julio de 2016.

ORGANIZACIÓN Mundial de la Salud, Programa de erradicación de la viruela [en línea], disponible en ‹https://www.who.int/features/2010/smallpox/es/›. Consultado el 12 de septiembre de 2019.

PROTOCOLO de Nagoya-Kuala Lumpur [en línea], disponible en ‹https://bch.cbd.int/protocol/NKL_text.shtml›. Consultado el 9 de septiembre de 2019.

REGLAMENTO Sanitario Internacional [en línea], disponible en ‹http://apps.who.int/iris/bitstream/10665/246186/1/9789243580494-spa.pdf?ua=1›. Consultado el 21 de julio de 2016.

CAPITULO 5

¿Una o múltiples bioéticas?

*Luz María Guadalupe Pichardo García**

1. Pluralidad de visiones, planteamientos y modelos en bioética

En el capítulo 2 se brindó un panorama claro y completo de la bioética como ciencia interdisciplinar, sus bases antropológicas y éticas; su naturaleza y orígenes. En este capítulo se presenta la situación de la bioética en la actualidad, como ciencia sumamente joven, únicamente con cinco décadas de desarrollo, numerosos intentos de centrarse, como en los inicios en un referente a su medida, que es la ética de la vida y por tanto el respeto incondicional y en especial a los seres vivos y, por supuesto, al ser humano y su dignidad. Aún no puede compararse con otras ciencias milenarias, como las matemáticas, la filosofía, la medicina, la arquitectura, etcétera, que poseen una consistencia y argumentación bien definidas y probadas. Con la bioética son patentes múltiples intentos, la mayoría fallidos, de encontrar novedosos y cambiantes referentes y principios, como la autonomía absoluta, que respondan al objetivo de las intervenciones científicas y tecnológicas sin límites, dividiendo a los seres en merecedores de los avances de la ciencia y otros puestos aparte (formas diversas de discriminación utilizada en los últimos tres siglos).

La auténtica bioética debe destruir las barreras que impiden instrumentalizar al ser humano y reafirmar la máxima del respeto a cuanto existe: no todo lo que se puede, se debe. El problema principal son las políticas de salud intervencionistas y el utilitarismo reinante, así como otros graves problemas que se encuentra cuando se cosifica la vida, como el relativismo, que busca desaparecer toda referencia a la principios, valores y derechos universales.

* Doctora en Ciencias con especialidad en Bioética. Profesora investigadora en la Facultad de Derecho de la Universidad Panamericana y del posgrado en Bioética de la Facultad de Medicina de la UNAM.

La bioética, en múltiples posturas reflejadas en investigaciones y publicaciones, adolece todavía de solidez en la lógica de sus supuestos, sobre todo porque se pretende desaparecer el pensamiento de milenios para un *fresh start* (comienzo fresco). Esto produce una confusión poco pensada y desviada a intereses particulares que favorecen a una élite que goza de los medios económicos y del poder. "La falta de referencias filosóficas para respaldar su quehacer científico, deben remediarse volviendo a los objetivos principales de la bioética, que nació para reunir lo experimental y las ciencias humanas".[1] Como señala atinadamente Agnus Dawson: "La bioética hoy es viciada y aburrida",[2] y como tal no aporta como debería a necesidades concretas en la sociedad actual. Sus planteamientos son divergentes, de acuerdo con los objetivos sesgados de quien patrocina.

No se trata de frenar –sin una razón– la biotecnología, la ingeniería genética las ciencias cibernéticas, entre otras, en sus atinados avances para mejorar la vida. Únicamente se pretende que la bioética cuide que no se sobrepasen los límites que la naturaleza misma lleva en su ser.

En pleno 50 aniversario de esta disciplina parece que los científicos y tecnólogos de vanguardia desearían su desaparición, o al menos controlar sus postulados. Esto es más patente, desde el inicio de este milenio, con las corrientes llamadas transhumanistas y posthumanistas. Tanto la ética médica como la bioética estorban sus pretensiones de llevar a los seres humanos a un estado evolutivo nuevo, a través de una fusión de las máquinas con el ser humano y de las ciencias de la informática con la conciencia humana, dando origen a los ciborgs o robots humanoides, así como la manipulación genética, que pretende lograr un paso evolutivo significativo para dar lugar a posthumanos con características al gusto de quienes marcan la pauta.

Verdaderamente esto puede sonar a ciencia ficción, pero la realidad demuestra lo contrario. El mayor avance en técnicas de edición genética requiere una reflexión ética, por poner un ejemplo, los esfuerzos realizados en este milenio por alterar el genoma gracias al descubrimiento del CRISPR-cas9 (una enzima compleja que funciona como "tijera" del ADN),[3] las nanotecnologías, las ciencias de la información y las biotecnologías. La mayoría ya probadas en humanos desde 2016.

El proyecto transhumanista (principalmente planteado por Nick Bostrom) y posthumano tienen como objetivo imprimir una orientación eminentemente "práctica" al conocimiento, a la ciencia y a la tecnología, superando una "etapa del ser humano" y pasando a la subsecuente, dirigida por el tecnócrata. Temas que tratan

1 L. M. Pichardo, Reinventing Bioethics, en A Post-Humanist and Post-Truth Society. The Present and Future of Bioethics, *Gac. Med. Mex.*, 2019, 155(2): 149-155.

2 A. Dawson, The Future of Bioethics: Three Dogmas and a cup of Hemlock, *Bioethics*, 24(5): 218-225, junio de 2010. doi: 10.1111/j.1467-8519.2010.01814.x

3 L. Gómez-Tatay, J. Aznar, "CRISPR-cas9. El mayor avance en técnicas de edición genética requiere una reflexión ética", *Cuadernos de bioética*, 2019, 30(99): 171-185.

Burguete (2016), González y otros (2014).[4] El pensamiento actual no busca la verdad, sino la liberación del hombre. Una liberación entendida como ausencia total de normas y límites. Extendido a la ciencia implica una total independencia en la experimentación y en el diseño de los rasgos humanos de la condición de un ser "nuevo" que pretenden crear.

Queda mucho qué decir acerca de la urgencia de una seria reflexión acerca de los posibles peligros y efectos secundarios de lo que estas corrientes pretenden lograr. Es muy conveniente desarrollar un análisis de los medios y objetivos que el transhumanismo quiere utilizar. Desde la bioética se propongan los límites éticos y los principios de siglos, acordes a las mejoras objetivas, que lleven a controlar el panorama relativista y amenazador, especialmente del posthumanismo y la postverdad.[5]

Nuevas perspectivas

Afortunadamente, desde otra perspectiva, la influencia de la bioética se va haciendo más sólida en algunos países y va sentando límites a partir del respeto a la esencia y dignidad de todo ser humano, principalmente reflejado en las políticas del sector salud, las comisiones y tratados internacionales y nacionales, que van centrando los avances biotecnológicos en lo que beneficia a la persona y el ecosistema. Importantes aportaciones se han conseguido gracias a la bioética. Por mencionar alguna, están los cambios de las relaciones del equipo de salud: médico/paciente; enfermera/paciente, así como la profesionalización de la enfermería y la creación de comités hospitalarios de ética y bioética.

La bioética surge en un momento decisivo (los años setenta), como un intento de coordinar los logros de las ciencias positivas con las ciencias humanísticas, las cuales llevan ya varios siglos por cauces independientes. A partir del dualismo de René Descartes viene una separación en la filosofía: el de la materia (*res extensa*) y el pensamiento (*res cogitans*), que dio lugar a los idealismos y materialismos, a los empirismos y racionalismos de diverso cuño, que desembocan con el tiempo en posiciones radicales, como el pragmatismo de William James (1842-1910), la fenomenología de Edmund Husserl (1859-1938), cercana al idealismo de varios autores del siglo XX. A partir de la época moderna y después de la Ilustración estas ideas han impregnado el pensamiento contemporáneo e incluso hasta el siglo XXI, la distancia se hace cada vez mayor, llegando a ser para muchos pensadores ámbitos totalmente excluyentes.

El propósito del conocimiento se restringe, desde el pensamiento moderno (Comte, Bunge) al dominio de la naturaleza por medio del método científico. Edmund Husserl señala, con este planteamiento, que lo verdadero quedaría única-

4 A. M. González, C. Iffland, *Care Professions and globalization. Theoretical and practical perspectives,* Londres, Palgrave Macmillan, 2014.

5 L. M. Pichardo, Reinventing Bioethics in a Post-Humanist and Post-Truth Society, The Present and Future of Bioethics, *Gac. Med. Mex.*, 2019, 155(2): 149-155.

mente reducido a "lo verificable",[6] lo cual sería una limitación y una restricción a las posibilidades de conocer la realidad, que quedaría en el plano subjetivo, personal, muy difícil de constatar. Este enfoque termina en la total decepción, al enfrentar los límites obvios del pensamiento humano, que no puede abarcarlo todo, tanto en el ámbito de las ciencias humanas como en las experimentales: el hombre no es capaz de controlarlo todo. Existen situaciones que rebasan al ser humano; por citar un ejemplo del ámbito médico, están la enfermedad, el sufrimiento y la muerte.

La bioética, puede decirse, también ha contribuido a que la filosofía termine con el distanciamiento de las ciencias experimentales, proporcionándole, otra vez, unas coordenadas seguras a través de los principios bioéticos. A los adelantos biotecnológicos y biomédicos no les conviene siempre un contexto ético para evaluar y decidir lo que es correcto y lo que no lo es en estos nuevos ámbitos, especialmente en las ciencias médicas y biotecnológicas, que se han convertido en negocios multimillonarios, que afectan y explotan distintas facetas biosociológicas del ser humano: no se puede disponer de la naturaleza y menos del hombre, sin una racionalización, sin una reflexión seria y ponderada con respecto a las consecuencias que se esperan a corto, mediano y largo plazos de cualquiera aplicación que los afecte.

La reflexión acerca del uso de los recursos disponibles debe hacerse en el contexto de la auténtica relación del hombre con la naturaleza. Siempre teniendo en cuenta que el hombre es el único ser que es un fin en sí mismo y capaz de perfeccionarse o deteriorarse, y con ello afectar su entorno.

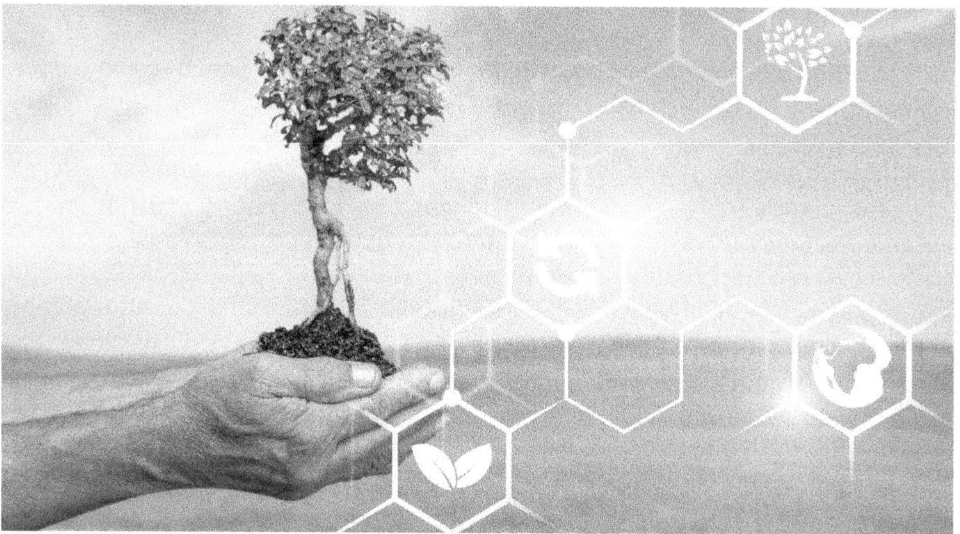

Imagen 5.1. La acción del ser humano en el medio es innegable, afecta su entorno para bien o para mal. Debe considerarse, sin embargo, que únicamente el hombre es consciente de que utiliza el resto de los recursos como instrumentos, ya que sólo él es un fin en sí mismo (Kant).

6 E. Husserl, *La crisis de las ciencias europeas y la fenomenología trascendental*, Buenos Aires, Prometeo Libros, 2008.

Lo que ha dado una nueva perspectiva a la bioética han sido principalmente tres factores que se han presentado en el siglo XX: *a)* el desarrollo acelerado de las biotecnologías,[7] como el FIVET;[8] los abusos en la investigación utilizando participantes humanos, como en Tuskegee, Alabama, con los experimentos con negros;[9] *b)* la talidomida y sus nefastas consecuencias en los niños con malformaciones graves; *c)* la revolución sexual de los sesenta, disparada por la difusión de la píldora anticonceptiva, que condujo al control natal y la consecuente planificación familiar.

De estos tres elementos se han derivado consecuencias que parecen no tener marcha atrás, como la reducción de la tasa poblacional, por el miedo a que no alcancen los recursos existentes. El neomalthusianismo, que consiste en que las ideas malthusianas, malentendidas,[10] condujo a una interpretación alarmante del control natal; las esterilizaciones masivas en países en desarrollo y la mentalidad antinatalista de muchos gobiernos promovida por el Informe Kissinger,[11] el uso incontrolado de avances científicos y técnicos, entre otros, que se han mencionado.

2. Distintos modelos y posturas bioéticas

Existen numerosas posturas en la bioética. A continuación se presentan algunas de las más relevantes, sin pretender abarcar todas las corrientes actuales. Lino Ciccone las agrupa en cuatro tendencias principales, que incluyen el principialismo de Beauchamp y Childress (1982) y la ética de las virtudes.[12] También se hará referencia a los principales autores de cada corriente.

2.1. Modelos sociobiologistas

El criterio de este modelo basa su verdad en la opinión dominante, por ejemplo, se afirma que la vida humana depende de los valores más cotizados de acuerdo

7 R. L. Andorno, "Incidencia de la fecundación *in vitro* sobre la distinción entre personas y cosas", *Persona y Derecho*, núm. 26, pp. 9-27.

8 F. J. León Correa, "El diálogo bioético en las técnicas de reproducción asistida", *Acta bioeth.*, 2007, 13(2): 161-167 [en línea], disponible en ‹http://www.scielo.cl/scielo.php?script=sci_arttext&pid=S1726-569X2007000200002&lng=es›, ‹http://dx.doi.org/10.4067/S1726-569X2007000200002›.

9 Caso Tuskegee, versión oficial [en línea], disponible en ‹http://www.cdc.gov/tuskegee/›. Consultado el 15 de noviembre de 2008.

10 Malthus nunca propuso el control poblacional por medios que atentaran contra la vida de las personas o impidieran los nacimientos. Señalaba: "Apuntaría a la única línea de conducta aprobada por la naturaleza, la razón y la religión, la abstinencia del matrimonio hasta que podamos mantener a nuestros hijos, y la castidad hasta que llegue ese periodo". Consideraba que siempre la naturaleza mantiene un equilibrio entre nacimientos y muertes [en línea], disponible en ‹http://www.econlib.org/library/Malthus/malPlong30.html›. Consultado el 22 de julio de 2016.

11 Kissinger Report NSSM-200 (National Security Study Memorandum) [en línea], disponible en ‹http:/www.population-security.org/11-CH3.html›. Consultado el 8 de septiembre del 2013.

12 L. Ciccone, *Bioética. Historia, principios y cuestiones*, Madrid, Palabra, 2005.

con la tendencia cultural de moda o en aquellos más aceptados y convenientes a las minorías.[13] Es el equivalente a la selección natural aplicada a lo social, como lo establecen en sus publicaciones autores como Julian Huxley, Ernst Mayr, Theodosius Dobzhansky: la supervivencia del más fuerte. Supone que la dignidad de la persona se fundamentaría en el comportamiento de la sociedad y en su juicio basado en valores y normas cambiantes sobre lo correcto e incorrecto (Max Weber). Esta corriente no concibe normas absolutas, lo que está a favor del progreso está bien, lo que comprometa el equilibrio evolutivo del ecosistema está mal (Heinsenk). El ser humano debe administrar bien los recursos. En resumen, se reduce a la persona al momento presente, por lo que las decisiones éticas dependen de la situación actual; se rechaza la historia precedente. Se asume el reduccionismo junto con el evolucionismo. El empuje evolutivo arranca del "egoísmo biológico" o instinto de conservación, que es el que prevalece. Es la biología, los genes son los que dirigen y mandan.[14] También Jacques Monod, biólogo francés autor del libro *El azar y la necesidad* es uno de los representantes más influyentes de esta postura. No existen principios definidos o leyes en la naturaleza, más allá de lo que descubre el hombre a través del método experimental.

Allan Franklin señala, con respecto a esta postura, que "la aceptación de hipótesis científicas, la resolución de resultados discordantes, así como la aceptación de resultados experimentales se basa en negociaciones dentro de la comunidad científica, negociaciones que no se refieren a la evidencia o a criterios epistemológicos ni metodológicos, pero incluyen consideraciones como los intereses profesionales, el prestigio de las instituciones científicas y la utilidad de la investigación futura".[15] No es relevante que se busque el bien de la humanidad, sino que "convenga" a la ciencia.

Se limita a una ética puramente descriptiva: hay que observar y derivar los principios, que cambian con cada época y sistema de valores. Por tanto, sería inútil definir los derechos humanos. Se justifica la eugenesia,[16] tanto positiva como negativa. Se justifica la ingeniería genética selectiva. El hombre se explica cómo complejidad neurológica creciente, sin principio que le anime. En definitiva, es una postura materialista. Algunos representantes de esta corriente serían Peter Singer, Richard Hawking, Alfred Russel Wallace, John Maynard Smith, entre otros.

2.2. Modelos liberales

En este modelo la ética no se funda en los valores ontológicos del ser ni en los derechos humanos, sino en la búsqueda de la autonomía de la persona, en la libertad que tiene

13 C. H. Waddington, *The Ethical Animal*, Londres, George y Allen Unwin, 1960.

14 R. Hawking, *El gen egoísta*, Reino Unido, Oxford University Press, 1976.

15 A. Franklin, *Can that be Right? Essay on Experiment, Evidence and Science*, Dordrecht, Holanda, Kluwer, 1999.

16 Permitir los nacimientos de los "más aptos". Descartar a los menos aptos.

como único límite la libertad de los demás. Peter Singer, Ruth Macklin y Tom Beauchamp son algunos de los principales filósofos que escriben sobre bioética desde los inicios de esta disciplina y promueven ideas liberales, donde es el sujeto el que decide sobre su vida; el investigador sobre los temas que investiga y el material que usa. Algunos pertenecen al Hastings Center, la UNESCO y a la OMS.

Para este modelo, la autonomía es un valor absoluto no sólo mero principio. El punto de referencia supremo y último de las actuaciones sería que cada uno decida su vida, por lo que es lícito aquello que es libremente elegido y que, además, como se dijo, no lesiona la libertad de los demás. La libertad no está ligada con la verdad, ni la busca, porque no es auténtica libertad, sino capacidad de autodeterminación. Esta postura desemboca en el subjetivismo moral: cada quien tiene su moral; en el liberalismo ético no hay límites en la conducta; el cientificismo concede una autoridad absoluta con base en las conclusiones que provienen de las ciencias experimentales.

La moral no se basa en los hechos, sino en la "opción" autónoma del sujeto. Conduce —en el fondo— a la negación de la capacidad del ser humano de conocer. Algunas consecuencias concretas de los autores que siguen esta corriente serían: la imposibilidad de conocer valores asociados a un bien real o a una norma moral universal, por ejemplo, el trabajo, el descanso, pretender una educación de excelencia, la prudencia, entre otras. La autonomía está sobre todo y es un absoluto, la liberalización del aborto, del FIVET, experimentación con embriones sin límites, la libre elección de sexo, la ausencia de límites en la investigación, la libertad de elegir cómo y cuándo morir.[17]

Ayllón, filósofo español, escritor de algunos libros de bioética, señala: "Lo sepamos o no, nos guste más o menos [...] las sociedades occidentales son hijas de Hume, Marx, Nietzsche y Freud, quienes durante el modernismo de los siglos XIX y XX difundieron el subjetivismo moral (da igual cualquier postura); la inversión de valores",[18] oponiéndose, por ejemplo, al realismo axiológico, que sostiene que hay valores universales, como la justicia, la solidaridad, la instauración de la paz, la vivencia del amor, el descubrimiento de la verdad, etcétera. Si estos contenidos axiológicos no existieran de algún modo, ni siquiera podríamos hablar de ellos, y mucho menos aspirar a su cultivo, por ejemplo, en la educación de las personas (Cuéllar, 2009). Para los herederos de la "inversión de valores" nietzscheana, lo más importante es la imagen, lo verdadero es lo que manejan los medios de comunicación, si no aparece en ellos, no existe. Más tarde los han seguido varios autores posmodernos, como Foucault, Vattimo, Singer, entre otros, y en especial el relativismo de Richard Rorty. Todos ellos han hecho pensar a la gente contemporánea, en

17 C. H. Waddington, *The Evolution of an Evolutionist*, Ithaca, Nueva York, Cornell University Press, 1975; A. Tile, J. Huxley, C. Waddington, The Ethical Animal, Londres, 1962; The Ethical Animal, por C. H. Waddington, George Allen y Unwin, Londres, 1960; A. D. Goldberg, C. D. Allis., E. Bernstein, Epigenetics: A Landscape Takes Shape, *Cell*, 2007, núm. 128, pp. 635-638. S. Huang, The molecular and mathematical basis of Waddington's Epigenetic Landscape: A Framework for Post-Darwinian Biology?, *BioEssays*, 2011, núm. 34, pp. 149-157.

18 J. R. Ayllón, *Desfile de modelos. Análisis de la conducta ética*, 5a. ed., Madrid, Rialp, 2002

especial a los jóvenes, que vivimos una época de desencanto, de la carrera por el progreso individual; se pasa del capitalismo a una economía de producción y de ahí hacia una economía del consumo. Volver a considerar el respeto a la naturaleza y la defensa del ambiente, que se mezclan con la compulsión al consumo. Los medios de comunicación masiva y la industria del consumo masivo se convierten en centros de poder. Deja de importar el contenido del mensaje para revalorizar la forma en que es transmitido y el grado de convicción que pueda producir".[19]

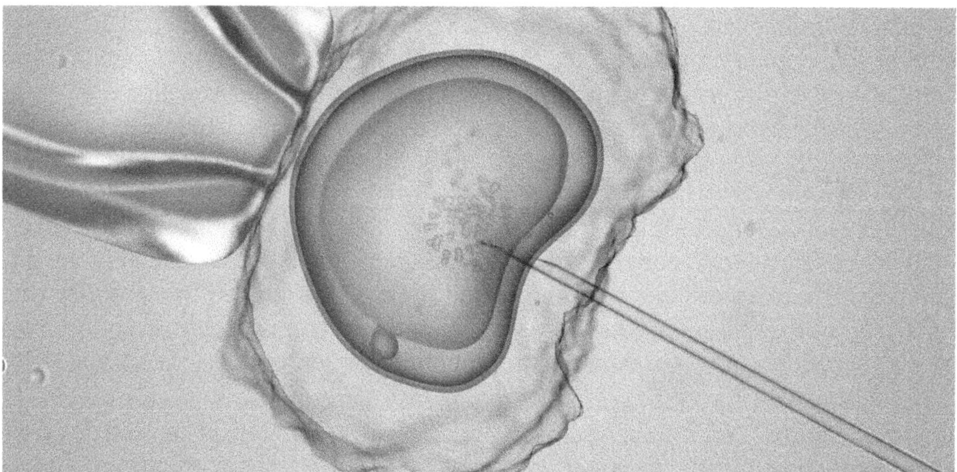

Imagen 5.2. En el modelo liberal radical no existen límites para experimentar. Por ejemplo, se extraen células de los embriones precoces –menores a 15 días– antes de la implantación. Se utilizan los sobrantes de la fecundación *in vitro* o se fecundan para obtener células madre embrionarias para experimentos.

En este modelo el concepto de libertad se limita al acto. Se omite la jerarquía de valores en la que la vida antecede a la libertad. Sin vida humana, no es posible ser libre, por lo que todo acto debería preservar en primer lugar la vida humana y los valores humanos. No se acepta que todo acto libre lo es si conduce al bien objetivo —real—, a lo que humaniza, a lo correcto.

2.3. Modelos pragmático-utilitaristas

Este tipo de modelos se basan en la praxis. El valor primordial es lo útil. El autor que inicia esta corriente de pensamiento es Francis Bacon (1561-1626), en los siglos XVI-XVII, quien propone la supremacía de la acción técnica sobre la contemplativa o el mero saber; hacer ciencia, para Bacon, implica un conocimiento aplicable a la realidad para modificarla y ponerla al servicio del hombre. [20] Con este planteamiento

19 J. R. Ayllón, *op.cit.*

20 Cfr. *The Works of Francis Bacon*, Reino Unido, Cambridge University Press, 2011.

cambia el objetivo de la ciencia. Lo que importa no es saber, sino disfrutar de las cosas que son hechas por la técnica. Deja a un lado la contemplación intelectual de la ciencia.

Viene más tarde una cauda de filósofos cuyas posturas tienden —por vías distintas— a reforzar ideas abiertas al empirismo, el pragmatismo y —en el terreno político— al liberalismo, entre ellos, Thomas Hobbes (1588-1679), John Locke (1632-1704), George Berkeley (1685-1763), David Hume (1711-1766). En general, para ellos, a nivel epistemológico, lo útil para la ciencia es lo percibido por los sentidos, lo práctico, lo que reporta alguna utilidad. En este contexto, el criterio principal que determina la elección y, aplicándolo a nuestro tiempo, impregnado de utilitarismo, es el principio de costo-beneficio. Lo relevante es que en el balance el beneficio supere al costo en lo social, político, ambiental, empresarial, etcétera.

Desde esta perspectiva es necesario recurrir a una moral pragmática: la ética del cálculo de la utilidad evaluable. Ese cálculo, imprescindible en cualquier intervención médica, por ejemplo, se aplica también entre el valor de la vida humana y los valores económicos, sociales o simplemente de progreso científico, de forma que se puede llegar a un utilitarismo extremo. Vale lo que demuestra ser rentable. Se descarta lo que a corto o mediano plazos genera un cargo importante para la sociedad o las instituciones. Un país donde se vive pródigamente este modelo es Australia, donde hay una libertad absoluta de investigación, en especial en cuanto la fabricación y utilización de embriones humanos y las facilidades para elegir entre diversas formas de relaciones sexuales. También Bélgica y España han facilitado numerosas formas de investigación, que tienden a la eutanasia y a la manipulación genética.

A partir de este modelo se elabora el concepto de "calidad de vida" evaluada según el mínimo de dolor, el mínimo de costos afectivos, psicológicos y, por último, económicos. Facilita y promueve la eutanasia; el manejo subjetivo de pacientes de poblaciones vulnerables en función del análisis: costos/eficacia; costos/calidad de vida; productividad/salud; edad/terapia, entre otros. El criterio de la utilidad es siempre el último. No se considera la utilidad respecto a la persona o al paciente, tampoco con respecto a la finalidad del propio acto médico: la salud de una persona enferma, o de la humanidad. Se reduce a beneficios materiales y económicos.

2.4. Modelo realista-personalista

Este modelo se basa en una corriente filosófica caracterizada por resaltar la "existencia objetiva" de los conceptos de carácter universal. Hay valores universales inmutables que se conocen al adentrarse en la realidad a través del estudio y del conocimiento. El ser humano (la persona humana) tiene la capacidad de conocer lo verdadero y, por tanto, partir de los hechos objetivos y las leyes naturales para tomar decisiones sobre su actuar moral. La dignidad de la persona es la referencia ética del obrar moral. Serán rectas aquellas acciones acordes con la dignidad de la persona. En el panorama cultural actual, la concepción de respeto a la persona es la que mantiene la prioridad y la intangibilidad de la persona humana, desde la concepción y hasta la muerte, considerada como valor preponderante, punto de referencia, fin y nunca solamente medio. Su dignidad está determinada por el hecho de existir. De ésta derivan todos sus derechos fundamentales. Como se explica en el capítulo 4, esta dignidad es la que exige el máximo respeto y un efectivo cuidado por el ser humano, desde el momento de la concepción hasta la muerte natural, y siempre que se muestre necesitado de ayuda. Esta concepción responde, de manera más completa, al propio ser de la persona y explica mejor la relación entre la auténtica dignidad de la persona y su libertad, no como valores divergentes sino complementarios. Algunos de los defensores de esta postura son Natalia López Moratalla, bioquímica y bioeticista española, con múltiples publicaciones sobre el tema, en especial en relación con la fecundación y el embrión precoz, la parte que comprende el diálogo bioquímico entre el embrión y la madre, acerca de los primeros 15 días del embrión humano, otro más sobre las diferencias entre el cerebro del varón y la mujer, y numerosos artículos sobre los resultados fallidos cuando se utilizan células madre embrionarias. También están los trabajos de José Ramón Ayllón, filósofo personalista, cuyos libros son reveladores de los motivantes de la conducta de la sociedad del siglo XXI. Otros bioeticistas de la corriente realista personalista son Antonio Pardo, Jesús Ballesteros, Gonzalo Herranz, Ángela Aparisi, José López Guzmán, María de la Luz Casas, Francisco León Correa, Guiseppe Savagnone, Andrés Ollero, Vicente Bellver Capella, Pedro Talavera, Francesco Viola, Hugo S. Ramírez-García, Encarnación Fernández, entre otros.

Los autores que siguen la bioética personalista se ocupan del ser humano de manera integral. En el terreno de la salud procuran ver al enfermo como ser especialmente necesitado de cuidados; buscan su máximo bien en todo momento. Cualquier paciente tiene derecho a ser atendido, de inmediato, de manera individual, atendiendo a sus concretas necesidades, aliviar el dolor y ser encauzado al tratamiento óptimo que necesite. Como lo deben indicar también las leyes locales.

Naturalismo sociobiologista	Liberal radical	Pragmático utilitarista	Realismo personalista
Propone una ética basada en el evolucionismo. La prioridad de la especie sobre el individuo, por **la selección natural**. Observar empíricamente los comportamientos y de ahí derivar normas, las cuales cambian y se definen del proceso de **la ley de más fuerte.**	Las normas no son deducibles de los hechos, sino del sujeto (subjetivismo). De aquí deriva el principio de Belmont de **autonomía**. Sería el fundamento de las decisiones éticas. Si yo le elijo libremente. Mientras no dañe a otros.	**La utilidad social es el valor de referencia**. La elección moral debe basarse en la obtención del mayor bienestar (económico) Marco de referencia para una decisión ética: **costo-beneficio.** Es el contractualismo	**El centro es la persona**, en cuanto ser subsistente, con una naturaleza racional. De aquí se deriva su dignidad. El respeto a la **dignidad de ser humano** es el criterio prioritario de decisión

Tabla 5.3. Resumen de las características de los valores de referencia en los que se basan los principales modelos bioéticos manejados en la actualidad.

3. Informe Belmont y principialismo

Después de darse a conocer los brutales experimentos en Tuskegee, Alabama, en una población de 400 negros, quienes sin su consentimiento fueron utilizados durante 40 años (1932-1972) para estudiar la sífilis, se formó la Comisión Belmont en Estados Unidos. Después de siete años de estudio y deliberación (de 1972 a 1979) se publicó el Informe Belmont, del que derivan tres principios para la experimentación con seres humanos: beneficencia, justicia y autonomía. Una de las obras más representativas del principialismo es el texto "Principios de bioética médica" de Beauchamp y Childress (1989).[21] Esta es una obra pionera en este ámbito, que ocasionó una controversia entre el principialismo y la ética de la virtud, y más adelante el debate en torno al pluralismo.[22]

En 1986, Engelhardt publicó "Los fundamentos de la bioética", dando a la autonomía el rango del primer principio sobre los demás, y en especial sobre el paternalismo médico. Tres años más tarde, como se entiende en el Informe Belmont y en la publicación de Beachump y Childress en 1985,[23] se propone un marco de tres principios:

A. El principio de autonomía lo definen como "regulación personal de uno mismo, libre, sin interferencias externas que puedan controlar, y sin limitaciones personales que impidan hacer una elección. Una persona actúa libremente de acuerdo con un plan elegido". El principio de respeto a la autonomía se puede formular negativamente: las acciones autónomas no deben ser controladas ni limitadas por otros. Este principio plantea una obligación amplia y abstracta que no permite cláusulas de excepción.

B. El principio de beneficencia se refiere a "la obligación moral de actuar en beneficio de otros. Muchos actos de beneficencia son obligatorios, pero un principio de beneficencia, como nosotros lo entendemos, impone una obligación de ayudar a otros a promover sus importantes y legítimos intereses". Ello implica también la no maleficencia, "no hacer el mal".

C. Principio de justicia: es el reparto equitativo de cargas y beneficios en el ámbito del bienestar vital, evitando la discriminación en el acceso a los recursos sanitarios.

Estos principios derivan básicamente de las ideas ilustradas y de los planteamientos de Hobbes y Locke; son esencialmente liberales y no coinciden con el

21 T. L. Beauchamp, J. F. Childress, *Principles of Biomedical Ethics*, 3a. ed., Nueva York, Oxford University Press, 1989.

22 A. M. González, *En busca de la naturaleza perdida*, Navarra, EUNSA, 2000.

23 Beauchamp, Childress, *op. cit.*

contenido de los principios tradicionalmente utilizados en la ética médica durante milenios. Por ejemplo, en el caso de la autonomía, esta idea conlleva la desaparición del "bien" como categoría de lo real y como algo a lo que se tiende de manera natural, por medio de las decisiones libres. Más bien se busca "decidir autónomamente", al estilo de Kant, pero con un ingrediente más de índole liberal radical, sin que nada ni nadie me condicione. Cada ser humano se inventa su propia idea de bien, mientras no dañe a otros.

Los principios de beneficencia y maleficencia podemos considerarlos una lectura contemporánea del principio clásico de la sindéresis, el primero de los principios, "haz el bien y evita el mal". La justicia entendida de acuerdo con este planteamiento principialista se definiría como un reparto equitativo, un "estira y afloja" entre los bienes que quieren poseer distintos miembros de una sociedad. No tiene nada que ver con la virtud de la justicia en sentido tradicional, como la define Ulpiano:[24] constante y perpetua voluntad de darle a cada quien lo que es suyo, lo que a cada uno le corresponde por "derecho natural" o, dicho en otras palabras, conforme a su dignidad humana.

En este contexto la ética tiene que ver con resolver científicamente los conflictos de interés, a partir de una solución externa. Diego Gracia —siguiendo ese planteamiento— ha escrito acerca de establecer una jerarquía entre los principios: la autonomía y la beneficencia son principios que hacen referencia al individuo y que se atienen a condiciones personales.

No hay inconveniente en emplear la terminología de los principios americanos, si su significado coincide con el clásico y si se toman en cuenta otros principios igualmente relevantes. Hay diversas propuestas que pueden servir en ciertos casos particulares para darles cierta jerarquía, sin embargo, la perspectiva no es siempre realizable y completa.

Los principios de la ética médica y de la ética en general se aplican igualmente a la bioética, en tanto se refieren al comportamiento humano. La primera parte es la virtud que vive el profesional de la salud en la toma de decisiones bioéticas. Lo importante es ir a cada caso concreto y realizar una atenta reflexión, descubriendo qué principios pueden estar relacionados y cuál pesa más, tomando en cuenta el contexto particular en el que se aplican, con base en la innegable experiencia objetiva y universal del ser humano, para saber cómo y en qué momento aplicarlos.

4. Paradigma de la ética de las virtudes

En 1981 se reincorpora la noción de virtud en la reflexión bioética a través de dos autores: Pellegrino y Thomasma, quienes publican *For he Patient's Good, The Restoration of*

24 Domicio Ulpiano (Tiro, Líbano, 170-Roma, 228 d. C). Jurisconsulto romano de origen fenicio, considerado uno de los más grandes jurisconsultos de la historia del derecho. Fue tutor, consejero y prefecto del pretorio del emperador Alejandro Severo. Definió la justicia como la continua y perpetua voluntad de dar a cada quien lo que le corresponde.

Beneficence in Health Care,[25] obra en la que, a partir de la biomedicina, desarrollan una teoría alternativa o complementaria a los principios, cuyo objetivo es rehabilitar la ética de la virtud[26] planteada por MacIntyre en el debate bioético, con base en la *Ética nicómaquea* de Aristóteles (II, 1, 1103 a 14-18).

La ética de la virtud se divulgó con más fuerza en la década de los noventa.[27] Es un intento por retomar la virtud en el sentido clásico, para orientar la conducta profesional, tema olvidado desde la época ilustrada.[28] Como la felicidad ha sido definida como la actividad del alma según las virtudes, es preciso determinar ahora qué debe entenderse por virtud en el sentido clásico.

Aristóteles en la *Ética nicómaquea*, dedica el libro II (1103a-1104b), a explicarnos qué entiende por *areté, aretés* (virtud, virtudes en castellano),[29] por la necesidad que tenemos a nivel antropológico, de esas disposiciones habituales excelentes a las que llamamos virtudes y que son dignas de alabanza. Y esto, tanto a nivel intelectual como moral. El filósofo de Estagira les llama virtudes dianoéticas a las primeras y virtudes éticas a las segundas (1103a, 5-6).

Entre las virtudes morales menciona inicialmente la liberalidad vinculada al uso de los bienes económicos y la templanza, que consiste en el dominio de las tendencias e impulsos irracionales en relación con los placeres: "Hemos dicho que la templanza es el término medio en los placeres" (1117b, 25), sin dejar de lado en su reflexión a la justicia y la fortaleza. En referencia a las virtudes intelectuales, que corresponden a la parte racional, mencionemos a la prudencia, a la ciencia y a la sabiduría. El hombre, por tanto, es capaz de modular de manera particular y concreta su conducta a través de diversos hábitos buenos o virtudes.[30]

A través del cuerpo, de hecho, es que poseemos bienes materiales (las cosas que usamos); mediante el conocimiento es que poseemos la realidad de una manera intencional; finalmente, contamos con nosotros mismos y el mundo, a través de los hábitos, como expresa Leonardo Polo. De esta manera habitamos el mundo, es decir, creamos cultura. Se puede definir la cultura como "la naturaleza humanizada". Y la humanización de la naturaleza depende esencialmente del desarrollo de hábitos. "La cultura es formalmente plural, ya que no es susceptible de éxito, de la culminación definitiva."[31]

---

25 E. Pellegrino, D. C. Thomasma, *For the Patient's Good, The Restoration of Beneficence in Health Care*, Nueva York, Oxford University Press, 1988.

26 Manuel de Santiago, "Las virtudes en bioética clínica", *Cuadernos de bioética*, XXV, 2014.

27 L. Polo, *Quién es el hombre. Un espíritu en el tiempo*, Madrid, Rialp, 1991.

28 A. Pardo, *Cuestiones básicas de bioética*, España, Rialp, 2010.

29 Aristóteles, *Ética nicomáquea* (versión y notas de Antonio Gómez Robledo), México, Instituto de Investigaciones Filológicas, UNAM, 1983 (Bibliotheca Scriptorum Graecorum et Romanorum Mexicana).

30 J. F. Selles, "Los hábitos intelectuales según Leonardo Polo", en *Anuario Filosófico*, XXIX, núm. 2, pp. 1017-1036.

31 L. Polo, *op. cit.*

Todos los hábitos, incluso los científicos y técnicos, deben estar acompañados por un crecimiento ético proporcional. Es evidente, en efecto, que, si los miembros de una comunidad están unidos por los lazos de la justicia, la solidaridad, la ayuda mutua, la lealtad, etc., la consistencia interna de esa comunidad será mayor.

4.1. Modelo aristotélico. ¿La vuelta a los clásicos?

El único planteamiento sólido y con coherencia intelectual para entender la ética del hacer del profesional de salud, paulatinamente olvidado desde la época ilustrada, es el de la conexión entre las cuestiones estrictamente éticas de la virtud con las del ser (lo propio de las ideas aristotélicas), basadas en la conducta empíricamente observable. Una repetición de hábitos que conduce, si es practicada con constancia, a un modo de ser ético.

Esto quiere decir que han de desarrollarse buenos hábitos alrededor de todo lo que implica el cuidado de la persona, en cualquier condición. La primera virtud es necesariamente la prudencia (González),[32] virtud intelectual que conduce a pensar los mejores medios, elegirlos y llevarlos al fin. Esta es la base de las otras virtudes morales, como son la fortaleza, para perseverar en el esfuerzo y acometer las tareas pertinentes; la justicia, para elegir el bien proporcionado y acorde al requerimiento de la persona; la mesura, para conocer en qué medida se da el bien o se aplica el remedio. Otras virtudes relevantes son la atención o sensibilidad para detectar necesidades, el sentido de responsabilidad para comprometerse a resolverlas, el desarrollo de habilidades eficaces, la constancia para llegar al final, entre otras. En toda virtud moral está comprometida prácticamente la estructura de la naturaleza humana.

5. Ética del cuidado: enfermería como profesión del cuidado

Otro enfoque que asume algunas virtudes relevantes para el ejercicio de las profesiones de la salud es la aplicación de la ética del cuidado, que como nuevo giro en el terreno de la filosofía práctica, y como respuesta a la propuesta de Lawrence Kohlberg, le dio celebridad en 1982 a la filósofa y psicóloga estadounidense Carol Gilligan (1936-) al enfatizar la importancia de la responsabilidad concreta hacia las personas, las relaciones humanas, la interdependencia y el contexto.[33]

Aplicada al campo que nos ocupa, el de la práctica clínica de los profesionales en salud, el cuidado es mucho más que la ejecución de determinadas técnicas y procedimientos. Precisa "un método adecuado y una racionalización profunda".[34]

---

32 A. M. González, *op. cit.*

33 C. Gilligan, *In a Different Voice: Psychological Theory and Woman's Development*, Cambridge, Harvard University Press, 1982.

34 A. M. González, C. Iffland, *Care Professions and globalization. Theoretical and practical perspectives*, Nueva York, Palgrave MacMillan, 2014. John Stuart Mill, *Sobre la libertad*, Trad. Pablo de Azcárate, Madrid, Alianza Editorial, 2014.

Implica la solicitud hacia las necesidades de los demás, así como las propias.[35] El cuidado en enfermería tiene una fuerte connotación ética reflejada en los atributos que se viven en el ejercicio profesional diario. Hay una crisis lamentable de profesionales competentes dedicados al cuidado. "El cuidado es actualmente un bien escaso, precioso y mal distribuido."[36] El cuidado debe ser el eje central, como indica Heidegger, quien en uno de sus escritos define el significado de vida: Dasein, ser en la vida y mediante la vida, el Dasein como equivalente al de la vida; en éste se sintetizan conceptos equivalentes, como posibilidades, mundo, cuidado, etc. Con el Dasein se designa de igual modo el ser del mundo y el ser de la vida humana. El motivo es que el mundo es mundo "cuidado"[37] y también define al ser humano, como ser que cuida. "La cura del Dasein implica cuidado de sí, en la cotidianidad de sus prácticas se preocupa, comprende el cuidado para darle sentido y significado a la existencia de sí y de los otros."[38] Es la relevancia de salir de sí, como es el caso de los profesionales de la salud, para darse a través del cuidado.

El cuidado en enfermería, como se indicó antes, ha de realizarse a través del ejercicio de virtudes. La virtud actúa buscando en todo momento la excelencia, tanto en lo intelectual como en el actuar moral, siguiendo a Aristóteles.

Tronto (2002)[39] establece cuatro elementos éticos que equivalen a cuatro virtudes que se ejercitan a través del cuidado: atención o percepción (*care about*); responsabilidad (*care for*); competencia (*care giving*) y respuesta (*care receiving*).

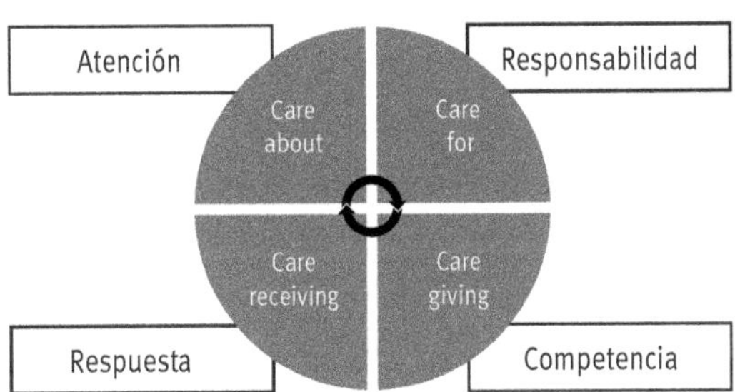

Imagen 5.4. Dimensiones y elementos del cuidado (Tronto, 2008). Las centrales son las dimensiones: Atención significa percibir la necesidad de apoyo; Responsabilidad: asumirla; Competencia: proporcionarla de manera competente; Respuesta: cómo responde el paciente.

González en 2014[40] aportó el fundamento filosófico a la ética del cuidado: lo resume primero como percibir necesidades, asumirlas y en seguida resolverlas con competencia (care for y care about). El profesional de enfermería, partiendo de la condición de desigualdad enfermera-paciente, percibe esa vulnerabilidad.

35 A. Alvarado, "La ética del cuidado", *Aquichan*, 2004, 4(4): 30-34.

36 A. M. González, "Claves éticas para la bioética", *Cuadernos de bioética*, 2001, XII (46): 305-320.

37 M. Ramírez-Pérez, M. Cárdenas-Jiménez y S. Rodríguez-Jiménez, "El Dasein de los cuidados desde la fenomenología hermenéutica de Martín Heidegger", *Enfermería Universitaria*, 2015, 12(3): 144-151.

38 *Idem.*

39 J. Tronto, 'Who Cares? Public and Private Caring and the Rethinking of Citizenship', en M. Friedman (ed.), *Women and Citizenship*, New Jersey,Rutgers University Press, 2002.

40 A. M., González, C. Iffland, *op. cit.*

Bibliografía

Alvarado, A., “La ética del cuidado”, *Aquichan*, 2004, 4(4): 30-34.

Andorno, R. L., “Incidencia de la fecundación *in vitro* sobre la distinción entre personas y cosas”, *Persona y Derecho*, núm. 26, pp. 9-27.

Aristóteles, *Ética nicomáquea* (versión y notas de Antonio Gómez Robledo), México, Instituto de Investigaciones Filológicas, unam, 1983 (Bibliotheca Scriptorum Graecorum et Romanorum).

Ayllón, J. R., *Desfile de modelos. Análisis de la conducta ética*, 5a. ed., Madrid, Rialp, 2002.

Bacon, Francis, *The Works of Francis Bacon*, Reino Unido, Cambridge University Press, 2011.

Beauchamp, T. L., J. F. Childress, *Principles of Biomedical Ethics*, 3a. ed., Nueva York, Oxford University Press, 1989.

Ciccone, L., *Bioética. Historia, principios y cuestiones*, Madrid, Palabra, 2005.

Dawson, A., Future of Bioethics: Three Dogmas and a cup of Hemlock, *Bioethics*, 24(5): 218-225, junio de 2010. doi: 10.1111/j.1467-8519.2010.01814.xL

Gilligan, C., *In a Different Voice: Psychological Theory and Woman’s Development*, Cambridge, Harvard University Press, 1982.

Goldberg, A. D., C. D. Allis., E. Bernstein, Epigenetics: A Landscape Takes Shape, *Cell*, 2007, núm. 128, pp. 635-638.

Gómez-Tatay, L., J. Aznar, “crispr-cas9. El mayor avance en técnicas de edición genética requiere una reflexión ética”, *Cuadernos de bioética*, 2019, 30(99): 171-185.

González, A. M., “Claves éticas para la bioética”, *Cuadernos de bioética*, 2001, xii (46): 305-320.

González, A. M., *En busca de la naturaleza perdida*, Navarra, eunsa, 2000.

González, A. M., C. Iffland, *Care Professions and globalization. Theoretical and practical perspectives*, Nueva York, Palgrave MacMillan, 2014.

Huang, S., The Molecular and Mathematical basis of Waddington’s Epigenetic Landscape: A Framework for Post-Darwinian Biology?, *BioEssays*, 2011, núm. 34, pp. 149-157.

Husserl, E., *La crisis de las ciencias europeas y la fenomenología trascendental*, traducción y estudio preliminar por Julia V. Iribarne, Buenos Aires, Prometeo Libros, 2008.

PARDO, A., *Cuestiones básicas de bioética*, España, Rialp, 2010.

PELLEGRINO, E., D. C. Thomasma, *For he Patient's Good, The Restoration of Beneficence in Health Care*, Nueva York, Oxford University Press, 1988.

PICHARDO, L. M., Reinventing Bioethics, en A Post-Humanist and Post-Truth Society. The Present and Future of Bioethics, *Gac. Med. Mex.*, 2019, 155(2): 149-155.

POLO, L., *Quién es el hombre. Un espíritu en el tiempo*, Madrid, Rialp, 1991.

RAMÍREZ-PÉREZ, M., M. Cárdenas-Jiménez y S. Rodríguez-Jiménez, El Dasein de los cuidados desde la fenomenología hermenéutica de Martín Heidegger, *Enfermería Universitaria*, 2015, 12(3): 144-151.

SANTIAGO, Manuel de, "Las virtudes en bioética clínica", *Cuadernos de bioética*, XXV, 2014.

SELLES, J. F., "Los hábitos intelectuales según Leonardo Polo", en *Anuario Filosófico*, XXIX, núm. 2, pp. 1017-1036.

STUART Mill, John, *Sobre la libertad*, Trad. Pablo de Azcárate, Madrid, Alianza Editorial, 2014 (Biblioteca Alianza Editorial).

THE FUTURE of Bioethics: Three Dogmas and a cup of Hemlock, *Bioethics*, junio de 2010, 24(5): 218-225. doi: 10.1111/j.1467-8519.2010.01814.x

TILE, A., J. Huxley, C. Waddington, *The Ethical Animal*, Londres, Routledge, 1962.

WADDINGTON, C. H., *The Evolution of an Evolutionist*, Ithaca, Nueva York, Cornell University Press, 1975.

_________, C. H., *The Ethical Animal*, Londres, George y Allen Unwin Ltd., 1960.

CASO Tuskegee, versión oficial [en línea], disponible en ‹http://www.cdc.gov/tuskegee/›. Consultado el 15 de noviembre de 2008.

J. TRONTO, Who cares? Public and Private Caring and the Rethinking of Citizenship, en M. Friedman (ed.), *Women and Citizenship*, New Jersey, Rutgers University Press, 2002.

Internet

KISSINGER Report nssm-200 (National Security Study Memorandum) [en línea], disponible en ‹http:/www.population-security.org/11-CH3.html›. Consultado el 8 de septiembre de 2013.

LEÓN Correa, F. J., "El diálogo bioético en las técnicas de reproducción asistida", *Acta bioeth.*, Santiago, 2007, 13(2): 161-167 [en línea], disponible en ‹http://www.scielo.cl/scielo.php?script=sci_arttext&pid=S1726-569X2007000200002&lng=es›, ‹http://dx.doi.org/10.4067/S1726-569X2007000200002›.

CAPÍTULO 6

Principales métodos de resolución de dilemas bioéticos

*Luz María Guadalupe Pichardo García**

1. Resortes de la conducta

Existen en la conducta humana diversas y complejas motivaciones, a manera de resortes, que conducen al ser humano a tomar decisiones. Es la voluntad la que decide con base en lo que le presenta la inteligencia, las emociones, la memoria, los sentidos, los hábitos de la persona. Desde la infancia se crean los hábitos de un niño que llegará a adulto con tendencias facilitadas hacia los hábitos que adquirió. Es primordial comprender con profundidad todos los aspectos para ser capaz de emitir juicios correctos, cuando nos corresponde, acerca de si las acciones libres son o no éticas. Partiendo fundamentalmente de los principios universales de la filosofía clásica y la ética humanista, que buscan el bien objetivo del hombre, que va por lo que es correcto para la persona y su dignidad, y por supuesto, por el estudio profundo de la experiencia actual acerca de las ciencias y tecnologías, sus efectos, positivos y negativos, y sus alcances, tendremos las bases para solucionar lo más acertadamente los dilemas éticos. Se construye la personalidad desde pequeño, entre otros factores, por los hábitos que se fomentan en el niño y que luego él elige libremente. Se educa a un niño para que pueda elegir, a partir de sus propios recursos, lo que quiere ser y lo que le hace bien. Cada elección libre lo marca.

Un hombre es la suma de sus elecciones libres, las cuales refleja habitualmente en su conducta y actividades. Es una realidad comprobada que se debe considerar a "la familia como núcleo de convivencia humana y como el factor de mayor influencia en la educación integral de los hijos"; se ha buscado mantener, a través del tiempo, mecanismos de supervivencia "a pesar de las amenazas que ciertos periodos históricos han representado para esta forma de unión básica que provee la mayor seguridad para sus integrantes en condiciones de estabilidad, armonía y

* Doctora en Ciencias con especialidad en Bioética. Profesora investigadora en la Facultad de Derecho de la Universidad Panamericana y del posgrado en Bioética de la Facultad de Medicina de la UNAM.

protección".[1] La trascendencia del papel de los padres en la formación de la identidad de los hijos nos lleva a entender las carencias lamentables que observamos en el mundo de hoy.[2] El comportamiento de multitudes carece de este fundamento que moldea su identidad y define las opciones que toma. En otras palabras, somos nuestras decisiones.

2. En el caso de las ciencias de la salud

Cuando se aplica en el ámbito de la bioética la resolución de posibles dilemas se realizan igualmente como decisiones comunes; no es un proceso distinto. Habitualmente nos enfrentamos en nuestra vida diaria y profesional a cuestiones en las que "no existe conflicto para decidir: sabemos qué es lo que debemos hacer y qué es lo que debemos evitar y lo sabemos porque nuestra razón reconoce los tipos de acción requeridos, no tanto por la situación como por nuestra integridad moral en esa situación".[3] Las situaciones conflictivas extremas en la vida ordinaria o en la práctica de las ciencias de la salud no son tan frecuentes como se supone; lo que debe hacerse es averiguar primero todos los datos esenciales del problema, adquirir el criterio necesario, ya sea por medio de lecturas o pidiendo consejo a expertos —lo cual es actuar con prudencia—;[4] para esto es de gran ayuda la reflexión ética y pedir consejo: actuar en equipo. Esta es la función de los comités de bioética y de ética de investigación. Un grupo de profesionales que analizan un caso. El último paso es aplicar eficazmente la solución encontrada.

3. ¿Qué pasa en el caso de la ciencia?

Los avances logrados en las biotecnologías y los descubrimientos científicos en estas últimas décadas no siempre han medido los riesgos y consecuencias posibles, en especial en campos tan delicados como la genética, la experimentación con embriones, la fecundación *in vitro*, la innovación en medicamentos, el diagnóstico prenatal, úteros de alquiler, las decisiones que han de tomarse al final de la vida, por mencionar algunos tópicos de los cuales es imprescindible entender con profundidad sus posibles efectos e implicaciones a corto y mediano plazos antes de tomar decisiones. ¿Será posible detenerse y dar marcha atrás cuando algo se ha desviado o se ha salido de control? ¿Son los científicos quienes serán capaces de decidir y manejar a su antojo la realidad? ¿Quién paga por estos experimentos y qué recibe a cambio?

1 P. Rizo-Morales, M. E. Montejano-Hilton, *Educación, derecho y salud: una visión interdisciplinaria de la educación y la salud*, México, Tirant Humanidades, 2016.

2 P. Rizo-Morales, M. E. Montejano-Hilton, *op. cit.*

3 A. M. González, *En busca de la naturaleza perdida, estudios de bioética fundamental*, España, EUNSA, 2000.

4 Rectitud interior básica para un juicio ético equilibrado.

Partimos de que los facultados para tomar decisiones éticas somos seres inteligentes y libres, por tanto, capaces de elegir entre una conducta digna del ser humano y otra que lo denigra.[5]

Llamamos ética al "esfuerzo por optimizar nuestra conducta, y esa optimización la logramos o la malogramos en los campos del equilibrio personal y del equilibrio social".[6]

Esto se refleja en situaciones concretas y en muchas ocasiones dramáticas en la sociedad, como la extrema pobreza en contraste con la atención desproporcionada en otros casos.

Para establecer una metodología de la decisión ética es necesario reiterar que todo acto humano es voluntario y libre y, por tanto, sujeto a una calificación ética o moral.[7] Si no, no podría juzgarse. Cada profesional es responsable de sus decisiones, como individuo y en equipo. Lo mismo el paciente, y quienes le ayuden a tomar las decisiones sobre su atención. En el ámbito clínico y de la salud en las que se mueve un profesional de medicina o enfermería, las decisiones deben ser tomadas con información completa y precisa, así como con diligencia, involucrando en primer lugar al enfermo y luego a sus familiares.

4. ¿Qué se entiende por dilema ético?

La palabra "dilema", conforme a la Real Academia Española, se entiende como:[8]

1. m. Situación en la que es necesario elegir entre dos opciones igualmente buenas o malas.
2. m. Fil. Argumento formado por dos proposiciones contrarias disyuntivamente, de tal manera que, negada o concedida cualquiera de las dos, queda demostrada una determinada conclusión.

Un dilema ético se da cuando existe un conflicto de valores o principios, en una situación donde no se ve con claridad la solución correcta.

En el caso de un dilema en ciencias de la salud y especialmente en la práctica del profesional de salud, para llegar a un resultado éticamente correcto es siempre necesario seguir un proceso cuidadoso, con argumentos reflexionados y bien fundamentados en la bibliografía respectiva, con base en la experiencia y en el consejo de los más experimentados (comités hospitalarios correspondientes), encauzados a las circunstancias del caso concreto. El procedimiento de toma de decisiones para llegar a una solución en favor del bien del paciente puede resumirse en:

5 R. Ayllón, *Desfile de modelos*, 5a. ed., Madrid, RIALP, 2002.

6 R. Ayllón, *op. cit.*

7 Aristóteles, *Ética a Nicómaco*, Madrid, Gredos, 1985.

8 [en línea], disponible en <http://dle.rae.es/?id=DmQvDQm>. Consultado el 6 de abril de 2016.

a) partir primero del análisis de las implicaciones éticas de los hechos clínicos;

b) elegir los principios éticos involucrados más apropiados a los posibles cauces de solución;

c) esclarecer cuáles serían los medios más convenientes para resolverlo, y

d) llevarlos a la práctica.

5. Principios utilizados en el análisis bioético

"Los principios éticos son directrices para la conducta humana que han demostrado tener un valor duradero, permanente a lo largo de la historia y de las distintas culturas y civilizaciones. Son leyes objetivas enraizadas en la estructura del comportamiento de las distintas sociedades, en especial de aquellos grupos humanos que han buscado el equilibrio entre las pasiones y la razón, el poder y la ambición, desde los pensadores clásicos hasta los posmodernos".[9]

Los principios éticos fundamentales son universales, inmutables, perennes, interiores. De ellos debe partirse en cualquier análisis ético. Cada principio hace referencia a un valor y se plasma en una ley positiva.

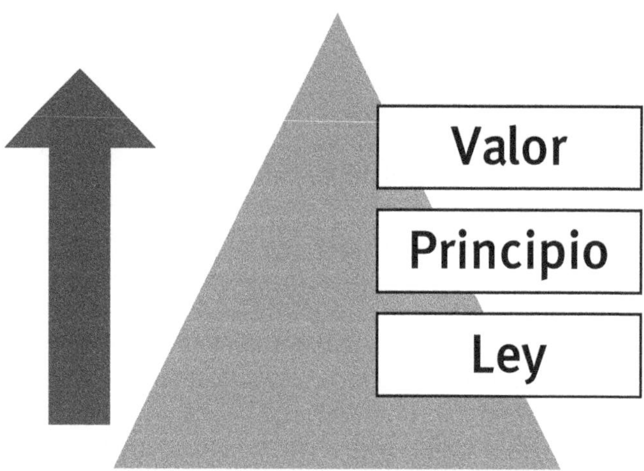

Imagen 6.1. Los valores son la base de los principios, y éstos a su vez se hacen ley. Por ejemplo, la libertad deriva en el principio de autonomía, que se refleja en el consentimiento informado, mediante el cual el paciente decide su participación en un tratamiento o protocolo.

9 Luz María Pichardo, María de la Luz Casas, *Manual para miembros de comités de ética en investigación*, México, Trillas, 2016.

Un punto esencial en la deliberación consistiría en analizar si los aspectos éticos involucrados en el problema respetan los derechos humanos fundamentales. Hay principios cuya validez es inamovible. La validez de los principios está en relación directa con los valores que los sustentan. Por ejemplo, el principio de la sindéresis está sustentado en el más universal de los principios: haz el bien y evita el mal, tiende a lo que humaniza, evita lo que deshumaniza. Otro es el respeto a la vida. Las acciones humanas son o no acordes a ellos. Y se reflejan de manera práctica por medio de leyes y normas. Todos estos principios están orientados al respeto a la dignidad de la persona humana y a los valores que mantienen su integridad: rectitud, honestidad, coherencia, preservación de la vida, responsabilidad, atención, entre otros.[10] Entre estos principios puede darse una jerarquía, que varía según las circunstancias de los distintos casos. Es el momento de ponderarlos y decidir el que tiene más peso en cada caso particular. En la tabla 6.1 se resumen los principales principios utilizados en bioética.

Principio	Consiste en:
Veracidad	La veracidad es el fundamento de la confianza en las relaciones interpersonales. Relacionándolo con otros principios, podríamos decir que, en general, comunicar la verdad al paciente y a sus familiares constituye un beneficio para ellos (principio de beneficencia), pues posibilita su participación activa en la toma de decisiones (principio de autonomía)
Transparencia	Clarificar las acciones e interacciones de todos los integrantes y actores relacionados con la práctica médica y mostrar evidencia de actuación que no permita duda o ambigüedad de intención
Responsabilidad	Prever los efectos de sus actos y asumir sus resultados de forma consecuente, siempre considerando el bien común de la sociedad
Bien común	Buscar en la finalidad de sus acciones el perfeccionamiento y beneficio de los individuos, vistos como sociedad, en la mayor medida de sus posibilidades
Justicia	Promover que la virtud o culpa de las acciones se reconozca, de manera que se premie o sancione únicamente a quien verdaderamente lo merezca
Legalidad	Cumplir las leyes del derecho y sentido común que buscan la armonía y el bienestar sociales
Liderazgo	Generar confianza en los pacientes y familiares, y fungir como un sector de cambio en la cultura social de responsabilidad y perfeccionamiento humanos
Subsidiariedad	Auxiliar en la formación de una cultura ética entre los médicos y enfermeras para que éstos la implanten y a su vez la difundan en los distintos sectores en donde interactúan
Honradez	Asegurar el apego a los valores de ética y transparencia, a lo establecido en las leyes y normas que rigen al sector, y promover la honradez y la congruencia en sus ámbitos de influencia
Principio de prevención	Prever las posibles complicaciones y/o los síntomas que con mayor frecuencia se presentan en la evolución de una determinada condición clínica es parte de la responsabilidad médica (deber de previsibilidad)

10 L. M. Pichardo, M. L. Casas, *op. cit.*

Principio	Consiste en:
Principio de no abandono	Este principio, salvo casos de grave objeción de conciencia, sería éticamente reprobable abandonar a un paciente porque éste rechaza determinadas terapias, aun cuando el médico considere que ese rechazo es inadecuado
Proporcionalidad terapéutica	Sostiene que existe la obligación moral de implementar todas aquellas medidas terapéuticas que guarden una relación de debida proporción entre los medios empleados y el resultado previsible. Aquellas intervenciones en las que esta relación de proporción no se cumple se consideran desproporcionadas y no serían moralmente obligatorias

Tabla 6.1. Principales principios involucrados en la ética clínica y de investigación.

6. Algunos métodos de toma de decisiones bioéticas

Existen en la actualidad múltiples posturas propuestas para elegir correctamente, en los dilemas bioéticos que se presentan habitualmente en el campo clínico. Un artículo reciente en México ha encontrado 21 métodos basados en distintas premisas, utilizados en distintos países, cuya oportunidad puede ser cuestionada desde distintos puntos de vista si se les aplica un análisis riguroso. Algunos de estos métodos se encuentran descritos en el artículo de Ruiz Cano y colaboradores: "Revisión de modelos para el análisis de dilemas éticos" (2015),[11] por si se quiere consultar algún otro método. Sin embargo, los dos que se exponen son claros y precisos.

6.1. Principialismo

Tiene como base el principialismo de Beachump y Childress, propuesto por primera vez en 1977. Su objetivo es establecer un marco moral para la bioética, después de desafortunados experimentos como el de Tuskegee, en Alabama. Sus famosos principios —beneficencia, no maleficencia, autonomía y justicia— han marcado la primera generación de la bioética proveniente de Estados Unidos. Más adelante ha tenido distintos desarrollos, aportados por los mismos autores. Al inicio los definen como normas absolutas que intentan conciliar los principios como normas.

Los problemas surgen cuando dichos principios no tienen una jerarquía clara. Se propone realizar una ordenación de los principios, contando con todos los datos pertinentes. Es esencial entender el papel de la prudencia en la toma de decisiones éticas, como tendencia habitual al bien práctico.

11 Jaime Ruiz Cano, Guillermo Cantú, Diana Ávila-Montiel, José Domingo Gamboa-Marrufo, Luis E. Juárez-Villegas, Adalberto de Hoyos-Bermea *et al.*, "Revisión de modelos para el análisis de dilemas éticos, *Bol Med Hosp Infant Mex.*, 2015, 72(2): 89-98 [en línea], disponible en URL: http://www.sciencedirect.com/science/article/pii/S1665114615000556.

6.2. Método de Diego Gracia

La deliberación es en parte un procedimiento en el que se pueden establecer varias fases por las que debe pasar todo proceso deliberativo que aspire a ser lo más acertado posible. Gracia establece 10 pasos que pueden servir de guía y se muestran en la siguiente figura.

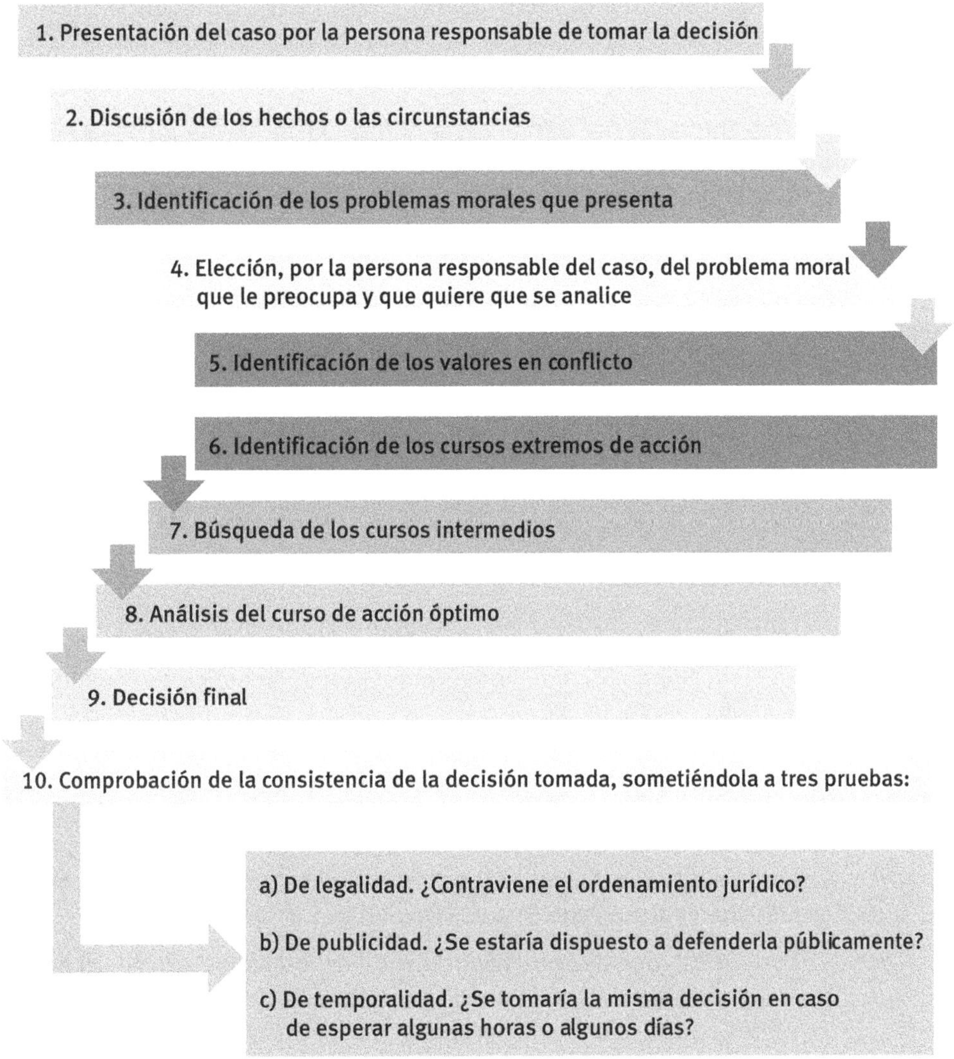

1. Presentación del caso por la persona responsable de tomar la decisión
2. Discusión de los hechos o las circunstancias
3. Identificación de los problemas morales que presenta
4. Elección, por la persona responsable del caso, del problema moral que le preocupa y que quiere que se analice
5. Identificación de los valores en conflicto
6. Identificación de los cursos extremos de acción
7. Búsqueda de los cursos intermedios
8. Análisis del curso de acción óptimo
9. Decisión final
10. Comprobación de la consistencia de la decisión tomada, sometiéndola a tres pruebas:

a) De legalidad. ¿Contraviene el ordenamiento jurídico?

b) De publicidad. ¿Se estaría dispuesto a defenderla públicamente?

c) De temporalidad. ¿Se tomaría la misma decisión en caso de esperar algunas horas o algunos días?

Imagen 6.2. Pasos de la propuesta de Diego Gracia para el proceso de deliberación de un dilema ético.

Gracia sostiene que en primera instancia todos los principios tienen igual fuerza normativa, pero en caso de conflicto entre ellos es posible agruparlos en dos niveles. Esto supone que de no haber conflicto entre ellos deben de ser respetados en su totalidad, y de haberlo se deben considerar más vinculantes los de primer nivel. La diferenciación de rango no es jerárquica es procedimental, es decir, que la aplicación es en un caso en concreto teniendo un procedimiento metodológico previo.

1° nivel	No maleficencia	Justicia
2° nivel	Autonomía	Beneficencia

Tabla 6.2. Beauchamp y Childress [12] propusieron un sistema de cuatro principios (que se muestran en la tabla), que constituyen el denominado principialismo, origen de polémicas en todo el mundo.

Según los autores, cada uno tiene, a primera vista (*prima facie*) la misma fuerza; sólo las circunstancias pueden establecer un orden jerárquico entre ellos. "Las obligaciones de no hacer mal a otros son a veces más vinculantes que las de ayudarlos, pero las obligaciones de beneficencia son también a veces más vinculantes que las obligaciones de no maleficencia."

Las limitaciones de este método estriban en la importancia casi exclusiva que se otorga a estos principios, excluyendo otros más importantes y fundamentales, como puede ser el derecho a la vida (art. 4 de la Declaración de los Derechos Humanos de la ONU de 1947), la proporcionalidad de los tratamientos, la honestidad y sinceridad con el paciente y los familiares, a la vez que se les involucra en las decisiones, entre otros.

6.3. Método de Taboada

Este método ha sido probado en cuidados paliativos y decisiones con pacientes crónicos o terminales, sin embargo, contiene seis puntos fundamentales que pueden ser utilizados en cualquier caso bioético:

1° Identificación y descripción de los problemas o dilemas éticos, con una formulación de las correspondientes preguntas, de un modo operacional que permita dar respuestas precisas: referencia a nociones básicas que van a definir el o los dilemas éticos involucrados, por ejemplo, paciente en estado terminal que ingresa a una Unidad de Cuidados Intensivos:

- Descripción operacional: identificación de los problemas éticos desde la enfermería, considerando los aspectos clínicos y antecedentes relevantes en una valoración, por ejemplo, ¿debe continuarse la administración parenteral de tratamiento?

12 T. L. Beauchamp, J. F. Childress, *Principles of Biomedical Ethics*, 4a. ed., Nueva York, Oxford University, 1994.

- Identificación del objeto, fin y circunstancias de los actos morales: objeto: hecho en torno al que se desarrollará la reflexión o discusión.
- Respuesta a la pregunta: ¿qué estás haciendo? No designa el "objeto neutral" del acto físico, sino el contenido de la voluntad del agente.
- Corresponde a la intencionalidad del acto. Por ejemplo, la continuación del tratamiento parenteral en un paciente multipuncionado en fase terminal.
- Fin: la intencionalidad del acto: ¿qué?, ¿por qué lo hace?, ¿para qué? Designa aquello en vista de lo cual el acto es realizado. Corresponde a la intención del agente. Tradicionalmente denominado "fin del que obra" o *finis operandi*.
- Circunstancias: designan las determinaciones concretas de una acción o las circunstancias que lo rodean: tiempo, lugar y modo. Las circunstancias particulares que rodean mi acto son determinantes de su calidad moral.

2º Análisis de la información clínica éticamente relevante:

- Certeza del diagnóstico médico y de los diagnósticos de enfermería.
- Pronóstico de sobrevida.
- Competencia del paciente.
- Red de apoyo familiar y social.

3º Referencia a principios éticos y legales involucrados: beneficencia, no maleficencia, justicia, autonomía, responsabilidad, dignidad, confidencialidad, veracidad, derechos humanos, legalidad vigente, otros. ¿Cuál es el principio que prima? Ordenar desde el más complejo o el relacionado con lo más inmediato y necesario a ser resuelto.

4º Evaluación de las alternativas de acción y sus resultados:

- Beneficios y riesgos alternativos.
- Morbilidad.
- Mortalidad.
- Costos: físicos, psicológicos, económicos, sociales y espirituales.

5º Resolución del problema:

- Quién debe decidir.
- Qué aspecto de la decisión es directamente responsabilidad del enfermero.
- Competencia o capacidad del paciente y/o sus familiares para participar activamente en el proceso de toma de decisiones.

6º Implementación práctica de la solución: ¿quién?, ¿cuándo?, ¿cómo?

Este método se utiliza en pacientes terminales;[13] se muestra de manera gráfica en la figura 6.3. Ha demostrado ser de gran utilidad, no sólo en casos de pacientes crónicos o terminales, sino en todo tipo de situaciones en las se debe tomar una decisión acerca de aplicar o no un procedimiento clínico.

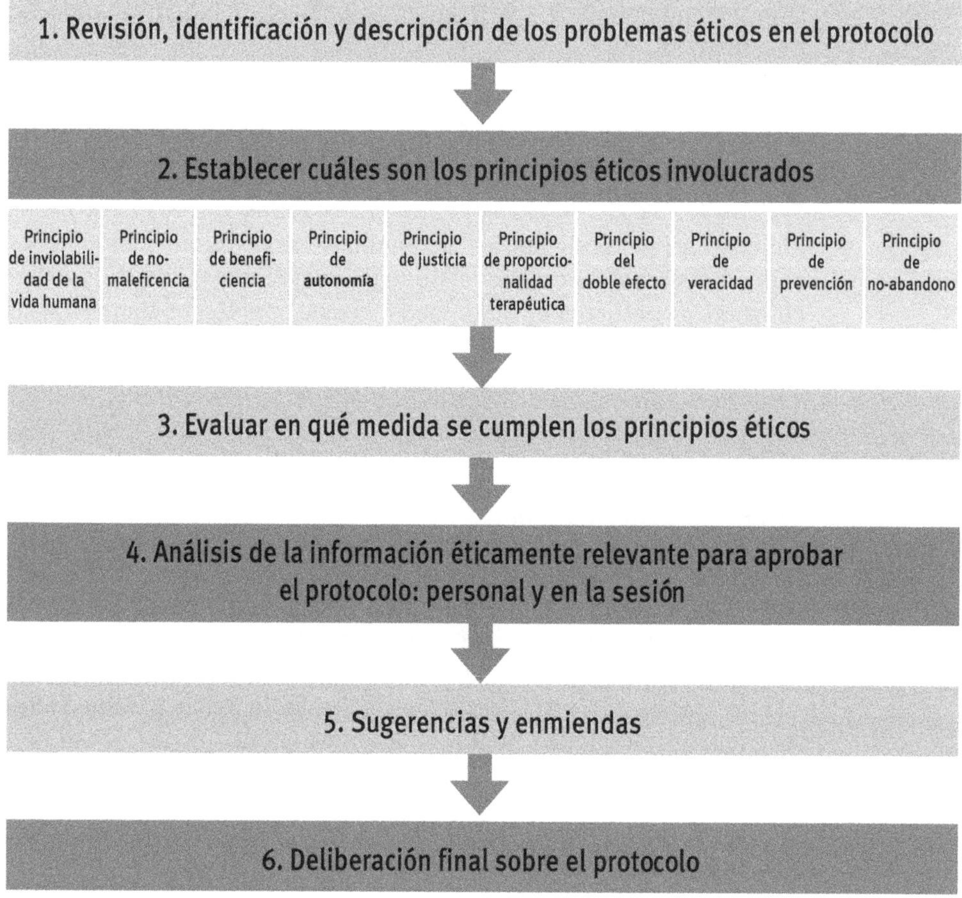

Imagen 6.3. Metodología de análisis ético para evaluación de protocolos adaptada de las indicaciones generales del método de Taboada.

13 P. Taboada, "Ética clínica: principios básicos y modelo de análisis", *Bol. Esc. Med.*, 1998, 27(1): 7-13. Citado en Silvia Barrios Araya, Silvia, Marcela Urrutia Egana y Carla Henríquez Henríquez, "Suspensión de terapia dialítica: análisis de un problema ético-clínico", *Rev. Soc. Esp.* Enferm. *Nefrol.*, 2010, Vol. 13, núm. 2, pp. 138-142 [en línea], disponible en ‹http://scielo.isciii.es/scielo.php?script=sci_arttext&pid=S113913752010000200009&lng=es&nrm=iso›.

7. Casos clínicos aplicando los diferentes métodos

7.1. Casos resueltos aplicando el método de Taboada

Caso A. Descripción del caso:[14] en un centro de hemodiálisis privado, una enfermera clínica con más de ocho años de experiencia se enfrenta a la situación: hombre de 56 años (Julio) con diabetes mellitus (DM) desde los 13 años y en tratamiento con hemodiálisis (HD) desde hace 12 años. Es ciego desde hace 10 años y presenta amputación de ambas extremidades. Sus habilidades de comunicación y razonamiento se mantienen intactas.

Dentro de la terapia no se contaba con apoyo psicológico. Un día solicitó hablar con la enfermera, con tranquilidad para conversar, por lo que se dispuso de tiempo posterapia de HD para tener una conversación; Julio comunica a la enfermera que no desea seguir asistiendo a la diálisis porque está cansado de la vida y de sentirse así. Ante esto, la enfermera responde que ese día quizás estaba un poco deprimido, sin ánimo, pero que mañana sería otro día, amanecería más contento y las ganas de vivir volverían. Julio tomó su mano y le dijo que no, que no volvería al centro de diálisis, por tanto, lo mejor sería que se despidieran ese día. La enfermera pensó que se trataba de una reacción emocional por el desencanto de su realidad y que pronto se recuperaría.

Se le permite a Julio "descansar" un día del tratamiento, posteriormente se envía la ambulancia por él para la siguiente sesión. La enfermera recibe la llamada del conductor informando que Julio no se iba a presentar. La enfermera coordinadora junto al equipo de salud decide enviar a la fuerza pública a buscarlo, situación que había sido previamente acordada con la sobrina de Julio. Los agentes informaron que hablaron con él, que se negó a acompañarlos y que ellos no podían llevarlo de manera forzada.

14 S. Barrios Araya, M. Urrutia, C. Henríquez, "Caso clínico: suspensión de terapia dialítica. Análisis de un problema ético-clínico, *Revista Seden*, 2010, 13(2) [en línea], disponible en ‹http://www.revistaseden.org/imprimir.aspx?idArticulo=44241700930931001004241 70›. Consultado el 3 de junio de 2016.

Método de Taboada[15] Etapas del análisis ético-clínico	Caso a analizar
Identificación y descripción del (los) problema(s) ético-clínico(s) Descripción operacional: Referencia a nociones básicas de ética clínica involucradas (ejemplo: enfermo terminal, competencia, etcétera) Identificación de objeto, fin y circunstancias del (los) acto(s)	Negación de aceptar el tratamiento de diálisis por parte de un paciente deprimido Equipo de salud envía a la fuerza pública a buscarlo, pero él se rehúsa a acompañarlo. Lo cual implica muy probablemente una muerte inminente La enfermera no da importancia a sus deseos de muerte Objeto: buscar que continúe el tratamiento de diálisis Fin: mantener la vida del paciente Circunstancia: él ha dicho explícitamente que no quiere vivir. No cuenta con apoyo psicológico. La policía desconoce el riesgo a su vida al no llevarlo de manera forzada
Referencia a principios de ética clínica involucrados; Principio de sindéresis Principio de no contradicción Principio de no maleficencia Principio de beneficencia Principio de autonomía Principio de confidencialidad Principio de justicia	Respeto a la vida Principio de sindéresis Principio de autonomía Prudencia Dignidad
Análisis de la información clínica éticamente relevante Certeza del (los) diagnóstico(s) Pronóstico de sobrevida Competencia del paciente Red de apoyo social	Sin el tratamiento de sustitución de la función renal es inminente la muerte Sin apoyo psicológico profesional Pocas redes de apoyo familiares; se menciona únicamente a una sobrina, la cual participa en la toma de decisiones
Evaluación de alternativas de acción y sus resultados Beneficios y riesgos de las alternativas: • Morbilidad • Mortalidad • Costos: físicos, psicológicos, económicos y espirituales	Curso I: enviar psiquiatra a evaluar al paciente y dar tratamiento, hasta lograr que en un tiempo razonable regrese a la diálisis. Esto conlleva un costo económico que tendrá que afrontar la familia Reforzar la parte espiritual y emocional Curso II: de no resultar el curso I, explicar a la fuerza pública la importancia de impedir que se pase sobre el principio de la vida, siendo necesario usar medidas extremas (sedación, sujeción) Curso III: si se lleva a cabo el curso I, pero no en el tiempo necesario para que regrese al tratamiento de hemodiálisis, se pasa al curso II Curso IV: dejarlo cumplir su voluntad, yendo en contra de la ley
Resolución del problema ¿Quién debe decidir? ¿Qué aspecto de la decisión es directamente responsabilidad médica? Competencia o capacidad del paciente y/o sus familiares para participar activamente en el proceso de toma de decisiones	Si el paciente está deprimido, debe decidir su familiar más cercano La rapidez de la resolución del caso y la detección temprana de los deseos de muerte, sin menospreciarlos, buscándoles un tratamiento

15 Taboada, *op.cit.*

Método de Taboada Etapas del análisis ético-clínico	Caso a analizar
Implementación práctica de la solución: ¿quién?, ¿cuándo?, ¿cómo?	El profesional de salud implementa la solución de manera inmediata, sea curso I o curso II. En el caso del curso II y III el profesional de salud, junto con la policía, siempre con consentimiento del familiar Considerando tiempo y respetando siempre la dignidad del paciente El seguir el curso III equivaldría a un suicidio asistido pasivo

Caso B (método Taboada). Niños integrantes de "un barrio familiar específico", que no habían recibido las vacunaciones incluidas en la cartilla de vacunación por la negativa de sus padres, contrarios a los postulados de la medicina tradicional, con reparos acerca de posibles enfermedades causadas por las vacunas (específicamente el autismo), y a favor de alternativas como la homeopatía, alegando la absoluta e infalible eficacia del sistema inmunológico natural de cada persona.

El dictamen debía considerar el posible conflicto de intereses entre el ejercicio de la autodeterminación de los padres en relación con los derechos de sus hijos, conforme la autoridad sobre ellos, y el derecho de los niños a acceder al Programa Nacional de Vacunación.

Caso C. Descripción: el paciente pertenece a una comunidad indígena, padres analfabetos, nivel económico bajo. El adolescente es portador de síndrome de Down severo, con posible hipotiroidismo, no habla, no camina y no contiene esfínteres; no se alimenta por sus propios medios, no está en estado terminal, y fue internado por primera vez, hace varios años, por una probable obstrucción uretral que condicionaba hidronefrosis y disminución de la capacidad funcional renal. Fue dado de alta sin diagnóstico preciso y con indicaciones de control periódico, para lo cual se solicitó la intervención de servicio social para asegurar la concurrencia al mismo. El adolescente no acude a consultas por causas que se ignoran.

Actualmente presenta insuficiencia renal grave con una obstrucción uretral cuya causa no se ha detectado todavía y se plantea el tratamiento de hemodiálisis de manera urgente. Este tratamiento plantea problemas a partir de la aceptación del adolescente y de los padres sobre el procedimiento y por la gravedad que presenta la intervención misma.

Se enfrenta a los siguientes cuestionamientos:

1° Problema médico: caso de insuficiencia renal grave, no en estado terminal, que pone en peligro la vida del niño y en el cual, por lo tanto, la diálisis es el tratamiento de elección.

2° Problema psicológico/social: el nivel económico de la familia es muy pobre, así como su inserción en la comunidad local, debido en parte a las dificultades idiomáticas ya que se expresan en su lengua nativa, entendiendo escasamente el español. Esto dificulta su relación con el equipo médico en lo que hace a la comprensión del alcance y riesgos de su enfermedad y/o estudios y tratamiento.

3° La calidad de vida del niño y su familia.

7.2. Casos resueltos aplicando el método de Diego Gracia

Caso D. Descripción del caso:[16] paciente de dos años y siete meses, desnutrido crónico (peso aproximado de 7.1 kg), con síndrome genético en estudio, dimorfismos múltiples, estenosis valvular aórtica severa con válvula bicúspide, estenosis uretero-pélvica con nefrostomía bilateral, retraso global del neuro-desarrollo, hipoacusia bilateral, quiste hepático, pie-bot o pie zambo bilateral.

El niño fue internado a los dos meses de edad con 4.1 kg de peso, y debido a la gravedad de su cardiopatía es remitido a otro hospital para la corrección quirúrgica de la misma. En dicho hospital se consulta el caso con el comité de bioética, que sugiere tratamiento solamente paliativo y es remitido a su ciudad.

Método de Diego Gracia con base en el principialismo	Caso a analizar
1. Presentación del caso por la persona responsable de tomar la decisión	Los padres proponen corregir el pie zambo para que el niño camine. A pesar de las demás malformaciones severas. Especialmente la cardiaca
2. Discusión de los hechos o circunstancias	a) Lleva un gran riesgo médico por los problemas multifuncionales severos. b) Es una esperanza de darle al niño esa capacidad.
3. Identificación de los problemas morales que presenta	a) Vale o no la pena el riesgo para conseguir que camine b) Hay procedimientos que no implican intervención quirúrgica
4. Elección, por la persona responsable del caso, del problema moral que le preocupa y quiere que se analice	- Evaluar tasa riesgo-beneficio - Dar una vida más "normal" al pequeño
5. Identificación de los valores en conflicto	Costo y desgaste de los padres

16 F. J. León Correa, R. M. Simón *et al.*, "Experiencias de los comités de ética asistencial en España y la Latinoamérica. Análisis de casos éticos-clínicos", Chile, Felaibe, 2013, pp. 72-107 [en línea], disponible en <http://www.bioeticachile.cl/felaibe/documentos/FLC_CASOS_CEA_FELAIBE.pdf>. Consultado el 2 de junio de 2016.

Método de Diego Gracia con base en el principialismo	Caso a analizar
6. Identificación de los cursos extremos de acción	Hay una probabilidad mayor al 95% de éxito
7. Búsqueda de los cursos intermedios	No existen
8. Análisis del curso de acción óptimo	Probar el procedimiento, dada la mejora en calidad de vida del niño y la esperanza de los padres de que lleve una vida lo más normal posible
9. Decisión final	Acudir a la intervención
10. Comprobación de la consistencia de la decisión tomada sometiéndola a tres pruebas: 1. De legalidad. ¿Contraviene el ordenamiento jurídico? 2. De publicidad. ¿Se estaría dispuesto a defenderla públicamente? 3. De temporalidad. ¿Se tomaría la misma decisión en caso de esperar algunas horas o algunos días?	- Es legal - Válida y aceptable públicamente - Se tomaría la misma decisión no sólo en días sino en semanas

En julio de 2010 los padres asistieron al consultorio de cardiología pediátrica para un preoperatorio de su pie-bot; se debate posible cirugía de corrección de pie-bot, así como un nuevo análisis sobre cirugía cardiaca. El niño sigue en muy malas condiciones, con escasísima ganancia de peso y retraso neurológico. Los padres consultan a traumatología para la corrección de su pie-bot con la esperanza de que el niño pueda caminar.

Bibliografía

Aristóteles, *Ética a Nicómaco*, Madrid, Gredos, 1985.

Ayllón, R., *Desfile de modelos*, 5a. ed., Madrid, rialp, 2002.

Beauchamp, T. L., J. F. Childress, *Principles of Biomedical Ethics*, 4a. ed., Nueva York, Oxford University, 1994.

León Correa, F. J., R. M. Simón *et al.*, "Experiencias de los comités de ética asistencial en España y Latinoamérica. Análisis de casos éticos-clínicos", Chile, Felaibe, 2013, pp. 72-107 [en línea], disponible en ‹http://www.bioeticachile.cl/felaibe/documentos/FLC_CASOS_CEA_FELAIBE.pdf›. Consultado el 2 de junio de 2016.

González, A. M., *En busca de la naturaleza perdida, estudios de bioética fundamental*, España, eunsa, 2000

Pichardo, L. M., M. L. Casas, *Manual para miembros de comités de ética en investigación*, México, Trillas, 2016.

Rizo-Morales, P., M. E. Montejano-Hilton, *Educación, derecho y salud: una visión interdisciplinaria de la educación y la salud*, México, Tirant Humanidades, 2016.

Internet

Barrios Araya, S., M. Urrutia, C. Henríquez, "Caso clínico: suspensión de terapia dialítica. Análisis de un problema ético-clínico", Revista Seden, 2010, 13(2) [en línea], disponible en ‹http://www.revistaseden.org/imprimir.aspx?idArticulo=44241700930931001004 24170›. Consultado el 3 de junio de 2016.

rae [en línea], disponible en ‹http://dle.rae.es/?id=DmQvDQm›. Consultado el 6 de abril de 2016.

Ruiz Cano, Jaime, Guillermo Cantú, Diana Ávila-Montiel, José Domingo Gamboa-Marrufo, Luis E. Juárez-Villegas, Adalberto de Hoyos-Bermea *et al.*, "Revisión de modelos para el análisis de dilemas éticos", *Bol. Med. Hosp. Infan. Mex.*, 2015, 72(2): 89-98 [en línea], disponible en ‹http://www.sciencedirect.com/science/article/pii/S1665114615000556›.

Taboada P., "Ética clínica: principios básicos y modelo de análisis", *Bol. Esc. Med.*, 1998, 27(1): 7-13. Citado en Silvia Barrios Araya, Silvia, Marcela Urrutia Egana y Carla Henríquez Henríquez, "Suspensión de terapia dialítica: análisis de un problema ético-clínico", *Rev. Soc. Esp. Enferm. Nefrol.*, 2010, Vol. 13, núm. 2, pp. 138-142 [en línea], disponible en ‹http://scielo.isciii.es/scielo.php?script=sci_arttext&pid=S1139137520100002000009&lng=es&nrm=iso›.

CAPÍTULO 7

Aspectos bioéticos de la relación enfermera/paciente

*Amanda Lobato Victoria**

1. Detectar necesidades

Los profesionales de enfermería y quienes "cuidan enfermos" se han distinguido siempre por su gran capacidad para advertir y detectar las necesidades concretas de sus pacientes, paso primordial para brindarles lo más pronto posible los cuidados necesarios, con competencia y responsabilidad, sustentados en el conocimiento científico y técnico preciso, con un alto sentido humano y ético. Deben ofrecerlos con eficacia, con delicadeza y calidez humana, para lo cual deben estar conscientes que tratan con un ser humano que pasa por una situación de vulnerabilidad. Se ayuda así a los pacientes a responder de la mejor manera, tanto en relación con la enfermedad como procurando que se sientan acompañados, atendidos y queridos.

Es así como todo enfermero constituye un recurso humano imprescindible y lamentablemente escaso, en hospitales y centros de salud;[1] son quienes educan, acompañan e investigan, pero esencialmente cuidan de cerca la salud y el bienestar de los pacientes. Los resultados de la Encuesta Nacional de Ocupación y Empleo muestran que "son 10 las entidades federativas que tienen un promedio de enfermeras y enfermeros por encima del promedio nacional, y de esas entidades cinco cumplen con los estándares internaciones de entre cinco y seis enfermeras por cada mil habitantes, destacando Tamaulipas y la Ciudad de México, con un promedio de 6.1 y 6.0, respectivamente, seguidas por Campeche (5.9), Colima (5.7), Coahuila

* Licenciada en Enfermería. Maestra en Bioética por la Universidad Panamericana.

1 Según datos de Inegi (2015), hay 3.9 enfermeros por cada mil habitantes en todo el país. No obstante, el incremento en esta cifra en los últimos años, México continúa por debajo del mínimo que establece la Organización Panamericana para la Salud, que recomienda que haya entre 50 y 60 enfermeras por cada 10 mil habitantes (entre cinco y seis enfermeras por cada mil habitantes). Comparativamente, los países miembros de la Organización para la Cooperación y Desarrollo Económicos (OCDE) hasta el año 2012 tenían un promedio de 8.8 enfermeras por cada mil habitantes, lo que evidencia que el país está muy por debajo de esta cifra, e indica un déficit en cuanto a formación de enfermeras y enfermeros, pese al incremento que la profesionalización de esta ocupación ha tenido en las últimas décadas en el país.

de Zaragoza (5.1), Nayarit (4.9), Estado de México (4.6), Jalisco (4.4), Nuevo León (4.3) y Chihuahua (4.2). Los estados de Sonora, Yucatán y Tlaxcala coinciden con el promedio de enfermeras o enfermeros en el ámbito nacional, es decir, 3.9 por cada mil habitantes. Las restantes 19 entidades federativas están por debajo del promedio nacional, oscilando entre 3.8 Yucatán y Zacatecas, y 2.3 Puebla".[2]

"Las profesiones dedicadas a la prestación de servicios se distinguen por un objetivo de servicio y cuidado a la comunidad, explícito y reconocido por la sociedad. Del médico se espera que haga diagnósticos y tratamientos; del comunicador que informe y oriente a la opinión pública. La enfermera o el enfermero, sin embargo, es percibida y descrita de las más diversas formas, no sólo por la gente común, sino por los mismos profesionales."[3] Sin embargo, para ejecutar el "cuidado", que es el objeto de conocimiento y razón de ser del profesional en enfermería, se requiere de una formación científica-tecnológica y humanística, que le permita conducirse de manera ética con pacientes, familiares y equipo de salud, facilitando la toma de decisiones en conjunto, así como la obtención y la transmisión de información necesaria para dar la mejor solución al problema que aqueja al paciente.

El encuentro en la relación enfermera/paciente/familia en cualquier ámbito del cuidado supone la interrelación de individuos, que son personas que, mediante una serie de símbolos que conocemos, constituyen la comunicación. No está por demás mencionar que la comunicación efectiva es esencial para alcanzar los objetivos planteados, así como para reconocer las necesidades de asistencia y el problema que aflige al paciente; esta comunicación se da gracias a la calidad de la interacción que se genera en las relaciones interpersonales.

Mientras el modelo médico-científico habla de reduccionismo, objetividad, manipulación, predicción y control, las relaciones interpersonales en enfermería se fundamentan en los principios éticos mencionados en el capítulo 6, pero de manera específica en la advertencia o capacidad de percibir necesidades; el hacerse responsable de resolverlas, contar con las competencias pertinentes y realizarlas, esperar la respuesta clínica y personal del paciente. En resumen, éstas constituyen las cuatro dimensiones de la ética del cuidado.

Esto se logra alcanzar al adquirir diversas competencias teóricas y prácticas, aunado a un alto grado de *sensibilidad humana* para poder interpretar el ambiente donde se encuentra el paciente mediante los símbolos que observa. Para esto el enfermero requiere habilidad en la identificación de detalles que pueden pasar inadvertidos para otros, entendiendo el correcto significado de los mismos; destreza que se demuestra en ir más allá de la historia clínica, del suministro de los medicamentos, de los monitores y de los aparatos que rodean al paciente. Es poder descubrir en una mirada, en un gesto o en un movimiento, la expresión trascendente del paciente al que se cuida.

2 Inegi, diciembre del 2015 [en línea], disponible en ‹http://www.inegi.org.mx/saladeprensa/aproposito/2015/enfermera0.pdf›. Consultado el 28 de marzo de 2016.

3 M. C. Castrillón, *La dimensión social de la práctica de la enfermería*, Medellín, Universidad de Antioquia-Yuluka, 1997.

La teoría de la enfermera estadounidense Joyce Travelbee aparentemente se basa, según sus biógrafos, en sus experiencias en el campo de la enfermería, más que en la evidencia de un estudio de investigación determinado. Según ella, "la relación enfermera/paciente es el medio a través del cual se cumple el propósito de la enfermería",[4] es decir, asistir al individuo o familia para prevenir o afrontar la experiencia de enfermedad y sufrimiento, ayudándolo a encontrar significado en estas experiencias.

La práctica profesional siempre ha estado fundamentada en la interacción enfermera/paciente, enfermera/familia, enfermera/equipo de salud; estas relaciones permanecen en muchas ocasiones después del alta de los pacientes, conformando un sistema totalmente compensatorio.

La enfermería nunca podrá tener una sola visión del paradigma sobre el cuidado porque, por un lado, tiene la herencia filosófica positivista de la ciencia, que estudia la naturaleza y los fenómenos como algo a-contextual y demostrable, y por otro, de una filosofía pos-positivista que enfatiza la percepción, estudia el pensamiento, admite el valor de lo subjetivo y del contexto.[5]

Madeleine Leininger, en su teoría de la diversidad y universalidad de los cuidados culturales, presenta su convicción de que las personas de culturas diferentes pueden ofrecer información y orientar a los profesionales para recibir los cuidados que desean o requieren de los demás.[6] La cultura determina los patrones y estilos de vida que influyen en las decisiones de las personas para ayudar a la enfermera a descubrir y documentar el mundo del paciente. Asimismo, también es necesario que la enfermera trabaje en estrecha colaboración con los médicos y otros profesionales de la salud a fin de asegurar el cumplimiento de los protocolos de atención establecidos. Sin embargo, es imprescindible valorar qué tan relevantes son aquellas actividades que le son encomendadas a las enfermeras, tareas nuevas o emergentes, y todas aquellas actividades que las alejen del centro de interés: el cuidado del paciente.

Las relaciones interpersonales en enfermería ya no deben considerarse "dentro de la serie de dones innatos".[7] La relación con el paciente es el eje central de los cuidados que se deben brindar a todos los pacientes a su cargo; exigiendo tanto la formación fundamentada científicamente como la sabiduría del profesional de enfermería, experto que domina la ciencia y el arte del cuidado.

4 J. Travelbee, *Interpersonal Aspects of Nursing*, Filadelfia, Davis Company, 1966, p. 121.

5 B. Sánchez, *Análisis del paradigma de enfermería. El arte y la ciencia del cuidado*, Bogotá, Universidad Nacional de Colombia, 2002, p. 95.

6 A. Welchaz, J. V. Beagle, C. J. Butler, P. A. Dougherty, P. J. Andrews, K. D. Robards, C. Velotta, "Cuidados culturales. La teoría de la diversidad y la universalidad", en A. Marriner Tomey, M. Raile Alligood, *Modelos y teorías en enfermería*, Madrid, Harcourt Brace, 1999, pp. 439-462.

7 C. Mordacq, *Pourquoi des Infirmières?*, París, Le Centurión, 1972, p. 62. Citado por M. F. Collière, en *Promover la vida. De la práctica de las mujeres cuidadoras a los cuidados de enfermería*, Madrid, McGraw-Hill Interamericana, 1993, p. 142.

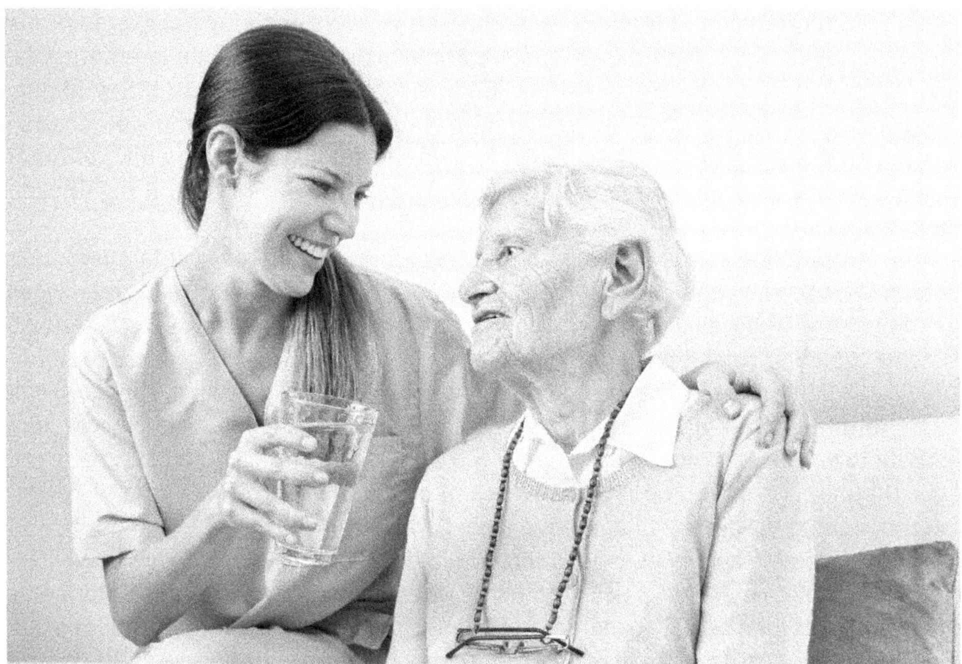

Imagen 7.1. La relación del enfermo con el personal de enfermería conlleva una buena comunicación e interés genuino, empatía y deseos de cuidar, lo cual queda de manifiesto en los códigos.

2. Código de ética para el personal de enfermería

Un código de ética profesional es un documento que establece en forma clara los principios morales, deberes y obligaciones concretos que guían el buen desempeño técnico y teórico correspondiente a lo que es bueno, correcto y humanizante. Es importante mencionar que la observancia de las normas éticas —inscritas en los códigos y normatividades— constituyen una obligación moral, conforme a la ley natural y al sentido de responsabilidad personal, sustentado en el juicio de una conciencia recta[8] y de voluntad, la decisión de buscar el bien personal, primero, y el bien común después, lo que lleva a estar en paz consigo mismo y plena como persona. Por lo tanto, el profesionista de la salud se adhiere a un código de ética por el valor intrínseco de las bondad o maldad de las acciones, que le presenta el juicio de su intelecto y para el que ha sido educada su razón moral.

Un código de ética para enfermería debe constituir necesariamente una guía clave de conducta, con fundamentos claros que unifiquen y delimiten los conceptos sobre la conducta humana recta, los derechos de la persona, el auténtico ser de la persona, el bienestar de la sociedad, la salud y la propia enfermería. Con motivo de

8 Entendiendo por conciencia el juicio que realiza la inteligencia –partiendo de la ley natural–, con lo cual dictamina sobre la bondad o maldad de un acto concreto.

la Cruzada Nacional por la Calidad de los Servicios de Salud que la Secretaría de Salud emprende en esta gestión, el código de ética se convierte en el patrón de referencia obligado, a manera de un faro o una brújula, para no perder el camino, los objetivos, y fortalecer el comportamiento ético de los profesionales de la salud, logrando que se dignifiquen como profesionales y también a sus pacientes y colegas. Secundariamente, con ello contribuyen a mejorar la calidad de los servicios, centrada no en la mera eficacia técnico-científica, sino en el enfermo como persona.

La Comisión Interinstitucional de Enfermería (CIE), en su carácter propositivo e integrador de todos los esfuerzos que desarrollan los diferentes grupos de la enfermería en el ámbito nacional, presenta el código de ética para enfermeras y enfermeros en México que concluye la iniciativa asumida por el Colegio Mexicano de Licenciados en Enfermería (Colme). En la tabla 7.1 se muestra un resumen del contenido de los artículos del código.

Capítulo	Nombre	Artículo	Contenido
I	Disposiciones generales	1	Normar la conducta de la enfermera en sus relaciones con la ciudadanía, las instituciones, las personas que demandan sus servicios, las autoridades, sus colaboradores, sus colegas; aplicable en todas sus actividades profesionales
II	De los deberes de las enfermeras para con las personas	2-9	Respeto a la vida, relación estrictamente profesional con todas las personas, proteger la intimidad de la persona, conducta honesta y leal, secreto profesional, fomentar la cultura del autocuidado, otorgar cuidados libres de riesgo, acordar los honorarios de acuerdo con la especialización requerida
III	De los deberes de las enfermeras como profesionistas	10-16	Aplicar conocimientos científicos, asumir la responsabilidad y límites de su trabajo, contribuir aportando cuidados de calidad fortaleciendo las condiciones de seguridad e higiene absteniéndose de tener conductas excluyentes, actualizar y avaluar periódicamente sus conocimientos y competencias, ser imparcial, objetiva y ajustarse a las circunstancias
IV	De los deberes de las enfermeras para con sus colegas	18-22	Compartir sus conocimientos y experiencias, dar créditos a los colegas y colaboradores evitando la competencia desleal, ser solidario, respetar la opinión de los colegas cuando haya oposición de ideas, evitar lesionar el buen nombre y prestigio de colegas, asesores y colaboradores
V	De los deberes de las enfermeras para con su profesión	23-25	Mantener el prestigio de la profesión mediante el buen desempeño del ejercicio profesional, contribuir al desarrollo de la profesión, demostrar lealtad a los intereses legítimos de la profesión mediante la participación colegiada

Capítulo	Nombre	Artículo	Contenido
VI	De los deberes de las enfermeras para con la sociedad	26-28	Prestar servicio social por convicción solidaria y conciencia social, poner a disposición de la comunidad sus servicios ante cualquier circunstancia de emergencia, buscar un equilibrio entre el desarrollo humano y los recursos naturales atendiendo los derechos de las generaciones futuras

Tabla 7.1. Código de ética para enfermeras y enfermeros en México.[9] Resumen del contenido de los principales artículos en distintos capítulos.

Decálogo del código de ética para los enfermeras y enfermeros
1. Respetar y cuidar la vida y los derechos humanos, manteniendo una conducta honesta y leal en el cuidado de las personas. 2. Proteger la integridad de las personas ante cualquier afectación, otorgando cuidados de enfermería libres de riesgos. 3. Mantener una relación estrictamente profesional con las personas que atiende, sin distinción de raza, clase social, creencia religiosa y preferencia política. 4. Asumir la responsabilidad como miembro del equipo de salud, enfocando los cuidados hacia la conservación de la salud y prevención del daño. 5. Guardar el secreto profesional observando los límites del mismo, ante riesgo o daño a la propia persona o a terceros. 6. Procurar que el entorno laboral sea seguro tanto para las personas, sujeto de la atención de enfermería, como para quienes conforman el equipo de salud. 7. Evitar la competencia desleal; compartir con estudiantes y colegas experiencias y conocimientos en beneficio de las personas y de la comunidad de enfermería. 8. Asumir el compromiso responsable de actualizar y aplicar los conocimientos científicos, técnicos y humanísticos de acuerdo con su competencia profesional. 9. Pugnar por el desarrollo de la profesión y dignificar su ejercicio. 10. Fomentar la participación y el espíritu de grupo para lograr los fines profesionales.

Tabla 7.2. Decálogo del código de ética para los enfermeras y enfermeros de México. Comprende los 10 puntos más relevantes para un comportamiento honesto, responsable y comprometido con la sociedad mediante el cuidado de la salud.

9 [en línea], disponible en ‹www.conamed.gob.mx›.

2.1. Carta de los derechos generales de pacientes

Se encomendó a la Comisión Nacional de Arbitraje Médico (CNAM)la tarea de coordinar los esfuerzos institucionales para definir un proyecto que fuera puesto a consideración de las organizaciones sociales; se plantearon los derechos de los pacientes frente al médico. Para poder realizar este proyecto se tuvieron que revisar y analizar los antecedentes internacionales y la bibliografía mundial publicada al respecto, lo que permitió a la CNAM, la Subsecretaría de Innovación y Calidad, la Comisión Nacional de Bioética, la Comisión Nacional de Derechos Humanos, la Federación Nacional de Colegios de la Profesión Médica, la Dirección de Prestaciones Médicas del IMSS, la Subdirección General Médica del ISSSTE, la Comisión Interinstitucional de Enfermería y la Dirección General de Asuntos Jurídicos de la SSa redactar el anteproyecto, que posteriormente recibió, por parte de 1 117 instituciones representantes de la salud y la sociedad mexicana, numerosas aportaciones que enriquecieron el documento final, que se dio por terminado en noviembre de 2001 (la actual edición es de 2017). Un resumen de los derechos generales de los pacientes se puede ver en la tabla 7.3.

Enunciado	Descripción	Fundamento legal
1. Recibir atención médica adecuada	Los pacientes tienen derecho a que la atención médica se le otorgue por personal preparado de acuerdo con las necesidades de su estado de salud y las circunstancias en que se brinda la atención, así como de ser informados cuando requiera referencia de otro médico	Ley General de Salud Reglamento de la Ley General de Salud en materia de prestación de servicios de atención médica
2. Recibir trato digno y respetuoso	Los pacientes tienen derecho a que el médico, la enfermera y el personal que les brinden atención médica se identifiquen y les otorguen un trato digno, con respeto a sus convicciones personales y morales, principalmente las relacionadas con sus condiciones socioculturales, de género, de pudor y a su intimidad, cualquiera que sea el padecimiento, y esto se haga extensivo a los familiares o acompañantes	Ley General de Salud Reglamento de la Ley General de Salud en materia de prestación de servicios de atención médica
3. Recibir información suficiente, clara, oportuna y veraz	Los pacientes, o en su caso el responsable, tienen derecho a que el médico tratante les brinde información completa sobre el diagnóstico, pronóstico y tratamiento; se exprese siempre en forma clara y comprensible; se brinde con oportunidad con el fin de favorecer el conocimiento pleno del estado de salud del paciente y sea siempre veraz, ajustada a la realidad	Reglamento de la Ley General de Salud en materia de prestación de servicios de atención médica NOM-004-SSA3-2012, del expediente clínico

Enunciado	Descripción	Fundamento legal
4. Decidir libremente sobre su atención	Los pacientes, o en su caso el responsable, tienen derecho a decidir con libertad, de manera personal y sin ninguna forma de presión, aceptar o rechazar cada procedimiento diagnóstico o terapéutico ofrecido, así como el uso de medidas extraordinarias de supervivencia en pacientes terminales	Reglamento de la Ley General de Salud en materia de prestación de servicios de atención médica NOM-004-SSA3-2012, del expediente clínico Guía bioética de conducta profesional de la SSa Declaración de Lisboa de la Asociación Médica Mundial sobre los derechos del paciente (09/01/1995)
5. Otorgar o no su consentimiento válidamente informado	Los pacientes, o en su caso el responsable, en los supuestos que así lo señale la normativa, tiene derecho a expresar su consentimiento, siempre por escrito, cuando acepte sujetarse con fines de diagnóstico o terapéuticos, a procedimientos que impliquen un riesgo, para lo cual deberán ser informados en forma amplia y completa en qué consisten, de los beneficios que se esperan, así como de las complicaciones o eventos negativos que pudieran presentarse como consecuencia del acto médico. Lo anterior incluye las situaciones en las cuales el paciente decida participar en estudios de investigación o en el caso de donación de órganos	Ley General de Salud. Reglamento de la Ley General de Salud en materia de prestación de servicios médicos. NOM-004-SSA3-2012, del expediente clínico
6. Ser tratado con confidencialidad	Los pacientes tienen derecho a que toda la información que exprese a su médico se maneje con estricta confidencialidad y no se divulgue más que con la autorización expresa de su parte, incluso la que derive de un estudio de investigación al cual se hayan sujetado de manera voluntaria; lo cual no limita la obligación del médico de informar a la autoridad en los casos previstos por la ley	NOM-004-SSA3-2012, del expediente clínico Ley Reglamentaria del artículo 5º constitucional relativo al ejercicio de las profesiones en el Distrito Federal Ley General de Salud Reglamento de la Ley General de Salud en materia de prestación de servicios de atención médica
7. Contar con facilidades para obtener una segunda opinión	Los pacientes tienen derecho a recibir por escrito la información necesaria para obtener una segunda opinión sobre el diagnóstico, pronóstico o tratamiento relacionados con su estado de salud	Reglamento de la Ley General de Salud en materia de prestación de servicios de atención médica NOM-004-SSA3-2012, del expediente clínico

Enunciado	Descripción	Fundamento legal
8. Recibir atención médica en caso de urgencia	Cuando está en peligro la vida, un órgano o una función, los pacientes tienen derecho a recibir atención de urgencia por un médico, en cualquier establecimiento de salud, sea público o privado, con el propósito de estabilizar sus condiciones	Ley General de Salud Reglamento de la Ley General de Salud en materia de prestación de servicios de atención médica
9. Contar con un expediente clínico	Los pacientes tienen derecho a que el conjunto de los datos relacionados con la atención médica que reciban sean asentados en forma veraz, clara, precisa, legible y completa en un expediente que deberá cumplir con la normativa aplicable y cuando lo solicite, obtener por escrito un resumen clínico veraz de acuerdo con el fin requerido	Reglamento de la Ley General de Salud en materia de prestación de servicios de atención médica NOM-004-SSA3-2012, del expediente clínico
10. Ser atendido cuando se inconforme por la atención médica recibida	Los pacientes tienen derecho a ser escuchado y recibir respuesta por la instancia correspondiente cuando se inconforme por la atención médica recibida de servidores públicos o privados. Asimismo, tiene derecho a disponer de vías alternas a las judiciales para tratar de resolver un conflicto con el personal de salud	Ley General de Salud Reglamento de la Ley General de Salud en materia de prestación de servicios de atención médica Decreto de Creación de la Comisión Nacional de Arbitraje Médico

Tabla 7.3. Decálogo de los derechos generales de los pacientes.[10] Principales planteamientos por capítulo.

3. Secreto profesional

El secreto profesional para el personal de salud implica salvaguardar toda la información del paciente, obligando a todas las personas que posean información a no divulgarla, ya que de hacerlo se considerará un atentado contra la intimidad. Dentro del sector salud la confidencialidad es uno de los elementos esenciales de la ética profesional en enfermería, con el cual se le obliga a mantener silencio de todo cuanto conozca del paciente como resultado de su actividad profesional.

Este secreto profesional está ligado al derecho a la intimidad, pues se trata de la defensa de una parte de la vida de cada persona que desea mantenerla reservada, y que, no obstante, se relaciona con el derecho del individuo a conocer y controlar la información que posee, o bien, la potestad de decidir quién debe o no conocer ciertos aspectos de su vida privada, especialmente dentro del ámbito de la salud.

Por intimidad se comprende a la zona espiritual, íntima y reservada de una persona o de un grupo (familia); la vida privada engloba todo aquello que no es o que no se quiere dar a conocer. La confidencialidad es lo que se hace o se dice en confianza o con seguridad y reciprocidad de que queda entre "nos" (dos o más personas); en esencia es evitar la difusión (la indiscreción). En otras palabras, es dar "acceso limitado" en todo lo relacionado con el cuerpo, la intimidad personal y la intimidad física, especialmente en el campo de la salud.

10 [en línea], disponible en ‹www.conamed.gob.mx›.

La intimidad física exige una actitud de respeto por parte del profesional de la salud (médico, enfermeras, administrativos, etc.) ante situaciones propias del cuidado de la salud que, con frecuencia, debe revelar aspectos de la intimidad corporal, que se suponen son limitadas a ciertas relaciones especiales y de familiaridad. Se hace imprescindible el permiso del paciente para toda atención que habrá de brindársele a partir de la obtención de datos, como la historia clínica, que deberá ser accesible a los encargados de su tratamiento y cuidado.

Así, toda la información que de forma confidencial el paciente ha proporcionado es considerada un secreto surgido de la interrelación con el profesional de la salud, inclusive una consulta o el acudir al establecimiento sanitario. Esto se refiere al derecho a la confidencialidad de la persona, lo que implica, a su vez, la obligación del profesional de mantener en secreto toda información recibida, a partir del respeto a la intimidad y confianza mutua, para guardar en secreto los datos que se facilitaron en dicha relación.

El secreto profesional es una forma de secreto pactado o confiado que se entabla en la relación con un paciente (usuario) a partir de un acuerdo de confidencialidad con el profesional, donde la información debe guardarse en absoluto secreto. De este modo, el secreto profesional consiste en un compromiso de no divulgar lo que se conoce por medio del desempeño de la profesión. Incluye a todo aquello que pertenece a la intimidad del paciente, extendiéndose más allá de la muerte de la persona interesada, no sólo por sus familiares, sino porque la memoria del difunto exige el mismo trato de respeto en el ámbito de lo privado.

No siempre se tiene claro qué es lo que debe hacerse en situaciones que presentan un conflicto de confidencialidad, lo que se conoce como "conflicto de intereses", cuando dichas situaciones suponen el peligro para la salud o para terceras personas, como:

a) Lo obligación de los profesionales a denunciar a la autoridad competente aquellos casos en que se atiende a personas que hayan sido víctimas de un delito.

b) En aquellos casos de mala praxis.

c) Cuando el profesional es requerido como testigo en un juicio.

A pesar las normas deontológicas, como el código de enfermería, por mencionar alguno reconocido internacionalmente, también se observa la dificultad por mantener la confidencialidad en determinados casos, como:

- Maltrato infantil.
- Adicciones a drogas de adolescentes.
- Enfermedades de transmisión sexual y/o terminales.
- Demanda por asistencia inadecuada.

- Familiares demandando información.
- Investigación sanitaria.

Si se toman en cuenta el desarrollo tecnológico, en cuanto a los medios de archivo y comunicación, así como las nuevas técnicas de trabajo en equipo, ello hace posible un acceso más rápido y actualizado en los datos del paciente, surgiendo el "secreto compartido". Esto ha facilitado, al mismo tiempo, la utilización indiscriminada de los datos de carácter personal, ya que las condiciones donde se desarrolla la práctica profesional no permiten la salvaguarda de la confidencialidad de los datos proporcionados por el paciente, atentando contra su intimidad, dignidad y libertad.

Por ejemplo, el uso del teléfono para recabar información de los pacientes, por desconocimiento de la identidad del interlocutor, o de si realmente está dando la información adecuada; o en el caso en el que los pacientes acuden acompañados por otras personas, lo cual, en determinadas circunstancias, dificulta o impide el flujo (intercambio) de la información, en especial con menores de edad, que no tienen la capacidad de expresarse y comprender la información. Por tanto, el paciente debe entender que la revelación de alguno de sus datos más íntimos es un deber, pues las instituciones sanitarias están obligadas a garantizar la confidencialidad de la información, el derecho a la intimidad, la confianza del paciente (usuario) y la lealtad de los profesionales. Especialmente si se observa que el libre acceso y circulación de personas relacionadas con el paciente, sean familiares, amigos o conocidos dentro de las instituciones de salud, dificulta la mayoría de las veces la confidencialidad en la relación del profesional con su paciente, condicionando la calidad de la atención a recibir o recibida.

Como se observa, la obligación del secreto profesional cede cuando existen implicaciones fuera del control de la enfermera. La confidencialidad del paciente (usuario) no puede subordinarse exclusivamente al beneficio colectivo, todo esto para prestar los cuidados de calidad a los pacientes, por ello deberán tomarse en cuenta los derechos y las obligaciones legales del paciente y de los profesionales en enfermería y demás personal que trabajan con éste, puesto que se trata de una relación de respeto y confianza mutuos que posibilita la comunicación abierta y sincera de aspectos que no deben ser revelados.

El secreto profesional es la obligación de custodiar la información relativa al paciente, en el expediente clínico y en toda documentación clínica, a lo largo de su proceso de atención, que ha de mantenerse incluso después de la muerte del paciente, en cuanto a los procesos patológicos, sus hábitos, costumbres y otras situaciones, cuya divulgación ocasione un perjuicio para el paciente y sus familiares.

El profesional de enfermería no debe compartir información con sus familiares y amigos, y debe evitar el hacer "comentarios de pasillo", que se relacionen con el ámbito profesional, sin tener en cuenta a los pacientes, lo que constituye una falta de discreción injustificada. Aunque se haga sin ánimo de hacer algún mal, consciente o inconscientemente, se vulnera el derecho de intimidad del paciente.

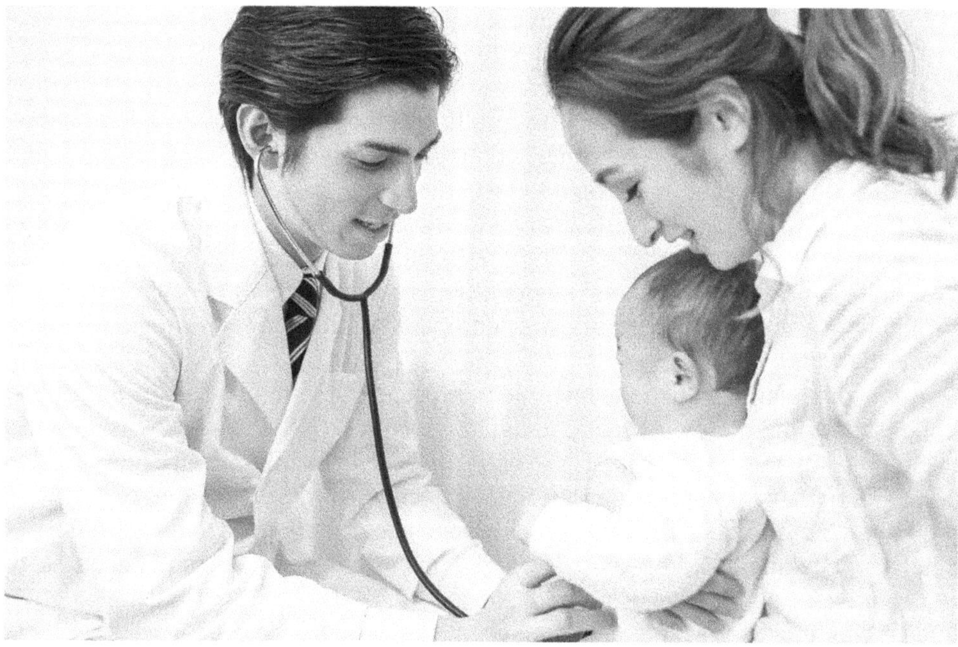

Imagen 7.2. La obligación del secreto profesional cede cuando existen implicaciones fuera del control de la enfermera.

Por último, se podrían implementar una serie de medidas simples para mantener esa confidencialidad en su punto máximo, en cuanto a:

- Preguntar al paciente si desea ser informado y si esta información también sea conocida por sus familiares o el personal que se encuentre en ese momento.
- No facilitar ningún tipo de información, sea escrita o verbalmente, a nadie sin el consentimiento del paciente.
- Evitar realizar comentarios acerca del paciente en lugares inadecuados o con interlocutores no autorizados.
- Evitar la transmisión de información por vía telefónica.
- Realizar los cambios de turno en entornos cerrados y en voz baja.
- Poner cuidado en la utilización de la historia clínica electrónica, y en no dejar programas abiertos.
- No dejar información al alcance de personas ajenas al cuidado del paciente.
- Llamar a las puertas antes de acceder a las habitaciones.
- Tratar al paciente con suma consideración y respeto, protegiendo su intimidad física y solicitando su autorización explícita para aquellas actuaciones ajenas al proceso de cuidado, como la formación práctica de estudiantes, realización de estudios, entre otras.

El profesional de enfermería ha de tener más que mera empatía con el paciente. Es responsable del cuidado de un ser humano que requiere apoyo en distintas dimensiones y ha de llenarlas todas, en la medida de sus posibilidades. También las afectivas y la atención a la familia. Es absurdo no "querer involucrarse", como si se tratara de no padecer con quien padece, ignorar las inquietudes de la persona a quien se atiende, lo que depende de que se le conozca y comprenda mejor.

Las mejoras y medidas a implementar requieren de una coordinación en las distintas zonas, servicios o secciones de las instituciones sanitarias, así como la protocolización de procedimientos y definición de responsabilidades, de los procedimientos para acceder, manejar y transmitir la información, de las técnicas para el manejo de información vía telefónica, y, por último, la adopción de políticas de gestión de personal que eviten una excesiva rotación de profesionales por distintas áreas, pues obstaculizan la intimidad y disminuyen el nivel de confianza del paciente.

4. Delitos contra el paciente

Iatrogenia (del griego *iatrós*: médico, y *geneá*: origen) se utiliza para designar lo patológico causado por una acción médica. Se habla de procedimientos iatrogénicos no porque se trate de enfermedades diferentes, sino porque su causa es un acto erróneo del médico, enfermera o personal de salud, a través de su conducta profesional. Es lo referente a una evolución desfavorable que no hubiera tenido lugar sin la acción médica.

La acción iatrógena, a la cual también se le denomina dispraxis, puede generar síntomas, alargar la evolución, determinar complicaciones y hasta causar la muerte, y los medios a través de los cuales se realiza son los elementos de la comunicación de la relación médica y los remedios que utiliza el médico en el tratamiento del enfermo. Las consecuencias nocivas de los actos médicos dependen en muchos casos de las condiciones en que trabajan los médicos, sin los recursos necesarios o cumpliendo normas inconvenientes. En estos casos habría un atenuante, no es un daño deliberado, por lo que se le llama iatrogenia "inconsciente".

Tipos de iatrogenia	
Iatropatogenia por acción	Las acciones imprudentes, precipitadas e irracionales pueden conducir a un daño grave del enfermo
Iatropatogenia por omisión	Cuando el profesional no explora sistemáticamente o si no realiza el diagnóstico y la terapéutica necesaria
Iatropatogenia quirúrgica	Es el resultado negativo secundario a un procedimiento quirúrgico generado por descuido, desconocimiento o falta de destreza

Tipos de iatrogenia	
Iatropatogenia farmacológica	Se ha planteado que no existe ningún medicamento absolutamente seguro y cada día hay más medicamentos, lo que favorece la confusión
Iatropatogenia diagnóstica	Consecuencia de una pobre semiología y de una exploración física superficial que puede provocar un diagnóstico erróneo y, por consiguiente, un tratamiento equivocado que generará consecuencias al paciente
Iatropatogenia en cascada	Una serie de eventos ligados unos a otros que llevan implícita una acción iatropatogénica

Tabla 7.4. Acciones causantes de iatrogenias, según los factores involucrados.

4.1. Tipos de iatrogenia según la causa

- Por *Iatrogenia negativa* se entiende la debida a una omisión.
- *Iatrogenia positiva* es la que sigue a una acción perniciosa o equivocada.

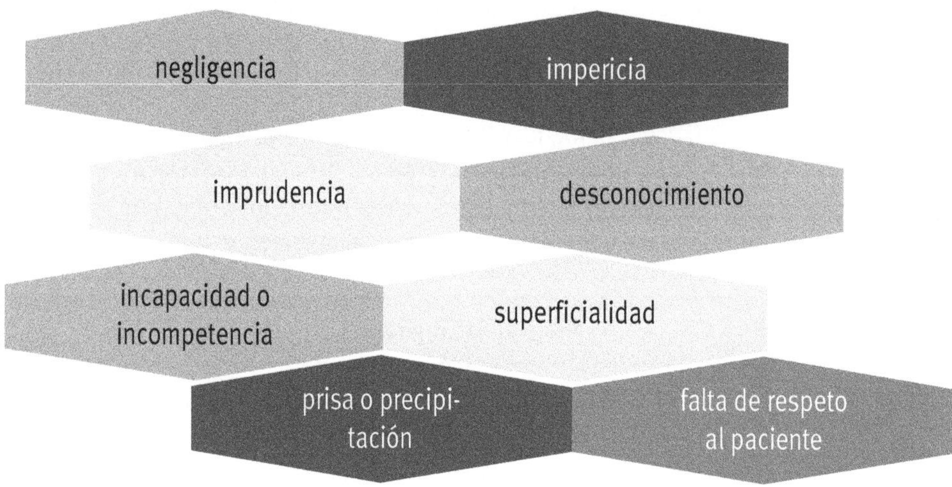

Figura 7.1. Las iatrogenias o dispraxis "conscientes", generalmente son causadas por alguno o varios de los factores que se presentan en esta figura.

Se consideran causantes más graves la negligencia, la impericia y la imprudencia. En la negligencia hay incumplimiento de elementales principios o normas de la profesión; esto es, que sabiendo lo que se debe hacer no se hace o a la inversa, que sabiendo lo que no se debe hacer, se hace. Negligencia es lo contrario del deber, es dejar de hacer o hacer a destiempo. En la negligencia intervienen dos presupuestos constituyentes:

a) Un elemento racional (intelectivo y volitivo a la vez) por la falta de previsión en la posibilidad de prever y evitar.

b) Un elemento normativo de la exigibilidad, por omisión del deber de cuidado, que de haberse cumplido habría impedido el daño al paciente.

La impericia es la falta total o parcial de conocimientos técnicos, experiencia o habilidad, por lo que existe ineptitud para el correcto desempeño de la profesión.

La imprudencia se conoce como la omisión del cuidado o diligencia exigible a un profesional. Involucra no medir las posibles consecuencias de su acción y se expone irreflexivamente a causar un daño. Es realizar un acto con ligereza, sin tomar las debidas precauciones. Es proceder con apresuramiento innecesario, sin detenerse a pensar en las consecuencias de su acción u omisión. Legalmente, para que haya imprudencia profesional la acción tiene que haber producido un daño, o peor aún, la muerte del paciente.

En los casos de mala práctica la ley calificará si el daño es "socialmente tolerable", simplemente reprochable o se trata de actos que tienen que ver con el derecho penal para lo cual tendrá en cuenta la naturaleza de la lesión, que puede ser culposa, dolosa o preterintencional.

5. Modelos de relación médico/paciente

Las grandes transformaciones que se han dado en los últimos años en nuestra sociedad han obligado a cambiar la forma habitual de actuar del personal de salud en todos los niveles de atención; asimismo, los pacientes también evolucionado, dejando atrás su condición de estar a merced del médico, hoy en día tienen mayor conocimiento, mayor nivel cultural y conocen mejor sus derechos, debido a que vivimos en la era de la información.

La relación médico/paciente es un encuentro entre dos personas con necesidades complementarias: una está disminuida por su situación de enfermedad y la otra posee los recursos que atenuarán o harán desaparecer esa carencia o disminución. Debido a esta diferencia en la función y los objetivos que los unen, decimos que la relación es cuasi diádica y asimétrica, regida por principios como el de no maleficencia y el de beneficencia.

La comunicación humana se caracteriza por ser un proceso transaccional y multidimensional. En el momento en que la persona pierde la salud se inicia un proceso. La respuesta empática es una técnica que consiste de tres pasos:[11]

a) Identificar la emoción.

b) Identificar la fuente de la emoción.

c) Responder de manera que demuestre al paciente que el personal de salud ha establecido la conexión entre los pasos previos.

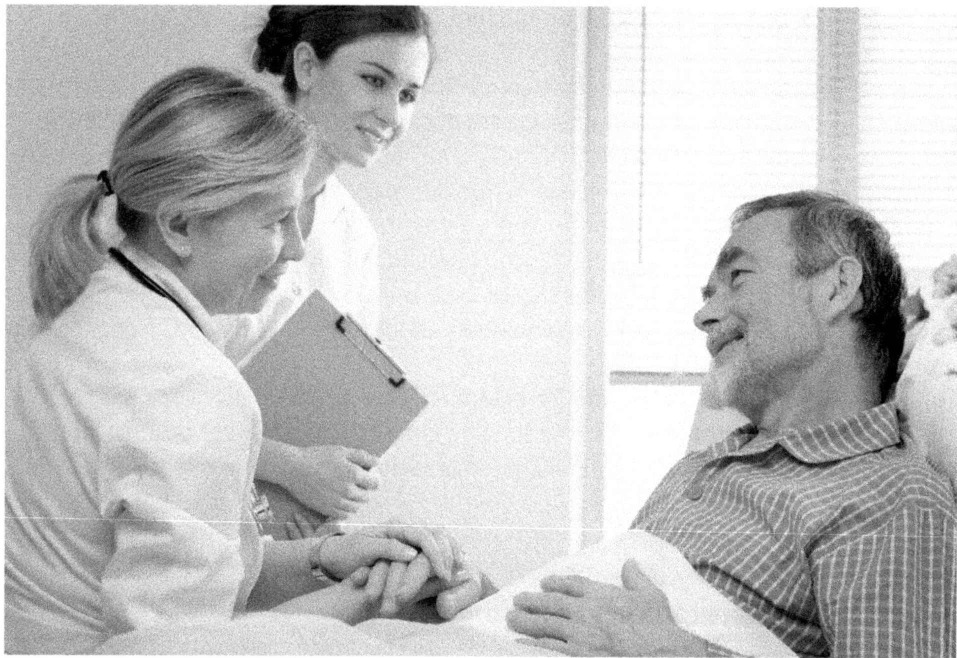

Imagen 7.3. El personal de salud, especialmente el médico, informa al paciente sobre la naturaleza de su afección y sobre los riesgos y beneficios de cada intervención. También involucra a la familia.

5.1. Paternalista

- Los médicos utilizan sus conocimientos para determinar la situación clínica del paciente, siendo ellos los que eligen qué pruebas para el diagnóstico y tratamiento son los más adecuadas, con el objeto de restaurar la salud del paciente.

11 C. Sogi, S. Zavala, M. Oliveros, C. Salcedo, "Autoevaluación de formación en habilidades de entrevista, relación médico paciente y comunicación en médicos graduados", *An. Fac. Med.*, Lima, 2006, 67(1): 30-37.

- El médico informa de manera autoritaria al paciente al momento de iniciar la atención. Presupone un criterio objetivo que sirve para determinar lo mejor del enfermo; el médico discierne sin la participación del paciente.
- Presupone que el paciente le debe estar agradecido por la decisión tomada por el médico, incluso si no estuviera de acuerdo con ella.[12]
- El médico actúa como tutor del paciente, determinando y poniendo en práctica aquello que sea lo mejor para su tratamiento.
- Se concibe la autonomía del paciente como un asentimiento.

5.2. Informativo o "modelo científico"

A veces llamado modelo científico o del consumidor, en este modelo el objetivo de la relación es proporcionar al paciente toda la información relevante para que pueda elegir la intervención que desee, luego de lo cual el médico la llevará a cabo. Para ello, el médico informa al paciente sobre el estado de su enfermedad, la naturaleza de los diagnósticos posibles y las intervenciones terapéuticas, la probabilidad tanto de los beneficios como de los riesgos asociados a cualquier intervención y sobre la incertidumbre del conocimiento médico. Llevado al extremo, los pacientes podrían llegar a conocer toda la información médica relevante en relación con su enfermedad y las actitudes terapéuticas posibles, y seleccionar la intervención que mejor se ajuste a sus valores.

5.3. Interpretativo

El objetivo de la relación del médico y el paciente en este modelo es determinar los valores del paciente y qué es lo que realmente desea en ese momento, y ayudarle así a elegir, de entre todas las intervenciones médicas disponibles, aquellas que satisfagan sus valores.

5.4. Deliberativo

Aquí el objetivo de la relación es ayudar al paciente a determinar y elegir, de entre los valores relacionados con su salud y que pueden desarrollarse en el acto clínico, los que son considerados los mejores. Con este fin el médico debe esbozar la información sobre la situación clínica del paciente y ayudarle a dilucidar los tipos de valores incluidos en las opciones posibles.

12 A. A., Stone, *Mental Health and Law: A System in Transition*, Nueva York, Jason Aronson Inc., 1976.

	Paternalista	Informativo	Interpretativo	Deliberativo
Valores del paciente	Objetivos compartidos por el médico y el paciente	Definidos, fijos y conocidos por el paciente	Poco definidos y conflictivos, necesitados de una aclaración	Abiertos a discusión y revisión a través de un debate moral
Obligaciones del médico	Promover el bienestar del paciente independientemente de sus preferencias en ese momento	Dar información relevante y realizar la intervención dirigida por el paciente	Determinar e interpretar los valores del paciente más importantes, así como informar al paciente y realizar la intervención elegida por él	Estructurar y persuadir al paciente de que ciertos valores son los más adecuados, así como informarle los detalles de la intervención que eligió
Concepción de la autonomía del paciente	Asumir valores objetivos	Elección del control sobre los cuidados médicos	Autocompasión de los elementos relevantes para los cuidados médicos	Autodesarrollo de valores morales relevantes para los cuidados médicos
Concepción del papel del médico	Guardián	Técnico experto	Consultor o consejero	Amigo o maestro

Tabla 7.5. Resumen de los cuatro tipos de relación médico/paciente de acuerdo con parámetros actuales.

Bibliografía

Castrillón, M. C., *La dimensión social de la práctica de la enfermería*, Medellín, Universidad de Antioquia-Yuluka, 1997.

Mordacq, C., *Pourquoi des Infirmières?*, París, Le Centurión, 1972, p. 62. Citado por M. F. Collière, en *Promover la vida. De la práctica de las mujeres cuidadoras a los cuidados de enfermería*, Madrid, McGraw-Hill Interamericana, 1993.

Sánchez, B., *Análisis del paradigma de enfermería*. El arte y la ciencia del cuidado, Bogotá, Universidad Nacional de Colombia, 2002.

Sogi, C., S. Zavala, M. Oliveros, C. Salcedo, "Autoevaluación de formación en habilidades de entrevista, relación médico paciente y comunicación en médicos graduados", *An. Fac. Med.*, Lima, 2006, 67(1): 30-37.

Stone, A. A., *Mental Health and Law: A System in Transition*, Nueva York, Jason Aronson Inc., 1976.

Travelbee, J., *Interpersonal Aspects of Nursing*, Filadelfia, Davis Company, 1966.

Welchaz, A., J. V. Beagle, C. J. Butler, P. A. Dougherty, P. J. Andrews, K. D. Robards, C. Velotta, "Cuidados culturales. La teoría de la diversidad y la universalidad", en A. Marriner Tomey, M. Raile Alligood, *Modelos y teorías en enfermería*, Madrid, Harcourt Brace, 1999.

Internet

Código de ética para enfermeras y enfermeros en México. Conamed [en línea], disponible en ‹www.conamed.gob.mx›. 2017.

Decálogo de los derechos generales de los pacientes. Conamed [en línea], disponible en ‹www.conamed.gob.mx›.

Inegi, diciembre del 2015 [en línea], disponible en ‹http://www.inegi.org.mx/saladeprensa/aproposito/2015/enfermera0.pdf›. Consultado el 28 de marzo de 2016.

CAPÍTULO 8

Bioética y sexualidad humana

*Patricia Rizo Morales**

1. Dimensiones de la sexualidad humana

La sexualidad humana es pluridimensional; su sentido parte desde el mismo origen de la vida corpórea, implica nuestro ser hombres y mujeres, pero también lo que realizamos y cómo lo hacemos. Es una identificación, una actividad, un impulso, un proceso biológico y emocional, una perspectiva y una expresión de nosotros mismos. Puede abordarse desde diferentes perspectivas:

a) *Genética.* De acuerdo con los cromosomas: XX = femenino; XY = masculino, que se establece desde la fecundación del ovocito por el espermatozoide.

b) *Anatomía.* Por la conformación de los órganos genitales masculino o femenino, en la semana 15 del desarrollo embrionario.

c) *Fisiología.* Paulatino desarrollo del aparato reproductor, la presencia de gónadas masculinas y femeninas, y el predominio hormonal de andrógenos o estrógenos que determinan el funcionamiento orgánico y algunos caracteres sexuales secundarios.

d) *Psicología.* La identificación con el propio sexo, lo que conlleva el modo de comportarse ante hombres o mujeres y la forma de relacionarse con ellos. Desde la infancia niños y niñas son diferentes en cuanto a intereses, umbrales sensoriales, niveles de actividad, reacciones emocionales, capacidades y habilidades, además de los roles o papeles aprendidos. El núcleo de esta identidad psicosexual se tiene desde la infancia y se afirma en la adolescencia, pero también existen trastornos de identidad sexual, como se verá en el siguiente apartado.

* Doctora en Historia del Pensamiento y en Psicología Psicoanalítica. Investigadora en temas de familia y salud mental; profesora de la Universidad Panamericana.

e) Sociocultural. Asumir los roles que la cultura asigna a cada sexo, de acuerdo con las condiciones socioeconómicas y a las tradiciones religiosas, por ejemplo: la costumbre, la tradición o las necesidades de un periodo histórico han marcado pautas de lo esperado en el comportamiento y actividad de hombres y mujeres.

2. La sexualidad en diferentes etapas de la vida

Partiendo de la complejidad de la sexualidad humana, veamos ahora cómo evoluciona a lo largo de la vida el comportamiento sexual en los hombres y en las mujeres.

Desde el enfoque psicoanalítico, la energía psíquica ligada a la sexualidad es la libido, y aunque ésta se dirige a la búsqueda del placer y bienestar, no se limita a la descarga del impulso; antes bien, Freud distingue el principio del placer (el *ello*), que está a merced de los deseos e impulsos, y el principio de realidad (el *yo*), que, desde la parte racional y la conciencia moral (*superyó*) prescribe a los sujetos las normas y límites para la realización de los deseos, para lo cual se desarrollan funciones cerebrales encargadas de las capacidades ejecutivas de la persona, como la tolerancia a la frustración, la capacidad de demora, el control de impulsos, el juicio de realidad (que significa estar consciente de las consecuencias de los propios actos) y toda la organización racional para darle sentido a la vida con objetivos, metas y estrategias para lograrlas.

A pesar de que somos seres sexuados desde antes de nacer, la madurez genital anatómica y fisiológica se alcanza hasta la adolescencia, aunque no así la psicológica y neurológica. Ha sido comprobado por la neuropsicología que la corteza cerebral frontal no termina su desarrollo sino hasta la tercera década de vida, y que precisamente los lóbulos frontal y prefrontal son los centros de funciones ejecutivas, como son el autocontrol, el pensamiento abstracto, la capacidad de planeación a largo plazo y la responsabilidad respecto a la consecuencia de los actos. La inmadurez en estas áreas es causa de la dificultad adolescente de mantener el autocontrol ante la fuerza que al mismo tiempo ejerce la carga hormonal sobre el sistema límbico, centro de las emociones principalmente.

La madurez sexual psicológica se adquiere una vez que se hayan logrado las tareas de las etapas infantiles y adolescentes, como son la confianza, la autonomía, la autoestima y la integración de la identidad propia, que proporcionan la madurez emocional necesaria para asumir compromisos en una relación de pareja. De acuerdo con Erik Erikson,[1] el desarrollo psicológico atraviesa diferentes etapas críticas que se superan a la par de logros en las tareas correspondientes a cada una de ellas, desarrollando capacidades y fortaleciendo virtudes a lo largo del crecimiento y que de modo breve se presentan en el siguiente esquema.

1 E. Erikson, *El ciclo vital completado*, Barcelona, Paidós, 1988.

Etapa	Edad	Logro	Fracaso	Virtud
	0-18 meses	Confianza	Desconfianza	Esperanza
	18-36 meses	Autonomía	Vergüenza	Voluntad
	3 -5 años	Iniciativa	Culpa	Propósito
	5-11 años	Laboriosidad	Inferioridad	Eficiencia
	11-18 años	Identidad	Confusión de roles	Lealtad
	Adulto joven	intimidad	Aislamiento	Amor
	Adulto	Generatividad	Estancamiento	Cuidado
	Madurez	Integridad	Desesperación	Sabiduría

Tabla 8.1. Etapas del desarrollo psicológico y moral.

Como se ve, el desarrollo moral va de la mano con los avances psicológicos, de modo que si la tarea de la infancia es el aprendizaje y el desarrollo de competencias académicas y sociales, la sexualización precoz representa un obstáculo para este fin, ya que las conductas y los mensajes de contenido erotizante inquietan y provocan ansiedad en los menores, lo cual debilita su capacidad en las tareas escolares y al mismo tiempo obstruye las relaciones de compañerismo des-sexualizado en esta etapa.

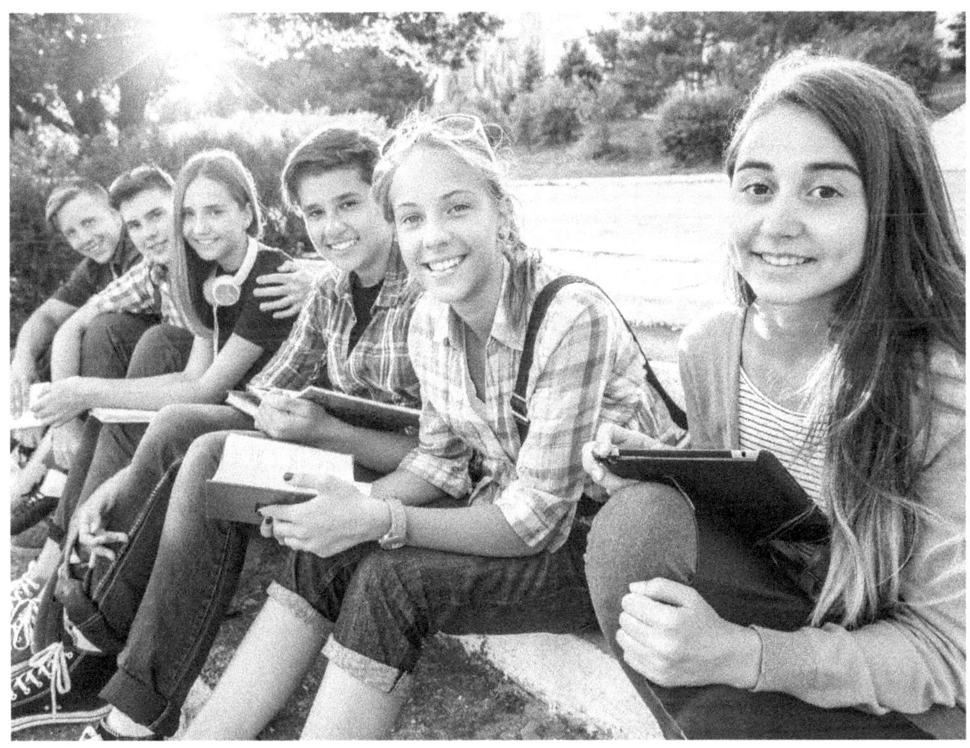

Existen también problemas relacionados con la salud que deben considerarse en el cuidado de los niños en este aspecto; éstos son el abuso y la violencia, la pornografía infantil, la hipersexualización de las niñas, el embarazo de menores, el daño a la dignidad humana resultante de la carencia educativa en torno al respeto al propio cuerpo, entre otros.

En términos positivos, diremos que a lo largo del desarrollo, si se ha internalizado la confianza a través de los primeros cuidados y amor maternos en la primera etapa de la vida, se tendrá la capacidad de fortalecer la voluntad en la siguiente etapa, de los dos a los tres años, cuando inicia el ejercicio del autocontrol y la autonomía, e inicia el proceso de diferenciación e individuación, notorios en las pequeñas desobediencias, en los juegos de esconderse, de correr, y otros por el estilo.[2]

A partir de los tres años aparecerá la curiosidad por explorar el mundo, se descubrirán las diferencias sexuales, se aprenderán las primeras normas de interacción social, del juego y de la convivencia fuera de la familia, en preescolar. Posteriormente, el niño en edad escolar tendrá que esforzarse, mantener la disciplina y cumplir con los deberes escolares, pues su encanto físico pasa a segundo término. La autoestima en esta etapa se alimenta de dos fuentes principales: de los logros académicos y de la inclusión amistosa en el grupo de pares.

A partir de los tres años, el niño va descubriendo la convivencia social y con otros niños fuera de su ámbito familiar.

Pasando la infancia, en la pubertad, sobreviene una de las mayores crisis del crecimiento, pues se presenta una transformación radical que requiere de mucha energía física y psíquica para asimilar los cambios en la apariencia, en los afectos emociones y en las sensaciones, que se agudizan debido a la acelerada producción hormonal.

Sistema nervioso del adolescente	
Características neurológicas	**Efectos cognitivo-conductuales**
1. La corteza frontal sigue en evolución hasta la tercera década de vida; en la adolescencia aún no culmina su desarrollo. Los lóbulos frontales y prefrontales son el centro de las funciones ejecutivas: planeación, discernimiento, organización, autorregulación, responsabilidad y empatía.	1. La inmadurez prefrontal implica menor capacidad para controlar impulsos y, por tanto, está más expuesta a conductas de riesgo y a la influencia social, sin pasar por el tamiz de la reflexión sobre consecuencias de las acciones.
2. La conectividad entre la corteza frontal (procesos de pensamiento) y el sistema límbico (procesamiento de las emociones y sensaciones) se lleva a cabo a través de la mielinización neuronal, que culmina hasta finalizar la adolescencia.	2. El desequilibrio entre los circuitos cognitivos y motivacionales crean inestabilidad e impulsividad. La maduración neurológica fortalece la voluntad y motivación, contra los deseos inmediatos y los impulsos.
3. La activación hormonal libera neurotransmisores al sistema límbico, que revoluciona las funciones de la amígdala, del hipocampo y del hipotálamo.	3. El efecto hormonal produce alteración en las respuestas emocionales a los estímulos.

Tabla 8.2. Síntesis de las características del desarrollo neurológico del adolescente y sus efectos cognitivo-conductuales.

2 M. Mahler, F. Pine, A. Bergman, *El nacimiento psicológico del infante humano*, Buenos Aires, Marymar, 1977.

Los sentimientos, pensamientos y acciones adolescentes en torno a la sexualidad deben regirse por la razón, pues el impulso emotivo es tan intenso que tiene que aprenderse a dominar, neutralizar y canalizar hacia fines personal y socialmente benéficos, como las actividades artísticas, deportivas, concursos, etcétera.

Desde el punto de vista neurológico, la impulsividad de la conducta adolescente se asocia acelerado el proceso de desarrollo del lóbulo frontal entre los 14 y los 24 años, aproximadamente, unido a la irrupción de la abundante descarga hormonal en el sistema límbico. Esta confluencia de fenómenos fisiológicos intensifica las reacciones emocionales y debilita las funciones ejecutivas del cerebro, como el razonamiento y el pensamiento a futuro. Por ejemplo, la liberación de dopamina produce una fuerte atracción por situaciones gratificantes, con la consiguiente intolerancia a la frustración y reacciones exageradas ante ésta. La búsqueda compulsiva de gratificación se observa en los desórdenes alimenticios, las adicciones y la conducta sexual o agresiva irreflexiva. De manera simultánea, la liberación de oxitocina en los circuitos cerebrales acentúa la necesidad de vínculos interpersonales y también la susceptibilidad al rechazo. Es una hormona vinculada con el afecto, que en el adolescente actúa de manera vigorosa, al grado de vencer incluso los alcances de la voluntad y ceder ante el apremio de los deseos de cercanía, de aceptación e inclusión en un grupo. Es decir, el adolescente es consciente lo que debe de hacer y lo que debe evitar, sin embargo, en ocasiones le es más difícil tomar decisiones racionales respecto a sus acciones —más difícil que en la infancia—, puesto que la presión hormonal es muy fuerte, especialmente ante situaciones tentadoras que prometen satisfacción de necesidades emocionales. Esta conjunción de fenómenos vuelve vulnerable al adolescente hacia conductas de riesgo y complacencia sexual, entre otras. El autocontrol es un factor necesario para una conducta equilibrada y estable: saber dominarse y postergar la satisfacción.

El autocontrol y las funciones ejecutivas en los jóvenes se asocian con habilidades sociales, que son parte del perfil del líder, del éxito académico y de la capacidad de establecer compromisos de pareja y una planeación armónica de la vida con proyección al futuro, pero tener estos logros de vida requiere de apoyo de los adultos, contención, límites y guía.

Pasada la adolescencia se accede a la etapa de intimidad contrario al aislamiento, y es cuando los jóvenes están en el mejor momento de elegir pareja, comunicarse y relacionarse con mayor cercanía. Erikson[3] emplea el término de intimidad sin connotación sexual, sino como una capacidad madura de compartir aspectos más personales de la vida, de brindar compañía y de establecer compromiso.

Es en la etapa del adulto joven que ya se empieza a buscar establecer una relación más madura y duradera.

Al formar una familia, el adulto inicia la etapa de generatividad, que implica la responsabilidad de generar para los demás, de ser productivo y buscar la prosperidad. En esta etapa la sexualidad tendrá un papel importante en la vida matrimonial, pero

3 E. Erikson, *El ciclo vital completado*, Barcelona, Paidós, 1988.

ya la intensidad del impulso será menor y esa energía podrá ser canalizada hacia el logro de metas, además los vínculos afectivos en la familia tienen mayor fuerza que el sólo impulso erótico cuando se cultivan junto con la ternura y la generosidad.

3. Sexualización de la infancia

En México ha atraído la atención pública el incremento de embarazos adolescentes, pero poco se ha analizado el efecto negativo de las prácticas sexuales precoces y promiscuas en el proceso educativo y en el desarrollo de la personalidad. La cultura posmoderna sexualiza a través de los medios de comunicación y, en gran medida, de los mensajes publicitarios que utilizan la frivolidad de la gente para vender más, sin ética y sin moral.

La indulgencia y negligencia en la conducta sexual de la población en general, pero de los menores de manera específica, ha ocupado la atención de organizaciones al cuidado de la salud en diversos países; la Asociación Americana de Psicológica (APA, siglas en inglés) estableció un comité especial sobre la sexualización de las niñas en febrero de 2005 (The Task Force on the Sexualization of Girls). El reporte resultante estableció que la utilización de imágenes y mensajes sexuales de niñas con fines mercantiles daña la salud física y mental y las cosifica, no solamente porque sean percibidas como objetos sexuales, sino porque ellas mismas se evalúan en función de lo atractivas que resultan, mostrándose a través de imágenes o mensajes en actitudes sensuales y provocativas, como lo hacen mediante el *sexting*, o textos enviados por ellas mismas con contenido sexual.

La sexualización de la infancia está teniendo una difusión alarmante, que daña la salud física y mental y las cosifica, reduciéndolas a objetos sexuales.

Como se documenta en el reporte de la APA, la enajenación permea toda la personalidad, las investigaciones indican que el interés por parecerse a los prototipos de belleza sensual y "sexy", con proporciones corporales inalcanzables, trae consigo mayor desconexión con las funciones reproductivas femeninas y rechazo hacia la maternidad, el embarazo, el parto y el amamantamiento. Como contraparte, los varones, cuanta más pornografía consumen, más fantasías irrealizables albergan y menos satisfechos dicen sentirse en sus relaciones con las mujeres, hasta llegar a la disfunción y otros trastornos. La hipersexualización produce en ellos una devaluación de la mujer como persona y como compañera, y aún en el terreno de la apariencia y de la sexualidad tienden a apreciar menos la belleza de sus novias o esposas.[4]

El gobierno británico ha difundido oficialmente el estudio de Linda Papadopoulos, *Sexualization of Young People Review*, en el que alerta sobre el impacto de

4 En Inglaterra, el informe Bailey, *Letting Children be Children*, ha logrado empoderar a los padres de familia para participar activamente en favor de la protección y educación de sus hijos, tanto en el plano político y jurídico como en el educativo.

la sexualización ambiental en el desarrollo de los niños y adolescentes, basado en argumentos como los siguientes:

a) Contribuye a la autodevaluación de las niñas.

b) Implementa el sexismo y el machismo en los varones.

c) Trasmite ideas falsas sobre la sexualidad.

d) De manera creciente la imagen de las niñas luce de más edad, mientras que las mujeres tienden a infantilizarse, lo que desdibuja la frontera entre la madurez y la inmadurez sexual.

e) Devalúa las relaciones interpersonales y el amor.

f) Deslinda la actividad sexual del vínculo amoroso.

g) Numerosos diseños de moda infantil enfocan la atención en atributos sexuales que las niñas aún no tienen.

4. Identidad sexual

La conformación de la propia identidad significa un autoconocimiento profundo e integral como individuo diferenciado, y el reconocimiento y aceptación de sí mismo como persona sexuada para actuar en consecuencia de acuerdo con el rol social que le corresponde a cada uno, y comprende los principales aspectos que se muestran en la siguiente tabla:

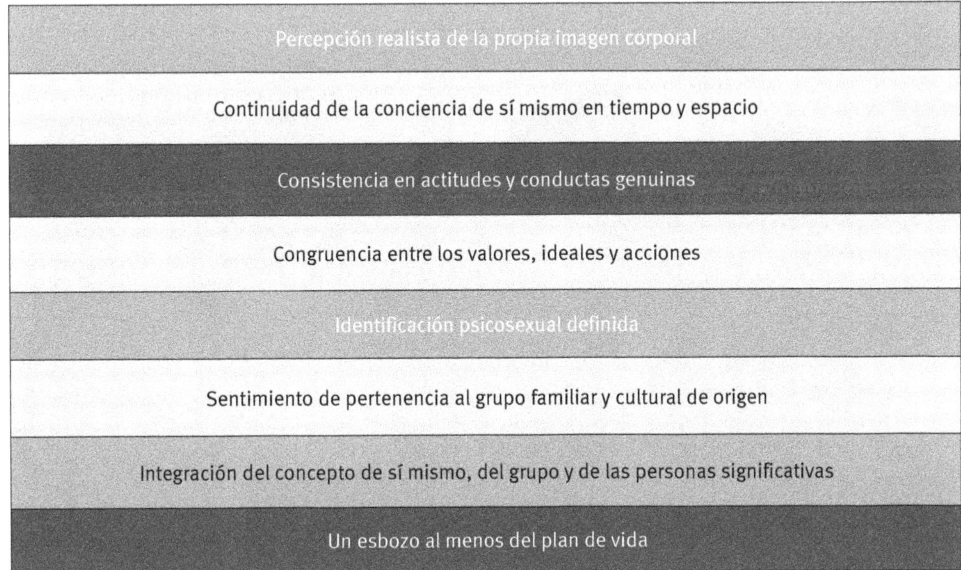

Percepción realista de la propia imagen corporal
Continuidad de la conciencia de sí mismo en tiempo y espacio
Consistencia en actitudes y conductas genuinas
Congruencia entre los valores, ideales y acciones
Identificación psicosexual definida
Sentimiento de pertenencia al grupo familiar y cultural de origen
Integración del concepto de sí mismo, del grupo y de las personas significativas
Un esbozo al menos del plan de vida

Tabla 8.3. Elementos que componen una identidad madura.

La tarea principal de la etapa adolescente es la integración de la identidad, y esto es así debido a que la metamorfosis propia de la edad conlleva una crisis en todos los aspectos de la vida y cuestiona muchas nociones que conformaron la idea de sí mismo en la infancia, de modo que el joven adolescente debe probar nuevas formas de explicar lo que ve, conoce y siente para poder adaptarse a su entorno con seguridad en sí mismo y armonía en la relación con los demás. Esta crisis se irá resolviendo en la medida en que los procesos de maduración físicos, neurológicos y psíquicos vayan culminando.

Un elemento importante en la identidad del adolescente es su conciencia de pertenecer al sexo masculino o femenino, el reconocimiento del papel social que le corresponde y el manejo de impulsos y afectos en su atracción por el sexo opuesto, y su identificación con el propio. Actualmente se ha dado mucha atención a lo que se conoce como la orientación sexual y los derechos a las preferencias de género; conviene aclarar que una de las características de la pubertad es la identificación con amigos o personajes famosos del propio sexo, como parte del proceso de consolidar la identidad; sin embargo, en la ignorancia de este proceso psicológico se suele confundir este tipo de admiración hacia el propio sexo con el deseo sexual. Es frecuente, aun en la adolescencia, el gusto por eventos del "Club de Tobi" o el "Club de Lulú", es decir, aquellos en los que se excluye al sexo opuesto. También son parte de la etapa las confidencias entre chicas y la forma en que se van reconociendo unas en otras como forma de "espejeo" o diferenciación. En nada tiene que ver este proceso de identificación con un deseo erótico homosexual; debe comprenderse como parte del proceso de autoafirmación y del crecimiento o maduración.

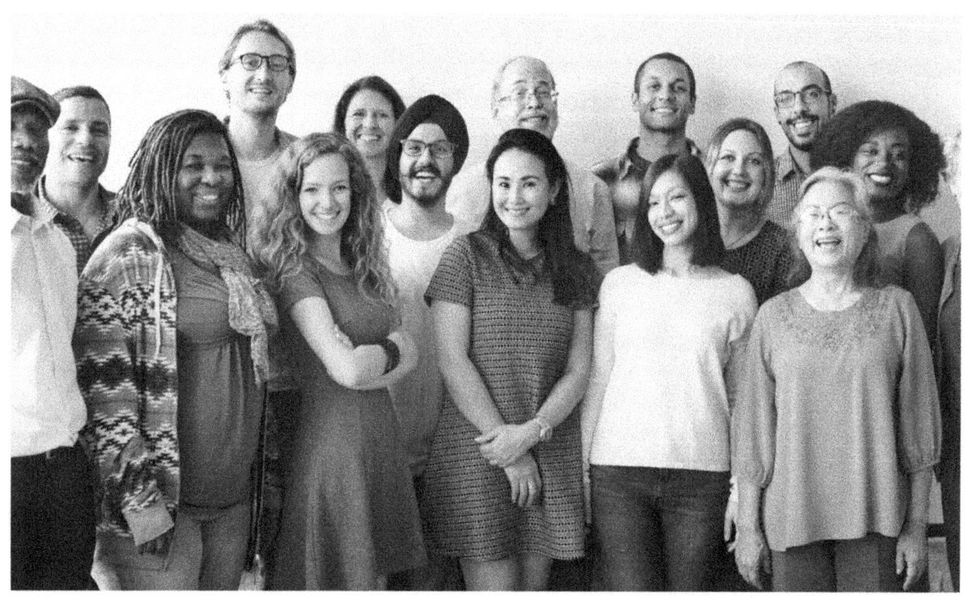

En otros casos, la timidez y la inseguridad del adolescente frente al sexo opuesto pueden mantenerlo más cercano a compañeros de su mismo sexo, pero evidentemente tampoco esta situación debe considerarse como una confusión de identidad sexual, sino que puede derivar de otros conflictos de la personalidad, como la baja autoestima y de un autoconcepto muy devaluado debido a la falla en la identificación de las propias aptitudes y cualidades femeninas o masculinas, por ejemplo, si un chico no se siente suficientemente atractivo para el sexo opuesto, puede adoptar mecanismos defensivos, como la misoginia para ocultar sus temores. Este no es un dato que indique homosexualidad por sí mismo.

La crisis de identidad adolescente no debe confundirse con homosexualidad, puesto que la inmadurez y los movimientos psíquicos que se presentan en esta edad provocan falta de confianza, incertidumbres y hasta incomodidad con el propio sexo, siendo todas estas situaciones perfectamente naturales y frecuentes, a diferencia de lo que difunden ciertas ideologías híper liberales, que parecieran buscar reunir mayor cantidad de miembros en *lobbies gays*, a través del proselitismo entre menores, cuando ni siquiera han cumplido los 15 años y su proceso de integración de identidad psicosexual no ha concluido.

5. Trastornos relacionados con la sexualidad

Resulta paradójico que, en la cultura de la posmodernidad, abierta a la satisfacción irrestricta de los deseos, en donde las ideologías relativistas —divulgadas mediante expresiones artísticas, educativas y de entretenimiento— privilegian el sentir subjetivo por encima de valores humanos universales, sea en donde la insatisfacción y sentimiento de soledad se extiendan de manera notable entre la población.

Al dar mayor peso a los medios instrumentales —como el dinero— que a los fines de largo alcance —como el compromiso matrimonial— se produce una completa tergiversación de los valores, que otorga a los seres humanos el papel de medios para lograr fines, y eso constituye la mayor degradación humana posible. Las "ganas" le ganan a la voluntad y el sacrificio para lograr metas; las renuncias, a los placeres inmediatos; la autocontención para mantener la salud; entre otras conductas benéficas, dejan de ser parte de la educación posmoderna. El resultado es desastroso para el desarrollo personal y social en cualquier comunidad humana, pues la práctica de virtudes como la templanza, la prudencia y la perseverancia es fundamental para la concordia y la convivencia humana. En cambio, la defensa exacerbada de los derechos humanos en las últimas décadas ha quitado fuerza —voluntaria o involuntariamente— al ejercicio de la autoridad, y de igual manera se ha pasado por alto el incumplimiento de normas, el traspaso de límites y las obligaciones que aun las personas vulnerables deben cumplir.

La repercusión de esta tendencia posmodernista en la concepción social de la sexualidad se muestra en la prioridad que se ha dado al derecho al goce por encima de la responsabilidad y el compromiso entre dos personas y, como dijimos, lo que ha resultado de esta exaltación del placer es justamente lo contrario: mayor displacer, y no solamente en el ejercicio de la sexualidad, que parece demandar cada vez más artificios y medicamentos para resultar placentera como se publicita, sino que el sexo, desvinculado del amor y de un plan de vida de trascendencia con la pareja, tiende a ocasionar mayor soledad y sentimientos de vacío en jóvenes y en adultos. Es ahora cuando más trastornos y enfermedades relacionadas con la sexualidad se presentan en hombres y mujeres.

Algunos ejemplos son los siguientes: las enfermedades de transmisión sexual afectan de forma desproporcionada a las mujeres y a los adolescentes. La Organización Mundial de la Salud (OMS)[5] da a conocer que cada año, una de cada 20 adolescentes contrae una infección bacteriana por contacto sexual, y estas enfermedades se presentan a edades cada vez más tempranas.[6] La OMS y las instancias de salud de los países que forman parte de ésta, solamente consideran como problemas de salud sexual dos: enfermedades de transmisión sexual y los problemas de embarazos y reproductivos. No se mencionan alteraciones que se generan a partir de la promiscuidad sexual y la vulnerabilidad proveniente de la sexualización de la infancia.

Las parafilias, antes llamadas desviaciones sexuales,[7] se refieren a conductas derivadas de excitación sexual del sujeto ante objetos o situaciones que pueden causar un daño a los demás o a sí mismo. Ejemplos de estos trastornos son la pedofilia, el sadismo, masoquismo, voyerismo, exhibicionismo, entre otras. Lo que preocupa es que la APA amplía y normaliza cada vez más sus criterios sobre la salud en los comportamientos sexuales, de modo que a pesar de que haya este tipo de alteraciones en la personalidad, al no considerárseles como trastornos, tampoco se promueve su atención médica o psicológica. Es decir, si no se reconoce el problema, tampoco se pensará en su solución.

En cuanto a los trastornos relacionados con la identidad, actualmente las nuevas ideologías culturales en torno al género han provocado mucho desconcierto, ya que sostienen ideas de acuerdo con las cuales la identidad sexual no depende del sexo biológico, sino de los roles sociales atribuidos a los individuos por la educación o la cultura. Llaman género a la percepción subjetiva del sujeto respecto a su pertenencia o no a su sexo de origen biológico. El DSM-5[8] designa como "disforia de género"[9] a la sensación de disgusto, desajuste o malestar con el sexo biológico. En esta afección se presenta un conflicto entre el sexo físico de una persona y aquél con el que se identifica, por ejemplo, cuando un hombre se siente y actúa como si fuera mujer. Esto es una falla en el sentido de la realidad que repercute en la elec-

---

5 OMS [en línea], información disponible en <http://www.who.int/features/factfiles/sexually_transmitted_diseases/es/>. Consultado el 16 de octubre de 2015.

6 Hay más de 30 bacterias, virus y parásitos causantes de enfermedades de transmisión sexual.

7 Véase el Manual Diagnóstico y Estadístico de los Trastornos Mentales: DSM III. Comparative Listing of DSM II and DSM III, p. 379. En este texto el equipo del APA expone los cambios de terminología.

8 American Psychiatric Association, DSM-5: Diagnostic and statically manual of mental disorders, 5 ed., USA, 2013.

9 Para la OMS, todavía transexualidad, de acuerdo con la Clasificación Internacional de Enferme-dades: CIE 10.

ción de pareja, en el comportamiento y en la adaptación social. Hay que señalar que la difusión de identidad y confusión de roles que la acompaña es considerada en psicopatología como un síntoma del trastorno limítrofe de la personalidad, incluido en el DSM IV y V, y ha sido descrito y analizado detalladamente por Otto Kernberg.[10]

6. Fines naturales del matrimonio: unidad y procreación

La unión matrimonial inicia con una promesa de entrega de manera exclusiva y para toda la vida. Se trata de un proyecto de vida en común y depende de la voluntad de los contrayentes. El vínculo que se establece entre marido y mujer se distingue de la amistad por la complementariedad sexual. "Es un amor que ama a la otra persona, como tal, por ser quien es, a través de su sexualidad; y se da en tanto el otro corresponde de la misma manera, con la donación de la propia persona y de la propia y complementaria sexualidad".[11]

La fidelidad entre los esposos es una virtud, pilar de la confianza y fortaleza de la unión de toda la familia. Exige contención de los deseos momentáneos y fortuitos, que pueden presentarse como demandas pulsionales o emocionales de satisfacción inmediata, cuyo dominio trae consigo mucha mayor satisfacción en el largo término y claramente evita la angustia y tormento que el engaño y lo oculto producen.

El cónyuge infiel, aunque sea un padre o madre responsable y afectuoso, no dejará de sentirse en falta ante sí mismo, ante su familia y ante las personas con las que haya tenido alguna aventura amorosa eventual o permanente. La consecuencia de este sentimiento de culpa, que no sana cuando no hay propósito ni voluntad de detener la conducta promiscua, repercute en la estabilidad familiar, en el congruente ejercicio de la autoridad y en la confianza, a pesar de que estos actos se mantengan en secreto.

En la entrega sexual de los cónyuges la unión proporciona, además del placer, la posibilidad de que esta unión dé origen a una nueva vida, que "expresa y realiza la unión de intimidades, la donación completa de la persona".[12] En contraste, cuando la relación sexual se convierte en el eje de la pareja, la pérdida del deseo o el hartazgo que produce toda sobresatisfacción de necesidades fisiológicas, como al beber o comer, traerá consigo muy probablemente la desintegración de la pareja. En la familia los vínculos paternos y maternos tienen matices distintos; las funciones de papá y mamá también son distintas y complementarias, no sólo en cuanto a las tareas del hogar, sino en la interiorización de los roles de cada género, masculino o femenino. Yepes y Aranguren señalan: "Según la condición que uno tenga de varón o mujer su influencia en el ámbito de la relación humana tenderá a ser de un modo u otro. A esa influencia se le puede llamar género".[13]

10 O. Kernberg, *La teoría de las relaciones objetales y el psicoanálisis clínico*, México, Paidós, 1976.

11 R. Yepes, J. Aranguren, *Fundamentos de antropología. Un ideal de excelencia humana*, España, EUNSA, 2006.

12 R. Yepes, J. Aranguren, *op. cit.*

13 *Idem.*

Importancia de que exista un vínculo materno y un vínculo paterno para conformar una personalidad equilibrada en los hijos.

Para concluir, podemos decir que la trivialización de la sexualidad ha hecho de ésta la protagonista de la vida de pareja, convirtiendo el placer y el hedonismo en fin principal de la unión, teniendo por consecuencia la prevalente insatisfacción, malestar y hasta un deterioro de la salud sexual y reproductiva. Lo más relevante, desde el punto de vista ético es que las consideraciones médicas, científicas y las modas culturales hedonistas se alejan de la visión integral de la persona humana con un sentido de la felicidad que va mucho más lejos que el placer, aunque éste sea parte de aquélla, pero no lo esencial.

La ética sexual tiene que ver con el valor supremo del amor, como donación, generosidad, respeto y cuidado. El comportamiento sexual moral implica el autodominio, la valoración de la dignidad de todas las personas, el uso de la libertad y el ejercicio de la voluntad por encima de la esclavitud del deseo y de la satisfacción inmediata de los impulsos. La moralidad se retroalimenta en la familia, pero también en el ambiente social. La ideología predominante en materia social, religiosa o política tiene un poder increíble para permear el pensamiento, sobre todo de los jóvenes. Por tanto, la ética en la educación sexual debe siempre cuidarse, pues es tan importante en el desarrollo humano que no puede ser comprendida de manera fragmentada por las ciencias o por el derecho, sino dentro de una visión integral de autorrealización y trascendencia humanas.

Tener una jerarquía clara de valores y de afectos favorece la salud mental. La madurez se adquiere cuando además del funcionamiento del aparato genital y neuroendocrinológico se tiene una estabilidad que permite encontrar en una sola persona, como objeto amoroso único, los atributos que permiten la resonancia afectiva duradera en pareja, y al mismo tiempo, la responsabilidad, respeto y consideración en la acción consigo mismos y con los demás.

Bibliografía

Erikson E., *El ciclo vital completado*, Barcelona, Paidós, 1988.

Kernberg, O., *La teoría de las relaciones objetales y el psicoanálisis clínico*, México, Paidós, 1976.

Mahler, M., F. Pine, A. Bergman, *El nacimiento psicológico del infante humano*, Buenos Aires, Marymar, 1977.

Yepes, R., J. Aranguren, *Fundamentos de antropología. Un ideal de excelencia humana*, España, eunsa, 2006.

Internet

oms, Enfermedades de transmisión sexual [en línea], información disponible en ‹http://www.who.int/features/factfiles/sexually_transmitted_diseases/es/›. Consultado el 16 de octubre de 2015.

CAPÍTULO 9

Bioética y procreación

*María Emilia Montejano Hilton**

1. Contexto demográfico

Hace casi cinco décadas, simultáneamente al inicio de la bioética como disciplina, venimos presenciando cambios drásticos y de gran impacto desde el punto de vista demográfico en la población mundial. En México, como en otros países tanto desarrollados como en desarrollo, o ahora llamados "países emergentes", se ha hecho evidente la reducción de la tasa de natalidad, como se muestra en la figura 9.1.

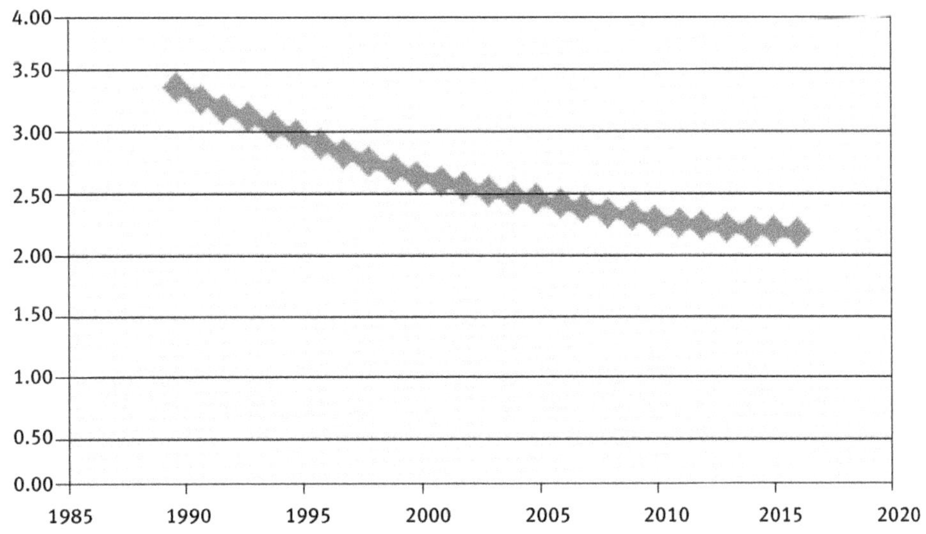

Gráfica 9.1. Proyección de los grupos de población por edad en México, al año 2015. Fuente: Conapo.

---

* Abogada por la Escuela Libre de Derecho y exdirectora general del Programa de Asuntos de la Mujer de la CNDH.

En México, en los años setenta el número promedio de hijos por mujer fértil en el ámbito nacional era de 6.7. En las siguientes décadas se presentó una drástica disminución: según el Banco Mundial, en 1980 se redujo a 4.7; los datos del Consejo Nacional de Población (Conapo) señalan que diez años después, en 1990, bajó a 3.35; en 2000 a 2.66, en 2010 a 2.28 y en 2014 la tasa global de fecundidad en mujeres de 15 a 49 años, según datos del Inegi, es de 2.29.[1]

En la Ciudad de México ya está por debajo del 2. De seguir así, la población no podrá reponerse para el año 2040, como sucede en muchos países de Europa en los que la tasa de nacimientos es muy baja. Según la página ‹datosmacro.com› el índice de fecundidad mide la relación entre el número de nacimientos en un año con el número de mujeres en edad fértil (se entiende que una mujer está en edad fértil entre los 15 y los 49 años), y apunta que el de España es de 1.3, Italia 1.3, Grecia 1.3, Alemania 1.6, Suiza 1.5, Holanda 1.6, Noruega 1.7, Suecia 1.8, Francia 1.9 y Reino Unido 1.7.[2]

Un primer dilema bioético sería que un país necesita mantener una tasa de natalidad de 2.1 hijos por mujer fértil para reemplazar su población actual, de otra forma la población se envejece con la consecuente disminución de recursos para la seguridad social, aumento de enfermedades asociadas a la vejez y casos de discapacidad que van aparejados a esos padecimientos. ¿Cómo y por quién será atendida esta población de gente mayor?

Como se muestra en la gráfica siguiente, un pronóstico para México para el año 2100 nos muestra un panorama de reducción de niños y de la población en edad activa, y un aumento en las personas mayores de 60 años, quienes dependerán de la reducida población de jóvenes.

Población total y por grupos de edad (miles). México, 1950-2100

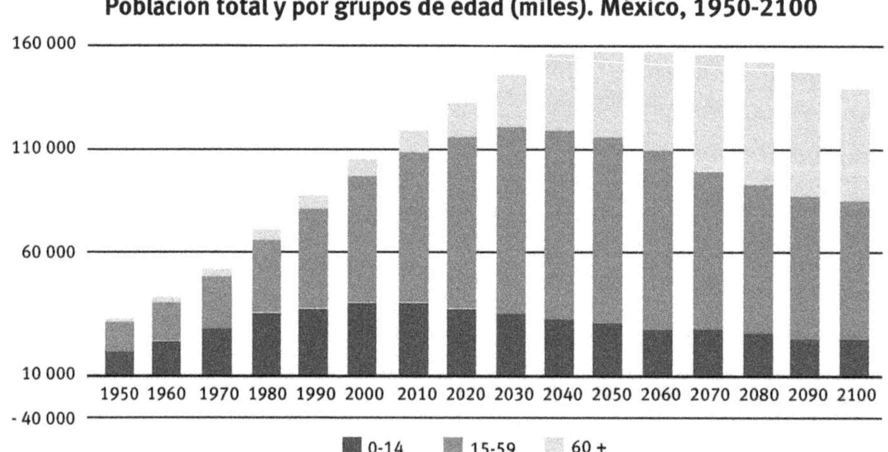

1 Inegi, Tabulados de la Encuesta Intercensal 2015. Fecundidad, Tabulado 04 [en línea], disponible en ‹https://www.inegi.org.mx/programas/intercensal/2015/default.html#Tabulados›. Consultado el 15 de enero de 2019.

2 [en línea], disponible en ‹http://www.datosmacro.com/demografia/natalidad›. Consultado el 15 de enero de 2019.

Ante esta situación, el Estado mexicano se enfrenta a un dilema bioético: ¿deberá seguir aplicando una política antinatalista o deberá cambiarla por la promoción de la procreación a fin de encontrar un equilibrio poblacional?

Para resolver esta disyuntiva se debe analizar no sólo la situación que prevalece, como se vio antes, sino también las posibles causas que la han originado.

2. Factores del descenso en la tasa de fecundidad

La disminución demográfica mundial ha sido multifactorial, algunas causas han sido los movimientos juveniles de la llamada revolución sexual a partir de la expansión del uso de la píldora anticonceptiva, la presión de grupos eugenésicos para el control natal en algunos países y los intereses económicos de las farmacéuticas trasnacionales. En este capítulo se tratarán estos factores de manera somera y sólo con fines informativos.

2.1. Revolución sexual

También llamada "liberación sexual", por la ruptura con las costumbres existentes en el mundo occidental de entonces —una separación profunda de la antropología y la ética conocidas—. Se inició poco después de la segunda guerra mundial, en la década de los cincuenta y con etapas de apogeo en diferentes regiones del mundo: en Europa y Estados Unidos en los años setenta, y en México y Latinoamérica alrededor de la década de los ochenta. Aunados a este movimiento han estado presentes conflictos armados en diferentes partes del mundo que profundizaron los temores y rebeldía de la juventud.

Las consecuencias y repercusiones de este movimiento siguen su curso, a veces en paralelo, y en otras ocasiones se entrecruzan. Por un lado, la liberación sexual ha propiciado que el ejercicio de la sexualidad se presente cada vez más a temprana edad, con algunos efectos negativos, como la proliferación de *enfermedades de transmisión sexual* (ETS) y el aumento de *embarazos en mujeres sin pareja* estable y desde la adolescencia. Al dejar de considerar la relación sexual como exclusiva del matrimonio y ejercerla sin tener la protección social y jurídica que éste le otorga, se propicia un estado de incertidumbre para la pareja, sobre todo para la mujer, y también para la familia que inicia. Esta situación puede provocar, en un intento por eludir responsabilidades, la aparición de dilemas bioéticos, como abortar o no al hijo en gestación, y abandonar o no a la mujer embarazada, aumentando así las llamadas familias monoparentales, en su mayoría con jefatura femenina, que generalmente muestran un índice de bienestar menor que el de las conformadas por ambos padres biológicos que cuidan a sus hijos comunes.[3]

3 Fernando Pliego, *Familias y bienestar en sociedades democráticas*, México, Miguel Ángel Porrúa, 2012, p. 11.

En cuanto a las enfermedades de transmisión sexual, el aumento de los agentes transmisores, así como la pandemia del sida[4] han orillado a los gobiernos a destinar más recursos para las personas que han adquirido estas enfermedades, disminuyendo necesariamente la atención que se presta a otros padecimientos.

En los años setenta el feminismo hizo suyo el tema de la liberación sexual a través de la píldora anticonceptiva, debido a que algunas de sus promotoras, las más radicales, negaron injustificadamente los aspectos antropológicos de la dinámica natural de la relación hombre/mujer, y llegaron a considerar el embarazo como una esclavitud impuesta por el hombre, y a la libertad sexual como la salida a ello,[5] proponiendo incluso el aborto como un método de control natal; no obstante, en el ámbito internacional este método no ha sido aceptado.

Otra de las repercusiones de la liberación sexual es la normalización de relaciones sexuales de todo tipo y a todas las edades, así como la pérdida de la identidad personal, sobre todo entre los más jóvenes.[6]

En la Constitución mexicana bajo el rubro de "preferencia sexual" se han incluido diversas sexualidades, trastornos sexuales, aún clasificados así por la psiquiatría, y gustos sexuales por igual,[7] y es importante hacer esta precisión, pues al no hacer las distinciones correspondientes se les ha dado el mismo tratamiento mediático y jurídico. Además, la política pública que deriva de esta confusión también está entremezclada y es probable que en vez de solucionar problemas se estén profundizando. Aquí la bioética (bien entendida) puede poner orden junto con la medicina psiquiátrica para determinar hasta dónde las conductas son benéficas para el individuo (según su naturaleza, antropología y dignidad) y para la comunidad.

Quienes promueven estas ideas acusan de una supuesta discriminación por preferencia sexual a cualquier persona que señale que algunas conductas sexuales siguen patologizadas en los manuales médicos, cuestione su beneficio o el acceso a las instituciones sociales del matrimonio, la familia y la adopción de niños. Usan el derecho como una herramienta para lograr el acceso, creando ficciones jurídicas sin considerar la biología, la psicología, la antropología humana, el interés superior de la niñez y el bien común, que exigen una reflexión bioética más profunda sobre las ventajas y desventajas de regular estas instituciones sociales en uno u otro sentido.

---

4 Así lo dijo el secretario de la Organización de las Naciones Unidas, en ese entonces Kofi Annan, en su Informe sobre la juventud mundial 2005. Véase anexo A, inciso E, punto 38 del instrumento [en línea], disponible en ‹http://www.cinu.mx/minisitio/UNjuventud/docs/A_60_61.pdf›. Consultado el 22 de enero de 2019.

5 Shulamith Firestone, *The Dialectic of Sex*, 8a. ed., Nueva York, Bantam Book, 1984, p. 206.

6 Ahora existen personas que sienten y creen tener otra edad (transedad), pertenecer a otra especie (transespecie) o incluso ser un personaje de ficción o un ser de otro planeta.

7 "Queda prohibida toda discriminación motivada por origen étnico o nacional, el género, la edad, las discapacidades, la condición social, las condiciones de salud, la religión, las opiniones, las preferencias sexuales, el estado civil o cualquier otra que atente contra la dignidad humana y tenga por objeto anular o menoscabar los derechos y libertades de las personas", Constitución Política de los Estados Unidos Mexicanos, artículo primero, párrafo quinto [en línea], disponible en ‹http://www.diputados.gob.mx/LeyesBiblio/ref/cpeum.htm›. Consultado el 18 de abril del 2016.

Se debe recordar que para la toma de decisiones al respecto, como en cualquier otro tema, es necesario analizar cómo es que se formaron estas instituciones (matrimonio, familia, adopción, etc.), cuál es su *función social* y cuáles las causas por las que el Estado las regula y protege, y no sólo dejarse llevar por una moda, por lo que parece políticamente correcto o por condescendencia hacia personas que se autocalifican como parte de un grupo vulnerable.

Un hecho biológico, e incluso social, que surge espontáneamente y de manera natural por la unión de un hombre y una mujer, no puede por disposición legal modificarse. El derecho *no crea la conducta humana*, sólo puede aspirar a regularla. En especial la que se refiere a comportamientos que van contra el respeto a la dignidad del ser humano.

En México las autoridades promueven la educación sexual para niños y adolescentes, que enseña el uso de los métodos anticonceptivos y la normalización de la diversidad sexual sin distinguir los comportamientos que aún son considerados por la medicina como trastornos o enfermedades, so pretexto de contrarrestar algunas de las consecuencias del ejercicio temprano de la sexualidad, como las enfermedades de transmisión sexual, la pandemia del VIH/sida y embarazos a temprana edad. Esta estrategia gubernamental ha sido ineficaz[8] porque, en vez de ir a la raíz o atacar las causas de estos problemas, promueve el ejercicio de la sexualidad "responsable" en menores de edad —que no siempre miden las consecuencias de sus actos— y les reparte condones.

Una verdadera prevención buscaría la abstinencia sexual en menores, *parámetros prudentes de edad*, educación para el aplazamiento del ejercicio de la sexualidad y concienciación de las responsabilidades y los efectos emocionales que acarrea su práctica.[9] En cambio, gobernantes de todos los niveles se someten a la presión de grupos *generistas* y feministas que promocionan supuestos derechos sexuales en niños a partir de los 10 años.[10]

La estrategia seguida por estos grupos es destruir paulatinamente el *estatuto antropológico del ser humano* para poder afirmar, aun contra natura, que el ser humano puede cambiar a voluntad su género. Evitan usar la palabra "sexo" porque el sexo biológico no puede cambiarse, y de hacerlo, demostraría la falsedad de sus postulados. También se ha separado (en el imaginario generista), la relación causa-efecto de la sexualidad-reproducción. Este punto es muy importante, pues desligando la sexualidad de la reproducción se trata de hacer ver al embarazo como si fuera una imposición social, un tipo de esclavitud de corte patriarcal y no una consecuencia natural biológica del ejercicio de la sexualidad entre un hombre y una mujer. Al desligar sexualidad/reproducción sin analizar y reflexionar sobre esta

8 No obstante que esta política se ha implementado por varios sexenios, el gobierno mexicano señala un aumento en los embarazos adolescentes y de contagios por enfermedades de trasmisión sexual.

9 ONU, Informe sobre la Juventud mundial 2005, p. 34.

10 Basta ver la llamada Cartilla de Derechos Sexuales de Adolescentes y Jóvenes, dirigida a niños de 10 años y hasta jóvenes de 29, que suscriben el presidente de la República, su secretario de Salud y el Consejo Nacional de Población [en línea], disponible en ‹http://www.imss.gob.mx/sites/all/statics/salud/cartilla-jovenes2016.pdf›.

verdad biológica, el *generismo* construye una idea voluntarista (aunque irreal) sobre un supuesto derecho absoluto de la mujer sobre su cuerpo, y por ello un supuesto derecho a deshacerse de todo aquello que le estorbe, incluidos los hijos durante el embarazo.

La denominada liberación sexual, entendida como hedonismo en su máxima expresión y liberación de responsabilidades, promueve los métodos anticonceptivos y trata de convertir el aborto (que en realidad es un delito porque se mata al niño por nacer[11]) en un método más de contracepción, así como la homosexualidad, porque ésta en esencia es estéril.

De todo lo anterior se desprende que la llamada liberación sexual ha sido un factor importante en la reducción de la natalidad de los países, incluido México.

2.2. Grupos eugenésicos

No es secreto que ha existido eugenesia a lo largo de la historia, y quienes la promovieron la entendían como el estudio y mejora de las características genéticas de las personas a través de la esterilización selectiva y la promoción de uniones entre personas genéticamente adecuadas. No obstante, en realidad se trataba de una verdadera limpia racial, en donde la raza que se sentía superior intentaba eliminar a la que consideraba inferior. Estas ideas son parte de la corriente sociobiologista.

Una de las manifestaciones eugenésicas más antigua es la de la sociedad espartana, que cuidaba que la concepción de los futuros soldados se diera entre parejas sanas y consideradas como iguales. La idea era concebir niños sin ninguna afectación física o mental; de no ser así, la comisión de ancianos que supervisaba el nacimiento determinaba que el bebé fuera abandonado a los pies del monte Taigeto para que las fieras se lo comieran o muriera de hambre.

En Inglaterra, durante el siglo XIX y parte del XX se desarrollaron ideas eugenésicas a partir de las teorías deterministas de Malthus, Darwin y Francis Galton, entre otros (este último es considerado padre de la eugenesia moderna), que influyeron en el nazismo, así como en la conformación de asociaciones que extendieron su influencia a varios países, incluyendo Estados Unidos de Norteamérica, Canadá y en menor grado México.

Francis Galton reinterpretó algunos postulados de Malthus y Carlos Darwin para mejorar la especie humana, y concluyó que debía hacerse a través de la "selección artificial" o "eugenesia negativa". Para Galton debía limitarse la reproducción de aquellas personas que fueran portadoras de caracteres indeseables, con la finalidad de eliminar defectos genéticos presentes en la población humana, y también

11 En el sentido de la Declaración Sobre los Derechos del Niño y el preámbulo de la Convención Sobre los Derechos del Niño, que consideran al *nasciturus* como niño.

mediante la "eugenesia positiva", que consistía en favorecer al máximo la multiplicación de las constituciones hereditarias óptimas.[12]

Derivados de estas ideas se formaron grupos eugenésicos, como un movimiento político e ideológico que luchaba por una mejora biológica de la población, que creían en la superioridad genética de los pueblos nórdicos y anglosajones; de allí pasaron a proponer "normas de inmigración" y apoyar programas de esterilización forzada de personas con alguna discapacidad física o mental, personas de raza negra y criminales. De estas asociaciones surgieron en el siglo XX personajes como Margaret Sanger y Clarence Gamble, quienes implementaron un programa de esterilización y aborto para mujeres negras y latinas en Nueva York;[13] otros fueron Garrett Hardin, un promotor del control de la natalidad, Alan Guttmacher, vicepresidente de la American Eugenics Society, y la fundación Rockefeller, que apoyó el control natal en los países subdesarrollados.

Aunque se supone que estas teorías eugenésicas fueron superadas, existen métodos eugenésicos modernos que, apoyándose en la biotecnología, se centran en el diagnóstico prenatal y la exploración fetal, la orientación genética, la fecundación *in vitro* y la ingeniería genética.[14]

Subsiste también, para el control natal, el programa llamado Planificación Familiar, que llegó a México a propuesta de Henry Kissinger en el National Security Study Memorandum (NSSM) 200: Implications of Worldwide Population Growth for U.S. Security and Overseas Interests, también conocido como The Kissinger Report.

El Informe NSSM 200[15] —que elaboró Henry Kissinger a petición de Richard Nixon, en ese entonces secretario de Estado y presidente de EUA, respectivamente— en un principio fue secreto, después se desclasificó por ley y ahora se puede encontrar incluso en la red.

Este informe tiene una enorme carga eugenésica, pues contiene lineamientos generales para controlar la natalidad en 13 países (India, Bangladesh, Pakistán, Nigeria, México, Indonesia, Brasil, Filipinas, Tailandia, Egipto, Turquía, Etiopía y Co-

12 R. Ruiz-Gutiérrez, L. Suárez y López-Guazo, Eugenesia, herencia, selección y biometría en la obra de Francis Galton, México, UNAM, 2002 [en línea], disponible en ‹http://www.google.es/url?sa=t&rct=j&q=&esrc=s&source=web&cd=1&ved=0ahUKEwjXicS43L7KAhUUUWMKHYcpCPkQFggcMAA&url=http%3A%2F%2Fdialnet.unirioja.es%2Fdescarga%2Farticulo%2F266207.pdf&usg=AFQjCNFh3_WYKjSfEx2VPPbVKTUyZhjnOw&bvm=bv.112454388,d.cGc›.

13 Se conoció como Negro Project. Sanger creía que los afroamericanos pobres del sur eran un grupo notoriamente subprivilegiado y desaventajado, por lo que consideraba que brindarle a este grupo conocimientos sobre el control de la natalidad era la manera más directa y constructiva de ayudarles a mejorar su situación inmediata. Al final, el Negro Project se llevó a cabo de una manera que era básicamente indiferente a las necesidades de la comunidad y permeaba cierto racismo, convirtiéndose en algo similar a las caravanas paternalistas de higiene sexual, Planned Parenthood [en línea], disponible en ‹https://www.plannedparenthood.org/files/9113/9978/2501/Margaret_Sanger_heroina_del_Siglo_XX_2010-02.pdf›.

14 Agustín A. Herrera Fragoso, *La nueva eugenesia, bioética y derechos humanos*, México, Publicaciones Administrativas, Contables, Jurídicas, 2007.

15 H. Kissinger, National Security Study Memorandum, NSSM 200: Implications of Worldwide Population Growth for U.S. Security and Overseas Interests, EUA, 1974 [en línea], disponible en ‹http://pdf.usaid.gov/pdf_docs/PCAAB500.pdf›. Consultado el 15 de enero de 2019.

lombia),[16] debido, según explica Kissinger en el mismo texto, a que la falta de control en el crecimiento poblacional de estos países dañaba los intereses económicos de su país.[17] De la lectura del informe se desprende que la intención fue evitar que los países se dieran cuenta que la imposición del control natal y la presión para la planificación familiar en los países subdesarrollados se debía tanto a la protección de los intereses económicos de EUA como a una exigencia del imperialismo racial del grupo gobernante.

En este informe se señala que "ningún país ha reducido su población sin recurrir al aborto",[18] y se afirma que es "el método de control de fertilidad más difundido en el mundo". No obstante, lamenta que en la sección 114 de la Foreing Assistance Act of 1961 (Ley de Asistencia Extranjera de 1961) se había establecido por el gobierno estadounidense que no se debería considerar el aborto como método de planificación familiar, pues de aceptarse podría interpretarse como genocidio, en contravención con tratados internacionales.[19] Lo mismo se decidió en la conferencia sobre población en Bucarest (1974), pues la mayoría de los países participantes decidieron que el aborto no se incluiría como método de planificación familiar.[20] También en la Conferencia de Beijing de 1995, en el documento llamado Plataforma de Beijing,[21] en su punto 106, inciso k, se hace referencia al Programa de Acción de la Conferencia Internacional sobre Población y Desarrollo, que en el párrafo 8.25 señala: "En ningún caso se debe promover el aborto como método de planificación de la familia",[22] pues no se trata de eliminar seres humanos, sino de planificar el número de hijos y los tiempos en que se quiere tenerlos; tampoco se debe ver el término "planificación familiar" con mentalidad anticonceptiva, pues en realidad se usa la palabra "contracepción" para referirse a los medios que modifican una posible concepción y planificación familiar, "a la actitud que conduce a mantener o desear un número determinado de hijos, y no a la simple renuncia a tenerlos".

Usar la planificación familiar como una forma de evitar los embarazos es reduccionista y denota la intención de controlar la natalidad; desafortunadamente las autoridades responsables del tema en México parecen tener esa mentalidad anticonceptiva; ello se desprende de la lectura de la Norma Oficial Mexicana para los Servicios de Planificación Familiar, cuya modificación se publicó en el *Diario Oficial de la Federación* el 21 de enero de 2004.[23]

16 *Ibidem*, p. 10.

17 "In the 1960s and 1970s, there have been a series of episodes in which population factors have apparently had a role –directly or indirectly– affecting countries in which we have an interest." *Ibidem*, p. 58.

18 *Ibidem*, p. 114.

19 Foreing Assistance Act of 1961, Sec. 114: Limiting Use of Funds for Abortions or Involuntary Sterilization [en línea], disponible en ‹http://legcounsel.house.gov/Comps/Foreign%20Assistance%20Act%20Of%201961.pdf›. Consultado el 15 de enero de 2019.

20 Fondo de Población de Naciones Unidas, Plan de Acción Mundial sobre Población, Bucarest, 1974.

21 No es un documento jurídicamente vinculante para ningún país.

22 Declaración y Plataforma de Acción de Beijing, 1995 [en línea], disponible en ‹http://www.un.org/womenwatch/daw/beijing/pdf/BDPfA%20S.pdf›. Consultado el 17 de enero de 2019.

23 NOM-005-SSA2-1993 de los servicios de planificación familiar [en línea], disponible en ‹https://www.gob.mx/cms/uploads/attachment/file/10389/NOM-005-SSA2-1993.pdf›. Consultada el 15 de enero de 2019.

La planificación familiar fue iniciada en México después del Informe Kissinger y se centró en reducir el número de hijos por pareja con el uso de anticonceptivos. También creó, en 1974, el Consejo Nacional de Población (Conapo), que se encargaría de implementar esta política de control poblacional en todo el país: "En México nuestra estrategia consistirá primordialmente en animar a los gobiernos —a través de agencias privadas y organizaciones multilaterales— a prestar mayor atención a la necesidad de controlar el crecimiento poblacional".[24]

Este plan parece haber funcionado, pues a raíz del informe y pláticas sostenidas entre el entonces presidente de México Luis Echeverría Álvarez y Richard Nixon (presidente estadounidense), México estableció una política de igualdad entre mujeres y hombres[25] con el objeto de "alejar" del hogar a la mujer (como recomienda el informe) para integrarla al campo laboral, "pretextando un mayor desarrollo personal" y así lograr que se reprodujera menos.[26]

Uno de los objetivos más importantes del Conapo es el control del crecimiento poblacional en el país; para ello debe considerar los fenómenos que afectan a la población en cuanto a su volumen, estructura, dinámica y distribución en el territorio nacional y así elaborar la planeación demográfica de México.[27]

Las campañas nacionales implementadas a partir de 1975 influenciaron la mente de los más jóvenes de varias generaciones, con la idea de la conveniencia de tener familias más pequeñas, como se señala en el Informe Kissinger.[28] También se integró entonces en la Constitución mexicana la igualdad entre mujeres y hombres, y fue hasta 2006 que se reguló en una ley secundaria, la Ley General para la Igualdad entre Mujeres y Hombres. A su vez, la planificación familiar se reguló en la Ley General de Salud y se ofreció como servicio de salud para la población.[29]

Actualmente, el Conapo comparte que se ha logrado la reducción de la población mexicana; en su página señala:

> El Conapo también se ha distinguido por sus estrategias de comunicación, educación e información en población [...]. Ejemplo de lo anterior son las campañas de comunicación y el impacto que éstas han tenido en la población mexicana. En 1974 las familias en el país tenían casi siete hijos en promedio y había la necesidad de detener la explosión

24 H. Kissinger, *op. cit.*, p. 77.

25 En ese entonces se reformó el artículo 4 constitucional para quedar: "El varón y la mujer son iguales ante la ley". En el gobierno de López Obrador, el 6 de junio de 2019 se reformó nuevamente para quedar de la siguiente forma: "La mujer y el hombre son iguales ante la ley".

26 "The status and utilization of women in Less Developed Countries societies is particularly important in reducing family size. For women, employment outside the home offers an alternative to early marriage and childbearing, and an incentive to have fewer children after marriage. The woman who must stay home to take care of her children must forego the income she could earn outside the *home*. Research Indicates That Female Wage Employment Outside the Home is Related to Fertility Reduction, H. Kissinger, *op. cit.*, p. 99.

27 Cfr. artículos primero y quinto de la Ley General de Población [en línea], disponible en ‹http://www.diputados.gob.mx/LeyesBiblio/ref/lgp.htm›

28 Kissinger, *op. cit.*, pp. 11, 53, 80, 94 y 102.

29 Constitución Política de los Estados Unidos Mexicanos, artículo 4.

> demográfica, por ello, el Conapo diseñó las estrategias de "Vámonos haciendo menos", "Menos niños para darles más", "La familia pequeña vive mejor" y "Planifica, es cuestión de querer", logrando con éstas la disminución del promedio de hijos de 6.7 a dos por mujer.[30]

Contrario a lo anterior, el mismo Conapo tiene informes en los que señala con preocupación el envejecimiento poblacional en México y la falta de reposición poblacional.[31]

Una reflexión importante que debe sustentarse con investigación científica es la idea de la explosión demográfica, pues fue el fundamento de toda la política pública de control natal que inició en los años setenta, y aunque fue un tema que se trató en cada reunión nacional e internacional, en realidad nunca se demostró que efectivamente había sobrepoblación mundial, si entendemos que ésta guarda una estrecha relación con los recursos naturales y la capacidad de un país para proveer de alimentos a sus ciudadanos. En cambio, se ha demostrado que muchos países despilfarran una gran cantidad de recursos por mala administración o por corrupción, que podrían usarse para alimentar y dar un mejor bienestar a su población. Actualmente existe un dilema bioético para la autoridad mexicana, entre seguir aplicando una política de reducción de la población que se introdujo para satisfacer intereses extranjeros o apoyar la verdadera libertad reproductiva de los mexicanos adultos que pueden tomar decisiones libres e informadas, y hacerse responsables de ellas.

2.3. Intereses económicos de farmacéuticas transnacionales y multicéntricas

La transnacionalización de la industria farmacéutica, su monopolio y el impacto de los acuerdos multilaterales sobre comercio y derechos de propiedad intelectual han permitido el desarrollo de verdaderos monstruos trasnacionales que, aunados a las políticas de control natal, introducen sus productos en los países, no conforme a la demanda de la población, sino mediante la venta directa de grandes cantidades que hacen a los gobiernos.

Algunas farmacéuticas venden antirretrovirales a precio de oro aprovechando que hay pandemia de VIH/sida; otras, a través de ONG, pugnan por demostrar que la cantidad de embarazos adolescentes va en aumento[32] para llenar a las jovencitas de pastillas en vez de cuidarlas, educarlas y evitar los embarazos. Al respecto, se

30 El Consejo Nacional de Población cumple 40 años [en línea], disponible en ‹http://www.conapo.gob.mx/es/CONAPO/27_de_marzo_El_Consejo_Nacional_de_Poblacion_cumple_40_anos?page=2›. Consultado el 17 de enero de 2019.

31 Elena Zúñiga, Daniel Vega, *Envejecimiento de la población de México: reto del siglo* XXI, México, Conapo, 2004, pp. 9 y 23 [en línea], disponible en ‹http://conapo.gob.mx/es/CONAPO/Envejecimiento_de_la_poblacion_de_Mexico__reto_del_Siglo_XXI›. Consultado el 21 de enero de 2019.

32 En realidad, en México las cifras de embarazo adolescente son estables, por lo que no se entiende la insistencia de las autoridades mexicanas de afirmar que cada año se han elevado en gran medida.

muestra a continuación una tabla elaborada a partir de información del Inegi, con la incidencia de embarazos adolescentes (12 a 17 años de edad) en México, en años recientes (2010 a 2014), que demuestra que no hay un aumento inusitado como señalan los medios de información y como lo dijo el presidente Peña Nieto en su momento.[33]

Edad de la madre	2010 Núm. de embarazos	2011 Núm. de embarazos	2012 Núm. de embarazos	2013 Núm. de embarazos	2014 Núm. de embarazos	Promedio de embarazos por año
12 años	96	88	89	80	84	87.4
13 años	621	673	723	709	735	692.2
14 años	4 618	4 305	4 572	4 650	4 724	4 573.8
15 años	15 874	15 620	15 615	16 381	16 246	15 947.2
16 años	36 836	37 204	37 633	36 937	37 325	37 187
17 años	57 711	57 527	59 234	57 725	55 521	57 543.6
Totales	115 756	115 417	117 866	116 482	114 635	116 031.2

Fuente: Inegi, consulta interactiva, nacional, por año de ocurrencia, edad de la madre al momento del nacimiento. Consultado el 10 de octubre de 2015.

Tabla 9.1. Datos sobre el número de embarazos en adolescentes en México, en cinco años.

Como puede apreciarse en la tabla, el promedio de embarazos adolescentes por año en México es de 116 031.2, no obstante, autoridades mexicanas y organismos internacionales señalan que la incidencia se eleva año con año y dan cifras alrededor de 400 000 embarazos, pero en realidad están incluyendo embarazos en mujeres mayores de edad (de 18 a 20 años), edades en las que ocurre el mayor número de embarazos, pues muchas de ellas están casadas o viven en unión libre. Tan sólo en 2010 los embarazos en mujeres de 18 y 19 años fueron 277 068; en 2011 ascendieron a 279 159; en 2012 disminuyeron a 275 373, y en 2013 disminuyeron de nuevo a 274 811.[34] Esto muestra que las cifras de embarazo en mujeres de entre 18 y 19 años son el doble de las cifras de menores de edad de entre 12 y 17 años, pero también se mantienen constantes.

33 Cfr. Estrategia Nacional para Prevención del Embarazo Adolescente, Noticieros Televisa, 23 de enero de 2015 (video) [en línea], disponible en ‹http://noticieros.televisa.com/programas-noticiero-con-joaquin-lopez-doriga/1501/presenta-epn-estadistica-prevenir-embarazo-adolescente/›. Consultada el 22 de enero de 2019.

34 Inegi, Nacimientos 1985 a 2013 por edad de la madre.

Las cifras de la tabla 9.1 muestran también que son estables de un año a otro, y que la diferencia entre la cifra mayor de embarazos (2012) y la menor (2014) es de 3 231 embarazos.

Para el caso de las mujeres de entre 18 y 19 años, la diferencia entre el año con más embarazos (2011) y el de menos embarazos (2013) es poco más de 4 000. El promedio de embarazos por año en el mismo lapso, en estas edades, es de 276 600.

En virtud de lo anterior, no se entiende la insistencia de las autoridades acerca del supuesto aumento de la incidencia de embarazos en mujeres adolescentes. Estos datos inflados parecen justificar la compra de grandes cantidades de anticonceptivos, antirretrovirales y condones para tratar de "frenar" ese supuesto aumento, y poder incluir en los programas educativos cursos de educación sexual, que en vez de lograr la prevención de enfermedades de transmisión sexual y el aplazamiento de las relaciones sexuales como recomienda la ONU,[35] por el contrario, las propician. No se han encontrado razones para esta conducta gubernamental.

Lo anterior ocurre sin la anuencia de los padres y contraviniendo su derecho humano primigenio de educar a sus hijos de acuerdo con sus ideas, creencias y costumbres. Para lograr pasar por encima del derecho paterno a cuidar y educar a sus hijos según sus convicciones, se han inventado supuestos derechos sexuales y reproductivos de los adolescentes que, según sus promotores, se satisfacen con el reparto de productos anticonceptivos y las enseñanzas de sexualidad impartidas "entre pares", es decir, por "personas similares en edad, contexto o intereses".[36]

Algunas organizaciones civiles que cabildean con los gobiernos, federal y estatales, para introducir esos supuestos derechos, parecen tener origen o estar ligadas con farmacéuticas o empresas trasnacionales que fabrican anticonceptivos, antirretrovirales y material para practicar abortos.

Se trata, pues, de introducir por la fuerza *supuestos derechos sexuales y reproductivos*, no sólo de los adultos, sino de niños desde los 10 años. Al nombrarlos como derechos, los Estados se sienten obligados a garantizarlos, "regalando" a su población condones, anticonceptivos y píldoras de emergencia, que en realidad no se regalan, sino que se pagan con los impuestos que tributan los mexicanos, así como tratamientos para curar las enfermedades de transmisión sexual que hayan adquirido las personas en el ejercicio vertiginoso de su sexualidad.

Algunos gobiernos (es el caso del mexicano), abrumados por la presión indirecta de empresas transnacionales a través de organizaciones no gubernamentales, toman medidas que implican la compra de productos farmacéuticos que no necesariamente solucionan problemas sociales o de salud reales, sino que incluso los originan; muestra de ello son las declaraciones de los funcionarios que acusan un desmedido ejercicio de la sexualidad que provoca embarazos de adolescentes y con-

35 Kofi Annan, *op. cit.*, anexo A, inciso C, punto 25.

36 Cfr. NOM-047-SSA2-2015, para la atención a la salud del grupo etario de 10 a 19 años de edad, en donde también participó IPAS(asociación estadounidense que fabrica aspiradoras y cánulas para aborto, que a la vez promueve la legalización del aborto en Latinoamérica, Asia y África) en su elaboración, inciso 3.6 [en línea], disponible en ‹http://www.dof.gob.mx/nota_detalle.php?codigo=5403545&fecha=12/08/2015›.

tagios de ETS a temprana edad, sin darse cuenta que sus campañas y programas los están propiciando y en algunos casos sólo paliando, en vez de dirigirse a los padres y hacer, junto con ellos, un frente común al problema con base en las recomendaciones del Informe sobre la juventud mundial de 2005 de la ONU, que propone a los Estados parte la estrategia ABC[37] para reducir los embarazos y los contagios.

Para establecer una política pública viable y que sirva a la población es necesario que las autoridades recaben información fidedigna y veraz, no sesgada, la analicen y tomen decisiones en consecuencia, en vez de dejarse llevar por los intereses específicos de estas trasnacionales o de sus ONG.

Para efectos de este rubro, queda claro que una de las consecuencias de inventar y promover los supuestos derechos sexuales de los menores, por intereses económicos de las farmacéuticas, es que se amplía el número de consumidores, al propiciar el uso de sus productos, toda vez que se les ofrecen a temprana edad, haciendo hincapié en que "tienen derecho" a usarlos.

Un análisis bioético de esta situación pondría en tela de juicio la posibilidad de que a corto o mediano plazo se origine infertilidad entre las mujeres adolescentes por el uso constante de químicos o por la realización de múltiples abortos.

3. Política pública para la procreación en México

En México, el encargado de elaborar y aplicar la política pública en materia de salud es el presidente de la República a través de su secretario de Salud. En virtud del artículo 4 de la Constitución Política de los Estados Unidos Mexicanos, la procreación es un tema de salud.

Cuando se elige al presidente en México, éste elabora con su equipo el Plan Nacional de Desarrollo, y de este documento derivan los programas de cada una de las secretarías de Estado, de estos programas derivan otros específicos, por ejemplo, en materia de salud sexual y reproductiva. No obstante, lo anterior, a través de otras leyes se ha facultado al Consejo Nacional de Población para que emita lineamientos en materia de población, que dirige tanto a la Secretaría de Salud como a la de Educación.

La política de salud que se elabore debe tener su fundamento en la Constitución y en una ley secundaria derivada de la Carta Magna; en este caso la Ley General de Salud y sus reglamentos. Los reglamentos también son normas, pero como su nombre lo indica, reglamentan (regulan) situaciones específicas que prevé[38] la Ley General de Salud, así tenemos los siguientes en materia de salud:

37 Annan Kofi, *op. cit.*, anexo A, punto 25. La estrategia ABC de la ONU propone la abstinencia, el retraso del inicio de las relaciones sexuales y la fidelidad como una forma de reducir el número de parejas sexuales, acciones para evitar la pandemia del VIH/sida.

38 Es importante recordar que un reglamento sólo puede desarrollar los temas que están previstos en la ley que le da vida, por lo que no debe agregar derechos u obligaciones que no estén considerados en la ley que desarrolla.

Reglamento de la Ley General de Salud en materia de Prestación de Servicios para la Atención Médica
Reglamento de la Ley General de Salud en Materia de Protección Social en Salud
Reglamento de la Ley General de Salud en Materia de Trasplantes
Reglamento de la Ley General de Salud en Materia de Control Sanitario de la Disposición de Órganos, Tejidos y Cadáveres de Seres Humanos
Reglamento de la Ley General de Salud en Materia de Investigación para la Salud
Reglamento de la Ley General de Salud en Materia de Publicidad
Reglamento de la Ley General de Salud en Materia de Sanidad Internacional

Tabla 9.2. Reglamentos de la Ley General de Salud en México.

Como se dijo, la política pública emana del Plan Nacional de Desarrollo que cada presidente de la República presenta al inicio de su gobierno. En éste, planea los objetivos que quiere alcanzar para el país y su población durante su gobierno en diferentes temas. Derivado de este Plan Nacional, el secretario de Salud en turno debe elaborar un programa nacional de salud. En la administración pública anterior estuvo vigente el Programa Sectorial de Salud 2013-2018, que fue publicado en el *Diario Oficial de la Federación* el 12 de diciembre de 2013.[39]

Un programa nacional está conformado por programas de atención para el cuidado de la salud de la población y campañas de salud con objetivos diferentes como, por ejemplo, para cambiar hábitos dañinos y prevenir enfermedades, o para advertir de posibles epidemias; también puede contener estrategias y acciones que deben seguir quienes trabajan en el sector salud para lograr los objetivos que se propongan en cada caso. Así, existen programas de atención de la salud de niños, de mujeres embarazadas, de ancianos, de enfermos de cáncer, contra la obesidad, para atender la diabetes, entre otros.

En virtud de lo anterior, para la procreación debiera existir un programa específico, sin embargo, no existe. En vez de ello, México tiene un programa de planificación familiar con enfoque de anticoncepción que tiene sus orígenes en la política pública antinatalista que se empezó a aplicar en los años setenta y que subsiste.[40]

39 Secretaría de Salud. Programa Sectorial de Salud 2013-2018 [en línea], disponible en ‹http://dof.gob.mx/nota_detalle.php?codigo=5326219&fecha=12/12/2013›. Consultado el 17 de enero de 2019.

40 Cabe aclarar que durante la elaboración de este capítulo, el actual gobierno expidió un Plan Nacional de Desarrollo sumamente escueto, en el que señala que habrá un Instituto Nacional de Salud para el Bienestar que va a "garantizar que hacia 2024 todas y todos los habitantes de México puedan recibir atención médica y hospitalaria gratuita, incluidos el suministro de medicamentos y materiales de curación y los exámenes clínicos", y entre otros objetivos, que "Se priorizará la prevención de enfermedades mediante campañas de concientización e inserción en programas escolares de temas de nutrición, hábitos saludables y salud sexual y reproductiva" , sin embargo, no establece metas, estrategias o acciones al respecto. Tampoco se encontró información sobre el tema que nos ocupa en la página web de la Secretaría de Salud.

En 1969 y en abril de 1970, el presidente de México en ese entonces, Luis Echeverría Álvarez, hizo dos declaraciones que mostraban la idea de apoyar el crecimiento poblacional en México, "gobernar es poblar" dijo en un primer momento y "el mejor capital con que cuenta el país son sus recursos humanos".[41]

Después de ello, dio un giro completo, ya que su gobierno adoptó una política antinatalista para lograr una tasa de crecimiento demográfico cero, de hecho, el logo de su campaña mostraba una familia conformada por un papá, una mamá y dos hijos, que implicaba sólo el reemplazo poblacional. Los principales eslóganes alrededor de las ventajas de tener menos hijos eran: "Vámonos haciendo menos, para vivir mejor todos", "La familia pequeña vive mejor", "Hijos más sanos, si su nacimiento espaciamos", "Menos hijos para darles más".[42]

La meta fue llegar al año 2000 con un promedio de sólo dos hijos por mujer fértil, la misma planeación que aparece en el Informe Kissinger y en el Programa de Acción sobre Población de la Conferencia del Fondo de Población de Naciones Unidas (UNFPA)[43] que se llevó a cabo en 1974 en Bucarest.

En realidad, a partir de entonces, la política pública mexicana ha sido contraria a la procreación, acorde con las propuestas anteriores, que sin ser obligatorias aportan recursos económicos considerables a los países que adoptan sus lineamientos. Además de las políticas surgidas de la conferencia de Bucarest (tercera de la ONU) de 1974, están las de la conferencia en la Ciudad de México (cuarta de la ONU) de 1984 y la de El Cairo (quinta de la ONU) de 1994 y subsiguientes.

Estas conferencias han introducido un lenguaje relativista y pautas del mismo corte para convencer a los países en desarrollo sobre la necesidad de disminuir su población como política prioritaria.[44] Algunos conceptos usados son salud sexual, salud reproductiva y derechos sexuales y reproductivos.

El documento de la Conferencia de Beijing de 1974 y después el de la Conferencia de El Cairo de 1994 contienen ideas polivalentes, de forma que al mismo tiempo incluyen la maternidad, la contracepción y el aborto; la esterilización voluntaria o la fecundación *in vitro* y las relaciones sexuales sin especificar edad, mientras exista el derecho de la mujer a controlar su sexualidad y su fecundidad, así como la prevención de enfermedades.

41 M. Ordorica-Mellado, "Momento crucial de la política de población", Toluca, México, Universidad Autónoma del Estado de México, *Papeles de Población*, 2014, 20(81): 9-23 [en línea], disponible en ‹http://www.redalyc.org/pdf/112/11232148002.pdf›. Consultado el 17 de enero de 2019.

42 Patricia Chemor Ruiz (coord.), *40 años del Consejo Nacional de Población*, México, Conapo, 2014 [en línea], disponible en ‹http://www.conapo.gob.mx/work/models/CONAPO/Resource/2538/2/images/40_Aniversario_CONAPO.pdf›.

43 Antes United Nations Fund for Population Activities (UNFPA), y aunque en 1987 cambió su nombre a United Nations Population Fund mantuvo las siglas originales. La UNFPA es una agencia especializada de la ONU que promueve y patrocina programas de política demográfica antinatalista desde 1967.

44 En el artículo 67 de la Ley General de Salud (en México), tal cual se adoptó: "La planificación familiar tiene carácter prioritario".

Esta terminología, nacida antinatalista y ahora convertida en generista, donde cabe todo y nada a la vez, o donde caben conceptos que de natural se contraponen, es usada para introducir el aborto y la diversidad sexual como métodos de control natal. En la práctica, los funcionarios públicos hablan de salud sexual y reproductiva, aunque en realidad se trate de antirreproducción y de autonomía reproductiva, aunque para el generismo signifique aborto.

En México se ha introducido esta terminología, y luego del proceso de adaptación quedó *sui generis*. Así, en la Ley General de Salud existe un capítulo de salud reproductiva que trata sobre la atención materno-infantil, y el capítulo siguiente llamado servicios de planificación familiar, en realidad trata sobre la no reproducción, incluso usa el término "riesgo reproductivo" para referirse a los embarazos antes de los 20 o después de los 35 años.

En la Ley General de Salud no se define salud reproductiva, riesgo reproductivo ni planificación familiar, pero sí en la norma oficial mexicana NOM-005-SSA2-1993[45] de los Servicios de Planificación Familiar, donde casi se repiten las definiciones contenidas en la Plataforma de Beijing (documento en el cual se incluyó la ideología generista, y que, sin ser jurídicamente vinculante por no tratarse de un tratado internacional, se ha incluido en estas normas menores).

Las definiciones que da la NOM-005 son amplísimas y confusas, ya que no se refieren a la salud de un individuo, sino de parejas y establecen parámetros subjetivos, como "disfrute y satisfacción", que no pueden medirse de manera objetiva y que pueden sentirse de manera diferente por cada persona. Como ejemplo de esto se transcribe la definición de salud reproductiva que se refiere: "Estado general de bienestar físico-mental y social, de los individuos y de las parejas, de disfrutar de una vida sexual y reproductiva satisfactoria, saludable y sin riesgos, con la absoluta libertad para decidir de manera responsable y bien informada sobre el número y espaciamiento de sus hijos".

La desafortunada redacción de la definición anterior lleva a concluir que, si una persona no disfruta la relación sexual con su pareja, o ésta no es satisfactoria, entonces no tiene salud reproductiva; en sentido contrario se puede decir entonces que padece alguna enfermedad reproductiva.

Como puede verse, la definición de la NOM no tiene nada que ver con el capítulo V de la Ley General de Salud, toda vez que éste se aboca a tratar la salud materno-infantil y no el disfrute de la vida sexual que, conviene precisar, no puede ofrecer ni garantizar el Estado.

Sin embargo, al comparar esta definición con la de salud sexual, contenida en la llamada Plataforma de Beijing, se considera que la salud sexual es parte de la salud reproductiva y en este documento el generismo sostiene que su objetivo (el de la salud sexual) es el desarrollo de la vida y de las relaciones personales, y no sólo el asesoramiento y la atención en materia de reproducción y de enfermedades de transmisión sexual:

45 Esta NOM fue modificada en 2004 y publicada en el DOF el 21 de enero de 2004.

> La atención de la salud reproductiva se define como el conjunto de métodos, técnicas y servicios que contribuyen a la salud y al bienestar reproductivos al evitar y resolver los problemas relacionados con la salud reproductiva. Incluye también la salud sexual, cuyo objetivo es el desarrollo de la vida y de las relaciones personales y no meramente el asesoramiento y la atención en materia de reproducción y de enfermedades de transmisión sexual.[46]

Este concepto de salud sexual también resulta confuso, pues luego de analizarlo es posible señalar que la salud sexual es un estado de la persona y no tiene un objetivo, como parece establecer la definición. Se dice que su objetivo es el desarrollo de la vida y de las relaciones personales, por lo que nos preguntamos, ¿cómo va a lograr esto la Secretaría de Salud? Lo que sí establece es que parte de la salud sexual es la asesoría y atención en los temas de reproducción y de enfermedades de transmisión sexual.

Es probable que los autores de esta definición hayan querido decir que los servicios de salud sexual, además de incluir la asesoría y atención que se menciona, deben estar encaminados al desarrollo de la vida y de las relaciones personales. De ser así, surgen algunas preguntas: ¿en qué consiste la salud sexual?, ¿el personal de salud además será consejero emocional y psicológico del paciente que solicita servicios de salud sexual?, ¿el personal tendrá que hacer estudios especializados en ese sentido?, ¿hasta qué punto podría intervenir el personal de salud en la vida del derechohabiente? Consideramos que la amplitud de la definición de salud sexual no compete al Estado, pero, sobre todo, no se define en qué consiste la salud sexual. De hecho, aunque lo hiciera, se debe recordar que la Plataforma de Beijing es resultado de la reunión de asociaciones civiles, generistas y feministas, y al no ser un tratado internacional ni seguir el procedimiento legal de aprobación, carece de validez jurídica.

Por su parte, la NOM define la planificación familiar como un derecho y el riesgo reproductivo como una probabilidad de experimentar una enfermedad:

> Planificación familiar. Derecho de toda persona a decidir de manera libre, responsable e informada, sobre el número y espaciamiento de sus hijos, y a obtener al respecto la información específica y los servicios idóneos. El ejercicio de este derecho es independiente del género, la preferencia sexual, la edad y el estado social o legal de las personas.
> Riesgo reproductivo. Probabilidad que tienen, tanto la mujer en edad fértil como su producto potencial, de experimentar enfermedad, lesión o muerte, en caso de presentarse un embarazo.

Esta definición trata de advertir que existe la probabilidad de que la mujer enferme si se embaraza y que el producto presente problemas en su gestación.

46 Declaración y Plataforma de Acción de Beijing, punto 94.

Salud reproductiva	Salud sexual	Planificación familiar	Riesgo reproductivo
Estado general de bienestar físico-mental y social, de los individuos y de las parejas, de disfrutar de una vida sexual y reproductiva y satisfactoria, saludable y sin riesgos, con la absoluta libertad para decidir de manera responsable y bien informada sobre el número y espaciamiento de sus hijos	Parte de la salud reproductiva cuyo objetivo es el desarrollo de la vida y de las relaciones personales, y no sólo el asesoramiento y la atención en materia de reproducción y de ETS	Derecho de toda persona a decidir de manera libre, responsable e informada sobre el número y espaciamiento de sus hijos, y a obtener al respecto la información específica y los servicios idóneos	Probabilidad que tienen, tanto la mujer en edad fértil como su producto potencial, de experimentar enfermedad, lesión o muerte, en caso de presentarse un embarazo
¿Qué es? Un estado de bienestar físico-mental y social	¿Qué es? Parte de la salud reproductiva	¿Qué es? Un derecho	¿Qué es? Una probabilidad
¿Para qué? Para disfrutar una vida sexual y reproductiva	¿Para qué? Para desarrollar la vida y las relaciones sociales	¿Para qué? Para decidir el número y espaciamiento de sus hijos	¿De qué? De experimentar enfermedad, lesión o muerte durante el embarazo
Decidir el número y espaciamiento de sus hijos	Recibir asesoramiento y atención en materia de reproducción	Obtener información y servicios al respecto	
	Recibir asesoramiento y atención en materia de ets		

Tabla 9.3. Principales definiciones en relación con el nuevo esquema de salud en sexualidad.

Aunque las definiciones son poco claras y cada vocablo tiene una naturaleza diferente, se logra desprender una idea central de estos conceptos: decidir el número de hijos y de su espaciamiento, así como obtener información al respecto. Estas dos ideas son el resumen de la política pública en México, política no de procreación, sino de limitación para procrear.

4. Perspectivas de la procreación en México

Lo dicho en apartados anteriores no deja dudas al respecto: si no se cambia la política poblacional en México habrá una disminución considerable de la población, con todos los problemas que esto conlleva.

El orgullo del Conapo, según lo publicado en su página web, es que se ha logrado reducir la tasa global de fecundación de siete a dos hijos por mujer fértil.

Esto resulta contradictorio con una declaración del propio consejo sobre el preocupante envejecimiento de la población.[47]

El organismo señala que para el año 2050 el número de personas en edad laboral será de 85.5 millones y la edad media de la población mexicana pasará de 29 años en 2010 a 38 años en 2050, con un perfil envejecido y un crecimiento reducido de la población. En otra sección señala que "la proporción de personas adultas mayores está aumentando rápidamente en nuestra sociedad. Actualmente se estima que las personas en México alcancen una esperanza de vida de 75 años. El envejecimiento de la población es un reto para la sociedad, ya que se requiere mejorar al máximo la salud y la capacidad funcional de las personas mayores, así como su participación social, independencia económica, convivencia social y su seguridad",[48] porque en realidad cada vez hay menos personas que pueden hacerse cargo de éstas y su manutención es cara porque hay una disminución del número de personas que pagan las cuotas de seguridad social.

Desde 2004, según el Conapo

> se espera que los niveles de natalidad y mortalidad en el mundo continúen disminuyendo en la primera mitad del siglo en curso. La primera disminuirá hasta alcanzar 13.7 nacimientos por cada mil habitantes en 2050; mientras que la mortalidad se espera que alcance sus menores niveles alrededor del año 2015 (nueve defunciones por cada mil habitantes) y a partir de ese momento aumente hasta alcanzar 10.4 en 2050, en estrecha relación con el incremento de la población de edades avanzadas.[49]

De acuerdo con esto, la diferencia entre los que nacerán y morirán en 2050 será de 3.7 nacimientos por cada mil habitantes. Asimismo, se señala que "la mortalidad descenderá hasta alrededor de cinco defunciones por cada mil habitantes en 2006 y posteriormente aumentará hasta 10.4 en 2050".

Por lo anterior, la población de México será de alrededor de 130 millones en 2050, y el número de adultos mayores (más de 60 años) será igual al número de niños al que se estima tenga México en 2034, es decir, que en 2050 habrá una razón de 166.5 adultos mayores por cada 100 niños.

Actualmente los países desarrollados tienen las poblaciones más envejecidas, pero en unas cuantas décadas muchos países en desarrollo también alcanzarán esos niveles de envejecimiento.

---

47 Resultados de las proyecciones de población, Conapo, 2015 [en línea], disponible en ‹https://www.gob.mx/cms/uploads/attachment/file/390958/Proyecciones_de_la_poblacion_de_Mexico_2016-2050_segunda_parte.pdf›. Consultado el 17 de enero de 2019.

48 Conapo, Envejecimiento de la población, 2015 [en línea], disponible en ‹http://www.conapo.gob.mx/es/CONAPO/XXII_Concurso_Nacional_de_Dibujo_Envejecimiento›. Consultado el 25 de enero del 2016.

49 Elena Zúñiga, Daniel Vega y cols., Envejecimiento de la población de México: reto del siglo XXI [en línea], disponible en ‹http://www.conapo.gob.mx/es/CONAPO/Envejecimiento_de_la_poblacion_de_Mexico__reto_del_Siglo_XXI›. Consultado el 17 de enero de 2019.

De estas afirmaciones se desprende una fehaciente contradicción entre las políticas públicas de control natal que se han y siguen aplicado en México por presión de Estados Unidos (según se infiere de la lectura del Informe Kissinger) y los resultados negativos en un futuro cercano, con los problemas derivados de la falta de reposición poblacional, como son mayores demandas sociales de salud y medicamentos, por un lado, y la disminución de la base de trabajadores que pagan impuestos por el otro, toda vez que con los impuestos se cubren las cuotas de seguridad social, los créditos para vivienda, los sueldos de profesores de escuelas públicas, la compra de medicamentos y material de salud, así como el personal de salud para curar y cuidar a las personas mayores.

Se sabe que la vejez viene aparejada con la disminución de la salud, y que en estos casos se crea dependencia debido a enfermedades crónicas y discapacidades motrices o mentales, por lo que se requiere mayor atención médica, medicamentos y cuidados personales de forma constante. Esto implica cargas económicas y emocionales para las personas que van envejeciendo, sus familias y su entorno social.

Lo anterior no implicaba un problema en las familias de antaño, cuando los abuelos eran pocos y la esperanza de vida era menor, mientras que los hijos y nietos eran numerosos. Tampoco era un problema social y económico por la poca participación demográfica de los ancianos. En contraste, ahora, y sobre todo a futuro, la población envejecida irá en aumento.

Actualmente se ha encontrado que algunos integrantes de la familia o de las redes de apoyo social que actúan como cuidadores principales, por lo regular son mujeres, y la mayoría se encuentra en el rango de edad de entre 45 y 59 años.[50]

De esto se deduce que para 2050, si México no cambia su política poblacional, tendrá una estructura de población por edad predominantemente vieja y con serios problemas para mantener los servicios de salud y el sistema de seguridad social, debido a la disminución de recursos económicos y humanos para el cuidado de este sector social.

5. Legislación en México

Como se vio, la política pública de procreación que se aplica en México se reduce a la planificación familiar, vista como una medida dirigida al control natal. Su fundamento, ya se dijo también, está en el artículo cuarto constitucional.

De este artículo se desprenden dos leyes que tratan el tema: la Ley General de Salud y la Ley General de Población; en la primera se regulan los servicios de planificación familiar que presta el sector salud en el capítulo VI, y en el artículo 5 de la segunda ley se faculta al Consejo Nacional de Población para que determine la política pública que ha de seguirse en nuestro país en esta materia, pues se determina que este organismo tendrá a su cargo la planeación demográfica.

50 R. Ham Chande, *Diagnóstico sociodemográfico del envejecimiento en México*, México, Conapo, 2011, p. 143 [en línea], disponible en ‹http://www.conapo.gob.mx/es/CONAPO/Diagnostico_socio_demografico_del_envejecimiento_en_Mexico›. Consultado el 17 de enero de 2019.

También la Secretaría de Educación Pública (SEP) interviene en esta cuestión, pues el artículo séptimo, fracción X, de la Ley General de Educación establece como uno de los objetivos o fines de la educación crear conciencia sobre el ejercicio responsable de la sexualidad, la planeación familiar, la paternidad responsable y la preservación de la salud.

Este artículo ha dado pie a que la SEP implemente y aplique cursos de sexualidad en todos los grados de la educación, desde preescolar hasta bachillerato. Debido a los lineamientos en este sentido de la Ley General de Educación, los cursos debieran ser respetuosos de la dignidad humana y del derecho primigenio de los padres a educar a sus hijos, así como impartir conocimientos objetivos sobre sexualidad, de acuerdo con las etapas de desarrollo del niño y del adolescente, y tener los objetivos señalados en el párrafo anterior.

No obstante, existen tres libros de la SEP dirigidos a los profesores de preescolar, primaria y secundaria, con el nombre de *Equidad de género y prevención de la violencia* que, en lugar de tener los objetivos indicados, adoctrinan a los profesores para que a su vez adoctrinen a los niños en el tema de la diversidad sexual. Al respecto se puede señalar que una cuestión es evitar la discriminación de las personas por su preferencia sexual y otra es promover su estilo de vida entre los menores.

En el artículo tercero de la Constitución mexicana se señala expresamente que la educación que imparta el gobierno mexicano debe tender a desarrollar armónicamente todas las facultades del ser humano y que el criterio que orientará a esa educación "se basará en los resultados del progreso científico, luchará contra la ignorancia y sus efectos, las servidumbres, los fanatismos y los prejuicios".

Además, señala que el Estado mexicano debe considerar la opinión de los padres de familia y debe fortalecer el aprecio y respeto por la diversidad cultural (no diversidad sexual), la dignidad de la persona, la integridad de la familia, la convicción del interés general de la sociedad, los ideales de fraternidad e igualdad de derechos de todos, evitando los privilegios de razas, de religión, de grupos, de sexos o de individuos.[51]

Por ello, de la lectura de este artículo constitucional se desprende que no se autoriza a ninguna autoridad mexicana a promover ideologías sino conocimientos objetivos basados en la ciencia, y por tanto no debe recomendar conductas o temas que no cuentan con estudios serios a favor ni la justificación científica necesaria para ser considerados naturales o dentro de la llamada normalidad, además de que el término diversidad sexual resulta confuso, pues engloba conductas sexuales consideradas incluso por la psiquiatría como enfermedades.[52]

Es conocimiento común (basado en la experiencia de muchas generaciones y estudiado por la psicología) que los niños imitan las conductas de cualquier tipo,

51 Durante la revisión de este artículo se reformó la Constitución, y desapareció la obligación del gobierno de "considerar la opinión de los padres de familia".

52 Un ejemplo de ello es el travestismo y la transexualidad que están clasificados como trastornos sexuales en la Clasificación Internacional de Enfermedades de la Organización Mundial de la Salud, CIE-10, F64.

por lo que inducirlos a las que acarrean problemas de salud[53] puede llevarlos a enfermarse y a dañar su desarrollo integral.

Independientemente de la concepción que se tenga sobre las conductas sexuales diversas, el Estado no debe exponer a los menores a situaciones que no pueden manejar por sí mismos, y a tomar decisiones y adquirir responsabilidades que no les corresponden, sobre todo si, como se estableció, se pone en riesgo su salud física y psicoemocional.

Por ello, es importante señalar que el gobierno mexicano tiene dos limitaciones especiales en relación con los menores, una es el principio del interés superior de los niños, por el que debe velar, y la otra, el derecho de los padres de familia a educar a sus hijos conforme a sus ideas, creencias y religión, como señalan todos los tratados internacionales que México ha firmado y ratificado.[54]

Este texto muestra la necesidad de hacer un análisis bioético en el tema de la procreación, aplicando aquellos principios que buscan la verdad, la libertad con responsabilidad, la justicia, la prevención y no maleficencia, y el bien común, toda vez que las políticas públicas que adoptan los gobiernos sobre el control de crecimiento de la población repercuten directamente en la vida diaria y en la salud de las personas.

53 Las relaciones sexuales por vía anal implican riesgos para quienes lo practican, toda vez que son fuente de bacterias peligrosas que pueden extenderse a otras áreas; también son un factor de riesgo para contraer enfermedades de transmisión sexual y del virus de inmunodeficiencia humana, pues éste se transmite con mayor frecuencia a través del sexo por penetración anal. De hecho, el riesgo de transmisión por esa vía es mucho más alto que el sexo vaginal, debido a la posibilidad de sufrir algún desgarre.

54 P. Rizo, M. E. Montejano, *Educación, derecho y salud*, México, Tirant Humanidades, 2016.

Bibliografía

Firestone, Shulamith, *The Dialectic of Sex*, 8a. ed., Nueva York, Bantam Book, 1984.

Fondo de Población de Naciones Unidas, Plan de Acción Mundial sobre Población, Bucarest, 1974.

Herrera Fragoso, Agustín A., *La nueva eugenesia, bioética y derechos humanos*, México, Publicaciones Administrativas, Contables, Jurídicas, 2007.

Inegi, Nacimientos 1985 a 2013 por edad de la madre, México, 2014.

ONU, Informe sobre la Juventud mundial 2005, Nueva York, 2005.

Pliego, Fernando, *Familias y bienestar en sociedades democráticas*, México, Miguel Ángel Porrúa, 2012.

Rizo, P., M. E., Montejano, *Educación, derecho y salud*, México, Tirant Humanidades, 2016.

Internet

Cartilla de derechos sexuales de adolescentes y jóvenes, dirigida a niños de 10 años y hasta jóvenes de 29, Secretaría de Salud/Consejo Nacional de Población [en línea], disponible en ‹http://www.imss.gob.mx/sites/all/statics/salud/cartillajovenes2016.pdf›.

Chemor Ruiz, Patricia (coord.), *40 años del Consejo Nacional de Población*, México, Conapo, 2014 [en línea], disponible en ‹http://www.conapo.gob.mx/work/models/CONAPO/Resource/2538/2/images/40_Aniversario_CONAPO.pdf›.

Conapo, Envejecimiento de la población, 2015 [en línea], disponible en ‹http://www.conapo.gob.mx/es/CONAPO/XXII_Concurso_Nacional_de_Dibujo_Envejecimiento›. Consultado el 25 de enero del 2016.

Constitución Política de los Estados Unidos Mexicanos, artículo primero, párrafo quinto [en línea], disponible en ‹http://www.diputados.gob.mx/LeyesBiblio/ref/cpeum.htm›. Consultado el 18 de abril del 2016›.

Declaración y Plataforma de Acción de Beijing, 1995 [en línea], disponible en ‹http://www.un.org/womenwatch/daw/beijing/pdf/BDPfA%20S.pdf›. Consultado el 17 de enero de 2019.

El Consejo Nacional de Población cumple 40 años [en línea], disponible en ‹http://www.conapo.gob.mx/es/CONAPO/27_de_marzo_El_Consejo_Nacional_de_Poblacion_cumple_40_anos?page=2›. Consultado el 17 de enero de 2019.

Estrategia Nacional para Prevención del Embarazo Adolescente, Noticieros Televisa, 23 de enero de 2015 (video) [en línea], disponible en ‹http://noticieros.televisa.com/programas-noticiero-con-joaquin-lopez-doriga/1501/presenta-epn-estadistica-prevenir-embarazo-adolescente/›. Consultado el 22 de enero de 2019.

Foreing Assistance Act of 1961, Sec. 114: Limiting Use of Funds for Abortions or Involuntary Sterilization [en línea], disponible en ‹http://legcounsel.house.gov/Comps/Foreign%20Assistance%20Act%20Of%201961.pdf›. Consultado el 15 de enero de 2019.

Ham Chande, R., *Diagnóstico sociodemográfico del envejecimiento en México*, México, Conapo, 2011, p. 143 [en línea], disponible en ‹http://www.conapo.gob.mx/es/CONAPO/Diagnostico_socio_demografico_del_envejecimiento_en_Mexico›. Consultado el 17 de enero de 2019.

Índices de fecundidad en el mundo [en línea], disponible en ‹http://www.datosmacro.com/demografia/natalidad›. Consultado el 15 de enero de 2019

Inegi, Tabulados de la Encuesta Intercensal 2015. Fecundidad, Tabulado 04 [en línea], disponible en ‹https://www.inegi.org.mx/programas/intercensal/2015/default.html#Tabulados›. Consultado el 15 de enero de 2019.

Informe sobre la juventud mundial 2005, anexo A, inciso E, punto 38 [en línea], disponible en ‹http://www.cinu.mx/minisitio/UNjuventud/docs/A_60_61.pdf›. Consultado el 22 de enero de 2019.

Kissinger, H., National Security Study Memorandum, nssm 200: Implications of Worldwide Population Growth for U.S. Security and Overseas Interests, EUA, 1974 [en línea], disponible en ‹http://pdf.usaid.gov/pdf_docs/PCAAB500.pdf›. Consultado el 15 de enero de 2019.

Ley General de Población [en línea], disponible en ‹http://www.diputados.gob.mx/LeyesBiblio/ref/lgp.htm›.

nom-005-ssa2-1993 de los servicios de planificación familiar [en línea], disponible en ‹https://www.gob.mx/cms/uploads/attachment/file/10389/NOM-005-SSA2-1993.pdf›. Consultada el 15 de enero de 2019.

Ordorica-Mellado, M., "Momento crucial de la política de población", Toluca, México, Universidad Autónoma del Estado de México, *Papeles de Población*, 2014, 20(81): 9-23 [en línea], disponible en ‹http://www.redalyc.org/pdf/112/11232148002.pdf›. Consultado el 17 de enero de 2019.

Organización de las Naciones Unidas, Kofi Annan, Informe sobre la juventud mundial 2005, anexo A, inciso E, punto 38 [en línea], disponible en ‹http://www.cinu.mx/minisitio/UNjuventud/docs/A_60_61.pdf›. Consultado el: 22 de enero de 2019.

Planned Parenthood [en línea], disponible en ‹https://www.plannedparenthood.org/files/9113/9978/2501/Margaret_Sanger_heroina_del_Siglo_XX_2010-02.pdf›.

Resultados de las proyecciones de población, Conapo, 2015 [en línea], disponible en ‹https://www.gob.mx/cms/uploads/attachment/file/390958/Proyecciones_de_

la_poblacion_de_Mexico_2016-2050_segunda_parte.pdf›. Consultado el 17 de enero de 2019.

Ruiz-Gutiérrez, R., L. Suárez y López-Guazo, Eugenesia, herencia, selección y biometría en la obra de Francis Galton, México, unam, 2002 [en línea], disponible en ‹http://www.google.es/url?sa=t&rct=j&q=&esrc=s&source=web&cd=1&ved=0ahUKEwjXicS43L7KAhUUUWMKHYcpCPkQFggcMAA&url=http%3A%2F%2Fdialnet.unirioja.es%2Fdescarga%2Farticulo%2F266207.pdf&usg=AFQjCNFh3_WYKjSfEx2VPPbVKTUyZhjnOw&bvm=bv.112454388,d.cGc›.

Secretaría de Salud, Programa Sectorial de Salud 2013-2018 [en línea], disponible en ‹http://dof.gob.mx/nota_detalle.php?codigo=5326219&fecha=12/12/2013›. Consultado el 17 de enero de 2019.

Zúñiga, Elena, Daniel Vega y cols., Envejecimiento de la población de México: reto del siglo xxi, México, Conapo, 2004, pp. 9 y 23 [en línea], disponible en ‹http://conapo.gob.mx/es/CONAPO/Envejecimiento_de_la_poblacion_de_Mexico__reto_del_Siglo_XXI›. Consultado el 21 de enero de 2019.

CAPÍTULO 10

El no nacido y la bioética

*Martha Beatriz Correa Lebrija**
*Luz María Guadalupe Pichardo García***

A nadie daré una droga mortal, aun cuando me sea solicitada, ni daré consejo con este fin. De la misma manera, no daré a ninguna mujer abortivos; mantendré mi vida y mi arte alejado de la culpa.

Hipócrates

1. Antecedentes

1.1. Concepto

La medicina, en especial, la embriología, entiende por aborto "toda expulsión del feto, natural o provocada, en el periodo no viable de su vida intrauterina, es decir, cuando no tiene ninguna posibilidad de sobrevivir fuera de la madre. Si esa expulsión del feto se realiza en periodo viable, pero antes del término del embarazo, se denomina parto prematuro, tanto si el feto sobrevive como si muere".[1]

1.2. Breve reseña histórica

En Grecia y Roma antiguas el aborto, así como el infanticidio, estaban generalmente permitidos y socialmente aceptados. A partir del juramento hipocrático (siglo IV a. C.), se manifiesta la necesidad de reglamentar esta práctica y la consecuente prohibición a los médicos para realizarla. Se basa en la reflexión acerca del valor de cualquier vida humana. Resulta imposible hacer una estimación de la incidencia del aborto en aquella época y las causas por las que lo buscaban. Se supone que por lo general se realizaba de manera clandestina. El riesgo de que falleciera también la madre era muy alto.

* Doctora en Ciencias con especialidad en Bioética. Profesora investigadora en la Facultad de Derecho de la Universidad Panamericana y del posgrado en Bioética de la Facultad de Medicina de la UNAM.

** Maestra en Salud Internacional y Cooperación por la UAB.

1 [en línea], disponible en ‹http://www.unav.es/cdb/ceesaborto100.html›.

Desde que el derecho se humanizó por influencia del cristianismo, en siglos posteriores el aborto se había castigado como un crimen, y hasta años recientes.

En distintas épocas de la historia, como en los siglos XI a XIII hubo confusión acerca de la condición del cigoto en sus primeras semanas e incluso meses, debido a lo observado en la práctica. Se pensaba que hasta después del primer trimestre era un ser humano, cuando ya estaban formadas todos sus órganos. Carecían de los conocimientos científicos y de las técnicas para determinarlo. Una situación similar se presenta en siglos posteriores.

En el siglo XIX hubo una prohibición general y absoluta del aborto en todos los países.[2] El motivo recae en las cifras tan elevadas de muertes obstétricas por infecciones presentes por el uso del instrumental quirúrgico contaminado y la falta de tratamientos farmacológicos exitosos como los que se alcanzaron a lo largo del siglo XX.

En el siglo XX la Unión Soviética permitió el aborto en 1920, y en la década de los años treinta se sumaron a esta iniciativa varios países escandinavos y posteriormente otros de Europa del Este, entonces bajo la dominación soviética. En esa misma época también Japón fue de los pioneros en permitirlo. Los nazis también lo permitieron e incluso lo obligaron, en quienes no pertenecían a la raza aria o poseían defectos o enfermedades serias (eugenesia).

A partir de finales de los años sesenta del siglo XX se va consintiendo el aborto provocado —con más o menos restricciones, según los países— en el mundo occidental. Fue a finales de esa década que empezó a difundirse la mentalidad proaborto, por razones que explicaremos más adelante. Se fundaron y extendieron las clínicas para practicarlo, pero a pesar de ello, en muchas naciones la mayoría de los médicos y de la población en general permanecía en la certeza de que el cigoto es el inicio del ciclo vital del ser humano en su fase unicelular y, por tanto, era considerado como un individuo de la especie humana con el derecho a la vida desde la concepción.

En la segunda mitad del siglo XX, por técnicas como los rayos X y el ultrasonido, y posteriormente los adelantos en genética y subsecuente decodificación del código genético humano —que establece el DNA desde la fase de embrión unicelular, característico y exclusivo de cada individuo de la especie humana— se vuelve aún más claro el hecho de que todo embrión unicelular posee la información completa del ser humano adulto, que se irá desplegando progresivamente en las diferentes etapas de la vida: la niñez, donde toma conciencia de que es un ser vivo, hasta llegar a cuatro mil millones de células cuando es adulto, cada una de ellas con idéntica carga genética a la del cigoto. Este hecho es corroborado por las investigaciones acerca de los planos en los que se divide el cigoto y las zonas bien definidas de donde surgirán la parte ventral, dorsal, cabeza y extremidades.[3]

Asimismo, se va facilitando el camino al aborto a gran escala, evitando la muerte de la mujer, que en la actualidad tiene prácticamente una mínima probabi-

2 A. Pardo, *Cuestiones básicas de bioética*, Navarra, RIALP, 2010.

3 N. López Moratalla, M. J. Iraburu, *Los quince primeros días de la vida humana*, Navarra, EUNSA, 2004.

lidad, a menos que se realice en circunstancias clandestinas y poco higiénicas. El panorama cambia por la aparición de los antibióticos, la tecnología de anestesia, la formación médica y la estandarización de las medidas de asepsia y antisepsia, que lo vuelven más "seguro".[4]

Justo en los años cincuenta y sesenta, a pesar de contar con un mayor número de métodos anticonceptivos, los embarazos no deseados siguen presentándose, siendo un obstáculo a la llamada revolución sexual, que pretendía liberarse de las consecuencias de un uso habitual del sexo, tanto dentro como fuera de una relación de pareja.

Por lo tanto, a partir de los sesenta se implementan métodos cada vez más eficaces y rápidos para abortar, antes de un mayor desarrollo del embrión. Fue entonces que diversas organizaciones sociales solicitaron la despenalización del aborto provocado, en aras de la libertad de la mujer, lo que consiguieron en 1973. Luego de lo cual aparecieron numerosas clínicas abortistas, especialmente en Estados Unidos.

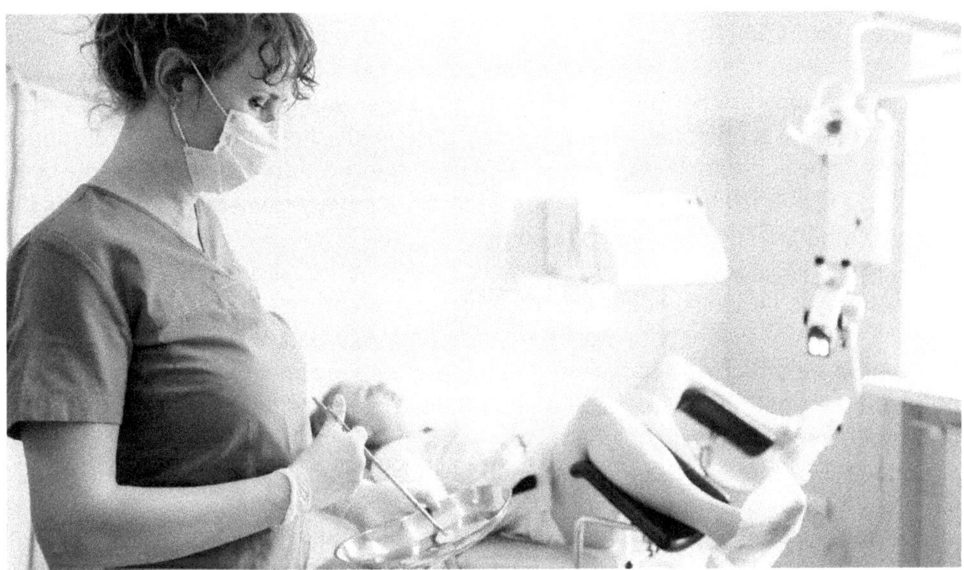

Imagen 10.1. Clínica abortista en los EUA. Por lo general las mujeres que asisten desean que les ayuden a solucionar lo más rápido posible el problema que supone un embarazo no deseado, sin que se enteren sus papás, o por no poder seguir con sus estudios, entre otros.

Ante la práctica de un aborto ocurren numerosos efectos, tanto en la mujer como en el hombre: físicos, metabólicos, hormonales y psicológicos, de los que habitualmente no son informados antes del procedimiento. Tampoco les alertan del riesgo, que se incrementa con cada aborto, de no poder embarazarse en el futuro. No les dan a conocer en qué consiste esencialmente la técnica, sus riesgos ni cómo después se deshacen del producto.

4 A. Pardo, *op. cit.*

Las razones que incrementan el número de mujeres que desean abortar son muy diversas. Sin embargo, a partir de los años setenta, cuando más mujeres estudian o trabajan y salen del hogar, hay menor tiempo para criar niños. El incremento de las relaciones sexuales en adolescentes también es un factor que dispara el número de abortos. Un denominador común es que casi siempre procuran que sea de manera clandestina; que nadie, si es posible, se entere del aborto. Esto, a pesar de la despenalización en algunos lugares, como la Ciudad de México desde 2002.

La denominada "ley Robles"[5] hablaba de cuatro causales para permitir el aborto: *a)* esté en peligro la vida de la madre, *b)* sea producto de una violación el embarazo, *c)* malformaciones en el feto, *d)* no estar considerado embarazarse en el proyecto de vida de la madre. Hay otras dos causales desde el 2007: *e)* antes de la décimo segunda semana de gestación y *f)* resultado de una conducta imprudente de la mujer embarazada. Todos los estados de la República ya permiten el aborto al menos en tres situaciones: malformación del feto, peligro de la vida de la madre y violación (véase anexo al final de este capítulo).

En muchos casos es fuerte el impacto que el aborto causa a nivel personal, en la pareja y en los ámbitos familiar, social, comunitario, psicológico, etcétera. La mayoría son poco estudiados y conocidos en los medios científicos y de comunicación.

La impresión del proceso llevado a cabo en las clínica abortistas es muy fuerte. La nueva terminología trata de suavizarlo, y lo refiere como salud reproductiva, derechos reproductivos, nuevos términos que no refieran directamente a la muerte de un ser ni clínicas de reproducción de la mujer; conceptos manejados de manera común desde hace varias décadas.

Desde los años setenta el aborto es una de las cuestiones que ha suscitado más polémicas en la sociedad. En numerosos ambientes se ha convertido en una práctica habitual que se vive desde edades precoces para evitar los hijos no deseados. Se ha promovido indiscriminadamente, especialmente en los países más pobres. En el capítulo 9, en el que se habla de la procreación en el nuevo milenio, se han mencionado los planes de diversos grupos internacionales, ONG, gobiernos, para frenar el crecimiento poblacional a toda costa, especialmente en países en desarrollo, siendo el aborto uno de los medios más eficaces, si no el que más. De acuerdo con el Informe Kissinger, "ningún país ha reducido su población sin recurrir al aborto". El aborto constituye "el método de control de fertilidad más difundido en el mundo de hoy".[6]

El panorama de la anticoncepción ha vivido un gran cambio, como se mencionó en el capítulo previo. Esto es patente en la búsqueda de cómo evitar la fertilidad, como si fuera una enfermedad, algo que daña a la pareja; en la separación de las relaciones sexuales respecto de la procreación, como algo supuestamente sano: utilizando el neologismo de "salud reproductiva". Se busca evitar el embarazo de forma sencilla, cómoda y con pocos efectos secundarios. Se ha pasado de tratar de evitar la fecundación a buscar la eliminación del embrión humano recién forma-

5 Código Penal de la Ciudad de México, art. 144.

6 H. Kissinger, National Security Study Memorandum (NSSM) 200. Implications of Worldwide Population Growth for U.S. Security and Overseas Interests, 1974.

do. Actualmente la tendencia favorece la anticoncepción antimplantatoria, al tener menos efectos secundarios. De esta forma, cada vez es más difusa la línea divisoria entre métodos antifertilizantes y abortivos precoces.[7] Así es como conceptos como control natal, planificación familiar, métodos de anticoncepción, antifertilizantes, antimplantarios y aborto hoy se funden, perdiéndose toda distinción entre los medios y el fin para regular la fertilidad.

Los anticonceptivos (AC) o métodos artificiales de regulación de la fertilidad son métodos mecánicos o químicos que impiden la concepción, cuya finalidad es hacer imposible la procreación, cualquiera que sea su mecanismo de acción. Es importante conocer el mecanismo de acción, la eficacia y los principales efectos secundarios de los distintos tipos de anticonceptivos, ya que, por razones comerciales, se tiende a no advertir claramente algunas de sus características. Por ejemplo, el porcentaje de fallos puede ser teórico (fallos intrínsecos del método, excluyendo los errores humanos) o práctico (fallos reales en una población, que incluye los errores por utilización inadecuada). Se tiende a no explicar claramente los efectos secundarios y a eludir el término "abortivo".

Método	Mecanismo de acción	Efectos adversos
Anticonceptivos de barrera química o espermicidas	Son sustancias químicas que recubren la vagina (Monoxinol 9, Octoxinol 9, Menfegol, etc.), que se administran en forma de cremas, geles, espumas, óvulos o supositorios vaginales. Tienen el mayor índice de fallos de los AC, con un índice práctico entre el 15 y 25%, según las diferentes publicaciones de evaluación, por lo que sólo se utilizan asociados a otros métodos de barrera	Hipersensibilidad, escozor vaginal, irritación uretral
Anticonceptivos de barrera mecánica	Condón masculino: funda elástica de látex que cubre el pene. La evaluación realizada por la OMS con 5 mil parejas obtuvo un índice práctico de fallos del 13%, siendo del 18% en menores de 18 años y del 10% en mayores de 30 años Condón femenino: bolsa de poliuretano o látex, que se ajusta y cubre la vagina. Tienen poca aceptación por ser incómodos, poco estéticos y un elevado índice práctico de fallos	Disminución de la sensibilidad al existir una barrera, molestias al tener que interrumpir la relación para colocarlo, lo que puede aumentar la ansiedad e interrumpir el acto sexual. A veces hay congestión pélvica y alergias al látex, produciendo irritación en el hombre o la mujer
	Diafragma vaginal: cúpulas semiesféricas de caucho delgado, rodeadas de un aro metálico flexible recubierto de caucho, que deben adaptarse al tamaño de la vagina. Es importante aprender a colocarlo, hacerlo con cuidado y limpieza, y elegir el tamaño adecuado a la persona. El índice de fallo práctico oscila entre 3-25%, según los autores	Irritación vaginal, sensación de dolor o quemazón, alergias debidas al látex o espermicidas, aumento de infecciones urinarias y molestias al introducirlo, extraerlo o mientras está puesto

7 J. Marco Bach, *Introducción a la bioética*, 2a. ed., México, Méndez Editores, 2003, pp. 287-317.

Método	Mecanismo de acción	Efectos adversos
Anticonceptivos hormonales (son mezclas de hormonas, tipo estrógeno y progesterona, generalmente sintéticas, que alteran el ciclo femenino)	Orales o píldoras: se administran oralmente y tienen un índice teórico de fallos del 0.3 al 3%, según el tipo y dosis hormonal. Sin embargo, el índice práctico es muy superior y oscila del 1 al 8%. Las principales causas de los fallos prácticos son olvidos, interacción con medicamentos que disminuyen su acción y alteraciones gastrointestinales, como el vómito o diarrea. Según la composición y la dosis hormonal se pueden clasificar en: A. Simples o minipíldoras: contienen sólo progestágenos en baja dosis. Su acción anticonceptiva se produce principalmente en el moco cervical, pero también reduciendo la motilidad de las trompas y el tránsito al útero (aumenta la probabilidad de embarazos ectópicos), y alterando el desarrollo del endometrio, mientras que afecta menos la ovulación. B. Secuenciales: la primera mitad de las píldoras contienen sólo estrógeno y la segunda mitad estrógeno y progestágeno. C. Combinadas: desde el primer día hay combinación de estrógeno y progestágeno, y a los tres días de finalizar su ingestión se produce una menstruación farmacológica. D. Micropíldoras: se caracterizan por tener dosis muy bajas de estrógenos, entre dos y cuatro veces menores a las normales. Ello reduce los efectos secundarios, pero también disminuye la eficacia, pudiendo llegar a ser el índice práctico de fallos al 8%	Al ser preparados hormonales con acciones generalizadas, se han descrito más de 150 cambios químicos en el cuerpo de la mujer por efecto de la píldora hormonal. En realidad, los efectos dependen del tipo (composición y dosis) y de las características de la persona (edad, peso, raza, condiciones de vida). La mayoría de los efectos se atribuyen a los estrógenos, mientras que los progestágenos producen menos efectos. El 60% de los accidentes graves son cardiovasculares, como infartos de miocardio y tromboembolias, accidentes cerebrovasculares hemorrágicos o trombóticos, trombosis pulmonar y tromboflebitis, que se deben al aumento de los factores de coagulación y de triglicéridos por alteraciones en el metabolismo lipídico. En los primeros meses es frecuente también un aumento de la presión arterial. También hiperinsulismo, con alteraciones del metabolismo de hidratos de carbono y resistencia periférica a la insulina. Puede haber irregularidades menstruales, cefaleas y migrañas vasculares, náuseas, vómito, síndrome premenstrual, depresión, disminución de la libido. Los riesgos se agravan con obesidad, hipertensión, hiperlipidemia familiar y sobre todo con el tabaco Se calcula que 10% de las píldoras tienen un efecto antimplantatorio, aunque depende de la composición, dosis, persona y del ciclo concreto, siendo unas veces antifertilizantes y otros antimplantatorios. Como regla general, cuanto más baja es la dosis, menores son los efectos secundarios y mayor es la probabilidad de ser abortivos precoces
	Inyecciones intramusculares: contienen sólo progestágenos, siendo la forma más común la inyección trimestral (Depo-provera), aunque también hay preparados mensuales. Esto determina que los efectos secundarios sean menores respecto a los preparados orales	
	Anillos vaginales: son anillos de plástico de 5-6 cm de diámetro, que se colocan en el interior de la vagina. Contienen hormonas que se liberan regularmente para ser absorbidas por la mucosa vaginal	

Método	Mecanismo de acción	Efectos adversos
	Dispositivo Intrauterino medicados: contienen y liberan progestágenos, que refuerzan la acción anticonceptiva del diu	
	Implante subdérmico: varilla flexible que contiene progesterona; se aplica de manera subdérmica (debajo de la dermis), en la cara interna del brazo; evita la ovulación y hace más espeso el moco del cuello del útero	
Anticonceptivos antimplantorios (actúan pocos días después de la fecundación impidiendo la implantación del embrión, con lo que producen abortos precoces o miniabortos)	Píldora del día siguiente o de emergencia: se deben tomar antes de las 72 horas (tres días) posteriores a una relación sexual. Las más usadas tienen las mismas hormonas que las píldoras anticonceptivas normales, pero en dosis altas. Cuando hubo fecundación en la relación sexual, consiste en impedir la implantación del embrión formado, al afectar la motilidad del útero y de las trompas de Falopio, de forma que el embrión llega al útero cuando el endometrio no es receptivo, produciéndose una acción abortiva precoz. Pero si en el momento de la relación sexual no se había producido la ovulación, y por lo tanto no hubo embarazo, el mecanismo de acción es inhibir o retrasar la ovulación al ser dosis muy altas de hormonas	Al ser dosis elevadas de hormonas se incrementan el riesgo de efectos graves, como tromboembolias. El índice de fallos teórico oscila del 1.5-4.0%, y el práctico puede llegar a ser hasta el 25%. Si falla hay riesgo de producir malformaciones en el feto o embarazos extrauterinos
	Son dispositivos de unos tres cm que se implantan en el útero; son de distintas formas, aunque el más utilizado tiene forma de T. Son de plástico o metal, y a veces llevan cobre o liberan hormonas. Actúan principalmente impidiendo la implantación del embrión, lo que provoca abortos precoces en gran escala	Los efectos secundarios que se han descrito del DIU son: a) salpingitis o inflamación pélvica de las trompas de Falopio, b) perforación uterina parcial o total, c) hemorragias intensas (las hemorragias menstruales con el DIU inerte y de cobre se incrementan), d) embarazos con el DIU colocado, que pueden ser en la cavidad uterina o ectópicos. En caso de embarazo uterino hay un riesgo del 56% de abortos espontáneos, e) esterilidad: aumenta 20% en las mujeres con DIU y sin embarazos previos, debido a que se duplica la probabilidad de bloqueos tubáricos
	Vacuna anticonceptiva: es el próximo método anticonceptivo, que consiste en un antisuero compuesto por una gonadotrofina coriónica (hCG) modificada y una sustancia coadyuvante. Al inyectarlo se generan anticuerpos contra la hCG, que bloquean la hormona natural e impiden la implantación del embrión	Actualmente está en fase de experimentación clínica para comprobar sus efectos secundarios a largo plazo, y si es siempre reversible

Método	Mecanismo de acción	Efectos adversos
Esterilizantes	Vasectomía: oclusión del conducto deferente del hombre. Para que sea efectivo deben transcurrir tres meses o 20 eyaculaciones, de forma que todos los espermatozoides drenen de los conductos seminales. El índice de fallos teórico es alrededor de 0.15%, y el práctico del 0.2 a 0.5%	Riesgos del acto quirúrgico, infecciones, hematuria, problemas genitourinarios, y algunos trabajos señalan un mayor riesgo de padecer cáncer de próstata, lesiones vasculares y arterioesclerosis. En algunas personas vasectomizadas se desarrollan anticuerpos antiespermatozoides, que forman inmunocomplejos que pueden lesionar las paredes sanguíneas del testículo y desarrollar a largo plazo impotencia sexual
	Salpingoclasia: es la ligadura y sección de las trompas de Falopio. El índice teórico de fallos es alrededor del 0.05%, y el práctico es del 0.2 al 1% por defecto técnico o aparición de fístulas	Riesgos del acto quirúrgico, oclusión parcial de las trompas, rotura tubárica, neuroperitoneo, hidrosalpinge y lesiones vasculares, intestinales o de uréteres

Tabla 10.1. Métodos anticonceptivos artificiales; su mecanismo de acción y efectos adversos.

Es importante resaltar que existen también los métodos de detección de la fertilidad (MDF), antes conocidos como métodos naturales. Algunos de ellos han sido reconocidos por la OMS como válidos científicamente y eficaces para la regulación de la fertilidad. El desarrollo de los MDF ha sido espectacular a partir de 1980 y los métodos actuales no tienen nada que ver con el antiguo método de Ogino o del calendario o ritmo de 1930. Sin embargo, muchos profesionales están desfasados en este campo, con gran desconocimiento sobre la situación actual de los MDF y de lo que las investigaciones dicen sobre ellos, y siguen creyendo que son inseguros, ineficaces y por lo tanto inaceptables.

La realidad es que son métodos que proporcionan a la mujer un conocimiento científico de los procesos del ciclo, permitiéndole actuar con más libertad para evitar o conseguir embarazos, reconocer el propio patrón de fertilidad y detectar precozmente disfunciones hormonales y fisiológicas del aparato reproductor. Son una forma natural y ecológica de regular la fertilidad, sin intervención mecánica, farmacológica o quirúrgica, con lo que no alteran la biología femenina, involucran siempre la responsabilidad y decisión reproductiva en pareja y no tienen efectos secundarios. Son altamente fiables, ya que los MDF aprobados como el método sintotérmico, el método de ovulación Billings y el modelo Creighton Fertility Care, entre otros, tienen unos índices de eficacia del método comparables a los mejores AC, y de igual manera su eficacia práctica tiene variación, dependiendo de la enseñanza, la experiencia y la motivación de la pareja.

Los medios de comunicación, en los años setenta, hicieron eco a las ideas de los neomalthusianos, quienes interpretaron a su modo las ideas originales de Malthus, creándose un temor a que se terminaran los recursos naturales, en especial el alimento. Distintos gobiernos y grupos de élite hicieron la guerra frontal al enemigo: la tasa de natalidad, en especial de países pobres, la cual convenía reducir por todos los medios posibles. Otras instituciones con recursos económicos suficientes se propusieron, entre otros métodos, "liberar a la mujer" de la maternidad (un feminismo mal entendido) como medio clave de control natal, argumento que fue comprado por numerosas mujeres de distintos países en todo el mundo. En algunos otros, ello fue forzado por medio de medidas económicas que condicionaban ayudas a países que no adoptaran medidas anticonceptivas, aún después de haber sido concebido el niño.

Quienes lo llevan a cabo tienen como premisa principal la autonomía, bandera que se usa actualmente para defender cualquier conducta individualista, en la que los planes personales van por encima de cualquier otro interés. El embarazo no deseado constituye un estorbo para proyectos profesionales, académicos y económicos.

2. El aborto desde el punto de vista médico-clínico

Como dijimos, biológicamente el aborto es la muerte del embrión o feto dentro o fuera del útero o seno materno, desde el momento de la concepción y en cualquier momento del embarazo, a excepción de las últimas semanas, donde se considera parto prematuro. Puede ser espontáneo o provocado.

2.1. Métodos abortivos más utilizados

Los métodos habituales para realizar los abortos se pueden englobar en dos tipos: quirúrgicos y químicos.[8] Además de algunos métodos domésticos, se encuentran los siguientes métodos:

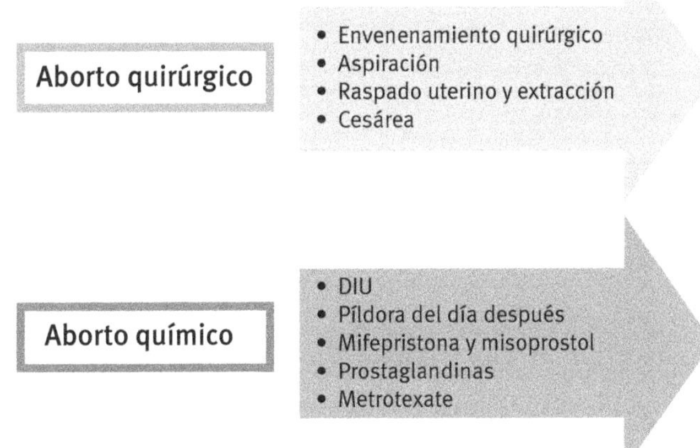

Figura 10.3. Clasificación de métodos de intervención abortivos.

8 J. M. Pardo Sáenz, *Métodos abortivos. La vida del no nacido, el aborto y la dignidad de la mujer*, España, EUNSA, 2011, pp. 41-55.

a) Por envenenamiento salino: se extrae el líquido amniótico dentro de la bolsa que protege al bebé. Se introduce una larga aguja a través del abdomen de la madre hasta la bolsa amniótica y se inyecta en su lugar una solución salina concentrada. El bebé ingiere esta solución que le producirá la muerte 12 horas más tarde por envenenamiento, deshidratación, hemorragia del cerebro y de otros órganos. Esta solución salina produce quemaduras graves en la piel del bebé. Unas horas más tarde, la madre comienza "el parto" y da a luz un bebé muerto o moribundo, muchas veces en movimiento. Este método se utiliza después de las 16 semanas de embarazo.

b) Por succión o aspiración: se inserta en el útero un tubo hueco que tiene un borde afilado. Una fuerte succión (28 veces más fuerte que la de una aspiradora casera) despedaza el cuerpo del bebé que se está desarrollando, así como la placenta y absorbe "el producto del embarazo", depositándolo después en un balde. Se tritura y se desmiembra al bebé antes de nacer; a menudo se le decapita cuando está naciendo. El abortista introduce luego una pinza para extraer el cráneo, que suele no salir por el tubo de succión. Algunas veces las partes más pequeñas del cuerpo del bebé pueden identificarse. Cerca del 95% de los abortos en los países desarrollados se realiza de esta forma.

c) Por dilatación y curetaje: en este método se utiliza una cureta o cuchillo provisto de una cucharilla filosa en la punta, con la cual se va cortando al bebé en pedazos con el fin de facilitar su extracción por el cuello de la matriz, se emplea para desmembrar al bebé, sacándose luego en pedazos con ayuda de los fórceps. En el segundo y tercer trimestres del embarazo el bebé es ya demasiado grande para extraerlo por succión, entonces se emplea este método, que se ha convertido en el más utilizado.

Envenenamiento salino

Después de extraer el líquido amniótico se introduce una solución salina concentrada. El compuesto causa quemaduras graves en la piel, por lo tanto, en feto muere envenenado y desintegrado.

Aspiración

Por medio de una succión directa en el útero se despedaza el cuerpo del recién nacido. Posteriormente, se extrae la bóveda craneana.

Raspado uterino y extracción

Consiste en un desmembramiento del fleto y extracción manual de las partes.

Por cesárea

Se realiza igual que si fuera para el nacimiento del bebé, con el objetivo de que muera en el ambiente extrauterino.

Imagen 10.4. Técnicas quirúrgicas más comunes. Todas son un serio riesgo para la madre.

En los abortivos químicos es necesario distinguir la diferencia entre interceptivos y contragestativos. Los interceptivos o antimplantatorios son los productos que evitan la anidación en el útero. Los más comunes son el DIU, cuando hace su función inflamatoria en el endometrio o su función de barrera y la píldora del día después (pdd). Los efectos de la pdd dependen del ciclo fecundo de la mujer. Tiene efectos anticonceptivos, ya que inhibe o retrasa la ovulación e impide la fusión de gametos, sin embargo, también impide la implantación del embrión siendo expulsado al exterior, por lo tanto, también posee un efecto abortivo.

Las sustancias contraceptivas provocan la eliminación del embrión apenas implantado. Las sustancias más empleadas son:

Mifepristona (RU 486)
Desprende el endometrio, suaviza el cérvix e inicia las contracciones uterinas, induciendo así el sangrado menstrual.

Prostaglandinas (Misoprostol)
Provocan contracciones en la musculatura uterina, lo que favorece la expulsión del embrión.

Metotrexato
Hace que el útero se contraiga y el cuello uterino se reblandezca, lo que lleva a la expulsión del contenido uterino.

Imagen 10.5. Principales fármacos utilizados como contraceptivos.

2.2. La perspectiva legal

En México, de acuerdo con la NOM 007,[9] por aborto se entiende: la expulsión del producto de la concepción de menos de 500 gramos de peso o hasta las 20 semanas de gestación del embarazo antes de que el feto alcance la viabilidad extrauterina. En el Código Penal Federal (artículo 329) se define el aborto como "la muerte del producto de la concepción en cualquier momento de la preñez".

2.3. Lo que dice la OMS sobre el aborto

La Organización Mundial de la Salud define el aborto como "la expulsión o extracción de la madre de un feto o embrión con menos de 500 gramos de peso, o menos de 20 semanas de gestación independiente o no de la existencia de signos de vida y de que el aborto sea espontáneo o provocado". Si la interrupción del embarazo

9 Norma Oficial Mexicana NOM-007-SSA2-2016, para la atención de la mujer durante el embarazo, parto y puerperio, y de la persona recién nacida [en línea], disponible en ‹http://www.dof.gob.mx/nota_detalle.php?codigo=5432289&fecha=07/04/2016›. Consultado el 29 de junio del 2016.

tiene lugar antes de la semana 12 de gestación se habla de aborto precoz, y si ocurre entre la semana 12 y 20, de aborto tardío. Entre la semana 21 y 27 se denomina parto inmaduro; entre la semana 28 y 37 parto prematuro o pretérmino, y entre la semana de gestación 38 y 42 de término.[10]

3. Debate actual y posturas predominantes

El debate actual sobre el aborto no es si el feto es o no un ser humano. Lo que hay que debatir es si puede prevalecer el derecho de la madre a abortar sobre el derecho del hijo a desarrollarse, nacer y vivir.[11]

Las cifras que se manejan en la bibliografía sobre el tema son poco objetivas y deben ser consideradas como estimativas. La difusión de las campañas de despenalización del aborto creó la "necesidad" de esta práctica con cifras poco viables; por ejemplo, en los setenta en España se decía que había más de 300 000 abortos clandestinos al año; para que esta cifra fuera factible las mujeres en edad fértil que no tenían hijos tenían que haber estado abortando constantemente.[12] El doctor Bernard Nathanson, exproabortista estadounidense y uno de los fundadores de la Liga de Acción Nacional por el Derecho al Aborto: Pro-Choice America (NARAL), admitió que él y otros miembros de la liga aseguraban que entre 5 000 y 10 000 mujeres morían al año a causa de abortos ilegales, cuando no era cierto. Nathanson reconoció en repetidas ocasiones que las cifras eran totalmente falsas pero que en la "moralidad" de su revolución, eran útiles, ampliamente aceptadas y beneficiosas. En el año 1972, el año antes de la decisión del caso Roe *vs.* Wade, caso clave para la legalización del aborto en EUA, los Centros para el Control de Enfermedades (CDC) y la división de prevención de salud reproductiva de dicho país reportaron la muerte de 90 mujeres aproximadamente a causa de abortos clandestinos.[13] Los datos estadísticos son poco seguros. Habitualmente no se consigue información completa, porque muchas mujeres que les han provocado un aborto lo niegan, aunque esté despenalizado.

4. Tipos de aborto de acuerdo con el objeto

El objeto se refiere a la intención que persigue quien practica un aborto. Se considera como terapéutico si persigue salvar alguna vida o eugenésico si quiere evitar una

10 Norma Oficial Mexicana NOM-007-SSA2-1993, atención de la mujer durante el embarazo, parto y puerperio y del recién nacido. Criterios y procedimientos para la prestación del servicio. *Diario Oficial de la Federación*, 14 de julio de 1994.

11 J. M. Pardo Sáenz, *La vida del no nacido*, Navarra, EUNSA, 2011.

12 A. Pardo, *Aborto. Cuestiones básicas de bioética.*

13 L. Konnin y cols., "Abortion Surveillance; United States, 1996", *Morbidity and Mortality Weekly* Report 48, EUA, 1999.

enfermedad o defecto en la salud del hijo o de la madre, para permitir que nazcan únicamente los sanos.

4.1. Aborto terapéutico

Desde la década de los sesenta los avances en la tecnología médica habían llegado a tal punto que el aborto ya no era necesario para salvar la vida de la mujer, si es que alguna vez lo fue. Incluso Alan Guttmacher, promotor importante del "aborto libre", en 1967 estableció: "Hoy en día es posible que casi todas las mujeres no mueran durante su embarazo, a menos que sufran de una enfermedad mortal, cómo cáncer o leucemia, en cuyo caso sería poco probable que el aborto les ayudase a prolongar, mucho menos, a salvar su vida".[14] En la actualidad el progreso en tratamientos para enfermedades compatibles con la gestación hace que desaparezcan los problemas clínicos que causaban polémica hace unos años. Casi todas las enfermedades objeto de discusión hoy tienen mejor pronóstico y grandes posibilidades de tratamiento. Por lo tanto, el aborto terapéutico se presenta en casos cada vez más excepcionales o de forma nula. Para el caso de que la mujer sea diagnosticada de cáncer durante la gestación, es posible tratarlo hasta que el feto logre el grado de madurez para sobrevivir a la vida extrauterina.[15]

Los motivos que se están admitiendo para justificar el aborto son de gran amplitud, que no supone limitación alguna en tanto cualquier circunstancia se puede convertir en una indicación médica para la interrupción del embarazo. Sin embargo, ninguna guía seria de práctica médica menciona el aborto como un tratamiento o cura para alguna enfermedad obstétrica.

4.2. Aborto eugenésico

Es definido como la interrupción del embarazo por prescripción facultativa por definirse en un diagnóstico prenatal el riesgo de que el niño nazca con alguna enfermedad o defecto congénito, como síndrome de Down, hidrocefalia o cualquier aborto legal provocado.[16] Como se mencionó, los límites para regular la práctica del aborto provocado son muy ambiguos, desde la muerte de la madre hasta un embarazo no deseado pueden ser motivos para eliminar al feto. Uno de los criterios de "validez" del aborto según la ley es alteraciones congénitas o cromosomales en el feto. Esto quiere decir que cualquier alteración que impida la "perfección" del bebé es razón para quitarle la vida.

14 A. Guttmacher, *Abortion Yesterday, Today and Tomorrow. The Case for Legalized Abortion now*, Berkeley, Diablo Books, 1967, p. 9.

15 G. López, *Aborto y contracepción*, Navarra, EUNSA, 2009.

16 Mosby's Medical, *Nursing and Allied Health Dictionary*, Misuri, Elsevier, 2009.

4.3. Aborto en caso de violación

Para llegar a una conclusión acerca del aborto en caso de violación e incesto se debe considerar lo que las víctimas del asalto sexual y quedan embarazadas deciden y piensan, no lo que personas externas al hecho podrían creer o suponer que realizarían si en un caso hipotético lo experimentan, siendo esto sólo especulaciones.

Un estudio importante de víctimas embarazadas de violaciones hecho por la doctora Sandra Mahkorn[17] en 1979 encontró que 75 a 85% estuvieron en contra del aborto. Aproximadamente 70% de todas las mujeres creen que el aborto es inmoral. y aproximadamente el mismo porcentaje cree sería otro acto de violencia perpetrado contra sus cuerpos y de su hijo.

La víctima puede sentir que si puede superar el embarazo habrá derrotado la violación. Al dar a luz, la mujer reclamará algo de su autoestima perdida. Dar a luz, especialmente cuando la concepción no fue deseada, es un acto totalmente desinteresado, un acto generoso, un despliegue de coraje, fuerza y honor. Es la prueba de que ella es mejor que el violador.[18]

Existe la asociación experimental entre el aborto y el asalto sexual en muchas mujeres. En la psique de la mujer ambos hechos poseen similitudes, en los que se presenta una invasión a su cuerpo, que posteriormente las lleva a sentir culpa y ansiedad, por lo que el aborto sólo se suma y acentúa las sensaciones traumáticas asociadas con el asalto sexual. Más que eliminar las cargas psicológicas de la víctima de asalto sexual, el aborto se suma a ellas.

Por lo tanto, el bienestar de la madre y del niño nunca están en conflicto, ni siquiera en casos de asaltos sexuales. "El feto no es la madre: simplemente está en ella como huésped de paso, pero no es una parte de su cuerpo y ella no tiene control sobre él."[19]

5. Efectos adversos del aborto

5.1. En la mujer

De 10 a 30% de las mujeres que abortan tienen alta probabilidad de sufrir problemas psiquiátricos graves. Desde ansiedad, alucinaciones auditivas (oír el llanto de un bebé), intrusiones (recuerdos súbitos diurnos), conductas autodestructivas, como bulimia, anorexia, agresividad, abuso de alcohol y drogas, pensamientos

17 S. Mahkorn, *Pregnancy and Sexual Assault. The Psychological Aspects of Abortion*, Washington, D. C., Mall & Watts/University Publications of America, 1979.

18 D. Radeon, "Aborto en caso de abuso sexual". Publicada originalmente en *The Post-Abortion Review* 2(1) invierno de 1994, Elliot Institute [en línea], disponible en ‹https://www.aciprensa.com/aborto/abuso.htm›.

19 A. Vega Ponce, *Madre, ¿cuento contigo?*, México, Editora de Revistas, 1994, p. 58.

y actos suicidas, hasta rompimiento de las relaciones con su pareja y maltrato a los hijos.[20] Las complicaciones físicas se pueden clasificar en inmediatas y tardías según el momento de aparición.

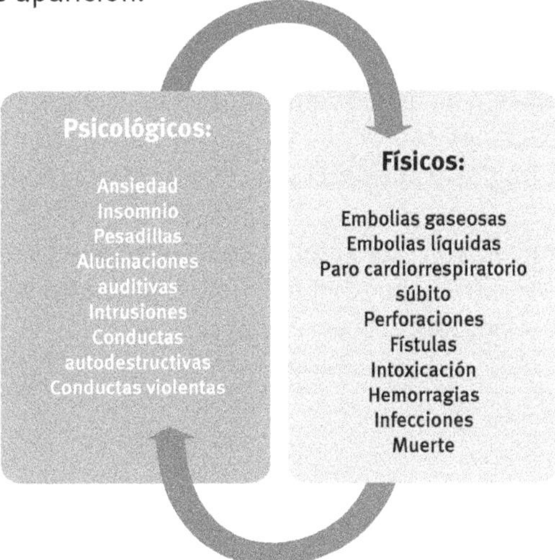

Imagen 10.6. Resumen de los efectos físicos y psicológicos del aborto provocado, que forman un círculo vicioso.

Las complicaciones precoces del aborto pueden ser producidas durante la ejecución del aborto. Provocan una muerte súbita, debida a una reacción refleja, con paro cardiaco o respiratorio, motivados por la estimulación vagal. El reflejo se desencadena por lo común durante la fase de dilatación del cérvix o como consecuencia de las maniobras del legrado. Se instala una brusca lipotimia, un patrón respiratorio de Cheyene-Stokes, con atonía muscular terminal, dilatación pupilar y muerte.[21]

Las embolias gaseosas se producen por la invasión de burbujas en el lecho vascular venoso uterino y se generan durante el legrado. El aire puede llegar a la arteria pulmonar y sus ramas desde el ventrículo derecho, obstruyendo la circulación de la sangre a órganos centrales, provocando la muerte.

Las embolias líquidas, provocadas por fluidos introducidos entre el corión placentario y el endometrio, se generan como consecuencia de procedimientos que irrigan a presión soluciones para causar el aborto.

Las perforaciones uterinas pueden provocarse con los distintos instrumentos utilizados en la ejecución del aborto. En general ocurren cuando la dilatación del orificio interno vaginal es insuficiente, con aplicación violenta del elemento a usar cuando no se determina correctamente la profundidad de la cavidad uterina, de la posición y del tamaño del órgano. Las perforaciones del cuello uterino y fondos de saco suelen dar lugar a fístulas diversas como recto-vaginales, vésico-vaginales, cérvico-peritoneales, etcétera.

20 J. M. Pardo Sáenz, *La vida del no nacido.*

21 E. García Marañón, A. A. Basile, *Aborto e infanticidio, aspectos jurídicos y médico-legales*, Buenos Aires, Universidad, 2009.

Los órganos de la pelvis o del abdomen inferior pueden ser lesionados y los signos más frecuentes son la peritonitis, hemorragia interna y externa, la hematuria y la melena. Si las perforaciones se complican se caracterizan por la hemorragia, la infección o la lesión de los órganos abdomino-pelvianos.

Otra complicación son las intoxicaciones producidas por las sustancias abortivas administradas, sea de manera intravenosa o enteral.

Las complicaciones tardías se atribuyen a la acción traumática local, prevaleciendo las hemorragias y perforaciones del útero que no fueron reconocidas en su momento.

Es importante señalar que algunas complicaciones, como las perforaciones, infartos o gangrenas uterinas, pueden culminar en la histerectomía, es decir, la extracción de la matriz y, por tanto, la esterilidad.

5.2. En el varón

A pesar de que no existe suficiente investigación acerca de los efectos del aborto en el varón, como sí la hay de los efectos en la mujer, algunas investigaciones prueban que los hombres que insistieron en el aborto o no hicieron nada para disuadir a su compañera, refieren sentimiento de culpa, arrepentimiento e inclusive autoaborrecimiento. Pueden llegar a presentar todos los efectos psicológicos o psiquiátricos de la mujer que realizó el aborto. En la mayoría de los casos pierden la confianza de poder llegar a ser los maridos y padres que habían querido ser en la vida. En otros estudios se ha demostrado que poseen sentimientos de culpa tan intensos como la mujer, incluso después de varios años del aborto. Es cuestión de que en algún momento se hacen conscientes de lo que no procuraron evitar o permitieron.[22]

6. Evaluación bioética

El problema bioético más evidente en la cuestión del aborto es la cosificación del embrión y del feto. La libertad, como valor del que deriva la autonomía, debe considerar al mismo tiempo las responsabilidades y consecuencias derivadas de los comportamientos "elegidos" y asumirlas. Toda acción, en especial si involucra la vida de un ser humano, en cualquier etapa, desde la fase unicelular hasta la ancianidad, implica deberes y derechos. En el caso de un embarazo "no deseado", *lo esencial es que no se trata de los derechos y deberes de uno, sino de dos seres humanos, donde ambos deben ser tratados igualmente ante la ley.* El derecho fundamental en la Declaración de los Derechos Humanos de la ONU coincide con el primer artículo de

22 E. A. Pantelides, "Los varones y su relación con el aborto. Revisión de la bibliografía y sugerencias para la investigación", *Revista Latinoamericana de Población*, núm. 3, pp. 27-46, octubre de 2015 [en línea], disponible en ‹http://revistarelap.org/ojs/index.php/relap/article/view/87/86›. Consultado el 9 de septiembre de 2016.

la Constitución mexicana. El resto se incluye en el capítulo anterior, en el que se menciona el uso contraceptivo y eugenésico del aborto, como método eficaz y "seguro".

7. Legislación sobre el aborto en México

El Código Penal del Distrito Federal antes de la reforma de 2007 definía el aborto de la siguiente forma en el capítulo V. Aborto:

Artículo 144. Aborto es la *muerte del producto de la concepción en cualquier momento del embarazo.*

La reforma que hicieron los legisladores del Distrito Federal, en 2007, al Código Penal en materia de aborto quedó así:

Artículo 144. Aborto es la *interrupción del embarazo después de la décima segunda semana de gestación.*

Lo que deja muy claro que "muerte"; el "producto de la concepción", "en cualquier momento del embarazo", fueron los elementos clave, hasta antes de 2007. A partir de entonces muerte cambia por "interrupción" y cualquier momento del embarazo desde la fecundación hasta antes de la duodécima semana. Cambios que no tienen base médico-científica. Desde siempre se ha sabido, en biología, con absoluta certeza, que el ciclo de un ser vivo que utiliza la reproducción sexual se inicia con la fusión de los gametos (fecundación), sin lugar a dudas.

A partir de la fecundación se tiene ya un individuo distinto de la madre. No hay controversia entre los científicos al respecto. Se tienen datos biológicos y médicos suficientes (Cfr. libros de texto de medicina, como el Moore, el Scott y el Carson)[23] para establecer que la vida del ser humano inicia con la fertilización, mediante la unión de un óvulo y un espermatozoide, que forman un cigoto, la fase unicelular de la especie humana. Todos los libros de embriología y biología del desarrollo en cualquier facultad de medicina afirman esto. El nuevo individuo es completamente distinto a la mujer y en muchos sentidos ajeno a su cuerpo. No existe confusión o duda entre los científicos.

De ser así, la definición de aborto anterior a la reforma quedaría vigente nuevamente, dejando a salvo los derechos de los cientos de miles de médicos y sus pacientes y el derecho de los miles de mexicanos por nacer. La definición anterior a la reforma, que había sido redactada por juristas, establecía la muerte del concebido como elemento esencial, se cometía un daño y se penaba cuando era intencional.

Si se explica la fecundación de la forma más sencilla con los mínimos tecnicismos médicos, se dice que un óvulo, después de ser fecundado en la trompa de Falopio, tarda en bajar al endometrio cuatro o cinco días; al llegar, se implanta (se adhiere) a una de las paredes del útero y comienza a introducir unas pequeñas patitas en la pared, como si "enraizara". Este proceso, llamado de implantación, no

23 K. L. Moore, *Embriología clínica*, 5a. ed., México, Interamericana/McGraw-Hill, 2005; B. Carlson, *Embriología básica*, 5a. ed., México, Interamericana, 2000; S. F. Gilbert, *Biología del desarrollo*, Buenos Aires, Madrid, Editorial Médica Panamericana, 2005.

ocurre en un solo momento, sino que tarda un promedio de 10 días en concluir. Por lo tanto, si en esta nueva definición legal no nos dicen si la implantación se tomará en cuenta desde el primer día que comienza a "enraizar" o después del décimo día en que ya quedó "enraizado" el embrión; a los ciudadanos se les deja en estado de indefensión, pues no se sabe si el conteo de las 12 semanas de gestación comienza al inicio o al final de la implantación, y eso, en el supuesto de que se supiera cuando llegó el embrión.

Esta laguna de la ley, combinada con el artículo 146 del Código Penal del Distrito Federal (también reformado) en la que se habla del "aborto forzado", resulta explosiva, pues este nuevo tipo de aborto se actualiza cuando un tercero obliga o provoca un aborto sin consentimiento de la mujer embarazada, en cualquier momento de la gestación. De ser así, y tomando en cuenta que para esta reforma el embarazo o gestación inicia entre el quinto o el décimo día después de la fecundación (según se tome la fecha del inicio o la del final de la implantación), si una persona "interrumpe el embarazo" a una mujer, sin su consentimiento y por la laguna o carencia de la ley (es decir, desde el momento de la fecundación hasta casi 15 días después), no comete el delito de aborto forzado, porque en principio, y según esta definición, la mujer todavía no está embarazada.

Es preciso señalar que los diputados tienen la misma obligación que la Asamblea Legislativa (ahora Congreso de la Ciudad de México), en lo individual, y les está señalada en el artículo 18, fracción IV de la Ley Orgánica de la Asamblea del Distrito Federal. De conformidad con lo anterior, los diputados de la Asamblea del Distrito Federal están obligados a desechar cualquier iniciativa de ley que legalice el aborto o que establezca la posibilidad de privar de la vida a otro mexicano. De no hacerlo, estarán actuando en franca oposición a nuestro sistema jurídico nacional y caerán en responsabilidad en el ejercicio de sus funciones. En el siguiente anexo se elaboran las causales de exclusión de responsabilidad del delito de aborto en todos los estados de la República mexicana.

Anexo

Causas de exclusión de responsabilidad en el delito de aborto en las entidades federativas, en México, a la fecha

Código Penal	Artículo(s)	Causas
Federal	333, 334	Por imprudencia de la mujer embarazada Por violación La mujer o el producto corran peligro de muerte, a juicio del médico que la asista, oyendo éste el dictamen de otro médico, siempre que esto fuera posible y no sea peligrosa la demora
Aguascalientes	103	La mujer embarazada corra peligro de muerte a juicio del médico que la asista y de otro a quien éste consulte, si ello fuere posible y la demora en consultar no implique peligro Embarazo causado por violación en cualquier etapa del procedimiento penal iniciado al efecto, a petición de la víctima, la autoridad judicial podrá autorizar la realización del aborto, para que sea practicado por personal médico especializado
Baja California	136	Resultado de una conducta culposa* de la mujer Embarazo sea resultado de una violación o inseminación artificial siempre que el aborto se practique dentro del término de los noventa días de la gestación y el hecho haya sido denunciado, caso en el cual bastará la comprobación de los hechos por parte del Ministerio Público para autorizar su práctica Cuando de no provocarse el aborto, la mujer embarazada corra peligro de muerte a juicio del médico que la asista, quien dará aviso de inmediato al Ministerio Público, y éste oirá el dictamen de un médico legista, siempre que esto fuere posible y no sea peligrosa la demora
Baja California Sur	165	El embarazo sea resultado de una violación o de una inseminación artificial practicada en contra de la voluntad de la embarazada, siempre que el aborto se practique dentro del término de 90 días de la gestación y el hecho haya sido denunciado, caso en el cual bastará la comprobación de los hechos por parte del Ministerio Público para autorizar su práctica, Cuando la mujer no denuncie la violación o la inseminación artificial y se practique el aborto, si prueba esta circunstancia durante el procedimiento por éste último ilícito, la causa de justificación producirá todos sus efectos El producto padezca alteraciones genéticas o congénitas, que den por resultado el nacimiento de un ser con trastornos físicos o mentales graves Sea resultado de una conducta imprudencial de la mujer embarazada a juicio del médico que la asista y de otro facultativo, siempre que el segundo dictamen fuere posible y no sea peligrosa la demora La mujer embarazada corra peligro de muerte

Código Penal	Artículo(s)	Causas
Campeche	159	Resulte de una conducta imprudencial de la mujer embarazada El embarazo sea resultado de violación siempre que se practique durante las primeras 12 semanas de gestación, bastará con los dictámenes médico y psicológico que determinen la existencia de una violación, avalados por el ministerio público, para que se actualice la excluyente de responsabilidad La mujer corra grave peligro en su salud a juicio del médico que la asista, quien deberá oír previamente el dictamen de otro médico, siempre que esto fuere posible y no sea peligrosa la demora, los médicos tendrán la obligación de proporcionar a la mujer embarazada, información objetiva, veraz, suficiente y oportuna sobre los procedimientos, riesgos, consecuencias y efectos; así como de los apoyos y alternativas existentes, para que la mujer embarazada pueda tomar la decisión de manera libre, informada y responsable
Chiapas	181	El embarazo sea consecuencia de violación, si éste se verifica dentro de los 90 días a partir de la concepción La madre embarazada corra peligro de muerte o que el producto sufre alteraciones genéticas o congénitas que den por necesario el nacimiento de éste con trastornos físicos o mentales graves, previo dictamen del médico que la asista, oyendo el dictamen de otros médicos especialistas, cuando fuere posible y no sea peligrosa la demora
Chihuahua	146	Cuando el embarazo sea resultado de una violación, siempre que se practique dentro de los primeros 90 días de gestación Embarazo sea resultado de inseminación artificial no deseada La mujer embarazada corra peligro de afectación grave a su salud a juicio del médico que la asista, oyendo éste el dictamen de otro médico, siempre que esto fuere posible y no sea peligrosa la demora Resultado de una conducta imprudencial de la mujer embarazada
Coahuila	361	Culpa sin previsión* de la mujer Embarazo sea por violación siempre que se practique el aborto dentro de los 90 días siguientes a la concepción Peligro de muerte de la mujer embarazada a juicio del médico que la asista, oyendo éste la opinión de otro médico, siempre que esto sea posible y la demora no aumente el peligro Cuando se practique con el consentimiento de la madre y a juicio de un médico exista razón suficiente para suponer que el producto padece alteraciones genéticas o congénitas, que den por resultado que nazca un ser con deficiencias físicas o mentales graves

Código Penal	Artículo(s)	Causas
Colima	190	Ocasionado culposamente* por la mujer embarazada Cuando se practique dentro de los tres primeros meses de embarazo y éste sea consecuencia de violación o de alguna técnica de reproducción asistida indebida Cuando la mujer embarazada corra peligro de muerte o afectación grave a su salud a juicio del médico que la asista, procurando éste la opinión de otro médico, siempre que esto fuere posible y la demora no aumente el peligro Cuando se practique con el consentimiento de la mujer embarazada y a juicio de dos médicos exista razón suficiente para suponer que el producto presenta alteraciones genéticas o congénitas que den por resultado el nacimiento de un ser con trastornos físicos o mentales graves
Ciudad de México	144, 148	Antes de la décimo segunda semana de gestación Cuando el embarazo sea resultado de una violación o de una inseminación artificial La mujer embarazada corra peligro de afectación grave a su salud a juicio del médico que la asista, oyendo éste el dictamen de otro médico, siempre que esto fuere posible y no sea peligrosa la demora Cuando a juicio de dos médicos especialistas exista razón suficiente para diagnosticar que el producto presenta alteraciones genéticas o congénitas que puedan dar como resultado daños físicos o mentales, al límite que puedan poner en riesgo la sobrevivencia del mismo, siempre que se tenga el consentimiento de la mujer embarazada Resultado de una conducta culposa* de la mujer embarazada En los casos contemplados en las fracciones 2, 3 y 4, los médicos tendrán la obligación de proporcionar a la mujer embarazada, información objetiva, veraz, suficiente y oportuna sobre los procedimientos, riesgos, consecuencias y efectos; así como de los apoyos y alternativas existentes, para que la mujer embarazada pueda tomar la decisión de manera libre, informada y responsable
Durango	352	Sea resultado de una acción culposa* de la mujer embarazada El embarazo sea resultado de un delito de violación, previa autorización del Ministerio Público La mujer embarazada corra peligro de muerte a juicio del médico que la asista, oyendo éste el dictamen de otro médico, siempre que esto fuere posible y no sea peligrosa la demora, previa autorización del Ministerio Público Los médicos legistas oficiales tendrán la obligación de proporcionar a la mujer embarazada, información objetiva, veraz, suficiente y oportuna sobre los procedimientos, riesgos, consecuencias y efectos, así como de los apoyos y alternativas existentes, para que la mujer embarazada pueda tomar la decisión de manera libre, informada y responsable

Código Penal	Artículo(s)	Causas
Estado de México	251	Sea resultado de una acción culposa* de la mujer embarazada El embarazo sea resultado de un delito de violación La mujer embarazada corra peligro de muerte a juicio del médico que la asista, oyendo éste el dictamen de otro médico, siempre que esto fuere posible y no sea peligrosa la demora Cuando a juicio de dos médicos exista prueba suficiente para diagnosticar que el producto sufre alteraciones genéticas o congénitas que puedan dar por resultado el nacimiento de un ser con trastornos físicos o mentales graves, siempre y cuando se cuente con el consentimiento de la madre
Guanajuato	163	Causado por culpa* de la mujer embarazada El embarazo sea el resultado de una violación procurado o consentido por la madre
Guerrero	121	Sea causado por culpa* de la mujer embarazada El embarazo sea resultado de una violación o de una inseminación artificial indebida caso en el cual bastará la comprobación de los hechos por parte del Ministerio Público para autorizar su práctica Cuando a juicio de dos médicos exista razón suficiente para suponer que el producto padece alteraciones genéticas o congénitas, que den por resultado el nacimiento de un ser con trastornos físicos o mentales graves
Hidalgo	158	Sea resultado de una conducta culposa* de la mujer embarazada Cuando el embarazo sea resultado de hechos denunciados como posiblemente constitutivos del delito de violación o de la conducta típica prevista por el artículo 182 de este código, siempre que el aborto se autorice y practique dentro de los 90 días a partir de la concepción, y el hecho se haya denunciado antes de tenerse conocimiento de ésta. En tales casos, deberá solicitarlo la mujer, bastará la comprobación del cuerpo del delito para que el Ministerio Público o el juez lo autorice, si aquella fuere de condición económica precaria, los gastos correspondientes serán a cargo del Estado La mujer corra grave peligro en su salud Cuando a juicio de dos médicos especialistas en la materia, debidamente certificados por los colegios, academias nacionales o consejos de medicina de la rama correspondiente, exista razón suficiente para diagnosticar que el producto de un embarazo presenta graves alteraciones genéticas o congénitas, que puedan dar como resultado daños físicos o mentales al producto de la concepción El Ministerio Público o juez que deban autorizar el aborto en los supuestos previstos, procurarán que la mujer embarazada cuente con información oficial, objetiva, veraz y suficiente, a efecto de que ésta pueda tomar la decisión de manera libre, informada y responsable

Código Penal	Artículo(s)	Causas
Jalisco	229	Sea resultado de una conducta culposa* de la mujer embarazada El embarazo sea resultado de una violación La mujer embarazada corra peligro de muerte o de un grave daño a su salud a juicio del médico que la asista, oyendo éste el dictamen de otro médico, siempre que esto fuere posible y no sea peligrosa la demora
Michoacán	146	Dentro de las primeras 12 semanas, cuando el embarazo sea resultado de una violación, de una inseminación artificial no consentida, de una procreación asistida no consentida o precaria situación económica. Estas causas deberán de encontrarse debidamente justificadas La mujer embarazada corra peligro de afectación grave a su salud El producto presente una malformación grave en su desarrollo Sea resultado de una conducta imprudente de la mujer embarazada En el caso de la fracción I, los médicos tendrán la obligación de proporcionar a la mujer embarazada, información objetiva, veraz, suficiente y oportuna sobre los procedimientos, riesgos, consecuencias y efectos, así como de los apoyos y alternativas existentes con la finalidad de que la mujer embarazada pueda tomar la decisión de manera libre, informada y responsable
Morelos	119	El embarazo sea resultado de un delito de violación Cuando sea resultado de una acción notoriamente culposa* de la mujer embarazada La mujer embarazada corra peligro de muerte a juicio del médico que la asista, oyendo éste último el dictamen de otro médico, siempre que ello fuere posible y no sea peligrosa la demora Cuando a juicio de un médico especialista se diagnostiquen alteraciones congénitas o genéticas del producto de la concepción que den como resultado daños físicos o mentales graves, siempre que la mujer embarazada lo consienta El embarazo sea resultado de la inseminación artificial realizada sin el consentimiento de la mujer
Nayarit	339	Aborto culposo* causado por la mujer embarazada ni cuando el embarazo sea resultado de una violación La mujer embarazada corra peligro de muerte a juicio del médico que la asista, oyendo éste el dictamen de otro médico, siempre que esto fuere posible y no sea peligrosa la demora
Nuevo León	331	La mujer embarazada corra peligro de muerte o de grave daño a su salud a juicio del médico que la asista, oyendo este el dictamen de otro médico, siempre que esto fuera posible y no sea peligrosa la demora El producto sea consecuencia de una violación

Código Penal	Artículo(s)	Causas
Oaxaca	316	Sea causado sólo por imprudencia de la mujer embarazada El embarazo sea el resultado de una violación y decida la víctima por sí o por medio de sus representantes legítimos la expulsión del correspondiente producto, con intervención médica y dentro de los tres meses, contados a partir de esa violación. La mujer embarazada corra peligro de muerte a juicio del médico que la asista, oyendo éste el dictamen de otro médico, siempre que esto fuere posible y no sea peligrosa la demora Se deba a causas eugenésicas graves según el previo dictamen de dos peritos
Puebla	343	Sea causado sólo por imprudencia de la mujer embarazada Sea el resultado de una violación La mujer embarazada corra peligro de muerte a juicio del médico que la asiste, oyendo éste el dictamen de otro médico, siempre que esto fuere posible y no sea peligrosa la demora Se deba a causas eugenésicas graves según dictamen que previamente rendirán dos peritos médicos
Querétaro	142	Sea causado por la culpa* de la mujer embarazada El embarazo sea resultado de una violación
Quintana Roo	97	Sea resultado de una conducta culposa* de la mujer embarazada El embarazo sea resultado de una violación que haya sido denunciada ante el Ministerio Público, y siempre que el aborto se practique dentro del término de 90 días de la gestación, en estos casos Cuando a juicio de cuando menos dos médicos exista razón suficiente para suponer que el producto padece alteraciones genéticas o congénitas que den por resultado el nacimiento de un ser con trastornos físicos o mentales graves Cuando a juicio del médico que atienda a la mujer embarazada sea necesario para evitar un grave peligro para la vida.
San Luis Potosí	155	Sea resultado de una acción culposa* de la mujer embarazada El embarazo sea resultado de un delito de violación o inseminación indebida, en estos casos no se requerirá sentencia ejecutoria sobre la violación o inseminación indebida, sino que bastará con la comprobación de los hechos De no provocarse el aborto, la mujer embarazada corra peligro de muerte a juicio del médico que la asista, oyendo el dictamen de otro médico, siempre que esto fuere posible y no sea peligrosa la demora

Código Penal	Artículo(s)	Causas
Sinaloa	158	La mujer embarazada corra peligro de muerte a juicio del médico que la asista, oyendo éste el dictamen de otro médico, siempre que esto fuera posible y no sea peligrosa la demora y se cuente con el consentimiento de la madre Sea consecuencia de una violación Sea derivado de la imprudencia de la mujer embarazada En los tres casos, el médico, paramédico o comadrona que lo practique o participe deberá notificarlo a la autoridad competente
Sonora	269, 270	Por culpa de la mujer embarazada o cuando el embarazo sea resultado de una violación Cuando, de no provocarse el aborto, la mujer embarazada corra peligro de muerte, a juicio del médico que la asista, oyendo éste el dictamen de otro médico, siempre que esto fuere posible y no sea peligrosa la demora
Tabasco	136	Cuando el embarazo sea resultado de una violación o de una inseminación indebida, en estos casos, no se requerirá sentencia ejecutoria sobre la violación o inseminación indebida, bastará la comprobación de los hechos La mujer embarazada corra peligro de muerte a juicio del médico que la asista, oyendo éste el dictamen de otro médico, siempre que esto fuere posible y no sea peligrosa la demora
Tamaulipas	361	Causado sólo por imprudencia de la mujer embarazada El embarazo haya sido resultado de una violación La mujer embarazada corra peligro de muerte o de un grave daño a su salud a juicio del médico que la asista, oyendo éste la opinión de otro médico, siempre que esto fuere posible y no sea peligrosa la demora.
Tlaxcala	240	Sea resultado de una conducta culposa* de la mujer embarazada, previa autorización del MP. Sea resultado del delito de violación, previa autorización del Ministerio Público Sea resultado de una inseminación artificial no querida, ni consentida, previa autorización del Ministerio Público La mujer embarazada corra peligro de muerte a juicio del médico que la asista, oyendo éste el dictamen de otro médico, siempre que esto fuere posible y no sea peligrosa la demora, previa autorización del Ministerio Público Cuando a juicio de dos médicos especialistas en la materia y exista prueba suficiente para diagnosticar que el producto de la concepción sufre alteraciones genéticas o congénitas, siempre y cuando se cuente con el consentimiento de la madre o de ambos. En todas las hipótesis previstas, los peritos médicos especialistas tendrán la obligación de proporcionar a la mujer embarazada, información objetiva, veraz, suficiente y oportuna sobre los procedimientos, riesgos, consecuencias y efectos, así como de los apoyos y alternativas existentes, para que la mujer embarazada pueda tomar la decisión de manera libre, informada y responsable

Código Penal	Artículo(s)	Causas
Veracruz	154	Sea causado por imprevisión de la mujer embarazada
		Sea resultado de una violación o de una inseminación artificial no consentida, siempre que se practique dentro de los noventa días de gestación
		La mujer embarazada quede en peligro de muerte a juicio del médico que la asista, oyendo éste la opinión de otro facultativo, siempre que ello fuere posible y la demora no aumente el riesgo
		A juicio de dos médicos, exista razón suficiente de que el producto padece una alteración que dé por resultado el nacimiento de un ser con trastornos físicos o mentales graves y se practique con el consentimiento de la mujer embarazada
Yucatán	393	Sea causado por acto culposo* de la mujer embarazada
		Sea el resultado de una violación
		La mujer embarazada corra peligro de muerte a juicio del médico que la asista, oyendo éste el dictamen de otro médico siempre que esto fuere posible y no sea peligrosa la demora
		Obedezca a causas económicas graves y justificadas y siempre que la mujer embarazada tenga ya cuando menos tres hijos
		Cuando se practique con el consentimiento de la madre y del padre en su caso y a juicio de dos médicos exista razón suficiente para suponer que el producto padece alteraciones genéticas o congénitas, que den por resultado el nacimiento de un ser con trastornos físicos o mentales graves
Zacatecas	312, 313	Aborto culposo* causado por la mujer embarazada, o cuando el embarazo sea resultado de una violación
		La mujer embarazada corra peligro de muerte o de un grave daño a su salud a juicio del médico que la asista, oyendo éste el dictamen de otro médico, siempre que esto fuere posible y no sea peligrosa la demora

* Estas expresiones se refieren a una conducta imprudente.
** Parece referirse a una conducta imprudente, pero la redacción indica otra cuestión.

Tabla elaborada por Iván de Jesús Mendoza Martínez, el 1º de diciembre de 2015, a partir de datos consultados en página de la Cámara de Diputados, la Asamblea Legislativa del DF y los Congresos estatales.

Bibliografía

Bach, J. Marco, *Introducción a la bioética,* 2a. ed., México, Méndez Editores, 2003, pp. 287-317.

Carlson, B., *Embriología básica*, 5a. ed., México, Interamericana, 2000.

García Marañón, E., A. A. Basile, *Aborto e infanticidio, aspectos jurídicos y médico-legales*, Buenos Aires, Universidad, 2009.

Gilbert, S. F., *Biología del desarrollo*, Buenos Aires, Madrid, Editorial Médica Panamericana, 2005.

Guttmacher, A., *Abortion Yesterday, Today and Tomorrow. The Case for Legalized Abortion now*, Berkeley, Diablo Books, 1967.

Kissinger, H., National Security Study Memorandum (nssm) 200. Implications of Worldwide Population Growth for U.S. Security and Overseas Interests, 1974.

Konnin, L. y cols., Abortion Surveillance; United States, 1996, *Morbidity and Mortality Weekly Report* 48, EUA, 1999.

López, G., *Aborto y contracepción*, Navarra, eunsa, 2009.

López Moratalla, N., M. J. Iraburu, *Los quince primeros días de la vida humana*, Navarra, eunsa, 2004.

Mahkorn, S., *Pregnancy and Sexual Assault. The Psychological Aspects of Abortion*, Washington, D. C., Mall & Watts/University Publications of America, 1979.

Moore, K. L., *Embriología clínica,* 5a. ed., México, Interamericana/McGraw-Hill, 2005.

Mosby's Medical, *Nursing and Allied Health Dictionary*, Misuri, Elsevier, 2009.

Norma Oficial Mexicana nom-007-ssa2-1993, atención de la mujer durante el embarazo, parto y puerperio y del recién nacido. Criterios y procedimientos para la prestación del servicio. *Diario Oficial de la Federación*, 14 de julio de 1994.

Pardo, A., *Cuestiones básicas de bioética*, Navarra, rialp, 2010.

Pardo Sáenz, J. M., *La vida del no nacido*, Navarra, eunsa, 2011.

Pardo Sáenz, J. M., *Métodos abortivos. La vida del no nacido, el aborto y la dignidad de la mujer*, España, eunsa, 2011.

Vega Ponce, A., *Madre, ¿cuento contigo?*, México, Editora de Revistas, 1994.

Internet

Definición de parto prematuro [en línea], disponible en ‹http://www.unav.es/cdb/ceesaborto100.html›.

Norma Oficial Mexicana nom-007-ssa2-2016, para la atención de la mujer durante el embarazo, parto y puerperio, y de la persona recién nacida [en línea], disponible en ‹http://www.dof.gob.mx/nota_detalle.php?codigo=5432289&fecha=07/04/2016›. Consultado el 29 de junio del 2016.

Pantelides, E. A., “Los varones y su relación con el aborto. Revisión de la bibliografía y sugerencias para la investigación”, *Revista Latinoamericana de Población*, núm. 3, pp. 27-46, octubre de 2015 [en línea], disponible en ‹http://revista-relap.org/ojs/index.php/relap/article/view/87/86›. Consultado el 9 de septiembre de 2016.

Radeon, D., “Aborto en caso de abuso sexual”. Publicada originalmente en *The Post-Abortion Review* 2(1) invierno de 1994, Elliot Institute [en línea], disponible en ‹https://www.aciprensa.com/aborto/abuso.htm›.

CAPÍTULO 11

Técnicas de reproducción humana asistida

*Luz María Guadalupe Pichardo García**

1. Antecedentes

Las técnicas de reproducción humana asistida (TRA o TRHA) han sido sumamente exitosas como solución a la incapacidad de las parejas para procrear de manera natural. De hecho, en 2018 "la infertilidad constituye un problema de salud, que afecta al 15% de la población global, es decir, a unas 48.5 millones de parejas, y muchas veces no se atreven a buscar ayuda. Hay presiones sociales o creencias que evitan que se busquen maneras de resolverlo. Según datos de la OMS, una de cada cuatro parejas presenta un problema relacionado con la fertilidad. En México, de acuerdo con datos del Inegi, hay aproximadamente 1.5 millones de parejas que presentan este problema, y menos del 50% de éstas acude a un especialista para buscar soluciones a este padecimiento".[1]

La esterilidad afecta a uno de cada siete matrimonios en países occidentales. Y este número parece ir en aumento por factores como el estrés, el cigarro, el abuso de los anticonceptivos. Es un problema importante para numerosos matrimonios que desean un hijo y no lo consiguen.

Conviene aclarar las diferencias entre los términos:

- *Infertilidad*: incapacidad de completar un embarazo después de un tiempo razonable de relaciones sexuales (unos dos años) sin utilizar anticonceptivos.
- *Esterilidad*: incapacidad para que se produzca la fecundación.
  En el lenguaje cotidiano se suelen utilizar indistintamente.

* Doctora en Ciencias con especialidad en Bioética. Profesora investigadora en la Facultad de Derecho de la Universidad Panamericana y del posgrado en Bioética de la Facultad de Medicina de la UNAM.

1 Datos reportados en ‹https://www.forbes.com.mx/infertilidad-un-asunto-que-afecta-a-mas-de-dos/›.

- *Impotencia*: incapacidad física o psíquica del hombre para realizar el acto sexual.

Existen dos grupos de causas clínicas por las que una mujer no puede embarazarse:

- Primer grupo. Alteraciones que suponen un obstáculo físico o bioquímico para que los gametos se encuentren y reconozcan. Por ejemplo, la obstrucción de las trompas de Falopio o factor tubárico.

- Segundo grupo. Alteraciones en las características de los gametos. En el caso de la esterilidad femenina existen factores que regulan el funcionamiento ovárico y pueden provocar la inmadurez del óvulo e incapacitarlo para la fecundación, tales como hormonas, fallos durante la meiosis, deficiencia o repetición de cromosomas.

La infertilidad puede deberse también a las características del moco cervical (composición y propiedades) que nutre a los espermatozoides. No permiten que los gametos se encuentren. El 90% de los casos puede diagnosticarse y atenderse con éxito.

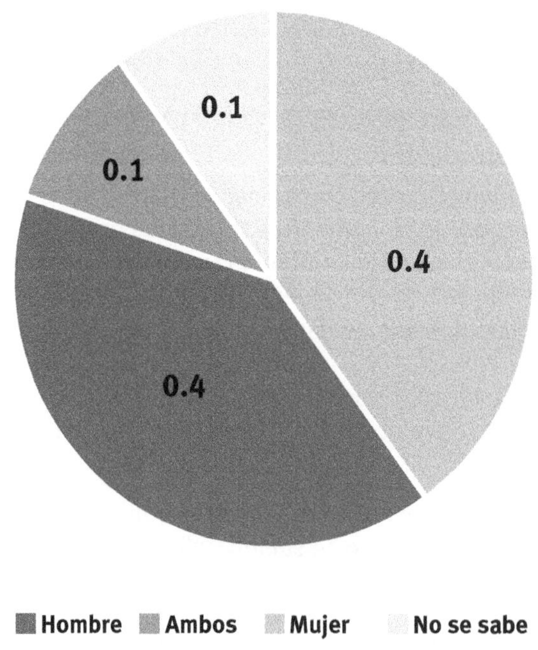

Gráfica 11.1. Causas de infertilidad por sexos en el mundo conforme la OMS.

2. Perspectiva biotecnológica Origen de las técnicas de reproducción asistida

Los orígenes de las técnicas de reproducción asistida (TRA) se remontan a los experimentos realizados de Spalanzanni con animales en el siglo XVIII, con el objeto de conseguir un procedimiento barato para obtener cruces de ganado, sin necesidad del semental; resolver problemas de infertilidad y esterilidad, por medio de la inseminación artificial (IA), que consiste en introducir el esperma directamente en las trompas de Falopio de la hembra para conseguir la fecundación.

Al trasladar las técnicas al ser humano, en las décadas de los sesenta y setenta, los intentos se centraron en obtener artificialmente la concepción humana por vía diversa de la unión sexual de hombre y mujer. Cuando no es posible tener un hijo por la reproducción natural, se "suple" el acto conyugal con procedimientos artificiales que pretenden solucionar la infertilidad de manera directa. La más sencilla es la IA y técnicamente fue la solución en alguna proporción de casos. La IA viene siendo utilizada con éxito en el hombre ya hace dos siglos.

Se volvió más popular al descubrirse la técnica de la fecundación extracorpórea, *in vitro*, con transferencia de embrión (FIVET, siglas en inglés), como método para solucionar el problema en las parejas con problemas de infertilidad, a partir de 1978.

En la IA es muy importante que el semen obtenido artificialmente del varón sea congelado para evitar infecciones que pudieran transmitirse al embrión. Es esencial que pueda examinarse para asegurar que no exista una infección latente. Por esta razón no es conveniente preservar ni utilizar semen sin congelar.

Este procedimiento es muy sencillo para controlar algunas afecciones de los gametos masculinos como la oligospermia (producción de pocos espermatozoides por parte del varón), la falta de movilidad y consecuente incapacidad de alcanzar al óvulo, entre otras. Estas prácticas son más comunes por los bajos costos y la facilidad de conservarlos en "buen" estado. Los óvulos, en cambio, son células sumamente frágiles que no resisten el proceso de congelación sin daño grave a su genoma. Todas estas técnicas presentan serios inconvenientes éticos que serán tratados más adelante.

Los organelos más importantes del esperma son el núcleo y las mitocondrias, las cuales existen en grandes cantidades. Son las que le proporcionan la energía para nadar hasta las trompas de Falopio.

En el caso de la esterilidad masculina (los espermatozoides) la disminución de la capacidad fecundante puede deberse:

a) un déficit de la producción (oligospermia);

b) disminución de la movilidad (astenospermia);

c) un número elevado de espermatozoides inmaduros (teratospermia).

La impotencia es distinta de la esterilidad. Es la incapacidad física o psíquica del hombre para realizar el acto sexual. Todas las impotencias causan esterilidad.

3. Cambio radical en la mentalidad acerca de la sexualidad

Tanto la IA como la FIVET son TRHA que han producido un significativo cambio de mentalidad en relación con la reproducción natural ligada al sexo y a la unión conyugal, dando prioridad a los medios técnicos para "producir" embriones sin recurrir al sexo: niños sin sexo. *Más que reproducción asistida, son técnicas de reproducción sustitutiva.* Se suple el papel del hombre y la mujer en el acto sexual y su dimensión procreativa.

En los setenta e inicios de los ochenta, se dieron algunos intentos más con la técnica de de FIVET en diversas universidades, Inglaterra, la India, Australia, Francia, Italia y España para aplicarlas a seres humanos. Fue en Cambridge, Inglaterra, después de varios años de investigación, cuando el 25 de julio de 1978 nace la primera niña de "probeta",[2] Louise Brown. Sus creadores fueron Robert Edwards, biólogo, y Patrick Steptoe,[3] ginecólogo, quienes son los pioneros de un procedimiento que daría origen, décadas más tarde, a decenas de miles de niños procreados artificialmente.

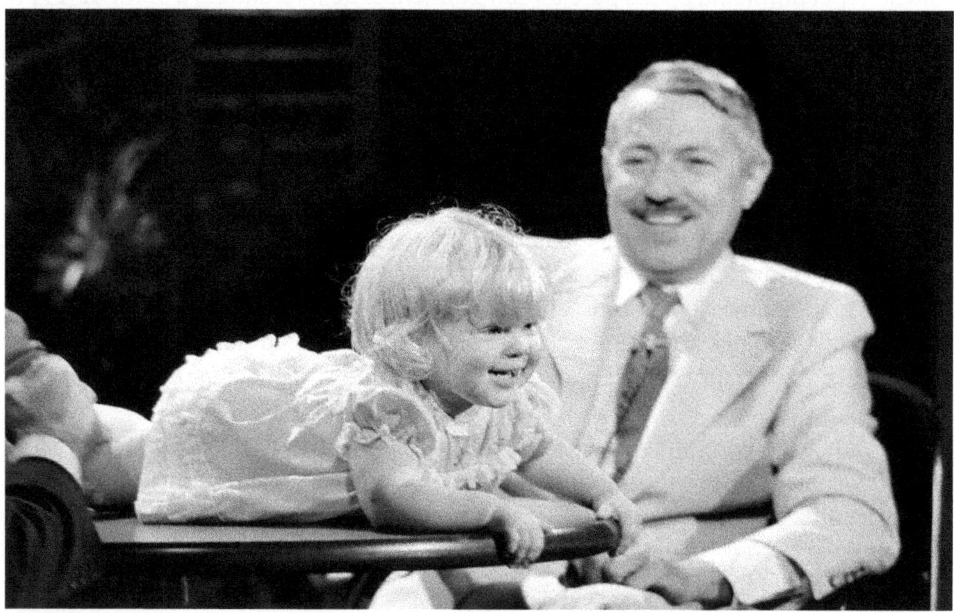

Imagen 11.1. Louise Brown, la primera niña de "probeta". Nació el 25 de julio de 1978. Es la primera de una generación de varios miles de pequeños producidos mediante esta técnica.

2 A pesar de haberse acuñado el nombre, en realidad se hace referencia a que la fecundación se realiza *in vitro*: en un recipiente de vidrio denominado caja de Petri. Fuera del cuerpo de la madre.

3 P. C. Steptoe, R. G. Edwards, Birth after the Reimplantation of a Human Embryio, *The Lancet*, 1978, p. 366.

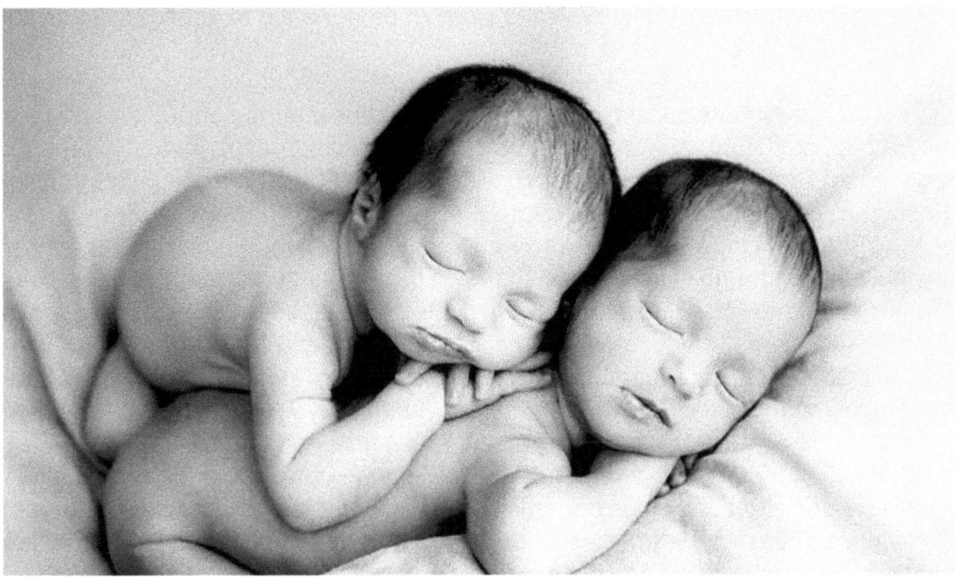

Imagen 11.2. En la actualidad ya son decenas de miles los niños de "probeta" en el mundo.

En 2010, 32 años después del nacimiento de Louise, se le otorgó a Robert Edwards el Premio Nobel de Fisiología y Medicina por el resultado de sus investigaciones. El doctor Steptoe había fallecido en 1988. Es llamativo que dejaran pasar tantos años hasta que concedieron el reconocimiento. Es conocido que en numerosos casos no ha tenido éxito el procedimiento (14%), en los que no se ha llegado al deseado "bebé en brazos", quien constituye lo prometido a la pareja. En otros casos, ya referidos y publicados, tanto la mujer como el niño poseen algunas deficiencias fisiológicas, como diabetes mellitus.

Algunas de las principales técnicas de reproducción artificial se explican en el anexo de este trabajo, junto con su índice de eficacia. En resumen, son las siguientes:

- FIVET o FIV: fecundación con transferencia de embriones.
- PROST: transferencia después de la etapa nuclear (postnuclear *stage transfer*).
- ZIFT: transferencia del cigoto en las trompas de Falopio (*zigot intrafallopian transfer*).
- IA: inseminación artificial
- ICSI: inyección intracitoplásmica de espermatozoides.
- GIFT: fusión de los gametos transferidos simultáneamente en la trompa (*gamet intrafallopian transfer*).

- POST y TOT: se transfieren a la cavidad peritoneal o al último tercio de las trompas.

Todas estas técnicas se han difundido exitosamente como métodos para resolver la esterilidad, abriéndose el prometedor mercado de la fecundación o reproducción asistida. Es una de las 10 economías con mejores utilidades a nivel mundial. Vivimos una era biotecnológica que avanza a un ritmo acelerado.

El 6 de octubre de 1978 nació en Calcuta el segundo niño de probeta del mundo, según informó la agencia EFE citando a la agencia de noticias hindú. Los tres científicos hindúes que consiguieron el nacimiento del bebé, que pesó al nacer más de tres kilos, fueron el ginecólogo Saroj Kanti Bhattacharya, el fisiólogo Sunit Mujerjee y el médico Subash Mujerjee. Los científicos manifestaron que habían proyectado conjuntamente el nacimiento del niño de probeta, cuyo sexo no ha sido revelado por la agencia hindú. Los padres de la criatura, de los que tampoco se conocen sus nombres, contrajeron matrimonio hacía 19 años y no habían logrado tener un hijo hasta ese momento. Son nulas las noticias que se tienen del niño y de su desarrollo. El científico Subash Mujerjee se suicidó después de que su gobierno le prohibiera publicar los estudios realizados con el FIVET.

Dos años más tarde tuvo lugar el nacimiento de Candice Reed en Melbourne, Australia, en 1980, tercer bebé de probeta a quien la prensa dio mayor relevancia. En 2018, a 42 años de ese acontecimiento, se han "obtenido" 85 000 bebés de probeta en este país, donde se han invertido más esfuerzos y recursos y donde la legislación permite mayor "libertad" de investigación. Cuatro años más tarde, en 1984, gracias a una variación en la técnica, a partir de un embrión congelado, nació la segunda bebé en Australia, Zoe Leyland, quien ya ha cumplido 34 años. En ese país, la ley es favorable a todo tipo de avances tecno-científicos. No existen reparos en lo que cada niño en brazos (así se le llama a un procedimiento exitoso) implica en costos, probabilidades de éxito, efectos secundarios, en especial la pérdida de otros embriones (siete en promedio en todo el proceso).

3.1. Congelación de embriones

En la década de los ochenta continuaron las investigaciones y surgieron cambios y ciertas mejoras en la técnica para aumentar la viabilidad del embrión y la proporción de nacimientos exitosos. Uno de los métodos para aumentar las probabilidades de éxito fue la crío conservación: congelación en nitrógeno líquido[4] de los embriones fecundados de la pareja. Siempre se fecundan varios óvulos, uno de cuyos objetivos es descartar cualquier embrión que pueda parecer defectuoso y elegir los que serán implantados en la mujer. En distintos países, la legislación ha limitado la transferencia a tres embriones, con el fin de evitar embarazos múltiples y abortos espontáneos.

4 Procedimiento sumamente caro. Crío preservación de embriones: 335 dólares y 180 dólares por el mantenimiento anual [en línea], disponible en ‹http://www.protocolo.com.mx/etiquetayprotocolo/criopreservacion-de-ovulos-y-esperma-para-asegurar-el-futuro/›. Consultado el 23 de septiembre de 2015.

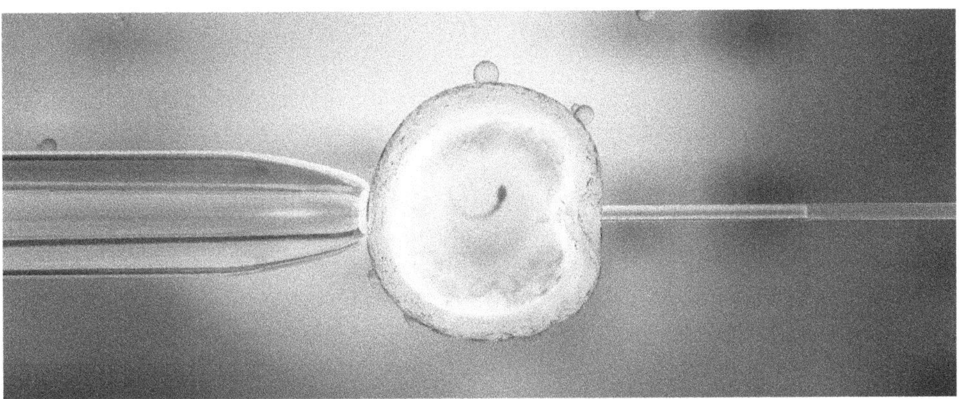

Imagen 11.3. Las técnicas de fecundación *in vitro* se han vuelto comunes en numerosos países.

Surge entonces la generalización de la crío conservación debida a las ventajas de su utilización: la posibilidad de transferir el embrión en un ciclo normal sin necesidad de intervención hormonal del equipo médico; se reduce el costo del procedimiento, en tanto se realiza sólo una estimulación ovárica y una recolección de óvulos, teniéndose una "reserva" de embriones para futuros intentos, sin necesidad de realizar el proceso nuevamente. Esto evita molestias, sobre todo a la mujer y aumenta las probabilidades de éxito de la técnica.[5]

Es distinto congelar embriones que congelar gametos. Los más fáciles de congelar son los espermatozoides. El óvulo, como se dijo, es sumamente delicado. El embrión presenta menos riesgo. Los costos varían en la crío conservación:

Institución	Costos de crío preservación de gametos y embriones (temperaturas de-140°C)
Grupo de Reproducción y Genética AGN y Asociados. Hospital Ángeles del Pedregal	Crío preservación de esperma y óvulos: 1 590 pesos y 180 dólares anuales por el mantenimiento. Se lleva a cabo mediante contrato. Crío preservación de embriones: 335 dólares y 180 dólares por el mantenimiento anual. Se realiza mediante contrato
Centro Mexicano de Medicina Reproductiva (CD MX)	Crío preservación de óvulos por un año 5 000 pesos (sólo almacenamiento)
Centro de Fertilidad Humana en México (Guadalajara, Jalisco)	Crío preservación de muestra de semen: 700 pesos más gastos de almacenamiento; contrato por tiempo limitado Crío preservación de óvulos, superior a los 3 000 pesos; no incluye medicamentos, consultas, ultrasonidos ni las determinaciones hormonales

Tabla 11.1. Costos de crío conservación de gametos y embriones conforme algunas instituciones.

5 E. Bonet, J. M. Pardo, *Hay un embrión en mi nevera*, Navarra, EUNSA, 2007.

3.2. Efectos no deseados de las TRA

Algunos estudios epidemiológicos sugieren una posible conexión entre la reproducción asistida y síndromes genéticos poco frecuentes en recién nacidos, como el síndrome de Beckwith-Wiedemann, que se caracteriza por nacimiento prematuro, lengua más grande de lo normal y mayor susceptibilidad a tumores y defectos respiratorios y oratorios.[6] Este raro síndrome afecta sólo a uno de cada 12 000 recién nacidos en el mundo, pero algunos estudios sugieren que es más frecuente en niños nacidos con técnicas de reproducción asistida.[7]

Otro padecimiento relacionado con las TRA es la diabetes mellitus gestacional, la cual constituye un factor de riesgo, ya que se presenta en el doble de nacimientos por TRA que en nacimientos naturales, "por lo que las mujeres infértiles que utilizan TRA deben considerarse pacientes de alto riesgo [...]. Este estudio encontró que el uso de progesterona durante el embarazo como soporte de la fase lútea y la prevención del parto prematuro es un factor de riesgo importante para [desarrollar] diabetes mellitus gestacional en las mujeres que conciben después de la TRA".[8] Otras enfermedades relacionadas con el uso de TRA, según mencionan Jackson y cols., es un alto riesgo de preeclampsia, la cual ha sido encontrada en un gran número de casos.

En el artículo de López-Moratalla y cols. se aborda el tema ampliamente, y se aclara el caso de Louise Brown, en el que había muchos atenuantes, no había razones para temer que padeciera ningún problema como consecuencia de la esterilidad de sus padres, cuyos gametos —óvulos y espermatozoides— *no eran defectuosos*. Se trataba simplemente de una obstrucción de las trompas de Falopio de la madre. No fue un embarazo múltiple ni fue cultivada o congelada en su etapa embrionaria, sino pronto transferida al útero de su madre.

Estos autores agregan: "No obstante, a partir de ese momento el Medical Research Council empezó a comparar los datos del primer año de vida de los nacidos por FIV a lo largo de 10 años, respecto a los nacidos en el mismo periodo de tiempo y que habían sido engendrados naturalmente. Ya entonces se encuentra un déficit de salud de los generados por la FIV".[9]

---

6 M. A. Santos, E. W. Kuijk, N.S. Macklon, The Impact of Ovarian Stimulation for IVF on the Developing Embryo, *Reproduction*, 2010, núm. 139, pp. 23-34.

7 M. R. DeBaun, E. L. Niemitz, A. P. Feinberg, Association of *in vitro* Fertilization with Beckwith-Wiedemann Syndrome and Epigenetic Alterations of LIT1 and H19, *American Journal of Human Genetics*, 2003, 72(1): 156-160; E. R. Maher, L. A. Brueton, S. C. Bowdin, A. Luharia, W. Cooper T. R. Cole y cols., Beckwith-Wiedemann Syndrome and Assisted reproduction Technology (ART), *Journal of Medical Genetics*, 2003, 40(1): 62-64.

8 E. Marchand, C. Poncelet, L. Carbillon, I. Pharisien, A. Tigaizin, O. Chanelles, Is There more Complications with Pregnancies from the Assisted Reproductive Technology than Spontaneous Pregnancies? A Retrospective Study over 6 Years, *J. Gynecol. Obstet. Biol. Reprod.*, 2011 (40): 522-528; R. A. Jackson, K. A. Gibson, Y. W. Wu, M. S. Croughan, Perinatal Outcomes in Singletons Following *in vitro* Fertilization: A Meta-Analysis, *Obstet. Gynecol*, 2004, núm. 103, pp. 551-563.

9 N. López-Moratalla, A. Huerta, A. Bueno, "Riesgos para la salud de los nacidos por las técnicas de fecundación asistida. La punta de un iceberg", *Cuad. Bioét.* XXIII, 2012.

Existen numerosos efectos estudiados por los que no puede conseguirse un embarazo después de un tratamiento de FIVET. Algunos de ellos son:

a) El momento de la ovulación puede haberse interpretado mal, o tal vez no se pueda predecir, o puede que no ocurra.

b) Los de extraer los ovocitos que maduraron velozmente durante un solo ciclo mensual podrían resultar con anomalías o haber sido dañados durante la extracción. Los efectos se verán más tarde.

c) No se dispone de una muestra de semen adecuada. Por el tratamiento que ha tenido.

d) La fecundación no se logra.

e) La división celular de los ovocitos fecundados puede no tener lugar.

f) El embrión puede no desarrollarse normalmente en sus primeros estadios.

g) Que la implantación no tenga lugar.

h) Fallos con los equipos, infecciones o errores humanos u otros factores imprevistos e incontrolables que pueden resultar en pérdida o daño de los ovocitos, de la muestra de semen o de los embriones.[10]

4. Obligación de informar antes del procedimiento

4.1. Aspectos médico-clínicos

Es obligación de quienes ofrecen las TRA informar de las fases que deberá pasar la pareja: los modos en que se obtendrán los gametos, la hiperestimulación hormonal y sus efectos, la masturbación en el caso del hombre y las posibles consecuencias de la manipulación, tanto de los gametos como del embrión ya fecundado fuera de su ambiente. Ello implica un cambio de gradientes de nutrientes, pH, gradiente de calcio, entre otros. De los más relevantes, lo mismo el diálogo bioquímico con la madre, como le llama la doctora López Moratalla.[11] Todos estos factores disminuyen las probabilidades del niño en brazos.

10 Cfr. A. S. Doherty, M. R. Mann, K. D. Tremblay, M. S. Bartolomei, R. M. Schultz, Differential Effects of Culture on Imprinted H19 Expression in the Preimplantation Mouse Embryo, *Biology of Reproduction*, 2000, 62(6): 1526-1535 [en línea], disponible en ‹http://abingtonreproductive.com/our_services/our_services.cfm?pid=2›. Consultado el 24 de septiembre de 2015.

11 López-Moratalla, Natalia, María J. Iraburu Elizalde, *Los quince primeros días de una vida humana*, Pamplona, EUNSA, 2004.

4.2. Aspectos psicológicos

Desde el punto de vista de la ética médica existe la obligación de informar a las parejas que acuden a los centros de FIVET acerca de todas las circunstancias a las que van a enfrentarse con el tratamiento: posibilidades reales de éxito, efectos adversos, molestias e inconvenientes del tratamiento antes, durante y después de aplicarlo.

Pero, de manera esencial, deben estar enterados de cuántos embriones son desechados en cada intento y qué es lo que habitualmente sucede con ellos después del procedimiento.

En especial deben informarse las probables consecuencias psicológicas asociadas al aumento de hormonas y a la tensión que implica la aplicación de esta técnica. Especialmente en el caso de no obtener al niño deseado, lo cual ocurre en el 80% de los casos, en los centros con más experiencias exitosas. Para elegir una opción dentro de la ciencia existe un abanico de posibilidades. ¿Cuáles son éticas? ¿Cuáles consideran el respeto de la naturaleza, y el valor y dignidad de cada ser involucrado, especialmente si se trata de seres humanos?

5. Evaluación bioética de las técnicas de reproducción asistida

Es importante señalar que ni la IA ni la FIVET constituyen un acto médico; esto es debido a que no están comprendidos dentro de los fines de la medicina: prevenir, curar y paliar. Constituyen un conjunto de técnicas, con distintas variaciones, utilizadas para suplir la reproducción humana natural.

Se presentan múltiples problemas éticos en la aplicación de las FIVET, entre los que destacan las siguientes:[12]

a) La fecundación es fruto de un proceso artificial que no se encuentra ligado a una relación conyugal; el niño producido no tiene nada qué ver con el acto de amor conyugal de sus padres, que tiene su plenitud en las relaciones sexuales, donde la pareja se entrega por completo.

b) El procedimiento utiliza un acto que se realiza fuera de su lugar natural para la obtención del semen masculino (mediante la masturbación), involucrando sólo al varón y permitiendo que los espermatozoides sean manipulados fuera del cuerpo de la madre, alterando condiciones de pH, gradientes hormonales y de calcio, respuesta inmunológica de la madre, capacitación por las glándulas de la vagina; lo cual convierte al gameto masculino en una célula vulnerable al medio físico y por tanto en muchas ocasiones incapaz de realizar el proceso de la fecundación exitosamente.

12 A. Pardo, *Cuestiones básicas de bioética,* Navarra, RIALP, 2010.

c) Los mejores resultados se encuentran en centros con mucha experiencia, con aparatos eficaces y técnicos altamente capacitados; en mujeres jóvenes de menos de 35 años, se alcanza el 45% de éxito por pareja. Fuera de este caso, el promedio de éxito en los mejores centros de fertilización asistida es de 20%. Esto es, se tiene un niño en brazos de cada cinco casos.

d) Los embriones que se pierden en cada proceso (reducción embrionaria) van de seis en los mejores centros, a 15 en los menos eficaces. Algunos son crío conservados y luego destruidos o utilizados para investigación, si los padres están de acuerdo. En Estados Unidos el gobierno promovió, en 2003, una campaña de adopción de embriones congelados. El resultado fue que 43 parejas accedieron a la adopción por este medio, cosa poco usual.

e) Hay estudios serios acerca de las malformaciones y problemas metabólicos que se presentan en numerosos casos de FIVET (que mencionamos antes). Las causas van desde el manejo extracorpóreo de los gametos y del embrión a la "falta de diálogo" bioquímico con la madre en los primeros días de gestación, cuando el sistema inmunológico de la madre acepta al esperma y más tarde al embrión como propios.[13]

f) La mujer enfrenta habitualmente un desequilibrio hormonal severo por el tratamiento que se utiliza para la maduración de al menos 20 folículos, el cual consiste en inyecciones de progesterona para que se obtenga una multiovulación. Esto causa en la mujer, por lo general, desequilibrios del ánimo, se presenten posibles trombos, depresión u otras afecciones psicológicas de importancia, de las que frecuentemente no está enterada al someterse al proceso.

g) También existe una frustración fuerte por parte de la pareja cuando no se obtiene al niño, es decir, en cuatro de cada cinco ocasiones. La pareja, y principalmente la mujer, sufre un proceso que debe atenderse debidamente por medio de atención psicológica especializada, lo cual rara vez ocurre. Es un trauma fuerte no obtener al hijo que deseaba después de haber invertido y pasado por lo indecible (entre lo que se encuentran numerosos abortos espontáneos). Entre ellos está el costo, que actualmente en México es de al menos cien mil pesos.

h) Incluso llega a darse el caso del divorcio o la separación de la pareja por el desequilibrio en los esposos, quienes, llevan mal "el fracaso" y acaban culpándose el uno al otro de no haber tenido al hijo. Todavía hay mucho que investigar sobre este tema.

13 N. López-Moratalla, *La comunicación materno-filial en el embarazo. El vínculo de apego.* España, EUNSA/Astrolabio, 2008.

6. Marco jurídico de las técnicas de reproducción asistida

6.1. Derechos y deberes de padres e hijos

Las TRA derivan necesariamente en el reconocimiento de los derechos y deberes de los padres gestantes en las TRA y los hijos fruto de las técnicas.

La parte más relevante radica en los derechos de los menores de edad. La Convención sobre los Derechos del Niño de 1989 (de la que derivaron 54 artículos) es un instrumento jurídicamente vinculante para los Estados que lo han ratificado. Durante la minoría de edad, los derechos no son renunciables, ni por los hijos ni por los padres. De aquí —como señala González Contró (2012)— es obligada la pregunta: ¿jurídica y éticamente es válida la renuncia, por parte de quienes utilizan las TRA como donadores de gametos o las madres utilizadas como úteros de alquiler a responder por el hijo que más adelante se conciba? ¿Qué sucederá si los niños, al llegar a la mayoría de edad, deciden conocer su identidad genética, por alguna razón médica o personal? ¿Tienen derecho a renunciar a sus deberes como padres genéticos o gestantes? ¿Cuál es el límite de los derechos de las personas adultas, conforme los derechos del niño producto de las TRA?

En el momento en el que aparece la posibilidad de la reproducción asistida aparece, en muchos casos, la intervención de un donante de esperma u óvulos, o en otros la gestación de una madre sustituta. En estos casos *no existe una regulación que proteja a los niños.*

No hay todavía un marco regulatorio de estas prácticas, muy extendidas en nuestro país. Sobre todo, en relación con la protección de la madre y de los niños "producidos" por estas técnicas.

En la Ciudad de México únicamente en tres artículos del Código Civil se menciona el tema.

El artículo 162 dice textualmente:

> Los cónyuges están obligados a contribuir cada uno por su parte a los fines del matrimonio y a socorrerse mutuamente [...] a decidir de manera libre, informada y responsable el número y espaciamiento de sus hijos, así como emplear, en los términos que señala la ley, cualquier método de reproducción asistida para lograr su propia descendencia.

En el artículo 293 se señala:

> También se da parentesco por consanguinidad, con el hijo producto de reproducción asistida y el hombre y la mujer, o sólo ésta, que hayan procurado el nacimiento para atribuirse el carácter de progenitores o progenitora.

En los artículos 326 y 329 se menciona lo siguiente:

> Art. 326. El cónyuge varón [...] no podrá impugnar la paternidad de los hijos que durante el matrimonio conciba con su cónyuge mediante técnicas de fecundación asistida, si hubo consentimiento expreso en tales métodos.
>
> Art. 329. Esta acción no prosperará si el cónyuge consintió expresamente en los métodos de fecundación asistida a su cónyuge.

En dos estados de la República mexicana, Nuevo León y Estado de México, en sus códigos se hace referencia a las técnicas de fecundación asistida, sin embargo, en ningún momento se trata de una regulación sobre las técnicas y su conveniencia ética y licitud.

6.2. Legislación federal y las TRA

No existe un marco regulatorio federal referente a la licitud y oportunidad de estas técnicas. Ha habido propuestas de ley, pero no existe una legislación vigente al respecto. Tampoco se han normado las actividades de los numerosos establecimientos donde se realizan ni las condiciones en las que se llevan a cabo.

Es un lamentable vacío legal y ético que está afectando, por un lado, a las parejas estériles que desean un hijo y lo ven como un derecho, y buscan conseguirlo de cualquier manera, sin las garantías sanitarias, familiares, sociales y legales. Por otro, ha de considerarse el costo al que se logra un exitoso "niño en brazos".[14] Este costo no es sólo económico, sino en vidas humanas, como ya se mencionó. Son muchos los embriones que en la mayoría de los casos no serán utilizados

En países desarrollados o en instituciones con suficientes recursos existe la posibilidad de la crío conservación, la cual implica un costo elevado y conduce a la necesidad de establecer una "caducidad" para los embriones congelados. Hay estimaciones recientes (2014), del desecho de nueve millones de embriones congelados en países que realizan estas técnicas para fines reproductivos o terapéuticos. En la mayoría de estos países la caducidad es de cinco años, si no son requeridos por la pareja que los produjo. En la práctica se realiza el FIVET con desecho de embriones sobrantes, sin legislación alguna al respecto.[15]

Es cierto que muchas legislaciones, sobre todo europeas, impiden la fabricación directa de embriones para uso directo de investigación como material biológico, pero no es menos cierto que en las clínicas de FIVET y departamentos adscritos a ellas se realizan con embriones viables o no viables y sobrantes (huérfanos) nume-

14 Si no hay niño en brazos, no hay éxito en la TRA.

15 M. Ashrafi, R. Gosili, R. Hosseini, A. Arabipoor, J. Ahmadi, M. Chehrazi, Risk of Gestational Diabetes Mellitus in Patients Undergoing Assisted Reproductive Techniques, *European Journal of Obstetrics & Gynecology and Reproductive Biology*, 2014, núm. 176, pp. 149-152.

rosas investigaciones que tienen el mismo rigor metodológico e igual trato de que si se trataran embriones de ratón o cerdo. Esta tendencia es manifiesta en diversos artículos.

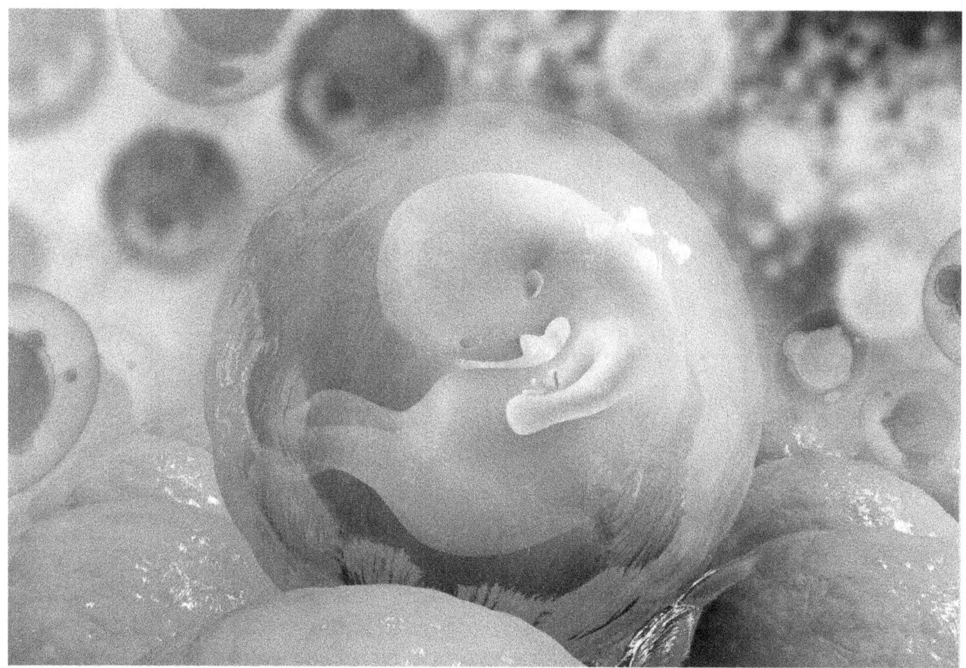

Se muestran en la siguiente tabla las legislaciones acerca de este tema en algunos países desarrollados.

País	Legislación existente	Legalidad del fivet	Experimentación con embriones
Gran Bretaña	Sí	Sí	Sí
Australia	Sí	Sí	Sí
Estados Unidos	Sí	Sí	Sí
Francia	Sí	Sí	Sí
Italia	Sí	Sí	Sí
España	Sí	Sí	Sí
Alemania	Sí	No	No
Argentina	No	No	No
Colombia	Sí	No	No
Costa Rica	Sí	No	No
México	No	--	--

Tabla 11.2. Países en los que existe una legislación para las FIVET y se autoriza la experimentación con embriones.

Anexo

Actuales procedimientos de inseminación artificial y de fecundación *in vitro* y su eficiencia (obtenidos de diversas fuentes bibliográficas citadas en Pastor, 1997).[16]

Procedimiento	Descripción	Eficiencia
Inseminación artificial	Inseminación del semen masculino en diferentes posiciones del aparato genital femenino: parintracervical, intrauterina, intraperitoneal, intratubárica, intravaginal. Se hace para facilitar el encuentro de los gametos. La fecundación es intracorpórea	Muy utilizada Éxito: 16 al 20%
GIFT (Gamet Intrafallopian Transfer)	Un tipo de inseminación muy sofisticado: consiste en transferir a las trompas, no sólo el semen, sino también los oocitos. Fecundación intracorpórea.	Menos usada: éxito del 20 a 25%
TOTS (Tubal Ovum and Sperm Transfer)	Los gametos se transfieren al tercio superior de la trompa de Falopio. Fecundación iuntracorpórea	Poco usada Menos del 10%
FIVET o FIV (fecundación in vitro con transferencia de embriones)	Fecundación extracorpórea. Puede ser homóloga (gametos de la misma pareja) o heteróloga (uno más elementos biológicos extraños a la pareja) Los oocitos se obtienen por control ecográfico	La más usada Éxito: 12.5 a 20% en 5 a 6 intentos
ICSI (inyección intracitoplásmica de espermatozoides)	Un esperma se inyecta directamente en el citoplasma del oocito. Fecundación extracorpórea	Muy común Éxito del 12.5%
Prost (Post nuclear stage transfer)	El cigoto es transferido en su estado pronuclear. Antes de que se la fusión nuclear. Extracorpórea	Usada con poca frecuencia
ZIFT (Zigot intrafallopian transfer)	La transferencia del cigoto se realiza desde 4 a 10 horas después del estado pronuclear. Extracorpórea	Usada con poca frecuencia
POST (Peritoneal Oocyte and Sperm Transfer)	Se transfieren a la cavidad peritoneal los espermatozoides o los gametos. Intra o extracorpórea	Poco usada Menos del 8%
ROSI y ROSNI (Round Spermatid Injection o Round Spermatid Nuclear Injection)	Se inyectan respectivamente un espermatozoide o su núcleo directamente al oocito. Extracorpórea	Poco usada Menos del 5%

16 L. M. Pastor, *Bioética de la manipulación embrionaria*, 2004 [en línea], disponible en ‹https://www.bioeticaweb.com/bioactica-de-la-manipulaciasn-embrionaria-humana-dr-lm-pastor/›.

Bibliografía

Ashrafi, M., R. Gosili, R. Hosseini, A. Arabipoor, J. Ahmadi, M. Chehrazi, Risk of Gestational Diabetes Mellitus in Patients Undergoing Assisted Reproductive Techniques, European Journal of Obstetrics & Gynecology and Reproductive Biology, 2014, núm. 176, pp. 149-152.

Bonet, E., J. M. Pardo, *Hay un embrión en mi nevera*, Navarra, eunsa, 2007.

DeBaun, M. R., E. L. Niemitz, A. P. Feinberg, Association of In Vitro Fertilization with Beckwith-Wiedemann Syndrome and Epigenetic Alterations of LIT1 and H19, American Journal of Human Genetics, 2003, 72(1): 156-160.

Jackson, R. A., K. A. Gibson, Y. W. Wu, M. S. Croughan, Perinatal Outcomes in Singletons Following in vitro Fertilization: A Meta-Analysis, Obstet. Gynecol. 2004, núm. 103, pp. 551-563. Bioética de la manipulación embrionaria

López-Moratalla, Natalia, A. Huerta, A. Bueno, "Riesgos para la salud de los nacidos por las técnicas de fecundación asistida. La punta de un iceberg", *Cuad. Bioét.* XXIII, 2012.

López-Moratalla, Natalia, María J. Iraburu Elizalde, *Los quince primeros días de una vida humana*, Pamplona, eunsa, 2004.

Maher, E. R., L. A. Brueton, S. C. Bowdin, A. Luharia, W. Cooper T. R. Cole y cols., Beckwith-Wiedemann Syndrome and Assisted reproduction Technology (art), *Journal of Medical Genetics*, 2003, 40(1): 62-64.

Marchand, E., C. Poncelet, L. Carbillon, I. Pharisien, A. Tigaizin, O. Chanelles, Is There more Complications with Pregnancies from the Assisted Reproductive Technology than Spontaneous Pregnancies? A Retrospective Study over 6 Years, J. *Gynecol. Obstet. Biol. Reprod.*, 2011 (40): 522-528.

Pardo, A., *Cuestiones básicas de bioética*, Navarra, rialp, 2010.

Santos, M. A., E. W. Kuijk, N. S. Macklon, The Impact of Ovarian Stimulation for ivf on the Developing Embryo, *Reproduction*, 2010, núm. 139, pp. 23-34.

Steptoe, P. C., R. G. Edwards, Birth after the Reimplantation of a Human Embryio, The *Lancet*, 1978.

Internet

DOHERTY, A. S., M. R. Mann, K. D. Tremblay, M. S. Bartolomei, R. M. Schultz, Differential Effects of Culture on Imprinted H19 Expression in the Preimplantation Mouse Embryo, Biology of Reproduction, 2000, 62(6): 1526-1535 [en línea], disponible en ‹http://abingtonreproductive.com/our_services/our_services.cfm?pid=2›. Consultado el 24 de septiembre de 2015.

PASTOR, L. M., Bioética de la manipulación embrionaria, 2004 [en línea], disponible en ‹https://www.bioeticaweb.com/bioactica-de-la-manipulaciasn-embrionaria-humana-dr-lm-pastor/›.

CAPÍTULO 12

Bioética y diagnóstico prenatal

*Luz María Pichardo García**
*Lily D. Saltiel***

1. Circunstancias que determinan su aparición

Ubicándonos en un contexto histórico, antes de los años sesenta las posibilidades de conocer si el feto en proceso de gestación portaba alguna enfermedad hereditaria se basaban en estadísticas y probabilidad a partir de los conocimientos de genética básica, considerando como única herramienta el árbol genealógico familiar, contando con los antecedentes conocidos por parte de la línea paterna y materna.

Una vez descubiertos las estructuras cromosómicas, la molécula de ADN, el dogma central de la biología molecular y las alteraciones clínicas que representaban en el ser humano se empezó a idear la tecnología necesaria para desarrollar métodos diagnósticos aplicables al feto que permitían detectar malformaciones congénitas[1] previas al nacimiento.

Una de las propuestas planteadas fue desarrollar técnicas para la extracción de células fetales para su posterior análisis, de ese modo nació el concepto de diagnóstico prenatal (DP). En este capítulo se analizarán las técnicas empleadas, sus ventajas y riesgos, así como su conveniencia ética: cuándo son un instrumento recomendable y cuándo no.

1.2. Definición

Se denomina diagnóstico prenatal "al conjunto de técnicas o procedimientos por medio de los cuales se busca detectar o determinar cualquier anomalía o patología en

* Doctora en Ciencias con especialidad en Bioética por la UNAM. Profesora investigadora en la Facultad de Derecho de la Universidad Panamericana y del posgrado en Bioética de la Facultad de Medicina de la UNAM.
** Médico pediatra. Labora en el Hospital Español.
1 L. Ciccone, *Bioética. Historia, principios, cuestiones,* Madrid, Palabra, 2005.

el embrión o el feto antes del nacimiento. Existen indicaciones puntuales y precisas que justificarían su realización, como es el caso de una madre añosa, enfermedades infectocontagiosas pertenecientes al síndrome de TORCH (de las iniciales en inglés de toxoplasmosis, rubéola, citomegalovirus y herpes) o VIH, restricción en el crecimiento intrauterino (RCIU), alteraciones cromosómicas o genéticas importantes".[2]

En el capítulo siguiente se habla de células madre y describe la clasificación de alteraciones pre y postnatales, con lo que se puede comprender que no todas las malformaciones congénitas son de carácter genético, porque también se involucran factores epigenéticos [3] o de impronta, hormonales, placentarios, ambientales o idiopáticos.[4]

Es importante señalar la diferencia entre un *tamiz prenatal*, que es una prueba de escrutinio que debe realizarse en toda mujer embarazada indicando los riesgos existentes durante la gestación, y el *diagnóstico prenatal*, del que se opta por la realización sólo en aquellos casos en los que es precisa su indicación.

Indicaciones de diagnóstico prenatal:

- Edad materna avanzada (mujeres mayores de 35 años).
- Pérdida gestacional recurrente.
- Antecedentes heredofamiliares de importancia que involucren enfermedades de origen genético.
- Exposición a teratógenos.
- Riesgo incrementado en ciertas poblaciones.
- Hallazgos ultrasonográficos anormales.
- Resultados de marcadores bioquímicos anormales.

Cabe mencionar que todo proceso y valoración debe tener un principio médico y ético bien fundamentado, además de que se debe considerar el riesgo-beneficio de la prueba, en tanto *siempre* existe un riesgo al "invadir" el territorio del embrión o feto dentro del útero materno. Es necesario ponderar la necesidad del diagnóstico prenatal, si existe un motivo concreto. Por ejemplo, en el caso de una mujer de edad materna avanzada el riesgo de aborto es de 1 en 80, mucho menor que el de aplicar algún método invasivo de diagnóstico prenatal, que es de 15 por cada 100.

El diagnóstico prenatal persigue precisar el estado de salud del niño. Las células sanguíneas de la madre, células del cordón umbilical o una muestra de las vellosidades coriales (de la pared interior de la placenta) pueden proporcionar suficiente información sobre la salud del niño.

2 A. Pardo, *Cuestiones básicas de bioética*, Navarra, RIALP, 2010.

3 N. López-Moratalla, *Los quince primeros días del embrión humano*, Navarra, RIALP, 2005.

4 A. Pardo, *op. cit.*

2. Clasificación

Las técnicas que involucran al diagnóstico prenatal se pueden clasificar de acuerdo con el riesgo que representan para el embrión o feto: inocuas e invasivas, como se explica en el cuadro siguiente:

Inocuas	Invasivas
Marcadores bioquímicos en sangre materna: triple o cuádruple marcador en la 11-14SDG **Marcadores ecográficos mediante ultrasonografía:** entre la 18-20SDG se pueden identificar alteraciones estructurales y marcadores suaves que sugieren patología, pero no son diagnóstico **Estudios combinados simples**	**Biopsia de vellosidades coriales:** se realiza entre la 10-12SDG. Prueba molecular para identificar enfermedades monogénicas mediante toma de cariotipo o fish (hibridación fluorecente *in situ*, por sus siglas en inglés). **Amniocentesis:** en caso de ser positivo el ultrasonido. Se realiza después de la 15SDG **Cordocentesis:** se realiza después de la 18SDG en caso de oligohidramnios (poco líquido amniótico)
Características	**Características**
No invasivos No dañan a la madre ni al feto Son recomendables mediante el tamiz neonatal del 1er y 2ndo trimestres Baja sensibilidad y especificidad, en el caso de ser positivos, se indicarían métodos invasivos	Riesgo grave de dañar a la madre o al feto 1-2% de falsos positivos en caso de la biopsia Se ha asociado con la reducción de miembros Existe un riesgo de 1:100 en caso de la biopsia y de 1:200 en la amniocentesis Riesgo de pérdida fetal:1-2%

Tabla 12.1. Clasificación de las técnicas de diagnóstico prenatal de acuerdo con el riesgo para el embrión y para la madre. Características de cada grupo.

La biopsia de vellosidades coriónicas (BVC) es un procedimiento diagnóstico invasivo que consiste en la obtención de vellosidades coriónicas para estudio citogenético, molecular o bioquímico, con la finalidad de conocer si el feto porta alguna patología genética, trastornos metabólicos o malformaciones asociadas con el síndrome de TORCH o alguna otra infección congénita.[5] Existen dos vías para la obtención de la muestra: ya sea por vía transcervical o transabdominal.

5 P. Valente, J. Sever, "Infecciones congénitas diagnosticadas por muestreo fetal directo", *Rev. Hosp. Niños*, Buenos Aires, 1993, 35(155): 340-345.

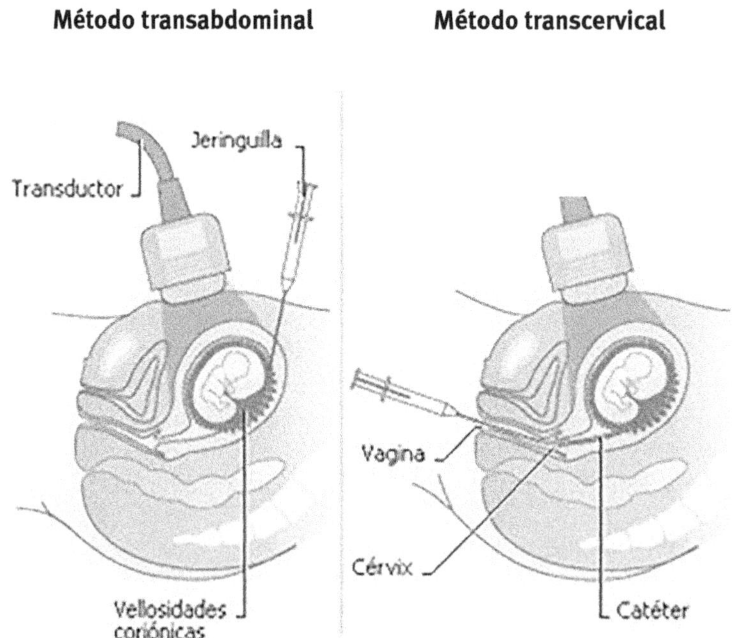

Figura 12.1. Biopsia coriónica. Por medio de las dos técnicas de obtención. Entre la sexta y novena semana de gestación.

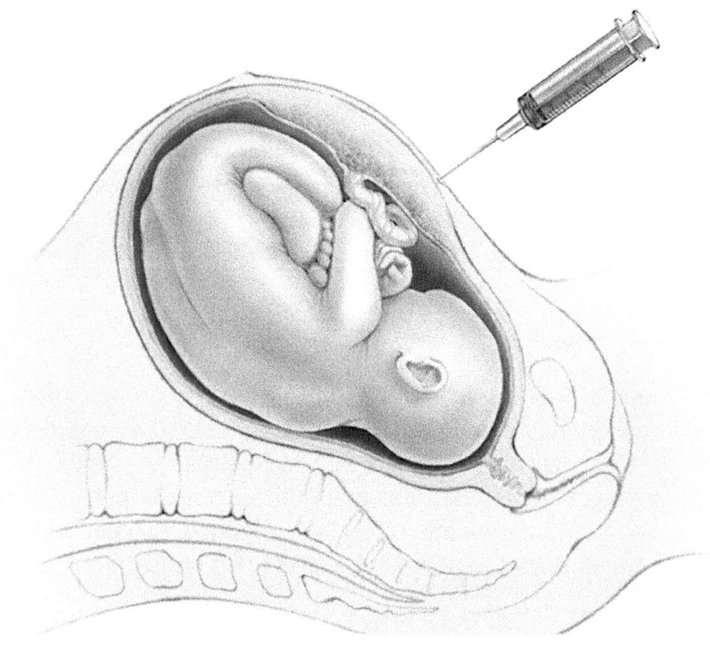

Figura 12.2. Amniocentesis. Entre la semana 15 a 17 de gestación, cuando hay suficiente líquido amniótico.

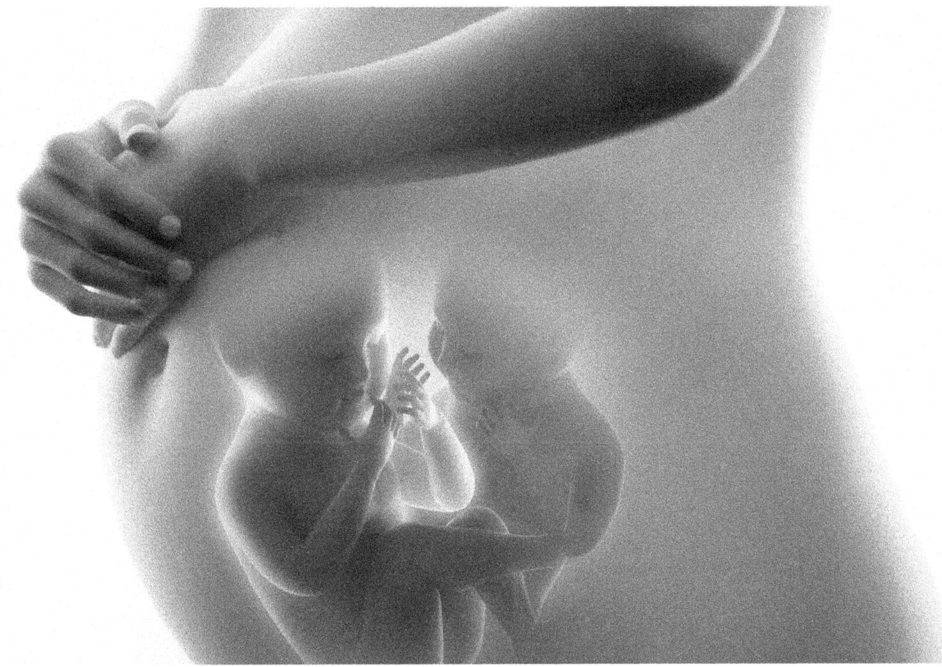

El conocimiento de las bases genéticas de algunas enfermedades o malformaciones ha permitido desarrollar el diagnóstico *in utero* de las mismas, permitiendo tomar decisiones oportunas a los padres y al personal de salud para el manejo del embarazo.

El diagnóstico prenatal es necesario para:

- Educar, preparar y prevenir a los padres.
- Brindar la atención necesaria que el recién nacido requerirá durante y después de su nacimiento.
- Se busca la posibilidad de desarrollar terapias fetales o inmediatas al nacimiento, con tal de mejorar la calidad de vida del neonato.

El diagnóstico prenatal debe tener un principio ético, con el objetivo de precisar el estado de salud del recién nacido. Ningún comité de ética sería cómplice de la aplicación de los mismos métodos con la finalidad el obtener niños "perfectamente sanos" (eugenesia), desechando aquellos embriones o fetos en los que se detecten malformaciones potenciales actuales o posteriores.

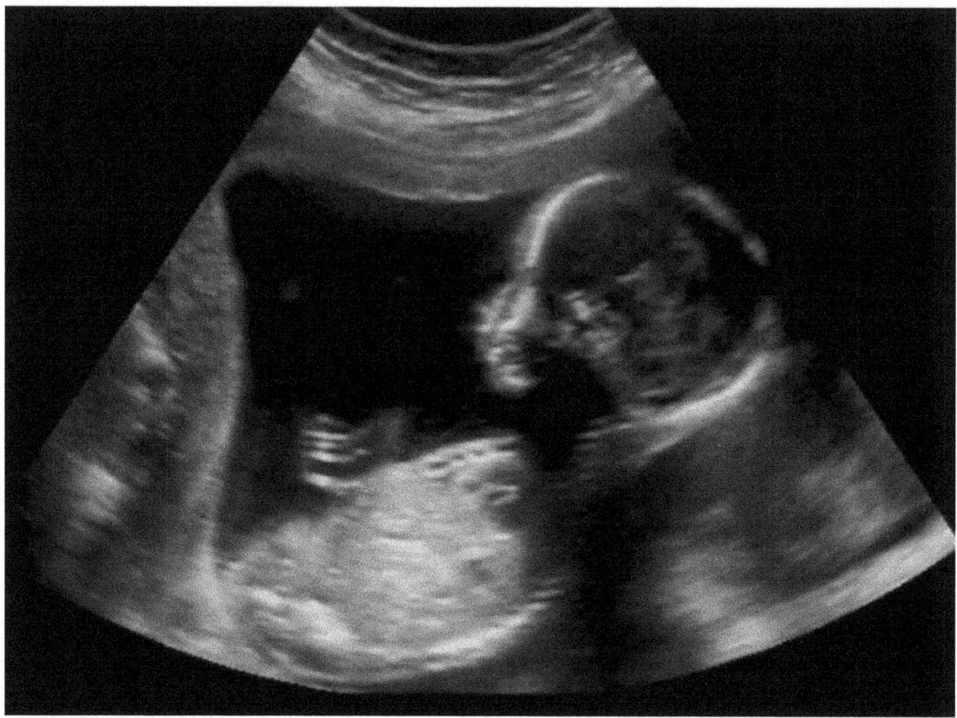

Figura 12.3. Una ecografía carece de efectos perjudiciales. Permite diagnosticar hasta en 95% de malformaciones mayores. No presenta inconvenientes éticos.

Los marcadores bioquímicos se obtienen a partir de una muestra sanguínea materna, en caso de que exista algún factor de riesgo de importancia; es un método inocuo para el feto. En el primer trimestre se solicita el Duotest durante las 11-14 semanas de gestación (SDG), el cual comprende con la medición de los niveles de β-hCG libre y proteína plasmática asociada al embarazo (PAPP-A, por sus siglas en inglés); en algunos centros especializados pueden ampliarse tomando los valores de Adam 12. En el segundo trimestre se solicita el Tetratest durante las 16-18 SDG, que mide los niveles plasmáticos de β-hCG libre, Alfa-fetoproteina, Estriol e Inhibina A. De acuerdo con los resultados se pueden observar los niveles elevados o disminuidos; valores que suele asociarse a ciertas alteraciones genéticas.

	Marcadores de segundo trimestre				Marcadores de primer trimestre		
Alteración genética	**AFP**	**Estriol**	**β-HCG**	**Inh A**	**PAPP-A**	**β-HCG**	**ADAM-12**
Síndrome de Down	↓	↓	↑	↑	↑	↑	↓
Trisomía 18	↓	↓↓	↓↓	←→	↓↓	↓↓	↓
Trisomía 13	←→	←→	←→	←→	↓↓	↓	
Síndrome de Turner con Hidrops	↓	↓	↑	↑	↓↑	↓↑	
Síndrome de Turner sin Hidrops	↓	↓	↓	↓	↓↑	↓↑	
Triploidia (paterna)	←→	↓	↑	↑	↓↑	↓↑	
Triploidia (materna)	←→	↓	↓	↓	↓↑	↓↑	
Síndrome de Smith-Lemli-Opitz	↓	↓↓	↓	NR	NR	NR	

AFP: Alfa Feto Proteína; β-HCG: Fracción beta libre de Hormona Gonadotrofina Coriónica; Inh A: Inhibina A; PAPP-A: Proteína A en Plasma Asociada al embarazo; Adam-12: Desintegrina y proteína que contiene el dominio metaloproteinasa 12. Hidrops Fetalis: Edema generalizado en el feto o recién nacido de origen inmunitario o no inmunitario. ↑: aumentado; ↓: disminuidos; ↓↑ : variable; ←→ : sin variación; NR: No reportado.

Tabla 12.2. Marcadores bioquímicos de aneuploidías. Modificadas de Spencer (2007).

3. Condiciones para la realización de un diagnóstico prenatal

Las principales condiciones para que pueda realizarse un DP son:

a) Que exista una indicación médica que lo justifique.

b) Que los riesgos de la técnica usada estén en proporción al fin perseguido.

c) Que la finalidad del diagnóstico sea un tratamiento o medidas dirigidas a la mejoría de la calidad de vida del neonato.

Es importante poner atención a cada una de estas tres premisas porque van a determinar si el diagnóstico prenatal va a ser ético o no ético.

4. Riesgos del diagnóstico prenatal para el embrión y para la madre

El embarazo se tiene que llevar a cabo con mucha conciencia y responsabilidad por parte de los padres, aun un el mejor escenario, que involucraría una familia estable, saludable, con posibilidades económicas óptimas para satisfacer las necesidades de cada uno de sus integrantes. Con mayor razón en caso de presentar un embarazo de alto riesgo, en el que se indicaría la necesidad de realizar un diagnóstico prenatal.

Es importante señalar a la pareja que busca la posibilidad de ser padres los riesgos y las implicaciones que existen en el proceso de gestación, la necesidad y consecuencias de los métodos invasivos del diagnóstico prenatal y si están dispuestos a aceptar la responsabilidad de hacerse cargo de un ser humano, sean o no favorables los resultados.

En el caso de los métodos invasivos se debe señalar que existe el riesgo de pérdida fetal, tomando en cuenta que la madre también suele presentar secuelas, como sería el caso de hemorragias, dolores abdominales, posibilidad de abortos subsecuentes, depresión, cefaleas.

La organización mundial de la salud (OMS) expresa "la relación directa entre diagnóstico prenatal y aborto, además reconoce el derecho a la objeción de conciencia a los médicos implicados en esas prácticas". En un informe oficial sobre medicina genética, la Asociación para la Defensa del Derecho a la Objeción de Conciencia (ANDOC) afirmó que la probabilidad de que se pierda el feto en las técnicas invasivas es muy elevada.[6]

Tras señalar que la OMS reconoce la ideología abortista "que subyace a los sistemas de diagnóstico prenatal", la ANDOC explicó que "esta afirmación del principal organismo internacional en materia de salud se engarza con la política sanitaria, que implanta responsables de salud pública en distintos países, a través del programa de cribado genético", siendo equivalente a la eugenesia, la cual consiste en elegir a los más aptos.

6 *Review of Ethical Issues in Medical Genetics* de la Organización Mundial de la Salud [en línea], disponible en ‹http://www.who.int/genomics/publications/en/ethical_issuesin_medgenetics%20report.pdf›. Consultado el 4 de abril de 2016.

5. Ideas principales del análisis bioético del diagnóstico prenatal

El primer punto es entender que "todo diagnóstico realizado sobre el embrión debe ser utilizado en su propio beneficio, puesto que hemos de considerarle como un paciente más".[7] Además del bien de la madre está el bien del niño. Se trata de una medida terapéutica en la que están involucrados dos seres humanos.

Es cierto que los avances en el diagnóstico prenatal permiten identificar la existencia de malformaciones morfogenéticas o alteraciones bioquímicas desde etapas tempranas en el curso de la gestación. El hecho de diagnosticar estas patologías *in utero* es un procedimiento muy común que no tiene problemas éticos mientras su intención sea terapéutica. No obstante, se debe valorar el costo-beneficio, ya que el factor de riesgo radica en el tipo de técnicas diagnósticas utilizadas y el riesgo subyacente reside en que en la actualidad la consecuencia casi inevitable del diagnóstico prenatal de una malformación *no es curarla, sino eliminarla* mediante el aborto. Motivo por la cual las implicaciones éticas del diagnóstico prenatal tienen mucha importancia.

Lo ideal es pensar que esta prueba diagnóstica debería ser el primer paso hacia un tratamiento precoz de esas malformaciones, como sucede en algunos laboratorios y departamentos de investigación dedicados a ese campo. Es penoso reconocer que el plan ideal no suele coincidir con la realidad, porque es un hecho que en un porcentaje importante de centros hospitalarios donde se realiza el diagnóstico prenatal, la sospecha de una malformación equivale a la sentencia de muerte para el feto, ofreciendo como única opción el aborto.

Un ejemplo claro es el estudio de Rhoads realizado en 1989[8] en 2 278 casos de diagnóstico prenatal, cuyo objetivo era comparar la seguridad y eficacia del diagnóstico por biopsia de microvellosidades coriales con la amniocentesis, donde menciona que 147 fetos murieron como consecuencia directa de la aplicación de las técnicas, que mediante éstas se descubrieron 48 malformaciones y se provocaron 80 abortos eugenésicos como consecuencia de esos diagnósticos. En total, 12% de muertes, no todas debidas a malformaciones.

Alrededor del mundo, "médicos, enfermeras y personal de salud se ven obligados, en estos casos, *a luchar contra dos tipos de violencia*: una abierta y patente contra su libertad de conciencia y sus convicciones, otra enmascarada, a favor de los más aptos, que conduce a un buen número de padres a considerar a un niño Down como un problema y de ese modo consentir el aborto en aquellos hijos afectados por presuntas 'malformaciones' que en muchos casos son, por lo demás, compatibles con la vida".[9]

---

7 A. Pardo, *op. cit.*

8 G. Rhoads, L. Jackson, S. E. Schlesselman, F. de la Cruz y cols., The Safety and Efficacy of Chorionic Villus Sampling for Early Prenatal Diagnosis of Cytogenetic Abnormalities, *N. Engl. J. Med.*, 1989, núm. 320, pp. 609-617.

9 Asociación Nacional para la Defensa al Derecho a la Objeción de Conciencia [en línea], disponible en ‹www.andoc.es›. Consultada el 18 de diciembre de 2015.

6. Diagnóstico prenatal y eugenesia

El término "eugenesia" viene del griego *eu*: "buen", y génesis: "origen", "buen origen" o "buen nacimiento". En un plano científico se refiere al intento por mejorar el patrimonio genético de la humanidad. Esta ideología surge desde la antigua Grecia, con los escritos de Platón, que cobraron especial auge a partir del siglo XIX con la aportación darwinista de la selección natural y la obra de Francis Galton titulada *Eugenesia*. En la actualidad se asocia la práctica de la eugenesia con el análisis y selección de genes.[10] Los métodos eugenistas modernos se centran en técnicas invasivas de diagnóstico prenatal y la exploración fetal, o la ingeniería genética mediante la manipulación de genes y la fecundación *in vitro*.

Se ha descrito una división entre eugenesia positiva y negativa. Con el concepto de eugenesia positiva se puede comprender que se trata del intento de aumentar la frecuencia de características provechosas en la población; la negativa es el intento de disminuir las características nocivas. Sin embargo, es difícil determinar qué es lo provechoso y deseable, y qué es lo nocivo. No se puede depender de una opinión, a partir de modas y culturas, intereses políticos o directamente discriminatorios, exponiéndose a que la finalidad para llevar a cabo la eugenesia no esté realmente relacionada con el bienestar de la especie humana. El tema relacionado con discriminación e intolerancia se trata ampliamente en el capítulo 3.

Sin embargo, el objetivo de la eugenesia negativa es más claro, en el sentido de suprimir el riesgo de enfermedades o de los genes que las determinan, ignorando el principio biológico de la evolución y selección natural. En lugar de buscar la erradicación de estas "anormalidades" mediante su eliminación, se deben reconocer como manifestaciones de la diversidad humana y estudiarlas como tal, buscando mejores opciones terapéuticas para mejorar así su calidad de vida.

Es difícil establecer para quienes merece la pena vivir, qué parámetros se deben tomar en cuenta: el color de los ojos, de la piel, el coeficiente intelectual, la existencia de una enfermedad seria, como una enfermedad degenerativa, genética, malformación del tubo neural, etcétera.

Para la postura eugenésica, el argumento para realizar un diagnóstico prenatal y un aborto eugenésico se establece en un mínimo de lo que se denomina "calidad de vida" para la humanidad,[11] término sumamente subjetivo y parece involucrar también el sentido estético. Por tanto, si se prevé que el feto no va a desarrollarse debidamente y sus condiciones de vida no van a alcanzar este mínimo de calidad, sería una vida que no merece la pena ser vivida y por lo tanto *se exigiría*

10 A. Pardo, *op. cit.*

11 "La percepción que un individuo tiene de su lugar en la existencia, en el contexto de la cultura y del sistema de valores en los que vive y en relación con sus objetivos, sus expectativas, sus normas, sus inquietudes. Se trata de un concepto muy amplio que está influido de modo complejo por la salud física del sujeto, su estado psicológico, su nivel de independencia, sus relaciones sociales, así como su relación con los elementos esenciales de su entorno".

su destrucción, buscando una justificación mediante la inhibición del dolor o sufrimiento, cuando en realidad se le está privando del derecho a la vida.

Favorecer los matrimonios entre personas sanas y sin defectos fue promovido desde el siglo XIX, solicitando pruebas diagnósticas prematrimoniales. Concepto que no tendría inconveniente ético si la selección fuera realizada libremente por las parejas, bien informadas de los riesgos que existen para sus descendientes, sin presión alguna del gobierno o de alguna otra institución.

En cambio, si hubiera presión económica o de cualquier otra índole, este tipo de selección estaría marcada por la utilidad, derivando en un tipo de discriminación que resalta lo productivo, sacrificando el respeto a la igualdad de todo ser humano, como lo establece la Declaración de Derechos Humanos de la Organización de las Naciones Unidas de 1947.

7. Lineamientos internacionales acerca del diagnóstico prenatal

Conforme a los comités de trabajo de la OMS de 1970, 1975 y 1982, con la expresión "diagnóstico prenatal" se agrupan todas aquellas acciones diagnósticas por las que puede detectarse "toda anomalía del desarrollo morfológico, estructural, funcional o molecular presente al nacer (aunque pueda manifestarse más tarde)".

La OMS señala:

a) El asesoramiento genético debe preceder al diagnóstico prenatal e incluir una discusión exhaustiva de sus riesgos, beneficios y limitaciones.

b) El diagnóstico prenatal debe ser optativo y utilizado únicamente en casos graves.

c) La pareja debe ser *informada objetivamente* de todo hallazgo clínico pertinente antes de realizar el diagnóstico prenatal.

En el contexto del marco jurídico en México, se debe partir del artículo primero constitucional, en el cual se menciona, en su tercer párrafo, que queda prohibida toda discriminación. Esto se extiende a las condiciones de salud, no sólo actuales, sino las que puedan manifestarse en el futuro, mediante el conocimiento obtenido por el diagnóstico prenatal o el asesoramiento genético.

Bibliografía

CICCONE, L., *Bioética. Historia, principios, cuestiones*, Madrid, Palabra, 2005.

LÓPEZ-Moratalla, N., *Los quince primeros días del embrión humano*, Navarra, RIALP, 2005.

PARDO, A., *Cuestiones básicas de bioética*, Navarra, RIALP, 2010.

RHOADS, G., L. Jackson, S. E. Schlesselman, F. de la Cruz y cols., The Safety and Efficacy of Chorionic Villus Sampling for Early Prenatal Diagnosis of Cytogenetic Abnormalities, *N. Engl. J. Med.*, 1989, núm. 320, pp. 609-617.

VALENTE, P., J. Sever, "Infecciones congénitas diagnosticadas por muestreo fetal directo", *Rev. Hosp. Niños*, Buenos Aires, 1993, 35(155): 340-345.

Internet

ASOCIACIÓN Nacional para la Defensa al Derecho a la Objeción de Conciencia [en línea], disponible en ‹www.andoc.es›. Consultada el 18 de diciembre de 2015.

REVIEW of Ethical Issues in Medical Genetics de la Organización Mundial de la Salud [en línea], disponible en ‹http://www.who.int/genomics/publications/en/ethical_issuesin_medgenetics%20report.pdf›. Consultado el 4 de abril de 2016.

CAPÍTULO 13

Células madre y terapia génica

*Luz María Guadalupe Pichardo García**
*Lily D. Saltiel***

1. Construcción de un organismo

Para comprender el concepto de lo que es un no nacido y su funcionamiento es preciso entender "que el desarrollo humano es un proceso continuo que inicia cuando un ovocito (óvulo) de una mujer es fecundado por un espermatozoide de un hombre. Los procesos celulares de división, migración, diferenciación, crecimiento, reorganización y apoptosis son procesos que atraviesan sus células hasta llegar a su completa maduración y decaimiento posterior, hasta su muerte". A partir del momento de la fecundación se inicia la construcción de un organismo. Se trata de un proceso dinámico que no termina sino hasta la finalización de su vida. Este proceso consiste en:

a) Formación de diversas líneas celulares.

b) Organización en estructuras espaciales.

c) Maduración.

d) Almacenamiento.

Este proceso posee un orden en el espacio y en el tiempo.[1]

---

* Doctora en Ciencias con especialidad en Bioética. Profesora investigadora en la Facultad de Derecho de la Universidad Panamericana y del posgrado en Bioética de la Facultad de Medicina de la UNAM.
** Médico pediatra. Labora en el Hospital Español.

1 N. López-Moratalla, E. Sueiro Villafranca, *La comunicación materno-filial en el embarazo. El vínculo del apego*, Navarra, EUNSA, 2008.

2. ¿Qué es exactamente una célula madre?

Las células madre, también denominadas estaminales SC (por sus siglas en inglés: stem cells):

a) Son células inmaduras, indiferenciadas y con capacidad de multiplicación y diferenciación a células especializadas.

b) Durante el quinto día de gestación, la masa interna del blastocisto del embrión se compone de 150 a 200 células madre, con el potencial de diferenciarse en los distintos tejidos del organismo.

c) Posteriormente, conforme se van especializando, van perdiendo su capacidad de pluripotencialidad, encontrando remanentes en el embrión implantado y el feto (hígado, médula ósea y cerebro).

d) Se le encuentra también en algunos tejidos de reserva del adulto mayor.

e) Son células del organismo, con distinta capacidad de diferenciación.

Se clasifican en:

a) Células totipotenciales: pueden crecer y dividirse hasta formar un organismo completo (el cigoto unicelular y hasta completar la división de 16 células).

b) Células pluripotenciales: no pueden formar un organismo completo, pero pueden formar cualquier otro tipo de célula (desde el embrión de 16 células hasta el blastocisto y las células de reserva de los tejidos adultos).

c) Células multipotenciales: pueden formar sólo un tipo de célula particular: las progenitoras y las de distintos tejidos (etapas posteriores y células madre adultas).

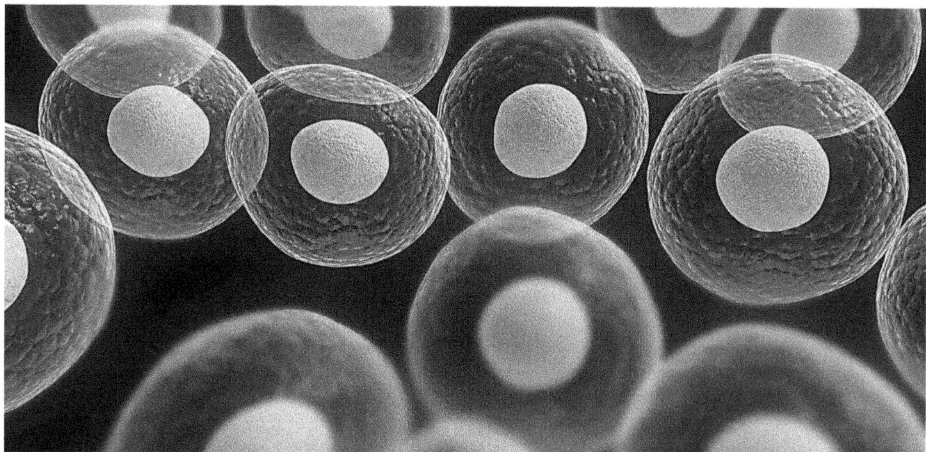

No todas las células del organismo son células madre; lo son sólo aquéllas que tienen la potencialidad de diferenciarse en un nuevo tejido. Las progenitoras son intermediarias entre las multipotenciales y las diferenciadas. Estas últimas son las que forman un tejido concreto. Esto se muestra en el siguiente esquema:

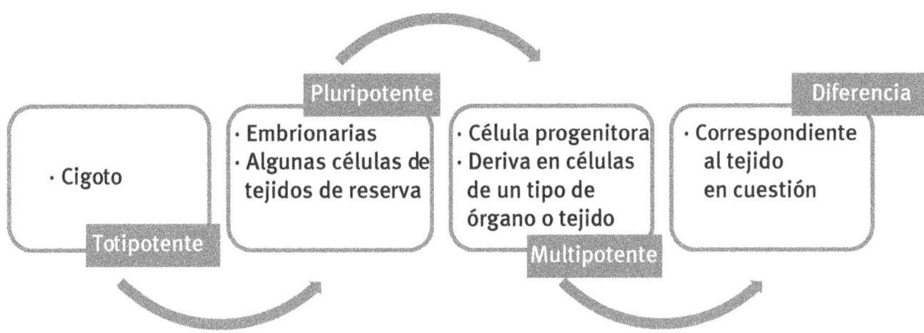

Imagen 13.1. Clasificación del tipo de células del organismo y su capacidad o incapacidad de diferenciarse en células de otros tejidos. Hasta llegar a las células totalmente diferenciadas de los distintos tejidos.

La trayectoria vital de un individuo consiste en la expresión selectiva y ordenada de los genes, que permite la aparición de distintos tejidos formados por células diferentes. En todas las etapas del desarrollo es imprescindible que las células madre reciban una señal, por mecanismos epigenéticos, generados en una etapa anterior de la trayectoria vital o aportada por el medio. Desde la etapa embrionaria hasta la etapa adulta algunas células madre se almacenan en localizaciones precisas llamadas "nichos", definiéndose como las células madre de adulto, presentes toda la vida de la persona.[2]

Para permanecer vivo es preciso mantener un equilibrio con el medio, siendo vital el intercambio de materia y energía. Durante la gestación, ese medio natural es la madre, posterior al nacimiento es el medio externo. Como lo plantea la doctora López-Moratalla: "Vivir es crecer, desarrollarse, madurar, renovar las células, regenerar los órganos y envejecer".[3]

Durante el periodo de vida se encuentra presente el mecanismo de señalización celular que permite el desarrollo y transición a la siguiente fase. Proceso extraordinario y simple que consiste en el contacto célula-célula, por medio de receptores presentes en las membranas celulares detectados bioquímicamente. Se denominan vías de señalización molecular que transmiten indicaciones concretas al núcleo celular sobre la siguiente etapa de crecimiento y diferenciación.[4]

La posibilidad de reactivar sus mecanismos de crecimiento para regenerar tejidos es una expectativa para numerosos pacientes con enfermedades degenerativas. Sin embargo, es todavía una investigación que se encuentra en sus primeras fases.

2 S. J. Morrison, A. C. Spradling, Stem Cells and Niches: Mechanisms That Promote Stem Cell Maintenance Throughout Life, *Cell*, núm. 132, Londres, 22 de febrero de 2008, pp. 598-611.

3 N. López-Moratalla, E. Sueiro Villafranca, *op. cit.*

4 N. López-Moratalla E. Sueiro Villafranca, *idem.*

3. Regeneración de tejidos

Una célula madre, al replicarse, es capaz de generar otra célula igual a sí misma, sin embargo, también cuenta con la facultad de generar una célula diferente, especializada, proceso denominado división asimétrica, observada en momentos y lugares necesarios, que requieren de un proceso.

Siguiendo esta línea de pensamiento se busca innovar la terapia regenerativa, dirigida a la implantación de tejidos con la intención de sustituir o rehabilitar órganos lesionados en pacientes que sufren enfermedades metabólicas, neurológicas, musculares, cardiovasculares o neoplasias. Hasta hoy se ha logrado utilizar células madre adultas, de cordón umbilical y de piel. Se denominan células pluripotenciales inducidas (IPS, siglas en inglés).

4. ¿Cómo funcionan las células madre?

En la mitosis el producto de la división son siempre dos células, pero en el caso de las células madre suele observarse que una se mantiene como tal y otra se especializa. Otro caso es cuando se producen dos células diferenciadas, a partir de la célula madre.

Las propiedades de las primeras células que conforman al embrión se denominan totipotenciales, lo que significa que tienen la capacidad de generar cualquier línea celular. A partir del tercer día de gestación, el embrión, compuesto por 16 células, pierde la capacidad totipotente, delimitando dos zonas bien definidas: el trofoblasto, que generará los elementos placentarios, necesarios para la implantación y anidación de su contraparte, el embrioblasto, el nuevo ser.

Formación de los diversos tipos de células madre
Organización en estructuras especiales
Maduración y almacenamiento

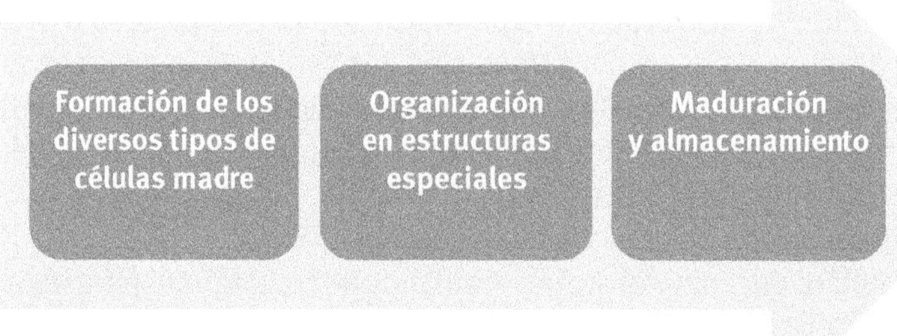

Imagen 13.2. En el esquema se muestra el proceso que siguen las células para generar y almacenar los distintos tipos de células madre en el organismo.

Las células que conforman al embrioblasto poseen la *pluripotencialidad*, lo que significa que tiene la capacidad de originar un linaje celular, de acuerdo con la posición que ocupan en el embrión y a la señalización que reciben, como es el caso del gen Oct-4.

5. Clasificación de células madre

Hay distintos tipos de células madre según su origen. Se han descrito 35 diferentes tipos de células madre derivadas de la trasferencia nuclear a partir de las células somáticas adultas consanguíneas, híbridas o mutantes. Varían notablemente su efectividad y sus posibilidades terapéuticas. Lo mismo su oportunidad tecno-científica y ética.

5.1. Células madre embrionarias

El embrión, durante el quinto y sexto día de vida, se compone de 16 a 32 células madre totipotenciales; previo a la implantación en la pared del útero. A partir de la teoría, la comunidad científica realizó investigaciones a principios del siglo XXI, dedicadas a la medicina regenerativa, enfocada a buscar una alternativa terapéutica de células madre embrionarias gracias a su pluripotencialidad en patologías que involucran un daño tisular irreversible. Sin embargo, se han observado múltiples limitantes que han truncado y dejado sin éxito los esfuerzos realizados; además, cabe mencionar el dilema bioético que esto involucra.

Para la obtención de las células embrionarias, se extraen del mismo *in vitro*, con la intención de cultivarlas en el mismo medio, ya que supuestamente no se ha diferenciado todavía ningún tipo celular. Cabe mencionar que dicho proceso, a partir de una biopsia, promete reducir el daño en la mórula, sin embargo, puede originar perjuicios irremediables en el embrión, incluso privarlo de la vida.

En la actualidad, múltiples investigaciones cuentan con blastocistos como la fuente principal de células troncales o células madre embrionarias; aun así, es una realidad reconocer que aún se desconoce cómo dirigir la maduración, diferenciación y crecimiento de las células madre embrionarias, dando lugar a tumores y alteraciones graves en sus genes.

La doctora López-Moratalla en sus publicaciones sobre la epigenética y el proceso de metilación menciona que funcionan como candados bioquímicos los radicales metilos (CH^3), los cuales, a partir de la primera división, van uniéndose a las citosinas (base púrica del ADN), y cerrando las posibilidades de que las células embrionarias se deriven en tejidos específicos.

El siguiente esquema resume el proceso experimental en el que se explica el proceso con el que se ha pretendido obtener tejidos adultos a partir de células madre embrionarios, sin embargo, cabe mencionar que en ninguno se han obtenido resultados prometedores, porque no cumplen o concluyen sus funciones. Además, se debe considerar que cada embrión seleccionado se trata de una persona que es descartada en una línea de investigación sin esperanzas de éxito a corto plazo.

Métodos de obtención de células madre embrionarias
Clonación terapéutica. Activación de ovocitos por transferencia nuclear somática

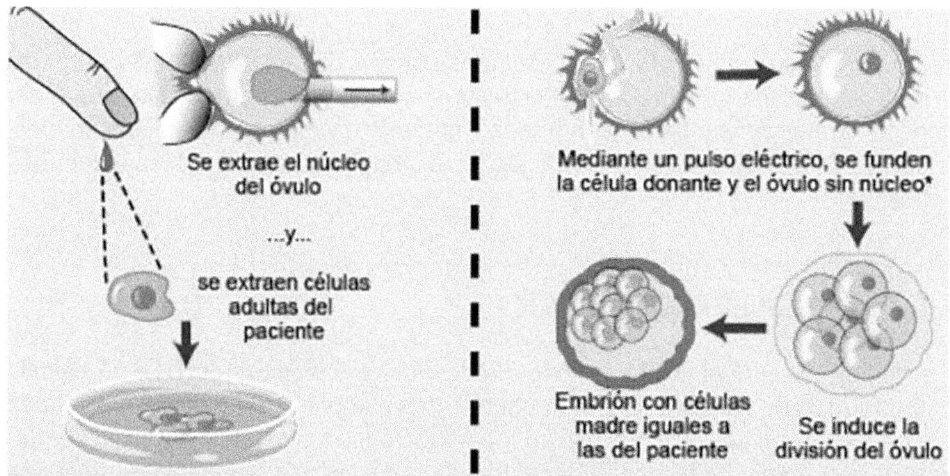

Imagen 13.3. Método de obtención de las células madre embrionarias a partir de la blástula. Son cultivadas luego en contacto con células de los tejidos que se pretende hacer crecer. Desafortunadamente no hay, a la fecha, resultados exitosos.

5.2. Células madre obtenidas por transferencia nuclear

Otra línea de investigación sitúa la obtención de células madre a partir de la transferencia nuclear. Recapitulando, se trata del procedimiento por el cual Ian Wilmut obtuvo a Dolly en 1997, lo que se conoce coloquialmente como clonación, pero estrictamente no se trata de su equivalente, ya que comprende la transferencia de un núcleo de una célula semidiferenciada a un óvulo desnucleado, los cuales son fusionados mediante energía. Proceso con una probabilidad de éxito del 0.0036%, porque si se toma como ejemplo el mismo caso de la oveja Dolly, se necesitó llevar a cabo la transferencia en 277 óvulos, lo que lo hace un proceso poco viable.

Además, aún no es posible —y no parece fácil— por los mecanismos diseñados por la misma naturaleza para protegerse a sí misma, como es el proceso de la epigenética, que regula la expresividad de genes mediante la metilación de citosinas, o incluso las mismas histonas que enroscan la cadena de ADN y provocan que muchos genes queden silenciados o inaccesibles. López-Moratalla concluye que es un poco probable en un futuro cercano. Éticamente, por los procedimientos actuales de transferencia nuclear, se estima una probabilidad de éxito mínima a costa de la vida de miles de embriones.

1. El carácter de individuo que posee el cigoto es independiente del proceso por el que se obtenga.
2. No toda fusión de gametos, ni toda transferencia nuclear, dan lugar necesariamente a un embrión o a un tejido.

Se estableció como meta en el año 2000 concluir el proyecto Genoma Humano, sin embargo, resultó ser mucho más complejo de lo que se creyó, no obstante, al inicio del nuevo milenio se impulsaron las investigaciones con la finalidad de "curar las enfermedades incurables", publicando artículos en la revista *Science* sobre la "clonación terapéutica" como tratamiento de las enfermedades crónico degenerativas.

En el periodo 2001-2005, el surcoreano W. S. Hwang declaró haber logrado la clonación de un perro, tejidos y derivados, mencionado que con células de la piel produjo células con divisiones degenerativas, agregados celulares de las que parecían haberse obtenido líneas celulares de células madre embrionarias. Aunque jamás reportó las mutaciones del genoma observadas, la proliferación celular anormal y complicaciones placentarias que se desarrollaron. Posteriormente, se declaró responsable de la primera clonación humana, siguiendo el mismo proceso, siendo desmentido en el 2005 y fue acusado de fraude en sus estudios de células madre y clonación en el 2007, obligándolo a renunciar. Sin duda, es un tema controvertido, que obligó al resto de la comunidad científica a revisar con mayor detenimiento este tipo de supuestas investigaciones "con rigor científico".

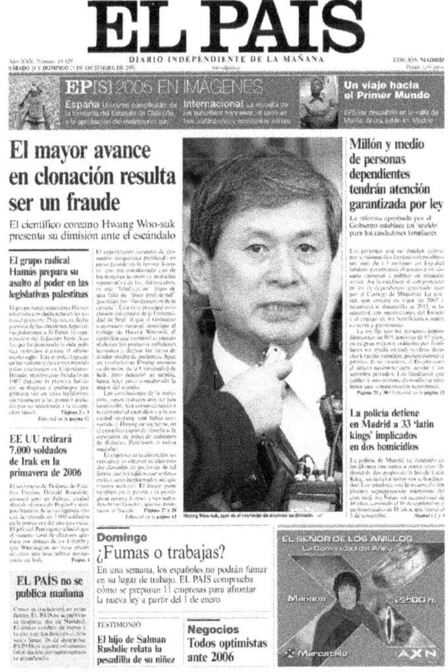

EL PAIS

DIARIO INDEPENDIENTE DE LA MAÑANA

EP[S] 2005 EN IMÁGENES

España

Internacional

Un viaje hacia el Primer Mundo

El mayor avance en clonación resulta ser un fraude

El científico coreano Hwang Woo-suk presenta su dimisión ante el escándalo

El grupo radical Hamás prepara su asalto al poder en las legislativas palestinas

EE UU retirará 7.000 soldados de Irak en la primavera de 2006

EL PAÍS no se publica mañana

Millón y medio de personas dependientes tendrán atención garantizada por ley

La reforma aprobada por el Gobierno establece un 'sueldo' para los cuidadores familiares

La policía detiene en Madrid a 33 'latin kings' implicados en dos homicidios

Domingo

¿Fumas o trabajas?

En una semana, los españoles no podrán fumar en su lugar de trabajo. EL PAÍS comprueba cómo se preparan 11 empresas para afrontar la nueva ley a partir del 1 de enero

TESTIMONIO

El hijo de Salman Rushdie relata la pesadilla de su niñez

Negocios

Todos optimistas ante 2006

EL SEÑOR DE LOS ANILLOS

Mañana 22:00 h.

AXN

Imagen 13.4. En Corea en 2005, en la Universidad de Seúl, Hwang pretendía haber clonado 11 tipos de células. Lo cual resultó un fraude científico que lo llevó a dimitir. Fuente: *El Universal*, 20 de mayo de 2005.

Ian Wilmut, "padre de la oveja Dolly" declaró, después de conocer los recientes resultados de células de piel humana, que abandona la técnica de transferencia nuclear para dedicarse a la inducción de células adultas humanas.

Como resultado de las investigaciones, lo que más se ha logrado son "quimeras": un conjunto celular sin dirección definida, sin éxito en etapas preembrionarias; son un simple conjunto de células de divisiones celulares degenerativas, con propiedades similares a los blastocistos, pero sin una dirección y organización bien determinadas de crecimiento. Es evidente que aún se requieren un amplio conocimiento de la materia y avances importantes de la bioquímica y de la genética para que sea un proyecto viable.

5.3. Algunas consideraciones éticas del uso de células madre

Los experimentos realizados en modelos animales ponen en manifiesto que las células madre no son aptas para un uso terapéutico. No se ha logrado una tecnología eficiente para aislarlas, cultivarlas y mantener estables las líneas celulares derivadas de ellas, por lo que carecen también de interés para la investigación.

No tiene justificación ética el empleo de embriones preimplantatorios humanos como fuente de obtención de estas células:

a) Se requerirán óvulos humanos para el procedimiento, lo que involucraría una sobreestimulación ovárica en las mujeres donantes de gametos, que requeriría una manipulación injustificada sobre el sujeto, generando consecuencias en su salud de carácter hormonal.

b) Es un gran mal destruir embriones tanto si son viables como si están enfermos, además, ¿cómo saber que están enfermos en esta etapa embrionaria? Seleccionar como sujeto de estudio a alguien por sus características clínicas o patologías viola por completo los derechos humanos y leyes de la ética.

c) Es un mal tomar una biopsia, incluso si no supusiera un riesgo para el embrión, de la cual derivar células madre embrionarias porque es una manipulación que no es en beneficio de la vida y salud del embrión.

d) Es un mal, aunque de grado menor, usar con este fin los embriones muertos. Al haber sido generados *in vitro*, sin el entorno adecuado —la madre— para la óptima supervivencia y desarrollo, se trata de un riesgo de muerte que es consentido, aunque no sea querido directamente.

6. Células madre adultas

Se obtienen de tejidos adultos. Las células madre se encuentran también en la sangre del cordón umbilical y en la placenta. En el adulto, en la mayor parte de los tejidos: sistema nervioso, músculos, retina, páncreas, médula ósea, sangre, córneas, vasos sanguíneos, tejido adiposo, pulpa dental, espermatogonias o células germinales. Como ya se expuso, se ha realizado investigación seria para identificar los nichos: lugares donde se almacenan las células madre adulta en la mayoría de los tejidos.[5]

6.1. Uso de las células madre adultas en terapias regenerativas

La obtención, selección y utilización de las células madre o progenitoras dependerá de la enfermedad a tratar; de ese modo debe comprenderse la complejidad anatómica y la fisiología del organismo sano, procediendo a la fisiopatología para conocer los mecanismos que conducen a la destrucción de cierta línea celular como consecuencia de la misma enfermedad. Se describen a continuación varios ejemplos de terapia celular en humanos.

El uso de estas células no representa ningún problema ético, al contrario, se debe impulsar, motivar y recomendar su investigación en lo que se han denominado nichos de células madre adultas, las cuales existen en todos los órganos. Se trata de reservorios de células semidiferenciadas que suplen a las células dañadas en caso de que el tejido sufra necrosis o apoptosis, como en el caso de la cirrosis o un infarto al miocardio.

En el artículo 321 bis de la Ley General de Salud en México se dice que en todo establecimiento de atención obstétrica se "solicite sistemáticamente a toda mujer embarazada su consentimiento para donar de manera voluntaria y altruista la sangre placentaria para obtener de ella células troncales o progenitoras para usos terapéuticos o de investigación, por medio de una carta de consentimiento informado, garantizándole en todo momento su plena voluntad, libertad y confidencialidad, de conformidad con las demás disposiciones jurídicas aplicables".[6] Sin embargo, en la práctica es algo que no ocurre con frecuencia en los hospitales públicos del país.

6.2. Generación de células iPS

Shinya Yamanaka, de la Universidad de Kioto, en Japón,[7] quien obtuvo el premio Nobel por sus investigaciones, y James Thompson, de la Universidad de Wiscon-

5 S. J. Morrison, A. C. Spradling, *op. cit.*

6 Ley General de Salud [en línea], disponible en ‹http://www.diputados.gob.mx/LeyesBiblio/pdf/142_100516.pdf›. Consultado el 20 de mayo de 2016.

7 K. Okita, T. Ichisaka, Sh. Yamanaka, Generation of Germline-Competent Induced Pluripotent Stem Cells, *Nature*, 2007, núm. 448, pp. 313-317.

sin-Madison, Estados Unidos (*Science*, 2007) lograron con sus investigaciones la conversión de células de piel humana en células madre totipotentes: IPS (induced Pluripotent Cells), capaces de producir cualquier tipo de célula del organismo.

- Estas células logran hacer todo lo que hacen las células embrionarias, pero sin el peligro del rechazo inmunológico.
- Son mucho más relevantes a nivel clínico que las células madre embrionarias.
- Un factor importante es que, por provenir de la piel, su producción es ilimitada.

El método utilizado consta de la activación de genes Oct3/4, Sox2, Klf4 y c-Myc, en el fibroblasto humano, estableciendo así propiedades de células pluripotentes IPS. Cabe mencionar el contraste observado en los factores derivados de Sox2, generando células nulipotentes.

La técnica empleada es la utilización de un retrovirus como vector para introducir los cuatro genes implicados en el proceso de diferenciación celular. La acción de estos genes pone en marcha el mecanismo de reprogramación, permitiendo a la célula regresar a una fase equivalente a la embrionaria (IPS). Se trata del resultado de una década de investigación con múltiples avances: un resumen realizado por el mismo Yamanaka ha hecho patente que hay numerosas ventajas logradas en diversos campos a partir de las células IPSCS.[8]

7. Implicaciones éticas de los distintos procesos con células madre

El tema de las células madre, a pesar de ser muy difundido, es poco conocido. Se menciona su potencial curativo y la esperanza que proporciona como tratamiento de múltiples enfermedades y procesos degenerativos de diversos tejidos. Es necesario comprender lo que son las funciones de las células madre, el proceso de obtención y su alcance terapéutico y los resultados positivos que se conocen a la fecha. Una vez analizadas con rigor estas cuestiones se podrá realizar un juicio ético acerca de cómo afecta su manipulación a la vida humana incipiente y su transmisión. Las presiones ideológicas, políticas y económicas son fuertes, dificultando la transmisión de información certera que permita conocer al resto de la población de qué se trata. Tanto la comunicación científica como la divulgación están sometidas a profundos prejuicios y, por ello, es fundamental el rigor de la terminología.[9]

8 K. Takahashi, S. Yamanaka, A Decade of Transcription Factor-Mediated Reprogramming to Pluripotency, *Nat Rev Mol Cell Biol.*, 2016, 17(3): 183-193.

9 N. López-Moratalla, E. Sueiro Villafranca, *op. cit.*

La medicina regenerativa investiga posibles protocolos para la obtención de productos terapéuticos celulares que permitan regenerar tejidos dañados o destruidos por enfermedad o traumatismos. Sin embargo, nunca estará justificado destruir el organismo de un ser humano con la finalidad de conseguir sus células madre, aunque con ello se pueda sanar a otros. Ahora bien, al plantear alternativas reales en la búsqueda de esta línea celular, no es suficiente evitar la destrucción o alteración de vidas humanas, sino que también hay que impedir las manipulaciones de la corporalidad de mujeres para la obtención de gametos. Tendrían que darse circunstancias muy excepcionales para que fuera éticamente correcto promover la donación de óvulos.[10]

Otros inconvenientes relevantes serían:

i. Se han reportado riesgos de rechazo por falta de identidad inmunológica.
ii. Se ha observado una proliferación anormal en las siembras de células madre, generando un elevado número de tumores, por su característico potencial de crecimiento, incontrolado hasta el momento.
iii. Se desconoce el método de manipulación preciso para que se puedan diferenciar en un solo tipo celular o en la línea celular deseada.
iv. Se han descrito alteraciones en el genoma de células provenientes de embriones *in vitro* y crío conservados.
v. Existen centros de investigación en algunos países que permiten la fecundación *in vitro* para la obtención de células madre embrionarias, testigos de protocolos sin una aprobación ética, hecho de importante gravedad, en tanto que el único objetivo de "la técnica" es desechar el embrión —una persona— con una finalidad terapéutica dirigida a terceros, que ni siquiera se encuentra asegurada.

8. El concepto de terapia génica

La terapia génica se define como cualquier procedimiento que modifica la estructura del genoma, derivado de la ingeniería genética que cuenta con la capacidad de manipular el ADN. Sin embargo, cabe mencionar que existen otras intervenciones y procedimientos que también pueden interferir en la expresión génica, por ejemplo, a través de hormonas o enzimas.

La terapia génica propone abordar las alteraciones genéticas como campo de acción, con la finalidad de obtener "potencialmente" un plan terapéutico. Es importante comprender su clasificación, considerando que, por el momento, la investigación se encuentra dirigida a las alteraciones prenatales.

10 N. López-Moratalla, "La investigación con células madre embrionarias", 2005 [en línea], disponible en ‹http://www.arvo.net/documento.asp?doc=01060308d›. Consultada el 13 de febrero de 2011.

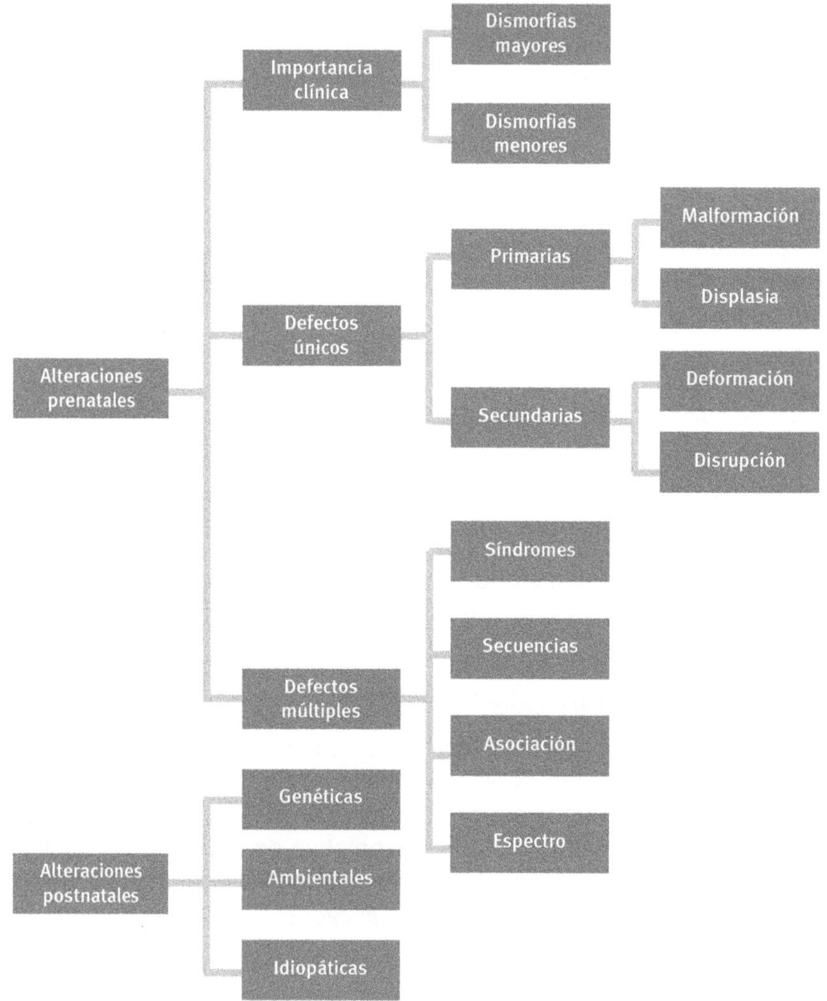

Imagen 13.5. Clasificación de las alteraciones genéticas de acuerdo con el momento de desarrollo y manifestación clínica.

Por el alto nivel de complejidad se busca una respuesta favorable en las experimentaciones encauzadas a alteraciones monogénicas (afectando un solo gen). En la actualidad se han descrito 4 000 enfermedades monogénicas. Por ejemplo: acondroplastia, síndrome de Marfan, neurofibromatosis, fibrosis quística, distrofia muscular de Duchenne, síndrome de Rett, síndrome de DiGeorge, síndrome de Angelman, entre otras.

Es importante resaltar que la terapia génica se encuentra aún en fase experimental, por lo que los protocolos de estudio están enfocados en células somáticas, y por tanto con efectos limitados al paciente. Se denomina genoterapia somática (experimentación poco eficaz, pero la única viable en la actualidad).

8.1. ¿En qué consiste? ¿Cómo se inserta el gen?

Por terapia génica se entiende el conjunto de técnicas que permite introducir secuencias de ADN o ARN, de forma puntual o genes completos, al interior del núcleo de las células diana, con el objetivo de modular la expresión genética de determinadas proteínas que se encuentran alteradas, revirtiendo de ese modo el trastorno biológico que ello produce. Se puede describir como un trasplante génico. Se debe hacer hincapié de que este proceso no se realiza con células de la línea germinal, lo que tendría efectos sobre la posible descendencia del individuo, a lo que se denomina genoterapia germinal, experimentación no permitida, con múltiples inconvenientes científicos y éticos.

Se conoce también como terapia génica por inserción al proceso que utiliza agentes mecánicos, físicos, químicos o biológicos, según el tipo de célula receptora. Otra técnica descrita comprende la extracción de células somáticas del paciente para ser arregladas a partir de la manipulación genética realizando recombinaciones Knock Outs y Knock Ins, para ser reimplantadas en el sujeto. El objetivo inicial es tratar enfermedades genéticas debidas a un gen patógeno *recesivo*, en ausencia del correlativo gen sano *dominante*. Aun así, son susceptibles a esta "terapia" los tejidos que continuamente se reconstruyen a partir de pocas células germinales.

Se ha observado que en la inmunodeficiencia congénita combinada severa se encuentran disminuidos los niveles enzimatos de Adenosin-deaminasa. Esta alteración interviene en el metabolismo de las purinas, interviniendo en el desarrollo y mantenimiento del sistema inmune, hecho que ha impulsado su investigación, además de su asociación con la leucemia linfoide crónica tipo B.

Desde la década de los setenta se trató a 600 pacientes en diferentes laboratorios de EUA, ninguno con resultados alentadores. Sólo se reportaron 17 casos de una cierta mejora y ocho niños que ha presentado signos duraderos de mejora por mayor tiempo. En casos como éste la terapia génica se sitúa como un procedimiento clínico de *carácter experimental*, no obstante, no se puede decir lo mismo de los riesgos que implica la terapia génica, porque algunos son realmente graves

8.2. La terapia génica técnica requiere ciertas características

1. Debe tratarse de una patología grave de carácter recesivo, con una mutación puntual o limitada a un solo gen.
2. De igual manera, se refiere a un padecimiento no curable, y poco tratable por otras alternativas probadas.
3. Es necesaria la existencia de una normativa estatal rigurosa para asegurar que la terapia génica se realice sólo en centros médicos que cuenten con el personal especializado, que garantice el seguimiento adecuado del paciente.

9. Exigencias éticas en la terapia génica

La terapia génica es una terapéutica limitada, dado que la ciencia en estas investigaciones no está todavía tan avanzada, la convierte en un proceso riesgoso, ya que se imposibilita la capacidad de controlar cualquier efecto imprevisto o no deseado en las intervenciones. Estas exigencias se resumen en las siguientes:

a) Debe tratarse de casos que no puedan resolverse por técnicas más sencillas o por una terapéutica ya establecida al alcance del médico.

b) Es necesario seguir las indicaciones establecidas en las normatividades internacionales y nacionales competentes.

c) Se requiere la aprobación de un comité ético en genómica y con conocimientos en bioética.

d) El manejo terapéutico y seguimiento del caso debe ser con personal competente, previamente capacitado.

e) Para que pueda comerciarse como un tratamiento viable se requiere la previsión de resultados positivos, sin efectos nocivos no deseados o inesperados.

f) Restricción absoluta sobre la experimentación en células germinales.

Nos encontramos ante un panorama primitivo, con un futuro prometedor en el área de la medicina regenerativa, que aún requiere el desarrollo de los mecanismos biológicos, inmunológicos y virológicos sobre los que se funda la terapia génica. Cabe mencionar que el objetivo principal de todas estas investigaciones debe ser el beneficio de la humanidad, del ecosistema, centrado en la dignidad del ser humano. Y no al revés.

Desde el 2016 se ha experimentado con animales y con humanos utilizando una tijera genética (CRISPR-cas9) que corta el genoma y permite introducir nuevas secuencias, pero sin un control debido de los efectos secundarios.

El biotecnólogo tiene en sus manos un enorme poder.

Bibliografía

LÓPEZ-Moratalla, N., E. Sueiro Villafranca, *La comunicación materno-filial en el embarazo. El vínculo del apego*, Navarra, EUNSA, 2008.

MORRISON, S. J., A. C. Spradling, Stem Cells and Niches: Mechanisms That Promote Stem Cell Maintenance Throughout Life, *Cell*, núm. 132, Londres, 22 de febrero de 2008, pp. 598-611.

OKITA, K., T. Ichisaka, Sh. Yamanaka, Generation of Germline-Competent Induced Pluripotent Stem Cells, *Nature*, 2007, núm. 448, pp. 313-317.

TAKAHASHI, K., S. Yamanaka. A Decade of Transcription Factor-Mediated Reprogramming to Pluripotency, *Nat Rev Mol Cell Biol.*, 2016, 17(3): 183-193.

Internet

LEY General de Salud [en línea], disponible en ‹http://www.diputados.gob.mx/LeyesBiblio/pdf/142_100516.pdf›. Consultado el 20 de mayo de 2016.

LÓPEZ-Moratalla, N., La investigación con células madre embrionarias, 2005 [en línea], disponible en ‹http://www.arvo.net/documento.asp?doc=01060308d›. Consultado el 13 de febrero de 2011.

CAPÍTULO 14

Bioética y objeción de conciencia

*Dora María Sierra Madero**

1. Antecedentes

El Código de ética para el profesional de enfermería[1] señala que dichos profesionales deberán "actuar con juicio crítico en la aplicación de las normas institucionales, tomando en cuenta la *objeción de su conciencia*" (artículo XVIII).

La objeción de conciencia se entiende como "la negativa de una persona a realizar ciertos actos o a participar en determinadas actividades ordenadas por la ley o autoridad competente, en base a sus principios o convicciones morales [...] el objetor no persigue el cambio o derogación de la norma, sino que se le exima de su cumplimiento por razones de conciencia".[2]

La objeción de conciencia es una manifestación del derecho humano de libertad religiosa y de conciencia reconocido en la Constitución mexicana (art. 24), así como en los principales tratados internacionales (por ejemplo, el artículo 12 de la Convención americana de derechos humanos).

Este derecho permite que, dentro de ciertos límites, una persona pueda rehusarse a realizar determinadas tareas requeridas en el marco de la relación laboral, por contravenir sus principios morales o religiosos, sin que por ello sea sancionada o penalizada de algún modo.

La conducta objetada puede ser activa u omisiva. Es activa cuando obliga a realizar una tarea concreta. Es omisiva cuando prohíbe un comportamiento determinado. Un ejemplo de objeción a una conducta *activa* en el ámbito sanitario sería la práctica de un aborto en los casos en que la ley lo permite. En cambio, la objeción a

* Doctora en Derecho por la UNAM. Profesora de Derechos Humanos y Bioética.

1 Secretaría de Salud. Código de Ética para las Enfermeras y Enfermeros en México, 2001 [en línea], disponible en ‹www.ssa.gob.mx›. Consultado el 17 de febrero del 2013.

2 Consideraciones relativas al derecho de objeción de conciencia en el ámbito sanitario, Organización Colegial de Enfermería. Tenerife, España, 2009 [en línea], disponible en ‹http://www.enfermeriacanaria.com/wptfe/wp-content/uploads/consideraciones-objecion-conciencia.pdf›.

una conducta *pasiva* sería dejar de hidratar o alimentar a un paciente terminal con el fin de acelerar su muerte, en aquellos países en los que la eutanasia haya sido despenalizada.

En el ámbito mundial, la intensificación de la objeción de conciencia obedece a múltiples factores, como el incremento de la diversidad religiosa y cultural de las modernas sociedades democráticas; en el ámbito sanitario también ha influido la legalización de ciertas prácticas que hasta hace pocos años eran castigadas por la ley penal y contrarias a los principios éticos de los profesionales de la salud, como el aborto, la eutanasia, el suicidio asistido, por mencionar las más relevantes.

A primera vista el derecho de objeción de conciencia sanitaria podría ser perjudicial, por tratarse de un ámbito que impacta directamente en aquellos bienes jurídicos más valiosos para la persona, como son la vida, la salud, la integridad corporal, entre otros. Sin embargo, si la conocemos mejor, veremos que lejos de perjudicar al orden y buen funcionamiento de las instituciones de salud coadyuva a crear un clima de mayor respeto y tolerancia en el ambiente laboral y por lo tanto en la prestación del servicio.

Es por ello que en el presente capítulo nos proponemos explicar brevemente en qué consiste el derecho de objeción de conciencia en general y particularmente referido al personal de enfermería, así como las condiciones y límites a que está sujeto, para no afectar los derechos de los demás.

2. Concepto y naturaleza

2.1. Breve historia

Sócrates podría ser considerado un precursor de la objeción de conciencia, pues prefirió morir antes que traicionar sus principios. Se negó a utilizar medios injustos para librarse de la pena de muerte, a la que fue condenado por corromper a los jóvenes y no creer en los dioses atenienses. Su muerte fue un testimonio de congruencia entre sus enseñanzas y su propia vida.

La famosa tragedia griega *Antígona* es otro ejemplo de la objeción de conciencia. Esta mujer se niega a obedecer al rey Creonte y —contra su mandato— entierra a su hermano Polinices, muerto en la lucha contra su ciudad, Tebas. Por eso, el rey manda que sea enterrada viva en una tumba excavada en la roca. Así se declaraba en contra del mandamiento del rey y a favor de la ley de la naturaleza humana, obedeciendo a los dioses.

Más relevante aún resulta el comportamiento de los ingleses John Fischer y Tomás Moro. El último, humanista relevante y Lord Canciller del Reino, ciudadano ejemplar y excelente padre de familia, se enfrenta al monarca Enrique VIII negándose a reconocer el divorcio que el rey pretende para contraer nuevo matrimonio, algo que era motivo de escándalo para el país.

Tomás Moro se negó a jurar la supremacía del rey y del parlamento con respecto al Papa, convencido de que el parlamento carecía de derecho para usurpar la autoridad papal en favor del rey, y por ello fue decapitado en 1535. Tomás Moro es un ejemplo de objeción de conciencia cuando rehusó aprobar que el rey Enrique VIII se divorciara por su propia autoridad de Catalina de Aragón. El rey lo encerró en la prisión el año 1534 y fue juzgado el año siguiente.

La objeción de conciencia es un instrumento más poderoso que la libertad de expresión y que la simple negativa del ciudadano a actuar en contra de sus convicciones más profundas, sobre todo en aquellas situaciones que atentan contra la dignidad y la vida humana. La posibilidad de ejercer la objeción de conciencia suele tomarse como un signo de salud democrática y una auténtica llamada de atención frente a ciertas leyes permisivas que contravienen los principios morales y religiosos de gran número de personas.

La objeción de conciencia es un derecho derivado del derecho de libertad religiosa, de pensamiento y de conciencia, reconocido en los tratados internacionales de derechos humanos ratificados por México, los cuales gozan de supremacía constitucional, a partir de la reforma en materia de derechos humanos de 2011, la cual dispone:

> En los Estados Unidos Mexicanos todas las personas gozarán de los derechos humanos reconocidos en esta Constitución y en los tratados internacionales de los que el Estado mexicano sea parte, así como de las garantías para su protección, cuyo ejercicio no podrá restringirse ni suspenderse, salvo en los casos y bajo las condiciones que esta Constitución establece (artículo primero, primer párrafo).

En el aspecto teórico, la libertad de conciencia se entiende en dos sentidos:

a) *En un sentido negativo*. Como una *inmunidad de coacción* respecto a los actos de elección de la propia religión o convicciones morales, incluso cuando dichas convicciones morales no se fundamenten en una creencia religiosa. La libertad de conciencia protege a toda persona contra cualquier intromisión abusiva en su fuero interno, proscribiendo aquellos medios ilícitos de persuasión, como el hipnotismo, el *lavado* de cerebro, la violencia moral y todas aquellas técnicas tendientes a violentar la libertad de elección en materia religiosa o respecto a las propias convicciones morales.

b) *En un sentido positivo*. La libertad de conciencia permite ajustar el comportamiento personal a las propias creencias religiosas o convicciones morales.
El objeto propio de la libertad de conciencia consiste en que —dentro de los justos límites— a nadie se le obligue a actuar en contra de su conciencia ni se le impida actuar conforme a ella.

La objeción de conciencia es un derecho derivado de la libertad de conciencia que permite a una persona negarse a realizar determinadas prácticas que sin ser ilegales le son exigidas en el ámbito de sus deberes laborales, por ser contrarias a sus principios religiosos o morales, y sin que por ello sufra discriminación o perjuicio de ningún tipo.

3. Reconocimiento jurídico del derecho de objeción de conciencia en el mundo

Si bien la negativa a obedecer leyes u órdenes de la autoridad competente por motivos de conciencia no es un fenómeno nuevo, su configuración como derecho humano se remonta a la primera mitad del siglo XX, frente al reclutamiento forzoso o el servicio militar obligatorio, en el marco de las dos grandes guerras mundiales en la historia de la humanidad.

En los últimos años su rango de protección se ha ido extendiendo a otros ámbitos, ajenos a la estructura militar. En materia sanitaria se ha reconocido el derecho de objeción de conciencia del personal de salud a diversas prácticas, como el aborto, la eutanasia, la asistencia al suicidio, entre otros, las cuales hasta hace pocos años estaban proscritas por el derecho penal y en años recientes se han ido legalizando.[3]

4. La objeción de conciencia en el ámbito sanitario en México

En los códigos de ética profesional y bioética encontramos algunas referencias a la objeción de conciencia.

Por un lado, el Código de Conducta para el Personal de Salud dispone que el personal "defenderá la vida, la salud, la economía, los intereses y la dignidad de la persona, *vedando* las maniobras u operaciones y tratamientos innecesarios, controvertidos o experimentales no autorizados, o que contravengan la práctica médica aceptada, o bien, *sus propios valores personales u objeción de conciencia*, en cuyo caso lo deberá hacer del conocimiento de sus superiores" (Cap. II, parte 1, núm. 8).[4]

Por su lado, en el Código Nacional de Bioética se señala:

3 D. M. Sierra-Madero, "La objeción de conciencia en México. Bases para un adecuado marco jurídico", México, Instituto de Investigaciones Jurídicas, UNAM, núm. 197, 2012 (Serie Estudios Jurídicos) [en línea], disponible en ‹www.biblio.juridicas.unam.mx/libros/resulib.htm›. Consultado el 10 de diciembre del 2015.

4 Código de conducta para el personal de salud 2002 [en línea], disponible en ‹www.salud.gob.mx/dirgrss/codigo/ccps2002.htlm›.

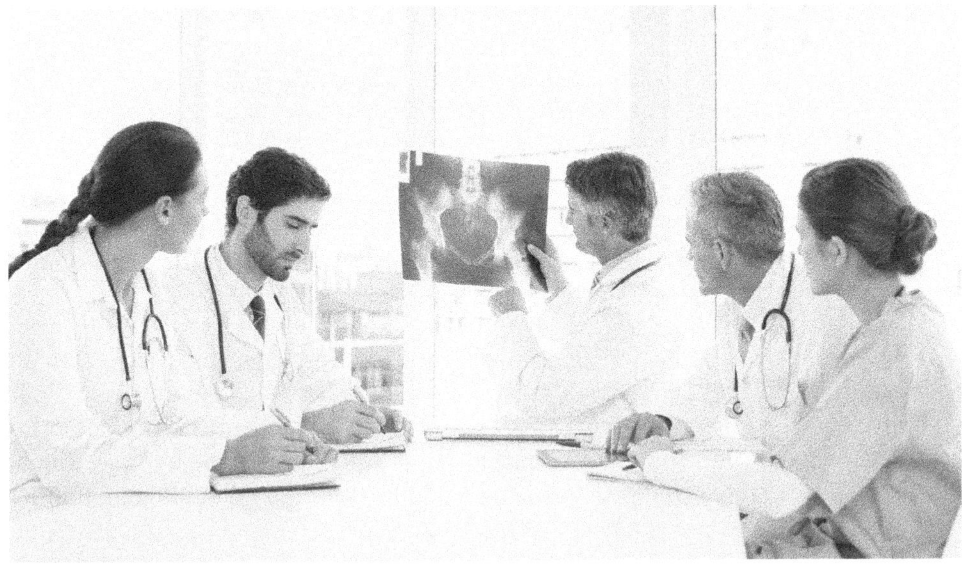

> El personal de salud podrá rehusarse a aplicar medidas diagnósticas y terapéuticas que a su juicio pongan en riesgo la vida, la función de los pacientes o su descendencia, bien sea a petición de los propios pacientes, de sus superiores jerárquicos o autoridades institucionales, cuando se oponga a la práctica médica comúnmente aceptada, a los principios bioéticos, a sus capacidades profesionales o *a razones de objeción de conciencia* (art. 28).

Más adelante afirma: "Se enfatizará que *el médico es un profesional de la ciencia y conciencia*, que no puede ser reducido a un mero instrumento de la voluntad del paciente, ya que al igual que éste es una persona libre y responsable con un singular acervo de valores que norman su vida" (art. 32).

La Comisión interinstitucional de enfermería elaboró un Código de Ética para enfermeras, en el que reconoce que la enfermera debe actuar con juicio crítico en la aplicación de las normas de instituciones, tomando en cuenta la objeción de su conciencia (artículo 17).

Asimismo, la ley reconoce y protege el derecho de objeción de conciencia del personal de salud, como veremos a continuación.

4.1. Objeción de conciencia de los profesionales de la salud en general

Nos referimos al derecho de objeción de conciencia en el ámbito de la salud en general, es decir, en relación con todos aquellos *procedimientos y actividades realizadas por el personal de salud* sin referirse a una práctica determinada en particular.

Al respecto, en nuestro país la Ley General de Salud dispone que

> el personal médico y de enfermería que forme parte del sistema nacional de salud podrá ejercer la objeción de conciencia y excusarse de participar en la prestación del servicio que establece esta ley.
> Cuando se ponga en riesgo la vida del paciente o se trate de una emergencia médica no podrá invocarse la objeción de conciencia, en caso contrario se incurriría en una causal de responsabilidad profesional.
> En el ejercicio de la objeción de conciencia no derivará en ningún tipo de discriminación laboral (artículo 10 bis).

A nivel local, la Ley de Salud de Jalisco reconoce el derecho de objeción de conciencia al personal del sistema estatal de salud para "excusarse de participar en todos aquellos programas, actividades, prácticas, tratamientos, métodos o investigaciones que contravengan su libertad de conciencia con base en sus valores, principios éticos o creencias religiosas [...] siempre y cuando no implique poner en riesgo la salud o la vida de un paciente" (artículo 18).[5]

En términos parecidos los estados de Querétaro y Aguascalientes han reconocido el derecho de objeción de conciencia en sus respectivas leyes locales de salud.

4.2. Objeción de conciencia al aborto

En la Ciudad de México se han aprobado dos reformas al Código Penal: una en 2002 y otra en 2007, en las cuales se ha despenalizado el aborto en diversos supuestos. Paralelamente a esto, la Ley de Salud del Distrito Federal reconoció el derecho de objeción de conciencia de "aquellos a quienes corresponda practicar los abortos" en los hospitales públicos.

En 2004 la Ley de Salud para el Distrito Federal reconoció el derecho de objeción de conciencia para todo el personal de salud sin distinción alguna, disponiendo que "a quienes corresponda practicar la interrupción del embarazo debiendo remitir a la paciente con un médico no objetor, siempre que no sea urgente la interrupción del embarazo para salvaguardar la salud o la vida de la mujer y obligando a las instituciones de salud a contar con personal no objetor de manera permanente" (art. 13, bis 7).[6]

Posteriormente, el 26 de agosto de 2009 se expidió una nueva Ley de Salud para el Distrito Federal en la que se reconoce el derecho de objeción de conciencia al aborto sólo a los médicos (art. 59), excluyendo al resto de los trabajadores de la salud, entre ellos, a los enfermeros y enfermeras.

Estimamos que la exclusión del derecho de objeción de conciencia al resto de personal da salud que debe intervenir en la práctica de los abortos es discri-

5 [en línea], disponible en ‹www.info4.juridicas.unam.mx/adprojus/leg/15/600/21.htm?s=›.

6 [en línea], disponible en ‹http://www.aldf.gob.mx/leyes-107-2.html›.

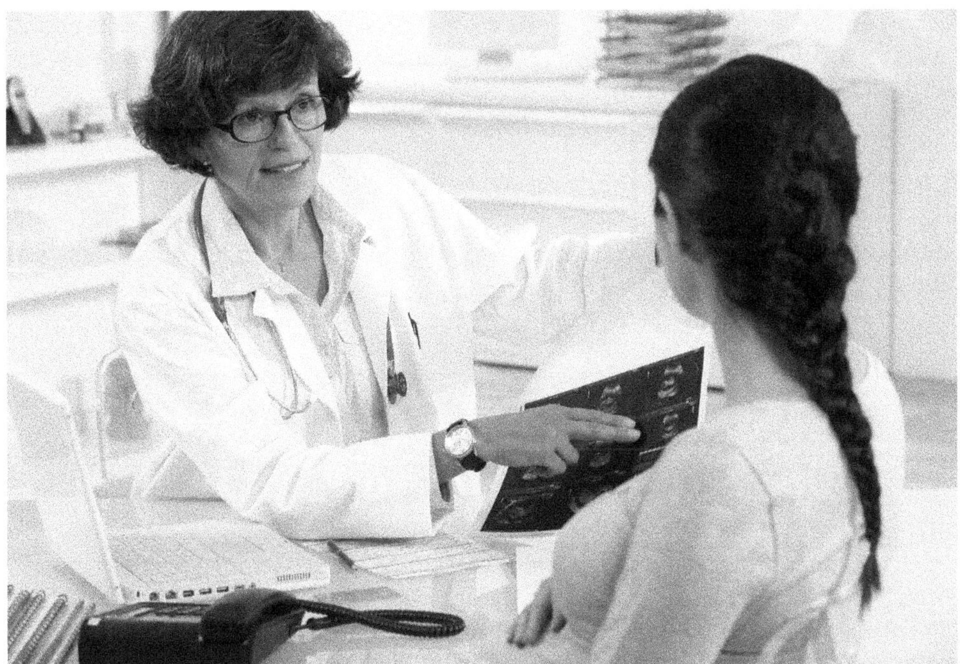

minatoria, y por tanto contraria a la Constitución (artículo primero), pues hace una distinción injustificada entre los médicos y el *resto* del personal que se ve obligado a intervenir en la práctica de abortos. En consecuencia, las autoridades de salud deberán reconocer la objeción de conciencia al resto del personal de salud, ya que, tratándose de derechos humanos, toda autoridad está obligada a aplicar la Constitución por encima de cualquier otra disposición legal que se le oponga (Constitución mexicana, artículo primero).[7]

4.3. Objeción de conciencia al aborto en caso de violación

En el ámbito federal, la Secretaría de Salud reconoce el derecho de objeción de conciencia en la NOM-046-SSA2-2005,[8] que se refiere a los *criterios para la prevención y atención de violencia familiar, sexual y contra las mujeres*, en la cual reconoce el de-

7 "Todas las autoridades, en el ámbito de sus competencias, tienen la obligación de promover, respetar, proteger y garantizar los derechos humanos de conformidad con los principios de universalidad, interdependencia, indivisibilidad y progresividad" (artículo primero, tercer párrafo).
"Queda prohibida toda discriminación motivada por origen étnico o nacional, el género, la edad, las discapacidades, la condición social, las condiciones de salud, la religión, las opiniones, las preferencias sexuales, el estado civil o cualquier otra que atente contra la dignidad humana y tenga por objeto anular o menoscabar los derechos y libertades de las personas." (artículo primero, quinto párrafo) [en línea], disponible en ‹www.info4.juridicas.unam.mx/ijure/fed/9/›.

8 [en línea], disponible en ‹www.inm.gob.mx/static/Autorización_Protocolors/SSA/Violencia-familiar-sexual-y-contra-las-mujeres-criterios.pdf›.

recho de objeción de conciencia de médicos y enfermeras para la práctica del aborto en los casos de violación (numeral 6.4.2.7), incluyendo la llamada pastilla del día después, por sus efectos abortivos.

4.4. Objeción de conciencia en materia de voluntad anticipada

La Ley de Voluntad Anticipada para el Distrito Federal, expedida en 2008, tiene por objeto

> establecer las normas para regular el otorgamiento de la voluntad de una persona con capacidad de ejercicio, para que exprese su decisión de ser sometida o no a medios, tratamientos o procedimientos médicos que pretendan prolongar su vida cuando se encuentre en etapa terminal y, por razones médicas, sea imposible mantenerla de manera natural, protegiendo en todo momento la dignidad de la persona (artículo primero).

Esta ley protege lo que se conoce como *ortotanasia*, lo que significa "muerte correcta". Distingue entre curar y cuidar, sin provocar la muerte de manera activa, directa o indirecta, evitando la aplicación de medios, tratamientos y/o procedimientos médicos obstinados (art. tercero, fracción XI). En definitiva, la ortotanasia se distingue claramente de la eutanasia. Aun así, se reconoce el derecho de objeción de conciencia, por lo que consideramos que, si eventualmente llegara a legalizarse la eutanasia, por un principio de congruencia debería reconocerse el derecho de objeción de conciencia al personal al que corresponda su realización.

4.5. Objeción de conciencia a las transfusiones sanguíneas

Con relativa frecuencia se presenta el caso de miembros de la congregación de los testigos de Jehová, quienes por sus creencias religiosas se rehúsan a recibir transfusiones de sangre.

Si bien este supuesto de objeción de conciencia no se ha reconocido expresamente en la ley, observamos una actitud cada vez más respetuosa de la libertad religiosa y de conciencia por parte de la comunidad médica, siempre y cuando los objetores sean mayores de edad, en pleno uso de sus facultades, que la soliciten mediante un consentimiento libre y actual y no tenga como consecuencia directa la muerte del paciente. Así se infiere del estudio realizado por la Comisión Nacional de Arbitraje Médico.[9]

De lo dicho hasta aquí podemos concluir que aunque la ley reconoce de modo limitado el derecho de objeción de conciencia del personal de enfermería, ello no significa que no pueda ejercerse más allá de los estrechos límites de la ley, puesto que por encima de las disposiciones legales están los derechos humanos

---

9 *Revista Conamed*, Vol. 10, núm. 2, 2010.

reconocidos en la Constitución mexicana o en los tratados internacionales y, como hemos dicho, la propia Carta Magna obliga a toda autoridad a que, en el ámbito de su competencia, otorgue preferencia a los derechos humanos sobre la ley, cuando éstos brinden a la persona una protección más amplia.

5. Objeción de conciencia: requisitos de procedencia

Los requisitos que debe cumplir quien plantee una objeción de conciencia para que sea procedente son:

1. La objeción de conciencia ampara un comportamiento individual, por lo que debe solicitarse de manera personal y respetuosa ante el superior jerárquico correspondiente. El objetor de conciencia no tiene pretensiones derogatorias de la ley en cuestión o del mandato de autoridad, simplemente solicita que no se le obligue a realizar una conducta contraria a sus principios morales, sean o no de carácter religioso.
2. El objetor de conciencia debe fundamental su objeción en un conflicto de conciencia. Es decir, la razón por la que solicita que se le exima de la obligación de realizar una determinada práctica, es que dicha práctica contradice su personal código ético, porque siente el imperativo de obedecer a sus convicciones de conciencia, por encima del deber que le exige la disposición legal o el mandato de autoridad objetados.
   Es verdad que, al tratarse de un elemento del fuero interno, es difícil de comprobar la sinceridad de los motivos de conciencia de los objetores, pero es preciso señalar que el solo hecho de plantear una objeción de conciencia requiere valor por parte del objetor, considerando el riesgo de que su postura sea mal vista en el centro de salud, o incluso sancionada de algún modo; por ello, no se debe tratar a los objetores como transgresores del orden y autoridad, sino simplemente como un ejemplo de la diversidad y pluralismo ideológico que vemos en la sociedad, lo cual merece el máximo respeto, dentro de límites razonables, como veremos a continuación.
3. La objeción de conciencia, como otros derechos humanos, no es un derecho absoluto. Es preciso que respete ciertos límites. Dichos límites son enunciados por los tratados internacionales de derechos humanos, en los que se establece que "la libertad de manifestar la propia religión y las propias creencias está sujeta únicamente a las limitaciones prescritas por la ley y que sean necesarias para proteger la seguridad, el orden, la salud o la moral públicos o los derechos o libertades de los demás".[10]

10 Convención Americana de Derechos Humanos, art. 12, párrafo tercero.

Se podría suponer que los conceptos de *seguridad, orden, salud* o *moral públicos*, al ser términos abstractos, podrían legitimar cualquier restricción a la libertad religiosa y de conciencia; sin embargo no es así, ya que el sistema internacional de derechos humanos ha señalado que estos conceptos deberán interpretarse de manera restrictiva, así como que las limitaciones a las libertades públicas deben ser las estrictamente necesarias, en una sociedad plural y democrática. Esto significa que la negativa a cumplir con una ley o mandato legítimo de autoridad por motivos de conciencia no implica necesariamente una transgresión a la seguridad, orden, salud o moral públicos.

También en la Constitución mexicana encontramos principios que orientan la interpretación del ordenamiento jurídico para aplicarlo conforme a los derechos humanos, como el *principio pro-persona*, que señala que cuando para resolver un determinado caso existen dos o más normas, debe elegirse aquella que proporcione mayor protección de la persona (artículo primero) o el *principio pro-libertatis*, que establece la libertad como regla general y la limitación como excepción.

Actualmente en México existe una protección más robusta de los derechos humanos, en particular al derecho de libertad religiosa, de pensamiento y de conciencia, lo cual ha sido una gran conquista en favor del pluralismo y el respeto a la diversidad religiosa e ideológica.

Bibliografía

Comisión Americana de Derechos humanos, art. 12, párrafo tercero.

Revista *Conamed*, Vol. 10, núm. 2, 2010.

Internet

Código de conducta para el personal de salud 2002 [en línea], disponible en ‹www.salud.gob.mx/dirgrss/codigo/ccps2002.htlm›.

Consideraciones relativas al derecho de objeción de conciencia en el ámbito sanitario, Organización Colegial de Enfermería. Tenerife, España, 2009 [en línea], disponible en ‹http://www.enfermeriacanaria.com/wptfe/wp-content/uploads/consideraciones-objecion-conciencia.pdf›.

Constitución mexicana [en línea], disponible en ‹http://www.aldf.gob.mx/leyes-107-2.html›.

Ley de Salud de Jalisco [en línea], disponible en ‹www.info4.juridicas.unam.mx/adprojus/leg/15/600/21.htm?s=›.

Ley de Salud para el Distrito Federal [en línea], disponible en ‹www.info4.juridicas.unam.mx/adprojus/leg/15/600/21.htm?s=›.

Ley de Salud NOM-046-SSA2-2005 [en línea], disponible en ‹www.info4.juridicas.unam.mx/ijure/fed/9/›.

Secretaría de Salud. Código de Ética para las Enfermeras y Enfermeros en México, 2001 [en línea], disponible en ‹www.ssa.gob.mx›. Consultado el 17 de febrero del 2013.

CAPÍTULO 15

Bioética y cuidados paliativos

*Luz María Guadalupe Pichardo García**
*Isabel Mendoza López***

Introducción

Un fin esencial de la medicina del siglo XXI es el de paliar los últimos momentos de la vida. Los otros dos son prevenir y curar. Cada día la sociedad es más longeva y por tanto los adultos mayores requieren de cuidados especiales. Lo mismo las personas con enfermedades crónicas, cáncer, accidentes incapacitantes y otros casos que requieren tratamientos específicos, que no cualquier médico puede atender. Estas enfermedades llevan al paciente gradualmente a una fase denominada terminal, en la que sus días están contados. Tarde o temprano el proceso natural del padecimiento termina en la muerte, lo cual es un estado inevitable y natural, al que podemos llegar de manera digna sin ansiedades ni sufrimientos, sin estrés ni agonía desgarradora. Es el objetivo de los cuidados paliativos (CP) que trataremos en este capítulo.

1. ¿Quién es un paciente terminal?

De manera sencilla, la definición de paciente terminal sería la de *aquella persona con un pronóstico de vida corto, causado por una enfermedad grave o un accidente.* Podrían ser días, semanas, meses o hasta años. Los médicos habitualmente dan un plazo, que no siempre se cumple. Hay muchos factores que pueden modificarlo. Equivale a "los últimos días" o "los últimos momentos"; en resumen, es el final inminente en la vida de una persona. Lo que puede significar un dilema bioético no es el hecho de morir, que es el fin natural de la vida, sino la manera de vivir los últimos momentos y las decisiones tomadas en esa situación.

* Doctora en Ciencias con especialidad en Bioética. Profesora investigadora en la Facultad de Derecho de la Universidad Panamericana y del posgrado en Bioética de la Facultad de Medicina de la UNAM.
** Licenciada en Enfemería y maestra en Bioética por la Universidad Panamericana.

De manera técnica, una de las definiciones más completas es la de la Sociedad de Cuidados Paliativos de España:[1] "Un enfermo terminal es aquél que cubre las siguientes condiciones:

1. Presencia de una enfermedad avanzada, progresiva, incurable.
2. Falta de posibilidades razonables de respuesta al tratamiento específico.
3. Presencia de numerosos problemas o síntomas intensos, múltiples, multifactoriales y cambiantes.
4. Pronóstico de vida inferior a seis meses".

Cada día la población mundial crece y por tanto el número de personas enfermas, en especial de cáncer, diabetes, arterioesclerosis, obesidad y enfermedades degenerativas relacionadas con la edad, aumenta también. A pesar de los avances de la farmacología, la biomedicina y la biotecnología no existen todavía remedios eficaces para este tipo de enfermedades ni para prevenir ni para curar definitivamente el dolor, el sufrimiento, la ansiedad, la incertidumbre, el miedo provocado por los agentes patógenos. En muchos países el problema es que no existen recursos para tratar las enfermedades que podrían curarse a tiempo —un ejemplo es África, donde existe una carencia lamentable de medicamentos y tratamientos adecuados para salvar al enfermo—. Muchas veces el problema es la injusticia social de los que podrían apoyarlos y el doble estándar en el cual se da prioridad, en investigaciones, en fármacos, a los medicamentos que requieren los países desarrollados, como los requeridos para la enfermedad de Alzheimer, la demencia senil, las cirugías estéticas, entre otros, a costa de llevar a cabo los protocolos de prueba en los países menos desarrollados.

Básicamente este es un problema en contra del principio de justicia, al destinar desigualmente los recursos en salud. Países y continentes que tienen un promedio de vida de 87 años contra los más pobres con un promedio de vida de 29 años.

En cualquier caso, la muerte llega, antes o después. Es un proceso natural que todo ser vivo y del que el ser humano no es excepción. Es una realidad inevitable que hemos de afrontar, nos hayamos preparado o no para ello. Forma parte de nuestro ciclo de vida; es la parte final y una de las más relevantes de nuestra existencia. En especial porque, entre los seres vivos, somos los que tenemos conciencia de que morimos y libertad para elegir la actitud que más nos permita dejar este mundo noble y dignamente, sin miedo, sin dramas y sin angustias.

Se suele decir que "se muere como se ha vivido". Lo que se pretende es buscar la manera de que esos días se "vivan plenamente", aliviarlos, suavizarlos y acom-

1 Sociedad Española de Cuidados Paliativos. Guía de cuidados paliativos. 2005 [en línea], disponible en ‹http://www.secpal.com/guiacp/index.php?acc=dos›.

pañar al enfermo en esa etapa, que tiene una gran trascendencia en su vida y en la de sus familiares. Es el objetivo central de los CP: enseñar a llevar este duelo lo mejor posible y convertirlo en una experiencia apacible, en el inevitable dolor por la pérdida.

2. ¿Es el médico tratante quien atiende al paciente terminal?

No es el médico tratante quien debe atender al paciente terminal. Lo óptimo en la actualidad es que el enfermo sea encauzado al equipo de cuidados paliativos, que se ocupará profesionalmente del enfermo en esa etapa. Ya existe una ley en la cual se obliga a cualquier hospital a tener un área de CP, aunque pueda seguir interviniendo en ocasiones el médico tratante. El equipo de esta sección especializada tiene como tarea el formar en diversos aspectos a la familia para que, en la mayoría de los casos, el enfermo viva bien atendido sus últimos momentos, en su casa, rodeado de sus seres queridos, sin necesidad de estar conectado a aparatos en una clínica o institución.

El concepto de CP, de acuerdo con Guevara-López (2018), es el de "la atención específica para el paciente con una enfermedad avanzada y progresiva, donde el control del dolor y otros síntomas, así como los aspectos psicosociales y espirituales tienen la mayor importancia. El objetivo de los cuidados paliativos es lograr la mejor calidad de vida posible para el paciente y su familia".[2]

Aunque siempre ha habido la necesidad de paliar la situación del enfermo terminal, hace siglos el médico carecía de medios eficaces para hacerlo. Voltaire decía que "un médico eficiente es aquel que *conforta* a su paciente, mientras la naturaleza realiza la curación", en los casos en que había curación.[3]

El médico siempre ha tenido un "cuidado especial a los moribundos", lo que es relativamente reciente es la aparición de la especialidad de cuidados paliativos. En algunos países, como Inglaterra y España, esto ocurrió más o menos 40 años. Antes, estos enfermos se atendían en los llamados "hospice" u hospicios (que trataremos más adelante). Cuando la fase de curación o fase terapéutica termina o se hace mínima, el tratamiento paliativo crece.

Como se ve en la siguiente figura, debe iniciarse un proceso lento, pero eficaz, para encauzar gradualmente al enfermo al cuidado paliativo e ir disminuyendo cualquier tratamiento curativo invasivo.

2 U. M. Guevara-López, *Nuevas fronteras en cuidados paliativos. Axiología de los dilemas éticos al final de la vida*, México, Corinter, 2018.

3 C. Centeno, M. Gómez Sancho, M. Nabal, A. Pascual, *Manual de medicina paliativa*, Navarra, EUNSA, 2009.

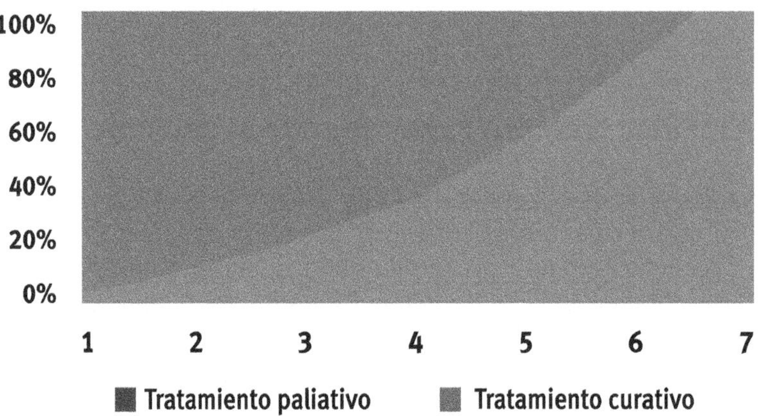

Gráfica 15.1. Proporción de ambos tipos de tratamientos en un enfermo terminal. El tratamiento paliativo gradualmente suple al curativo.

Sabiendo que el papel del médico es el de escuchar siempre la última voluntad del paciente y de sus familiares, se suele sugerir con delicadeza que la mejor situación es que el enfermo muera rodeado de los suyos y fuera del medio hospitalario, permitiendo terminar su vida en un ambiente conocido y acogedor, con el mayor bienestar y respeto a su dignidad como persona. Esto último debe preguntarse directamente.

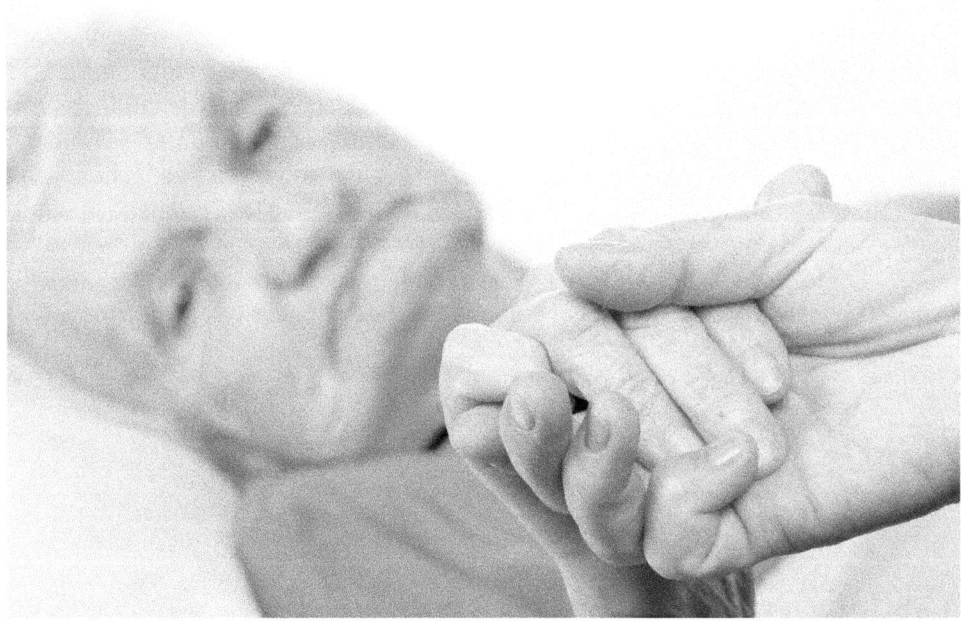

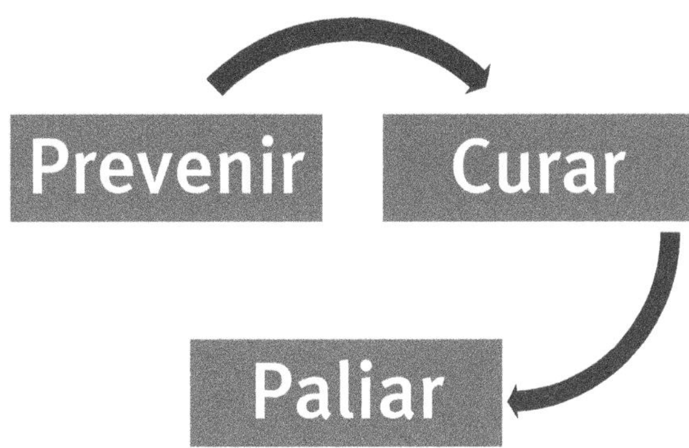

Figura 15.1. Paliar viene al final del camino significa suavizar, aminorar, hacer menos pesado ese trance.

Según la Organización Mundial de la Salud (OMS) en su documento sobre cuidados en caso de cáncer, afirma: "Una forma de mejorar la calidad de vida tanto de los pacientes que afrontan una enfermedad que pone en riesgo su vida como de sus familias gracias a la prevención y el alivio del sufrimiento a través de un diagnóstico precoz, una evaluación adecuada y el oportuno tratamiento del dolor y otros problemas, tanto físicos como psicosociales y espirituales".[4]

3. Breve historia de los cuidados paliativos

Aunque en realidad el término es reciente (tiene poco más de tres décadas), los cuidados paliativos, es decir, el trato a los moribundos se ha realizado desde que el hombre existe sobre la tierra, aunque desde distintas perspectivas. Sólo abordaremos algunas de las más relevantes.

3.1. Antecedentes a nivel internacional

Grecia. En tiempos de los griegos, la medicina hipocrática consideraba a los moribundos como "castigados por los dioses", y en consecuencia sin derecho a ser atendidos. Fue hasta el siglo IV d.C., con santa Elena y su hijo, el emperador Constantino (quien realiza la conquista del imperio romano y declara la religión cristiana como la oficial del imperio) que comienza la preocupación por los enfermos y moribundos, desde una perspectiva cristiana. Se construyen y asignan lugares para atenderlos a los que se les da el nombre de hospitales y hospicios. La palabra viene de hospitalidad: un sentimiento de calidez entre el anfitrión y el invitado.[5]

4 OMS, Documento sobre cuidados en caso de cáncer [en línea], disponible en ‹https://www.who.int/cancer/palliative/es/›.

5 C. Centeno, M. Gómez Sancho, M. Nabal, A. Pascual, *op. cit.*

Francia. Más tarde, en la Edad Media los hospicios no tenían una finalidad de atención a enfermos terminales, sino de cuidado al peregrino. La primera vez que la palabra "hospicio" se refiere a un lugar dedicado a la atención de una enfermedad terminal fue en Lyon, Francia, en 1842. Una señora llamada Jeanne Garnier, quien había quedado viuda a los 23 años, perdiendo a su marido y a sus dos hijos, estableció hospicios en varias ciudades francesas, específicamente para moribundos. El hospicio fundado en París en 1971, llamado Maison Medical Jeanne Garnier, sigue siendo una institución de prestigio dedicada al tratamiento paliativo de pacientes con cáncer avanzado.

Inglaterra. En el siglo xx, otra mujer, Cicely Saunders, nacida en Inglaterra en 1918, se convirtió en líder de los cuidados a enfermos terminales en su país. Estudió política, economía y filosofía y después se graduó en enfermería y finalmente en medicina.

Su interés principal era ayudar los pacientes a morir con dignidad. Entre 1958 y 1965 trabajó directamente con pacientes terminales, al mismo tiempo hizo investigaciones en el hospicio de San José, en Londres. Allí aprendió a escuchar a los pacientes y acompañarlos con interés y empatía. Concibió el cuidado de los enfermos con una nueva visión integral, teniendo en cuenta particularmente sus necesidades personales.

En 1967, el hospicio de San Cristóbal incorporó ideas de la doctora Saunders, equivalentes a los cuidados paliativos en la actualidad: una ayuda integral y activa de manera continua para pacientes sin pronóstico favorable de curación y sus familias llevadas a cabo por un equipo multidisciplinario, que no pretende prolongar la vida innecesariamente, pero sí mantener la calidad de vida, teniendo todas las necesidades del paciente cubiertas.[6]

Estados Unidos. La doctora Saunders trajo la idea de hospicio a Estados Unidos, a la Universidad de Yale, donde pronunció estas breves pero impactantes palabras: "Usted importa por lo que es. Usted importa hasta el último momento de su vida y vamos a hacer todo lo que podamos, no sólo para ayudarle a morir con paz, pero que mientras usted todavía está vivo, viva con dignidad".[7]

En Estados Unidos los cuidados se desarrollan más en el domicilio del paciente que en instituciones (a diferencia del Reino Unido, donde, en sus comienzos, todo parecía girar en torno al hospital). Estos programas de atención domiciliaria se basan principalmente en el trabajo realizado por equipos de enfermeras, aunque si requieren ser certificados oficialmente, deben ofrecer también servicios médicos, cuidados continuos y la posibilidad de ingreso en instituciones médicas, de ser necesario.[8]

6 L. M. Pichardo, J. A. Sánchez Barroso, M. Ch. Coulon, Ethical Implications of Care in Terminally ill patients, *Medic.*, Roma, 2014, 22(2): 44-57.

7 M. J. García Asensio, *Evolución histórica de los cuidados paliativos. Revisión bibliográfica*, tesis doctoral, Universidad de Murcia, 2011 [en línea], disponible en ‹http://www.cuidarypaliar.es/doc233›.

8 *Idem.*

Algunas de las personas que intervinieron en el proyecto tienen hoy renombre internacional. Por citar sólo algunos, junto con Saunders, en la planificación del hospital, intervino el psiquiatra Colin Murray Parkes, desde 1965. Sus trabajos sobre los aspectos psicológicos del enfermo en situación terminal han contribuido decisivamente a mejorar la atención al moribundo. También el doctor Robert Twycross se integró al equipo de Saunders en 1971, pero ya estaban en contacto en el St. Joseph´s Hospice cuando Twycross aún era estudiante de medicina. Hoy es un experto reconocido en el uso de narcóticos y tratamiento del dolor.

Suiza. La otra mujer destacada en el resurgir del movimiento paliativo es Elizabeth Kübler Ross. Nació en Suiza en 1926, fue profesora de Psiquiatría de la Universidad de Chicago y comenzó en Estados Unidos la atención sistemática de los enfermos terminales. Propuso modos de aproximación a sus ansiedades. De esta actividad surgió su primer libro sobre la muerte y los moribundos, publicado en 1969.

Negación
•Resistirse a la muerte
•Aislarse
Ira
•Depresión
•Resentimiento
Negociacion
•Intentar posponer la muerte
•Llegar a un acuerdo
Depresión
•Miedo
•Angustia
Aceptación
•Se acepta la muerte como algo inevitable
•Se hacen las pases consigo mismo

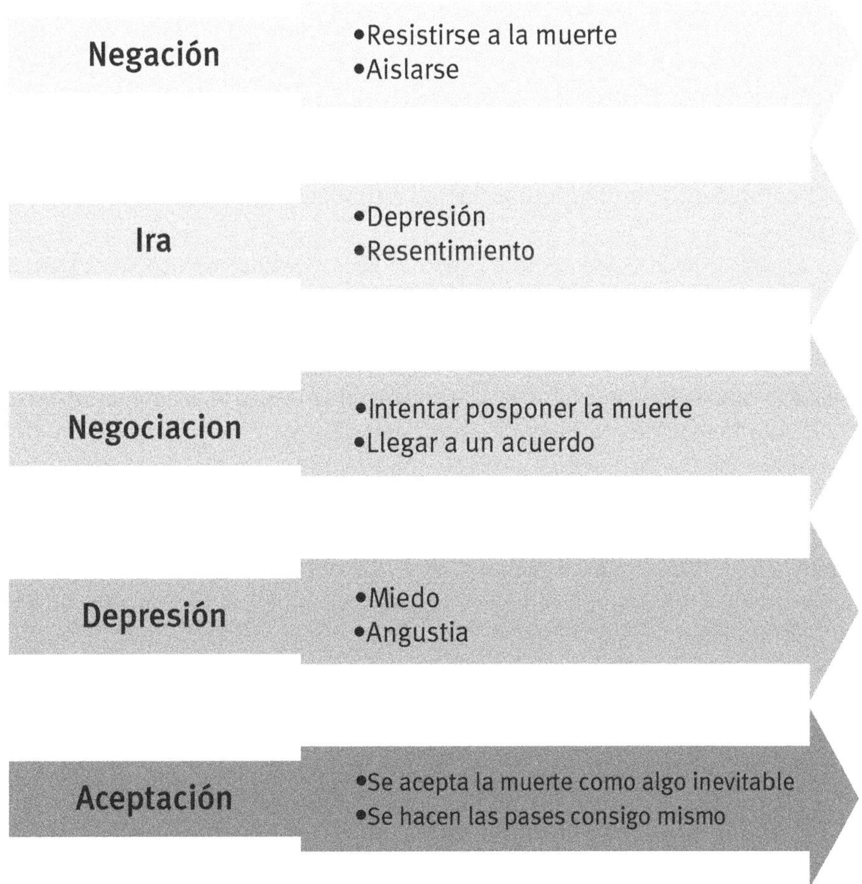

Figura 15.2. Las cinco emociones básicas por las que atraviesa un enfermo terminal al conocer su diagnóstico.

Las emociones enlistadas en la imagen 15.2 fueron estudiadas y propuestas por Kubler-Ross en su libro publicado en 1969. No se presentan necesariamente en ese orden ni todas. La doctora Kubler-Ross reafirmó la idea de Saunders, pero añadió el concepto de brindar el servicio del hospicio a domicilio, así la gente no acudiría al hospicio, sino que el hospicio iría a las personas.

En muchos países, la integración del movimiento hospicio en el sistema sanitario público ha sido algo costosa, atravesando años difíciles en la segunda parte de los ochenta del siglo pasado. La crisis económica hizo peligrar a muchos de ellos, que se mantenían exclusivamente de donativos y legados. La solución reciente ha sido la concertación de estos centros con la sanidad pública, que normalmente se hace cargo al menos del 50% de los gastos de asistencia. El propio hospicio se encarga del resto de la financiación y la asistencia está habitualmente libre de gastos para los pacientes y sus familias.

Las bases para la creación de una asociación nacional se iniciaron en 1987 en la Conferencia Nacional de Cuidados Paliativos celebrada en Ottawa. En ese momento sólo había tres organizaciones provinciales para los cuidados paliativos, pero ninguna nacional. Como resultado de las reuniones celebradas durante la conferencia, los grupos provinciales acordaron comenzar a trabajar para la creación de una asociación nacional.

Canadá. La Asociación Canadiense de Cuidados Paliativos (CPCA) se estableció formalmente como una organización caritativa nacional en noviembre de 1991. En 2001 cambió su nombre por Asociación Canadiense de Cuidados Paliativos Hospicio (CHPCA).

En abril de 2002 la CHPCA publicó la guía de cuidados paliativos hospicio, basada en los principios nacionales y las normas de práctica. Esta guía es reconocida como un documento histórico que proporciona información relativa a las normas aceptadas en el ámbito nacional de la práctica de cuidados paliativos. El modelo se ha utilizado ampliamente en Canadá y también ha atraído la atención de la comunidad de cuidados paliativos Hospicio Internacional.

Italia. Durante muchos años la única manera de desarrollar los cuidados paliativos en Italia fue mediante ONG y organizaciones de voluntarios, pero en 1996 la opinión pública italiana fue sacudida por el rumor una nueva terapia promovida por un médico (DiBella), que era capaz de curar prácticamente cualquier cáncer. La oposición tomó partido y argumentó que cómo era posible que se negara a los enfermos terminales una alternativa a la dolorosa y a veces inútil terapia oncológica. La respuesta final del gobierno fue apoyar los cuidados paliativos (CP), promoviendo la construcción de un centro monográfico para enfermos terminales casi en cada región, revisando la legislación sobre opioides y nombrando una comisión nacional encargada de definir los CP y su implementación.

En Europa, los cuidados paliativos se desarrollan a finales de los años setenta. Una figura destacada en los cuidados paliativos fue el anestesista italiano Vittorio Ventafridda, quien en 1977 crea, junto con Virgilio Florián, la Fundación Florián, cuyo objetivo es asistir y ayudar a los pacientes con enfermedades terminales. En los años ochenta, con la ayuda de esta fundación, Ventafridda desarrolló un programa para continuar los cuidados en el domicilio de los pacientes con enfermedades terminales. Este programa se extendió a otras 14 instituciones y se convirtió en un punto de referencia para el Programa de Alivio del Dolor por Cáncer de la OMS. Otra de sus importantes aportaciones a este campo de la medicina fue ser uno de los principales autores de la escalera analgésica para el manejo del dolor del cáncer de la OMS, que ha sido traducido a más de 28 idiomas y se aplica en todo el mundo. Los trabajos de Vittorio Ventafridda en Milán sobre el tratamiento del dolor por cáncer, el establecimiento de la Asociación Europea de Cuidados Paliativos y el desarrollo de políticas institucionales por algunos gobiernos han sido algunos de los hechos más determinantes en su desarrollo.

Alemania. En Alemania, a pesar de que el concepto de cuidados hospicio no fue bien comprendido en sus inicios, en los últimos años se han desarrollado equipos en las principales ciudades del país.[9]

Holanda. Cuando Holanda se planteó cómo cuidar mejor a sus enfermos terminales, tuvo que mirar la experiencia de otros países, pues la aplicación de la eutanasia llevó a descuidar la medicina paliativa. Algunos autores afirman que debido a este hecho será difícil que en Holanda alcancen un reconocimiento completo los cuidados paliativos a corto plazo. El hecho es que los primeros equipos de cuidados paliativos no se desarrollaron hasta principios de los años noventa, con Zylicik como pionero en la ciudad de Arnhem.

Austria. En Austria, en 1997 se incluyó de forma obligatoria en los programas de pregrado los cuidados paliativos en todas las escuelas de enfermería. En el año 2000 los cuidados paliativos se integraron en un plan nacional para desarrollar mejor todos los hospitales de pacientes terminales; en 2001, una declaración del Parlamento austriaco posicionó a la autoridad legislativa contra la eutanasia y en el mismo año realizó otra declaración tomando posición a favor del desarrollo de los cuidados paliativos; en 2003 la Universidad de Graz puso en marcha un programa de cuidados paliativos tanto en centro asistencial como en sus aulas.

Otros países europeos. En países como Francia, Bélgica, Noruega o Suecia, los cuidados paliativos se van desarrollando satisfactoriamente basados en la implantación de equipos consultores especializados en cuidados paliativos que trabajan en los hospitales para la atención de los pacientes en fase terminal. Francia promulgó en 2002 un programa nacional para el desarrollo de los cuidados paliativos.

Países de Europa del Este. De los países de este punto geográfico llegan noticias de un desarrollo vigoroso reciente al tiempo de los cambios políticos experimentados. Quizá el país más aventajado sea Polonia. Los trabajos de Luczack desde 1986 han dado frutos. Polonia reconoció en 1995 la medicina paliativa como especialidad médica. Para una población de 30 millones tiene en marcha 30 unidades de hospitalización, 20 equipos de soporte hospitalario, 12 centros de día y más de cien equipos de atención a domicilio. Las dos terceras partes de estos programas son titularidad del sistema público de salud.

9 M. J. García Asensio, *Evolución histórica de los cuidados paliativos. Revisión bibliográfica*, tesis doctoral, Universidad de Murcia, 2011 [en línea], disponible en ‹http://www.cuidarypaliar.es/doc233›.

En la República Checa, por el contrario, se observa que complejos obstáculos obstruyen el desarrollo de los cuidados paliativos. El nivel de cuidados para los que mueren es un problema que no está completamente reconocido; la disponibilidad de opioides en este país es muy similar a países como Austria y Alemania. En 2004 un programa de la Open Society presentó un proyecto nacional de cuidados paliativos en el Parlamento.

En Hungría el movimiento de cuidados paliativos comenzó en 1991. La ayuda de la Fundación Soros fue decisiva para comenzar con equipos de cuidados paliativos. En 1997 la ley sanitaria de Hungría incluyó como un derecho humano los cuidados paliativos. A pesar de estas declaraciones institucionales, la mayor debilidad de las organizaciones de cuidados paliativos radica en que no cuentan con una financiación pública bien establecida.

Para todos los países de Europa del Este, Luczak reconoce dos grandes influencias. En primer lugar, las claras recomendaciones de la OMS en materia de cuidados paliativos han sido determinantes para las autoridades sanitarias. En segundo, que con el apoyo de diversas organizaciones católicas y de organizaciones seculares se ha trasmitido un ambiente de esperanza y entusiasmo en el desarrollo de los cuidados paliativos.

4. Historia de los cuidados paliativos en México

En México es muy reciente el interés en los cuidados paliativos. En el Hospital General y en algunos otros institutos de salud de la Ciudad de México desde los años noventa se formaron diferentes clínicas del dolor con la buena intención de paliar, pero sin realizar formalmente un cuidado paliativo. En Guadalajara, jóvenes médicos formados en Canadá y en EUA iniciaron los CP de manera más formal en el nuevo Hospital Civil. En 2001 se creó un Centro de Dolor y CP denominado Palia, en el Hospital General de Occidente.

En 2006 aparece otra fundación de asistencia privada en México: el Centro de Cuidados Paliativos de México (Cecpam). Su principal objetivo son los CP domiciliarios de excelencia, ante la gran necesidad que tienen los pacientes con diagnóstico de enfermedad terminal y sus familias, de alguien que les oriente y apoye en esta fase. Por lo general los pacientes terminales eran enviados a sus casas, por máximo beneficio, sin recursos ni idea acerca de los cuidados requeridos por el enfermo terminal en esas circunstancias. Hasta diciembre de 2013 esta institución había atendido 1 059 pacientes, logrando que la mayoría termine su vida en su domicilio, con el dolor y los síntomas controlados, con compañía y atenciones. El Cecpam ha capacitado a 2 023 familiares, que fungen como cuidadores primarios, en la atención del enfermo en su domicilio.

La especialidad médica en CP adquirió mayor importancia en México cuando se modificó la Ley General de Salud, el 5 de enero de 2009. Se reformó y adicionó la Ley General de Salud en materia de CP, cuya última modificación se realizó en 2013.

Se trata de un documento muy completo que incluye el cuidado integral para preservar la calidad de vida del paciente por parte de un equipo interdisciplinario.

Actualmente en considerables centros hospitalarios el elevado número de pacientes excede la capacidad del profesional de salud. Los hospitales, principalmente los públicos, están absolutamente rebasados. Esto deriva con frecuencia en una atención precipitada, deshumanizada, sin recursos suficientes y que repercute en mala calidad de atención al paciente, en especial al que ya no tiene pronóstico favorable y es quien sufre las consecuencias. La falta de cultura paliativa por parte de médicos y enfermeras los lleva a asumir un papel para el que no están preparados y que provoca mayor descontrol y sufrimiento al paciente y sus familiares, insistiendo en prolongar tratamientos que no tienen ya ningún caso o, peor aún, cuando son enviados a sus domicilios por alta hospitalaria, abandonándolos, sin mayores indicaciones ni medios para que sean atendidos adecuadamente.

Es preciso capacitar al personal de salud y en especial al médico tratante para determinar cuándo llega el momento de detener el esfuerzo terapéutico para dejar al enfermo terminal y sus familiares en manos del equipo de cuidados paliativos, el cual estará encargado de brindar una atención personalizada, amable y profesional en el domicilio del paciente. Ante la fase crítica que atraviesan, tanto los familiares como el enfermo deben aprender a vivir hasta los detalles más mínimos que hagan más leve la carga de la enfermedad y el duelo, en ocasiones muy fuerte, por la que atraviesan.

Es importante cuidarlos, de forma que no tengan que acudir al hospital si no se trata de una verdadera emergencia. Al contrario, se hace llegar el equipo necesario periódicamente a donde ellos están, para instruir hasta en lo más pequeños detalles, en todos los ámbitos: cómo darle sus medicamentos, cómo preparar su dieta, cómo prepararse psicológicamente para el desenlace, cómo preparar la parte espiritual conforme a las creencias de la familia y del paciente. En resumen, son momentos que no tienen por qué ser dramáticos. Una persona debe terminar su vida con plena conciencia y con la dignidad que le confiere ser persona humana. Desde que la ley se hizo pública en el *Diario Oficial de la Federación*, en diciembre de 2013, ha crecido el interés por conocer esta especialidad y se han implementado cursos y diplomados en universidades y centros de salud, como el Instituto Nacional de Cancerología. Ya existen equipos bien entrenados para hacerse cargo de estos pacientes, pero aún son insuficientes.

5. Conceptos básicos para entender el cuidado a un enfermo terminal

Existen diversos conceptos que se deben tener claros para ser capaces de entender tanto al enfermo como a la familia, así como el enfoque que ha de dar el equipo de CP. Los más relevantes, en relación con este tema, se encuentran definidos en el glosario (punto 9 de este capítulo). Es importante señalar las tres vías que el ser humano puede tomar ante una situación adversa son: lucha frontal, evasión o huida, aceptación y asimilación, actitudes que se muestran en la siguiente imagen.

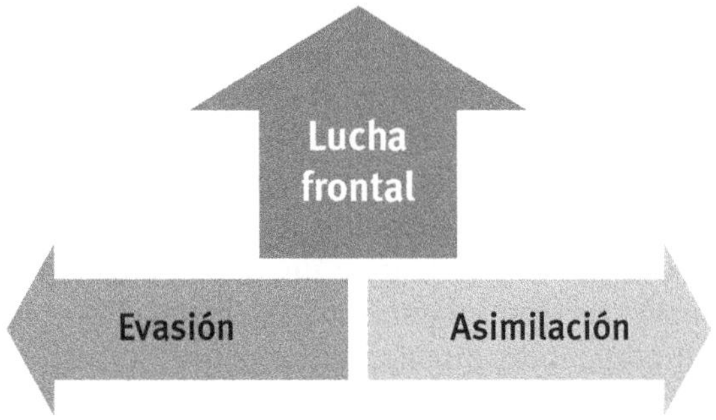

Figura 15.3. Fases naturales ante lo adverso. Cualquier suceso en la vida, en este caso la cercanía de la muerte, conduce a la persona y a sus familiares a tomar alguna de estas actitudes.

6. Consideraciones éticas

1. Cuando un paciente se halla en periodo final de su vida, el objetivo prioritario no será habitualmente la salvaguarda a ultranza de la misma, sino la preservación de la calidad de la vida que queda.
2. La falta de comprensión de lo anterior ha llevado en ocasiones a la obstinación terapéutica, con un gran sufrimiento del paciente y de su familia, y a un razonable rechazo social que sin duda ha contribuido a crear el estado de opinión propicio para que algunos soliciten la legalización de la eutanasia.
3. El principio de doble efecto puede aplicarse en el caso de la sedación, entendiendo que el efecto deseado es el alivio del sufrimiento y el efecto indeseado es la privación de la conciencia.
4. La muerte no puede considerarse como el efecto indeseado, ya que desgraciadamente el paciente fallecerá inexorablemente como consecuencia de la evolución de su enfermedad y de sus complicaciones.

6.1. Condiciones del principio ético del doble efecto[10]

1. La acción debe ser buena o neutra.
2. La intención es buscar el efecto bueno (intención recta).
3. Existe una proporción o equilibrio entre los dos efectos, el bueno y el malo.
4. El efecto deseado y bueno debe producirse en forma anterior al malo.

10 J. Roldán, *Ética médica*, México, Universidad La Salle, 1986, p. 18.

Siempre debe obtenerse el consentimiento para proceder a una sedación y, cuando sea posible, éste debe ser explícito.[11]

Debe reconocerse que el consentimiento para la sedación paliativa/terminal puede obtenerse de forma delegada o quedar implícita en los valores y deseos que habitualmente ha manifestado el paciente a la familia o al equipo, y que se hayan reflejado en la historia clínica, ya que es un documento legal, en el cual se consideran los pasos que se enumeran a continuación:

1. Obtención del consentimiento. Se recomienda el uso de un documento específico, firmado por el paciente o un familiar. En caso de no contarse con éste, el hecho de que se registre en la historia clínica es requisito suficiente y necesario.
2. Descripción, en la historia clínica, del proceso de ajuste de la sedación, con valoración de parámetros de respuesta, como el nivel de conciencia y ansiedad.[12]

6.2. Sedación y eutanasia

Uno de los puntos cruciales en el debate ético sobre la sedación es que en algunos casos se ha equiparado la sedación con la eutanasia, lo cual ha generado una gran controversia.[13]

La distinción entre sedación y otras entidades, como la eutanasia, recae esencialmente en los siguientes puntos:

1. La sedación en cp es una maniobra terapéutica destinada al alivio de síntomas refractarios que pueden aparecer en el contexto del enfermo que se halla en el final de su vida.
2. La sedación terminal es un procedimiento que puede estar indicado en 1 de cada 4 o 5 pacientes en situación agónica.
3. Las indicaciones más frecuentes son: delirium, disnea, dolor y estrés emocional; síntomas refractarios.
4. Cuando se indica la sedación se recomienda constatar en la historia clínica los motivos, el proceso en la toma de decisiones (incluido el con-

11 Carta de los derechos generales de los pacientes, México, Conamed, 2001.

12 M. Ramsay, T. Savege, B. R. Simson, Controlled Sedation with Alphaxolone-alphadolone, *BMJ* 1974, 2(920): 656-659.

13 B. Mount, Morphine Drips, Terminal Sedation, and Slow Euthanasia: Definitions and Facts, not Anecdotes, *J. Palliat Care*, 1996,12(4): 31-37. J. M. Viguria Arrieta, J. Rocafort Gil, E. Eslava Gurrea, M. Ortega Sobera, "Sedación con midazolam. Eficacia de un protocolo de tratamiento en pacientes terminales con síntomas no controlables con otros medios", *Med. Pal.* 2000, núm. 7, pp. 2-5.

sentimiento) y la monitorización de los resultados. Ello constituye la mejor garantía ética y legal.

5. Ni la sedación paliativa ni la terminal son eutanasia encubierta. Las diferencias recaen tanto en el objetivo como en la indicación, el procedimiento, el resultado y el respeto a las garantías éticas.

Procedimiento	Sedación paliativa	Sedación terminal
1. Intención	Control de síntomas	Se prescribe la muerte
2. Medios	No se prescribe deliberadamente	Dosis letal
3. Indicación médica	Alivio de síntomas	Muerte

Tabla 15.2. Evaluación bioética de la sedación en un paciente terminal.

7. Enfoque de atención al enfermo terminal desde la terapia de la dignidad

En Canadá, el psiquiatra Harvey Chochinov ha dedicado prácticamente toda su vida profesional a los enfermos terminales. Desarrolló una teoría denominada "terapia de la dignidad", aplicada a miles de enfermos en distintos países del mundo, la cual facilita la posibilidad de reducir el dolor existencial y favorece una despedida más armónica de los seres más cercanos. Los otros dos instrumentos desarrollados por Chochinov para apoyar al enfermo son el cuestionario de 25 preguntas denominado "Inventario de la dignidad del paciente", el cual ha sido traducido y probado en centenares de pacientes en más de seis idiomas. Formuló también la Pregunta de la dignidad del paciente: ¿qué necesita para sentirse respetado en este momento? Desde este enfoque, los CP se basan en una comprensión profunda de los síntomas de angustia, incertidumbre, impotencia, estrés, que habitualmente se enfrentan cerca de la muerte. Estos síntomas no siempre son considerados por los médicos que los atienden, en tanto no todos tienen una formación especializada en cuidados paliativos.[14]

Cuando el médico tratante detecta que el enfermo no responde a los tratamientos curativos es su deber informarle, con calidez humana, que debe pasar a un tratamiento paliativo. Si el enfermo no tiene que estar hospitalizado, lo mejor es dejarlo en casa, acompañado por el cuidador principal y apoyado por un equipo interdisciplinario de salud que establecerá estrategias destinadas a aliviar el dolor y los diferentes síntomas del paciente.

14 H. M. Chochinov, T. Hack, T. Hassard, L. J. Kristjanson, S. McClement, M. Harlos, Dignity Therapy: A Novel Psychotherapeutic Intervention for Patients Near the end of Life, *J Clin Oncol*, 2005, núm. 23, pp. 5520-5525.

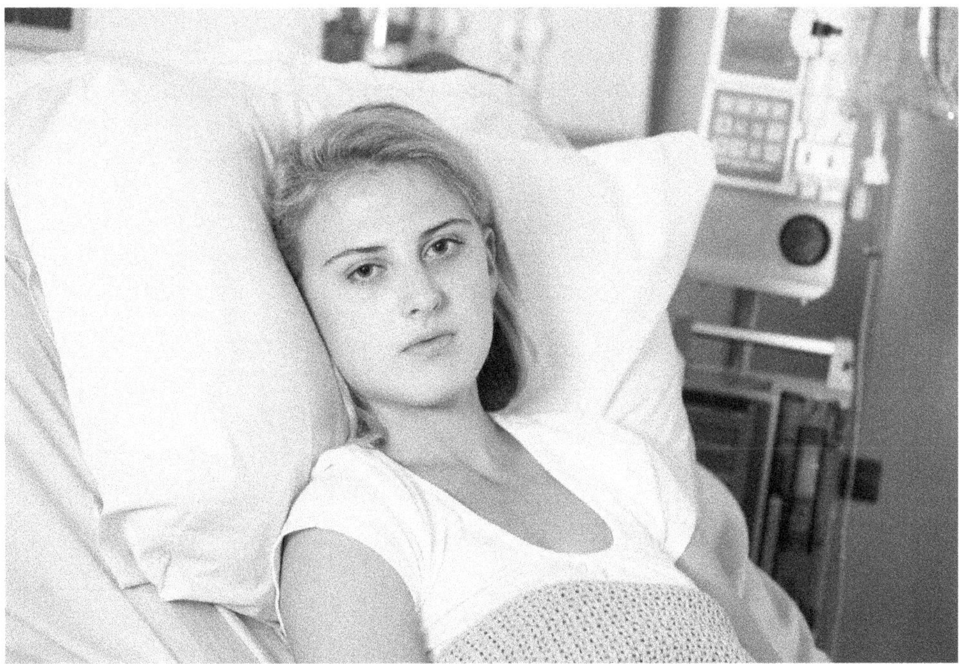

Imagen 15.1. Las CP son opciones en el paciente que no tiene pronóstico terapéutico favorable.

Este apoyo le dará confianza y asegurará los pasos a seguir en los últimos momentos. Es importante que haya un algólogo en el equipo. Los recursos médicos actuales pueden aliviar la mayoría de los dolores sin dejar al paciente somnoliento gran parte del día y con efectos secundarios mínimos. La algología es un arte, y siempre se deberán tomar las diferentes decisiones de tratamiento en conjunto con el paciente y su cuidador principal, respetando su autonomía. Aquí es cuando la medicina se transforma y deja de ser esencialmente acción, para ser gesto y palabra. Pareciera que deja de ser medicina, pero no es así, es cuando más lo es.

En la mayoría de las instituciones de salud lamentablemente no se está aplicando todavía de manera sistemática esta atención domiciliaria por equipos especializados en CP. En los escasos lugares en donde sí se han implementado han tenido un excelente resultado, en especial cuando se cuenta con cuidadores primarios responsables y comprometidos con el paciente.

8. Equipo de cuidados paliativos domiciliarios

El equipo de cuidados paliativos domiciliarios (CPD) consta de enfermeras, médicos algólogos, médico tratante o médico general, psicólogos, psiquiatra (de ser necesario), tanatólogo y trabajadora social. Resumidos, sus objetivos son: asegurar un monitoreo integral de cada paciente, disminuir en la medida de lo posible la angustia existencial y psicológica del paciente y de su familia, facilitar la independencia y a la vez el apoyo de la familia, la paz mental y la vida espiritual; entre las principales metas que ellos mismos reportan. Como se muestra en la figura 15.4, los CPD buscan abordar los cuatro principales aspectos descritos para, en la medida de lo posible, asegurar una atención lo más personal e individualizada posible, en esos momentos que pueden ser muy significativos y marcar más de una vida.

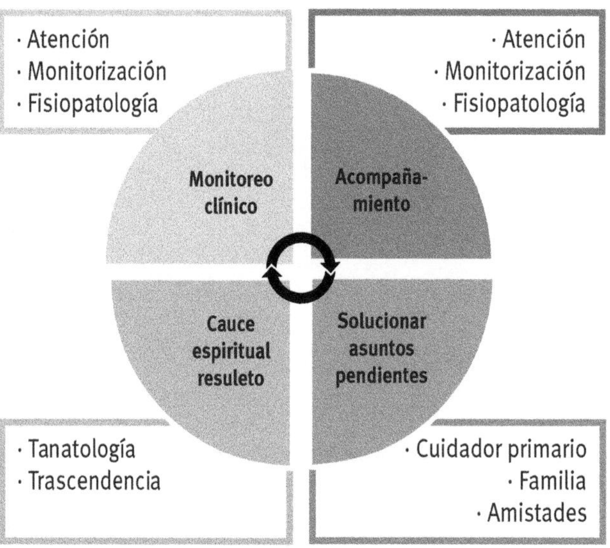

Figura 15.4. Esquema de los principales aspectos del monitoreo de los CPD de excelencia, tomado del diplomado de cuidados paliativos del incan.

Los términos que conviene conocer antes de tomar decisiones de fin de vida se resumen en el siguiente glosario. Lo óptimo es estar al tanto de estas situaciones desde pequeño, como algo natural a lo que, tarde o temprano, nos enfrentaremos en la vida. Debe existir una "formación en preparar la muerte". Aun cuando pensemos que está lejana, no sabemos cuándo llegará para cada uno.

9. Términos más utilizados en las decisiones con el paciente terminal

Vida humana. Se refiere al valor de toda vida humana. Independientemente de cualquier creencia, condición, raza, etcétera. Se expresa así en la Declaración Universal de los Derechos Humanos de 1947 en su artículo 3: "Todo individuo tiene derecho a la vida, a la libertad y a la seguridad de su persona".[15]

15 [en línea], disponible en ‹http://unesdoc.unesco.org/images/0017/001790/179018m.pdf›.

Paciente terminal. De acuerdo con la definición de la Sociedad Española de Cuidados Paliativos,[16] se trata de "una imposibilidad razonable de respuesta al tratamiento, manifestada por la presencia de numerosos problemas o síntomas intensos, múltiples, multifactoriales y cambiantes; de gran impacto emocional que afecta también a la familia y al equipo terapéutico y pronóstico de vida menor a seis meses".

Muerte clínica (cerebral). Se presenta cuando existen los siguientes signos:[17]

I. Pérdida permanente e irreversible de conciencia y de respuesta a estímulos sensoriales.

II. Ausencia de automatismo respiratorio.

III. Evidencia de daño irreversible del tallo cerebral, manifestando por arreflexia pupilar, ausencia de movimientos oculares en pruebas vestibulares y ausencia de respuesta a estímulos noniceptivos.

Calidad de vida. Clínicamente, la calidad de vida mide grado de dolor, capacidad respiratoria, sensibilidad física, hidratación, cansancio, reflejos, presión sanguínea, entre los factores más comunes que se utilizan en la rutina hospitalaria de revisión del paciente. Implica mantener al paciente dentro de los límites más cercanos a la normalidad.

Existen numerosos índices desarrollados a lo largo del siglo XX para medir si los tratamientos aplicados al paciente están teniendo resultado. Son una práctica obligada, especialmente en pacientes terminales. No presentan inconvenientes éticos, al contrario, son necesarios. Sin embargo, la calidad de vida clínica no basta. Hace falta detectar los puntos clave que van más allá de una mera "reparación técnica" del organismo enfermo. Hay diversos puntos en los que el paciente se siente minusvalorado, no respetado o afectado en su dignidad, a pesar de la abundancia de cuidados físicos.

Dignidad de la vida. La dignidad, entendida desde el punto de vista antropológico clásico, va ligada al modo de ser racional del ser humano. Todo ser humano es digno por el hecho de existir: esto es, tiene *dignidad ontológica*, porque tiene una capacidad potencial o real de racionalidad. Hay otra dignidad que tiene relación con el uso de la libertad, las decisiones tomadas a lo largo de la vida, la interioridad y la madurez. Se denomina *dignidad adquirida*.

Esta dignidad puede manifestarse o no de acuerdo con las circunstancias y es el fundamento del respeto ético hacia el hombre.

Dignidad de la muerte. Radica en el modo de afrontarla: la actitud. En sentido estricto y material no se puede hablar de muerte digna, ya que la muerte es destrucción, descomposición, corrupción del cuerpo, pero en lo espiritual, sí se ha-

16 SECPAL, Guía de cuidados paliativos, 2005 [en línea], disponible en ‹http://www.secpal.com/guiacp/index.php?acc=dos›. Consultado el 19 de noviembre de 2015.

17 Ley General de Salud, Art. 344. Reformada el 26 de mayo de 2000.

bla de personas que se dignifican al morir. Se trata de la fase final de la vida y las condiciones en que ocurre.

Morir dignamente implica aceptar una realidad inevitable con serenidad, respetando y resolviendo todas las dimensiones del enfermo, como son las materiales, orgánicas, clínicas, psicológicas, familiares y espirituales.

Dolor. El dolor y el sufrimiento son de órdenes distintos. El dolor hace referencia principalmente al orden corporal, orgánico. Constituye un signo fisiológico indicador de algún desorden provocado por cierto elemento patológico, sea externo o interno. Es una alarma del organismo para atender la causa que lo provoca.

La valoración del dolor es una parte esencial en la labor de la enfermera. Debe ser capaz de obtener del paciente información objetiva que le permita elaborar un plan de control del dolor y de cuidado, en colaboración con el médico. De preferencia, cuando el dolor es muy fuerte, o crónico, se debe acudir a un experto en dolor (algólogo). Es importante valorar su localización e intensidad.

Eutanasia. Es la muerte a petición. El médico le la aplica por acción —realizando algún procedimiento— o por omisión —retirando algún aparato o medicamento que lo mantiene vivo.

Sufrimiento. Muchas veces tiene su origen en el dolor físico. Se trata principalmente de un estado emocional relacionado con situaciones difíciles: económicas, laborales, familiares, morales, etcétera. Posee características propias: es interior, es más de orden psicológico y evoca aspectos más profundos de la persona. Mientras que el dolor es localizado en tiempo y espacio, el sufrimiento tiene que ver más con un estado de ánimo que permanece por un tiempo indefinido. Es una experiencia que no suele curarse con medicamentos.

Se relaciona con un estado de vulnerabilidad de menor o mayor entidad que reclama la ayuda de familiares o profesionales. El sufrimiento tiene mucho de misterio. No es fácil encontrarle sentido. Víctor Frankl habla de que "el sufrimiento humaniza: libra de la rigidez mortal del alma".[18] Hace al hombre comprensivo y maduro.[19]

Autonomía del paciente terminal. Es la capacidad de un paciente de tomar decisiones acerca de su tratamiento, una vez informado por los médicos de manera completa de su pronóstico y opciones. No es absoluta. No es un parámetro fiable si se reduce al mero deseo del paciente. Hay que verificar que sea una autonomía legítima.

Tratamiento fútil. Es aquel que es prescrito sin necesidad. No tiene indicación precisa y por tanto no se obtiene el resultado esperado. Equivale a obstinación terapéutica, ya sea por decisión del médico o a petición del paciente.

Suicidio asistido. Es la llamada muerte a petición. El enfermo solicita al médico que lo apoye en su decisión de quitarse la vida. Es quien le da los medios para que el enfermo los aplique. La principal causa es evitar el sufrimiento. En México,

18 J. F. Sellés, "La experiencia de los límites: el dolor y la finitud temporal", *Pers. Bioét.*, 2016, 20(2): 159-174. doi: 10.5294/pebi.2016.20.2.4

19 L. M. Pastor García, L. M. León Correa, *Manual de ética y legislación en enfermería*, Madrid, Mosby, 1997.

por ley, el suicidio asistido no está permitido. El artículo 312 del Código Penal federal estipula una pena de cinco años de prisión a quien preste auxilio o induzca a otro a que se suicide. De 4 a 12 años si ejecuta él mismo la muerte a petición de alguien más.

El juramento hipocrático dice expresamente: "No daré a nadie que lo pida un remedio mortal o un consejo que lo induzca al fin".

Obstinación terapéutica. Es la decisión del médico, o de los familiares y en algunos casos del mismo paciente, de continuar un tratamiento que no tiene ya sentido aplicar porque no significará alivio para el paciente. Sólo implicará aumento de costos y sufrimientos, alterando el cauce natural de la muerte.

Límite del esfuerzo terapéutico. Consiste en detener las medidas artificiales de tratamiento cuando ya no existen esperanzas reales de curación. No tiene nada que ver con el suicidio asistido. Implica no desgastar al paciente ni a sus familiares; ni tampoco hacer gastos desproporcionados respecto a los resultados esperados.

Sedación terminal y paliativa. En la tabla 15.2 se muestran las principales diferencias, especialmente éticas, entre los dos tipos de sedación. Uno de los puntos cruciales en el debate ético sobre la sedación es que algunos han equiparado la sedación al suicidio asistido. Debe considerarse la dosis, la intención del médico o de quien la aplica, y la finalidad.

Anexo

NOM-011-SSA3-2014: legislación sobre cuidados paliativos en México

Criterios para la atención de enfermos en situación terminal a través de cuidados paliativos, publicados en el *Diario Oficial de la Federación* el 9 de diciembre de 2014. Surgió como respuesta a la creciente necesidad de la población mexicana en situación terminal por enfermedades crónico-degenerativas y sus familias de evitar posibles actos de obstinación terapéutica, es decir, evitar:

4.5 (...) la adopción de medidas desproporcionadas o inútiles con el objeto de alargar la vida en situación de agonía.

Dicha norma encuadra los siguientes ámbitos fundamentales de la atención médica a través de cuidados paliativos:

1. Ámbito hospitalario: el internamiento debe estar sujeto a complicación reversible que amerite hospitalización, presencia de síntomas severos no controlables con cuidados ambulatorios o domiciliarios, prevención o tratamiento de crisis de claudicación familiar detrimental a los cuidados, régimen terapéutico complejo, o la necesidad de practicar estudios de diagnóstico especiales o tratamiento especializado. Asimismo, se contemplan las obligaciones de capacitación de instalaciones y personal

médico, así como la toma subrogada de decisiones por parte del médico en caso de ausencia de familiares, representante legal, tutor o persona de confianza al darse atención médica urgente.

2. Ámbito ambulatorio: acota la atención, soporte y apoyo al enfermo terminal y su familia para solventar las crisis que pudieran darse en el domicilio, así como las consultas de control y seguimiento.
3. Ámbito domiciliario: implica la posibilidad de recibir información e instrucciones del médico por escrito con el fin de evitar desplazamientos innecesarios, así como las explicaciones de éste a la familia respecto a las técnicas de cuidado competentes y la adecuación del domicilio para la prestación de cuidados paliativos.
4. Ámbito de la atención de urgencia: se refiere al equipamiento y preparación de los establecimientos de atención médica hospitalaria que presten servicios de urgencias, así como el acceso permanente del médico que preste dichos servicios al historial clínico del paciente, y el deber de interrogar al paciente y sus familiares en caso de que la complejidad del caso rebase la capacidad resolutiva de los prestadores de servicios presentes.

Las disposiciones para la prestación de servicios de cuidados paliativos (LGS, 2013) son:

Artículo 138 bis. El presente capítulo tiene por objeto establecer los procedimientos generales para la prestación de cuidados paliativos adecuados a los usuarios de cualquier edad que cursan una enfermedad en estado terminal.

Artículo 138 bis 1. Los objetivos de los cuidados paliativos son:

I. Proporcionar bienestar y una calidad de vida digna hasta el momento de su muerte.

II. Prevenir posibles acciones y conductas que tengan como consecuencia el abandono u obstinación terapéutica, así como la aplicación de medios extraordinarios, *respetando en todo momento la dignidad de la persona*.

III. Proporcionar alivio del dolor y otros síntomas severos asociados a las enfermedades en estado terminal.

IV. Establecer los protocolos de tratamiento que se proporcionen a los enfermos en situación terminal a través de cuidados paliativos, a fin de que no se interfiera con el proceso natural de la muerte.

V. Proporcionar al enfermo en situación terminal los apoyos físicos, psicológicos, sociales y espirituales que se requieran, a fin de brindarle la mejor calidad de vida posible.

VI. Dar apoyo a la familia o a la persona de su confianza para ayudarla a sobrellevar la enfermedad del paciente y, en su caso, el duelo.

Artículo 138 bis 2. Para los efectos de este capítulo, además de las definiciones previstas en el artículo 166 bis 1 de la ley, se entiende por:

I. Directrices anticipadas: el documento a que se refiere el artículo 166 bis 4 de la ley.

II. Dolor: es la experiencia sensorial de sufrimiento físico y emocional, de intensidad variable, que puede presentarse acompañada de daño real o potencial de tejido del paciente.

III. Equipo multidisciplinario: personal profesional, técnico y auxiliar de diversas disciplinas del área de la salud que intervienen en la atención médica integral del enfermo en situación terminal.

IV. Médico tratante: es el profesional de la salud responsable de la atención y seguimiento del plan de cuidados paliativos.

V. Tratamiento curativo: todas las medidas sustentadas en la evidencia científica y principios éticos encaminadas a ofrecer posibilidades de curación de una enfermedad.

VI. Plan de cuidados paliativos: es el conjunto de acciones indicadas, programadas y organizadas por el médico tratante, complementadas y supervisadas por el equipo multidisciplinario, las cuales deben proporcionarse en función del padecimiento específico del enfermo, otorgando de manera completa y permanente la posibilidad del control de los síntomas asociados a su padecimiento. Puede incluir la participación de familiares y personal voluntario.

Bibliografía

Carta de los derechos generales de los pacientes, México, Conamed, 2001.

Centeno, C., M. Gómez Sancho, M. Nabal, A. Pascual, *Manual de medicina paliativa*, Navarra, eunsa, 2009.

Chochinov, H. M., T. Hack, T. Hassard, L. J. Kristjanson, S. McClement, M. Harlos, Dignity Therapy: A Novel Psychotherapeutic Intervention for Patients Near the end of Life, *J Clin Oncol*, 2005, núm. 23, pp. 5520-5525.

García Asensio, M. J., *Evolución histórica de los cuidados paliativos. Revisión bibliográfica*, tesis doctoral, Universidad de Murcia, 2011 [en línea], disponible en <http://www.cuidarypaliar.es/doc233>.

Guevara-López, U. M., *Nuevas fronteras en cuidados paliativos. Axiología de los dilemas éticos al final de la vida*. México, Corinter, 2018.

Mount, B., Morphine Drips, Terminal Sedation, and Slow Euthanasia: Definitions and Facts, not Anecdotes, *J. Palliat Care*, 1996, 12(4): 31-37.

Pastor García, L. M., L. M. León Correa, *Manual de ética y legislación en enfermería*, Madrid, Mosby, 1997.

Pichardo, L. M., J. A. Sánchez Barroso, M. Ch. Coulon, Ethical Implications of Care in Terminally ill patients, Medic (Roma), 2014, 22(2): 44-57.

Ramsay, M., T. Savege, B. R. Simson, Controlled Sedation with Alphaxolone-alphadolone, bmj 1974, 2(920): 656-659.

Roldán, J., *Ética médica*, México, Universidad La Salle, 1986, p. 18.

Sellés, J. F., "La experiencia de los límites: el dolor y la finitud temporal", *Pers. Bioét.*, 2016, 20(2): 159-174. doi: 10.5294/pebi.2016.20.2.4

Viguria Arrieta, J. M., J. Rocafort Gil, E. Eslava Gurrea, M. Ortega Sobera, "Sedación con midazolam. Eficacia de un protocolo de tratamiento en pacientes terminales con síntomas no controlables con otros medios", *Med. Pal.* 2000, núm. 7, pp. 2-5.

Internet

OMS, Documento para cuidados en caso de cáncer [en línea], disponible en ‹https://www.who.int/cancer/palliative/es/›.

SECPAL, Guía de cuidados paliativos, 2005 [en línea], disponible en ‹http://www.secpal.com/guiacp/index.php?acc=dos›. Consultado el 19 de noviembre de 2015.

Sociedad Española de Cuidados Paliativos, Guía de cuidados paliativos, 2005 [en línea], disponible en ‹http://www.secpal.com/guiacp/index.php?acc=dos›.

CAPÍTULO 16

Voluntad anticipada

*José Antonio Sánchez Barroso**

Introducción

Durante la vida humana hay dos momentos en los que especialmente se presentan cuestionamientos éticos, médicos y jurídicos capitales debido a la imprecisión científica o, mejor dicho, al inacabado conocimiento científico en torno a ellos. Me refiero al inicio y al final de la vida humana. Ningún otro momento en la vida presenta tal complejidad.[1]

En este sentido, cuando se habla de la voluntad anticipada inmediatamente se suele pensar en la eutanasia o en el suicidio médicamente asistido y se intenta llegar a conclusiones definitivas sobre su permisibilidad o prohibición, en la mayoría de las ocasiones sin mucho rigor ético-filosófico. Sin embargo, el contenido formal y material de la voluntad anticipada es mucho más extenso, por tanto, las situaciones clínicas que se deben plantear y analizar son varias y muy complejas.

De este modo, este capítulo tiene un doble objetivo: en primer término, hacer un estudio del contexto en que surge y se desarrolla la voluntad anticipada en la práctica médica, es decir, analizar los dos aspectos que han impulsado su práctica desde la perspectiva bioética: el principio de autonomía en la relación clínica y la obstinación terapéutica. En segundo término, hacer un análisis propositivo de su función médica orientado principalmente a la enfermería.

Para dotar de mayor claridad y proyección a los temas que aquí se abordan se harán constantes referencias a la legislación aplicable en México en materia de voluntad anticipada. Al respecto, conviene advertir que en nuestro país no existe una legislación federal y las vigentes a nivel local son realmente pocas, lo cual provoca un vacío legal que se traduce en múltiples conflictos jurídicos.

* Doctor en Derecho. Profesor de las facultades de Derecho de la UNAM y de la Universidad Panamericana (campus Ciudad de México) y miembro del Sistema Nacional de Investigadores del Conacyt, nivel 1.

1 Diego Gracia, *Ética de los confines de la vida*, Colombia, El Búho, 2004 (Ética y vida, 3), pp. 289-291.

Ámbito de aplicación	Entidad	Ordenamiento
Federal		Ley General de Salud
Local	Aguascalientes	Ley de Voluntad Anticipada para el Estado de Aguascalientes
		Reglamento de la Ley de Voluntad Anticipada para el Estado de Aguascalientes
	Chihuahua	Ley de Voluntad Anticipada para el Estado de Chihuahua
	Ciudad de México	Ley de Voluntad Anticipada para el Distrito Federal
		Reglamento de la Ley de Voluntad Anticipada para el Distrito Federal
	Coahuila	Ley Protectora de la Dignidad del Enfermo Terminal para el Estado de Coahuila
	Colima	Ley de Voluntad Anticipada para el Estado de Colima
	Estado de México	Ley de Voluntad Anticipada del Estado de México
	Hidalgo	Ley de Voluntad Anticipada para el Estado de Hidalgo
		Reglamento de la Ley de Voluntad Anticipada para el Estado de Hidalgo
	Michoacán	Ley de Voluntad Vital Anticipada del Estado de Michoacán de Ocampo
		Reglamento de la Ley de Voluntad Vital Anticipada del Estado de Michoacán de Ocampo
	Guanajuato	Ley de Voluntad Anticipada para el Estado de Guanajuato
		Reglamento de la Ley de Voluntad Anticipada para el Estado de Guanajuato
	Guerrero	Ley número 1173 de Voluntad Anticipada para el Estado de Guerrero
	Nayarit	Ley de Derechos de los Enfermos en Etapa Terminal para el Estado de Nayarit
	Oaxaca	Ley de Voluntad Anticipada para el Estado de Oaxaca
		Ley de los Cuidados Paliativos para los Enfermos no Curables o en Situación Terminal del Estado de Oaxaca
	San Luis Potosí	Ley Estatal de Derechos de las Personas en Fase Terminal

Tabla 16.1. La normatividad vigente la República mexicana a la fecha. Elaboración propia.

1. Contexto en el que surge y se desarrolla la voluntad anticipada

El origen de la voluntad anticipada dentro de la práctica médica se vincula directamente a dos acontecimientos: el primero, al desarrollo del consentimiento informado, por la pujante idea de la introducción de la autonomía individualista a la medicina, y el segundo, al temor generado en torno a la obstinación terapéutica y a la prolongación de los sufrimientos.[2] No se puede negar que la voluntad anticipada ha sido ideada y promovida en el seno de cierta cultura –el de la sociedad pluralista– que valora ante todo la autonomía y los derechos de los individuos. Al paternalismo médico tradicional se le ha impuesto el modelo médico autonomista, provocando que la voluntad anticipada sea considerada en no pocas ocasiones como una serie de instrucciones que no sólo el médico sino todo el personal de salud debe cumplir puntualmente como si se tratase de un "contrato" impuesto unilateralmente por el paciente. Pero además de los factores culturales intervienen otros de tipo médico-tecnológico, como el imperativo tecnológico que consiste en hacer todo lo técnicamente posible para alargar la vida sin importar las consecuencias o costos que ello implica.[3]

Al respecto, cabe precisar que el referido imperativo tecnológico cada vez cobra más fuerza, pues conforme avanza el conocimiento tecno-científico se van superando las barreras físicas y biológicas hasta entonces conocidas. En otras palabras, lo que hoy le interesa a la ciencia y a la tecnología son sus conquistas y no sus limitaciones que prácticamente han desaparecido. En lo que respecta a este trabajo, el imperativo tecnológico se manifiesta en que en nuestros días es posible mantener la vida en procesos que en tiempos pasados conducían invariablemente a la muerte, por tanto, los cuestionamientos éticos cobran mayor relevancia para la práctica médica.

De este modo, desde un enfoque estrictamente bioético, la voluntad anticipada es una reacción, a partir de la autonomía individualista, al avance tecno-científico en el campo de la medicina cuando éste conduce a la obstinación terapéutica.

1.1. La autonomía en la relación clínica

En cuanto al primer acontecimiento que detonó el origen de la voluntad anticipada, es decir, lo relativo a la autonomía en la relación clínica, es necesario destacar lo siguiente.

2 José Miguel Serrano Ruiz-Calderón, "La ley 41/2002 y las voluntades anticipadas", *Cuadernos de Bioética*, Vol. XVII, núm. 59, enero-abril de 2006, p. 69 y ss.

3 Isidoro Martín Sánchez (coord.), *Bioética, religión y salud*, Madrid, Consejería de Sanidad y Consumo, Dirección General de Aseguramiento y Atención al Paciente, 2005, p. 315 y ss.

Hasta el siglo XVIII las relaciones familiares, religiosas, políticas, jurídicas y, por supuesto médicas, eran estrictamente paternalistas. El paternalismo médico es el prototipo elemental del proceso de dominación basado en el poder. El principio básico de la medicina era que el enfermo carecía de autonomía; por tanto, era incapaz de tomar decisiones, no sólo en el orden físico, sino también en el moral. Su obligación consistía en la obediencia: al *poder* de mando del médico, le correspondía el *deber* de obediencia del enfermo.

Conforme al paternalismo de corte hipocrático al paciente había que darle todo aquello que le fuese benéfico, pero sin permitirle opinar sobre las cuestiones tocantes a su tratamiento. Era considerado como persona y por ello se le ayudaba en su enfermedad, pero a la vez se le tenía como un ente inmaduro sentimentalmente e iletrado científicamente, por lo que no sabía qué era bueno para él. Por esta razón, alguien con cierta instrucción o poder —el médico— tenía que guiarle imperativamente en el camino del bien, tanto físico como moral.

No obstante, ese tipo de relaciones cambiaron a partir del siglo XIX con la entrada del modelo liberal, es decir, con la necesidad de controlar el poder del Estado, sometiéndolo a normas jurídicas y éticas razonables, mediante un conjunto de derechos inalienables de los hombres. Las relaciones que se regían por el paternalismo ahora lo hacen conforme a la privacidad y son diametralmente opuestas. El paternalismo se conduce conforme al principio de beneficencia, en tanto que la privacidad, por el de autonomía. Esto significa que al enfermo poco a poco se le ha ido considerando como un ser autónomo, capaz de recibir información y libre de tomar las decisiones relativas a su cuerpo, su salud y su vida.[4]

El consentimiento informado fue la primera gran conquista de los enfermos en la lucha por el reconocimiento de su autonomía, la cual tuvo un gran impulso gracias a las decisiones judiciales. Este concepto —el consentimiento informado— se utilizó por primera vez en el ámbito judicial estadounidense en 1957, en el caso Salgo vs. Leland Stanford Jr., de la University Broad of Trustees.

La voluntad anticipada, por su parte, también se inscribe en el reclamo de los enfermos de que su decisión sea respetada, incluso en los últimos momentos de su vida. Esta idea nace cuando la Euthanasia Society of America en 1967 propuso un documento de cuidados anticipados que permite al individuo especificar su voluntad de terminar las intervenciones médicas que mantienen con vida al paciente. En ese contexto, dos años más tarde, el abogado estadounidense Luis Kutner propuso un tipo de documento en el que el propio individuo indicaba el tipo de tratamiento que deseaba recibir en caso de que su estado corporal llegue a ser completamente vegetativo y sea seguro que no va a poder recuperar sus capacidades mentales y físicas.

No resulta extraño que tanto el consentimiento informado como la voluntad anticipada como expresiones de la autonomía individual se hayan gestado en el pensamiento jurídico y no en la medicina ni en la enfermería, más aún resulta

4 D. Gracia, *Fundamentos de bioética*, Madrid, EUDEMA, 1989.

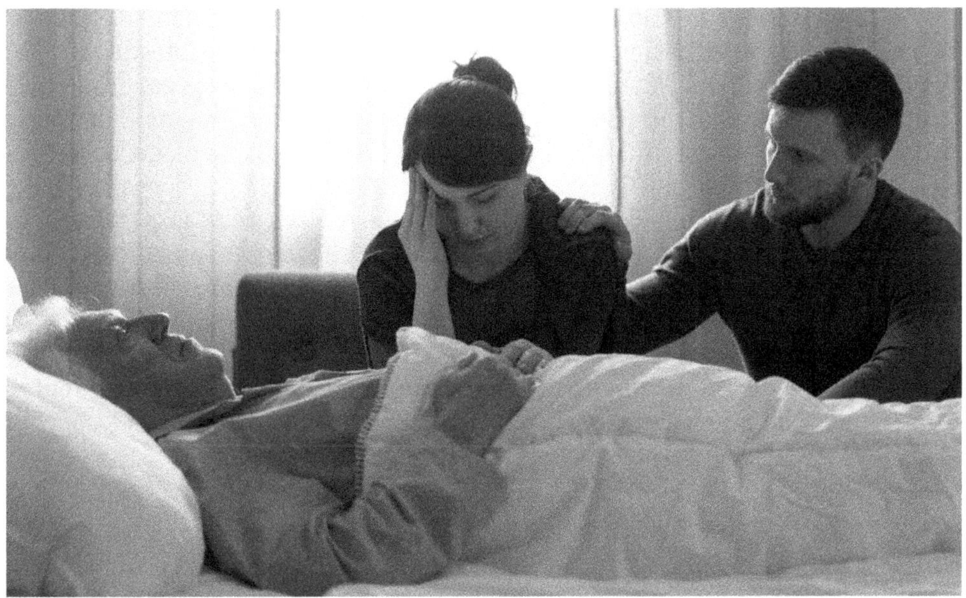

natural, pues la idea ética central de la tradición jurídica ha sido por excelencia la defensa de la autonomía y los derechos fundamentales de los individuos; en cambio, la idea central de la ética médica ha sido la beneficencia. Así, el lenguaje ético basado en la beneficencia es el de la virtud, en tanto que el de la ética basada en la autonomía, es el de los derechos.

En este sentido, la autonomía se manifiesta en el derecho humano de todo individuo de autodeterminarse en las cuestiones relacionadas con su vida, su cuerpo y su muerte. La autonomía es el derecho a disponer de un ámbito íntimo de decisión; que nadie, que no sea la propia persona, decida lo que es bueno o no y los medios para alcanzarlo.

La relevancia de ese principio se debe a dos razones fundamentales. En primer lugar, porque el equipo médico no actúa ciegamente en el campo moral, precisamente porque conoce los deseos, intereses e inquietudes del paciente y, quizá con mayor importancia, su propia escala de valores, lo que permite ofrecer una mejor atención médica, que más allá de poner, quitar o limitar, consista en acompañar y en la medida de lo posible aliviar el sufrimiento.

En segundo lugar, porque el paciente, con plena competencia y suficiente información, decide y comunica su aceptación o rechazo a la asistencia o tratamientos indicados, o incluso solicita un tratamiento no indicado o un tratamiento médico contraindicado de acuerdo con su enfermedad.

En relación con este segundo punto es importante aclarar lo siguiente: para desentrañar el verdadero sentido de la autonomía en la voluntad anticipada se tienen que conjugar dos realidades: la racionalidad médica y la racionalidad ética. Es decir, las decisiones para la propia incapacidad de las que se ocupa la voluntad anticipada ostentan, forzosamente, una parte material compuesta de hechos clínico-biológicos, además, una parte formal, conformada por valores morales.

El *aspecto material* lo gestiona todo el personal sanitario a partir de la enfermedad padecida por el paciente. A la racionalidad médica, que se integra por criterios deontológicos, por la *lex artis* (estado del arte) y por los últimos conocimientos científicos, le toca pronunciarse acerca de qué es lo más conveniente u oportuno (técnica o científicamente) para el paciente, así como de los medios disponibles para lograrlo en atención del diagnóstico, pronóstico, tratamiento y opciones posibles.

Dentro de la racionalidad médica, con frecuencia se clasifican los tratamientos en ordinarios y extraordinarios, o bien, en proporcionados y desproporcionados;[5] sin embargo, esa clasificación conlleva numerosos problemas por su innegable ambigüedad, pues no siempre es fácil diferenciar lo ordinario de lo extraordinario.[6] Por ese motivo en la actualidad, sobre todo en Europa, se prefiere utilizar otros términos, como tratamientos indicados, tratamientos no indicados y tratamientos contraindicados.[7] No obstante lo anterior, la Ley General de Salud y prácticamente todas las legislaciones locales que regulan la voluntad anticipada utilizan aquella clasificación.

El tratamiento indicado (TI) es aquel que está avalado por el conocimiento científico y experiencia previa y el beneficio que se espera obtener de él supera sus riesgos potenciales. Es decir, es aquel cuya eficacia en la curación de un determinado proceso o en el mantenimiento de una aceptable calidad de vida es admitida en la comunidad científica, basada en la evidencia de la experiencia y en estudios clínicos rigurosos. Este tipo de tratamiento requiere siempre del consentimiento del paciente. El tratamiento no indicado (TNI) es aquel cuya eficacia en la curación o mantenimiento de una aceptable calidad de vida no está probada para la comunidad científica, sólo se le presupone empíricamente algún efecto beneficioso y ningún efecto adverso grave en el proceso morboso. Finalmente, el tratamiento contraindicado (TCI) es aquel que incide de forma negativa en la enfermedad o en el enfermo, pudiendo provocar incluso la muerte del mismo.[8] Así, la racionalidad médica se materializa en la práctica de tres maneras: TI, TNI y TCI.

Por lo que hace al *aspecto formal*, lo gestiona, en primer lugar, el paciente mediante el ejercicio de su derecho de autodeterminación. Es decir, al paciente le corresponde decidir sobre lo que es bueno (moralmente) para él y acerca de los medios para alcanzarlo. Sin embargo, en la racionalidad ética también participa el personal sanitario y la sociedad. Si no se considerase al equipo médico dentro de esta parte formal, se le atribuiría un carácter instrumental al que le correspondería lisa y llanamente atender solícitamente la voluntad del enfermo. Pero no hay que olvidar que los profesionales de la salud, al igual que el paciente, son sujetos morales y que, por tanto, también les corresponde realizar unos valores morales en su relación con el enfermo. Lo mismo sucede con la sociedad. Por tal motivo en la

5 Francisco Javier Elizari Basterra (dir.), *10 palabras clave ante el final de la vida*, Navarra, Verbo Divino, 2007, p. 256 y ss.

6 Juan A. Gómez Rubí, *Ética en medicina crítica*, Madrid, Triacastela, 2002, pp. 241-242.

7 Azucena Couceiro (ed.), *Bioética para clínicos*, Madrid, Triacastela,1998, p. 113

8 Francisco Javier Elizari Basterra (dir.), *op. cit*

racionalidad ética participan varios agentes morales gracias a los cuales concurren otros principios morales como la beneficencia, la no maleficencia y la justicia.

En este orden de ideas, la racionalidad ética, enfocada estrictamente al derecho de autodeterminación del paciente, se materializa en la práctica de tres maneras: aceptación de tratamientos (A), solicitud de tratamientos (S) y rechazo de tratamientos (R).

La interacción de la racionalidad médica y la racionalidad ética que se hace evidente en la voluntad anticipada y que desentraña el verdadero sentido de la autonomía del paciente da lugar a las siguientes situaciones hipotéticas:

1. El paciente (A): 1.1 [TI], [TNI] y [TCI]
1.2 [TI]
1.3 [TNI]
1.4 [TCI]
1.5 [TI] y [TNI]
1.6 [TI] y [TCI]
1.7 [TNI] y [TCI]

2. El paciente (S): 2.1 [TI], [TNI] y [TCI]
2.2 [TI]
2.3 [TNI]
2.4 [TCI]
2.5 [TI] y [TNI]
2.6 [TI] y [TCI]
2.7 [TNI] y [TCI]

3. El paciente (R): 3.1 [TI], [TNI] y [TCI]
3.2 [TI]
3.3 [TNI]
3.4 [TCI]
3.5 [TI] y [TNI]
3.6 [TI] y [TCI]
3.7 [TNI] y [TCI]

Aunque todas estas situaciones pueden ser objeto de reflexión bioética, por cuestiones metodológicas solamente veamos las más relevantes para el tema que nos ocupa:

a) Si únicamente se atendiera al derecho de autodeterminación del paciente, en el supuesto (2.6) el médico tendría la obligación de proporcionarle esos tratamientos. Sin embargo, en función del principio de no maleficencia no puede ofrecerle [TCI]. Aquí el principio de no maleficencia es el contrapeso del de autonomía.

b) Si únicamente se atendiera al derecho de autodeterminación del paciente, en el supuesto (2.5) el médico tendría la obligación de proporcionarle esos tratamientos. Sin embargo, en función del principio de justicia sólo puede ofrecerle [TNI] cuando no se trate de recursos escasos, o bien cuando los costos económicos sean cubiertos directamente por el paciente y no por los servicios públicos de salud. Aquí el principio de justicia es el contrapeso del de autonomía.

c) Si únicamente se atendiera al derecho de autodeterminación del paciente, en el supuesto (2.1) el médico tendría la obligación de proporcionarle esos tratamientos. Sin embargo, en función del principio de beneficencia sólo puede ofrecerle [TI]. Aquí el principio de beneficencia complementa el de autonomía.

En todos los casos anteriores, a pesar de que los principios aludidos son propios de la racionalidad ética, aquél que juega la posición de contrapeso o complemento tiene cabida gracias a la revelación que hace racionalidad médica en el caso concreto.

Incluso en el supuesto (3.2) el principio de autonomía no excluye por completo otros criterios de moralidad. Lo que sucede es que la autonomía es respaldada por valores o creencias religiosas (por ejemplo, en la transfusión de sangre en pacientes testigos de Jehová), o bien, por algunas otras consideraciones morales.

Lo anterior demuestra que si bien la voluntad anticipada se cifra como una de las conquistas de los enfermos en el reconocimiento de su derecho de autodeterminación, la autonomía no basta por sí misma para conducir a buen término la relación clínica desde el punto de vista bioético. En consecuencia, la buena praxis, tanto médica como jurídica, de la voluntad anticipada debe promover y respetar los principios y valores morales de todos aquellos implicados en ese acto médico, es decir, del médico y de la sociedad.

Por último, es importante insistir que cualquiera que sea la decisión del paciente nunca se le pueden escatimar, limitar o suprimir los cuidados básicos que garanticen un mínimo decoro; por tanto, se debe controlar el dolor, las náuseas, vómitos, convulsiones, angustia, agitación, etcétera.

1.2. La obstinación terapéutica en la práctica médica

En lo relativo a la obstinación terapéutica en la práctica médica, como segundo elemento que detonó el origen de la voluntad anticipada, es esencial aclarar algunas cuestiones.

Gracias al desarrollo experimentado por las ciencias médicas en el siglo XX se han podido controlar algunos de los procesos que solían conducir a la muerte de una persona, como paro cardíaco, insuficiencia respiratoria, fracaso renal, equilibrio metabólico, etc. Fue con la aparición de los cuidados intensivos en la década de los años sesenta cuando el médico realmente comenzó a tener un control efectivo sobre la muerte.

Con la sustitución de las funciones vitales se hace necesario establecer nuevos criterios para definir la muerte. De este modo (en muchos casos, pero no en todos) se cambia el criterio de cese de las funciones cardiorrespiratorias por el de muerte cerebral o encefálica. Pero, además, se crean nuevas obligaciones para los médicos, ya que, de acuerdo con el antiguo criterio de muerte, los médicos sólo debían manifestar respeto absoluto ante el cadáver porque éste no era objeto del campo terapéutico, pero con el criterio de muerte encefálica el cadáver se convierte en potencial donador de órganos, por lo cual el equipo médico, principalmente el intensivista, debe mantener los órganos en el mejor estado posible.

En este nuevo escenario, conceptos como "muerte natural" o "desahucio" se transforman en "muerte intervenida" o "reanimación". La muerte deja de ser una consecuencia natural de la vida y se convierte en el fracaso de un proceso técnico-científico. Antes la única actitud ante la muerte era dejar que sucediera, una vez que aparecían ciertos síntomas no había otra elección más que morir de la mejor manera posible, en paz con Dios. En la actualidad no se practica el arte de morir, sino el arte de salvar la vida.

El principio ético de "no abandono del paciente", como parte del principio de beneficencia, era el que regía el acto médico,[9] pero con la aparición de las medidas de soporte vital tiene cabida un espectacular intento de reanimación que se caracteriza muchas veces por la instrumentalización del cuerpo[10] y por el abandono del ser humano cuando la medicina ha fracasado.[11] (Indudablemente la posibilidad de mantener artificialmente la vida da lugar a diversos cuestionamientos bioéticos, tanto en relación con el conocimiento generado como su aplicación en pacientes concretos.) La bioética de nuestros días se pregunta en qué ocasiones mantener la vida beneficia o perjudica al ser humano. De hecho, no es fortuito que el auge de la bioética desde su nacimiento haya sido paralelo al desarrollo de la medicina intensiva.

Desde esta perspectiva, las decisiones que han de tomarse al final de la vida dan pauta a dos posturas extremas: *i)* el mantenimiento a ultranza de la vida y, *ii)* el respeto por la libre disposición de la propia vida cuando su calidad desciende por debajo de unos mínimos considerados inaceptables.[12] Gómez Rubí establece cinco niveles entre estas dos posiciones.[13]

En la zona "A", más cercana a la primera postura antes citada, están quienes defienden el uso de todas las medidas terapéuticas en todos los casos, aunque

9 Francesc Borell *et al.*, "El deber de no abandonar al paciente", *Medicina Clínica*, Vol. 117, núm. 7, 2001, pp. 262-273.

10 Juan A. Gómez Rubí, *Ética en medicina crítica*, Madrid, Triacastela, 2002.

11 J. L. Monzón Marín *et al.*, "Recomendaciones de tratamiento al final de la vida en paciente crítico", *Medicina Intensiva*, Vol. 32, núm. 3, 2008, p. 5.

12 Juan A. Gómez Rubí, *op. cit.*

13 *Idem.*

existan criterios científicos de irreversibilidad. Esto corresponde a lo que se ha llamado "ensañamiento terapéutico", "encarnizamiento terapéutico" (términos en desuso por considerarse poco afortunados), "obstinación terapéutica" o "distanasia".

En las zonas "B" y "C" se ubican quienes consideran que cuando no existan posibilidades reales de recuperación debe limitarse el tratamiento y dejar la evolución natural de la enfermedad. La zona "B" se caracteriza por ser predominantemente paternalista y la zona "C" por dar preferencia a la autonomía. En estos niveles cabe lo que se denomina "limitación del esfuerzo terapéutico". También podría encuadrar la "eutanasia pasiva", sin embargo, en la actualidad ya no es aceptado ese término por la connotación negativa que tiene, principalmente en el ámbito social.

Las zonas "D" y "E" consideran, además de la irreversibilidad de la enfermedad, la existencia de sufrimiento insoportable, y por tanto, aquí se ubican quienes son partidarios de la aplicación de alguna medida letal, ya sea ejercida por el propio enfermo "suicidio médicamente asistido" (zona "D") o por una tercera persona a petición del enfermo, "eutanasia" (zona "E").

En la actualidad, en México ambos extremos son considerados maleficentes y, en consecuencia, prohibidos tanto ética como jurídicamente.

En la Ley General de Salud existen dos disposiciones concretas al respecto:

> Artículo 166 bis 15. Para garantizar una vida de calidad y el respeto a la dignidad del enfermo en situación terminal, el personal médico no deberá aplicar tratamientos o medidas consideradas como obstinación terapéutica ni medios extraordinarios.
> Artículo 166 bis 21. Queda prohibida, la práctica de la eutanasia, entendida como homicidio por piedad, así como el suicidio asistido conforme lo señala el Código Penal Federal.

En cuanto la normativa vigente en las entidades federativas que regulan la voluntad anticipada, o bien, las disposiciones para la propia incapacidad, también se encuentran manifiestas esas prohibiciones.

Precisamente la voluntad anticipada tiene entre sus principales funciones rechazar la obstinación terapéutica en la práctica médica –aun cuando se supone en sí misma prohibida por la deontología médica, por la *lex artis* y por la ley (artículo 166 bis 15 de la LGS)— sin llegar al extremo de disponer libre y arbitrariamente de la propia vida.

El rechazo a la obstinación terapéutica a través de la voluntad anticipada se basa en las siguientes premisas bioéticas:

a) La prolongación de la vida biológica no constituye un valor absoluto que deba mantenerse a ultranza en todas las situaciones.[14] Es decir, la vida es el bien más importante que tenemos, pero no es un valor absoluto

14 Ll. Cabré Pericas y J. F. Solsona Durán, "Limitación del esfuerzo terapéutico en medicina intensiva", *Medicina Intensiva*, núm. 26, 2002, p. 306.

que deba mantenerse a costa de todo. La muerte es un hecho natural que acaba igualando a todos: enfermos, médicos y cuidadores.[15] Ante la inminencia de una muerte inevitable es lícito renunciar a tratamientos que únicamente prolongan la vida de una forma precaria y penosa (tratamientos contra indicados).[16]

b) No es digno ni prudente seguir agrediendo al enfermo cuando sus posibilidades de vida son nulas o casi nulas. Es decir, es lícito contentarse con los medios normales (tratamientos indicados) que la ciencia médica puede ofrecer.

c) No hay obligación alguna de someterse o continuar con un tratamiento que no esté libre de peligro, o bien, sea demasiado costoso (tratamientos no indicados).

d) No es lo mismo ayudar a vivir a quien está viviendo que impedir morir a quien está muriendo.

e) No se deben interrumpir los tratamientos o cuidados médicos recomendados para esos casos (cuidados paliativos).[17]

En definitiva, el rechazo de la obstinación terapéutica en la práctica médica no es un rechazo al paciente y su estado; el objetivo de la deliberación sobre la conveniencia de iniciar o continuar una práctica terapéutica no es el valor de la vida del paciente, sino el valor de la intervención médica en el paciente. La decisión de no emprender o de interrumpir una terapia será éticamente correcta cuando ésta resulte ineficaz o claramente desproporcionada para sostener la vida o recuperar la salud. Esto no es más que la expresión del respeto que en todo momento se le debe brindar al paciente. En otras palabras, interrumpir una terapia y permitir que sobrevenga la muerte puede ser, en algunas circunstancias, perfectamente comprensible con el respeto que se debe a la vida, porque se puede respetar la vida no sólo preservándola, sino también permitiendo que llegue a su término de modo natural.[18]

Finalmente, sólo queda insistir en que los problemas bioéticos que surgen a partir de la posibilidad técnico-científica de mantener artificialmente la vida de una persona y de la posibilidad legal de establecer disposiciones para la propia incapacidad no se solucionan:

15 Juan A. Gómez Rubí, *Ética en medicina crítica*, Madrid, Triacastela, 2002. Diego Gracia, "Justicia sanitaria: una propuesta", *Perspectivas bioéticas en las Américas*, núm. 2, 1996. José Jiménez Jiménez, *Manual de gestión para jefes de servicios clínicos*, Madrid, You & Us., 1997, p. 104.

16 Declaración sobre la eutanasia [en línea], disponible en ‹http://www.vidahumana.org/vidafam/iglesia/declaracion.html›, consultada el 17 de mayo de 2012.

17 Cfr. Diego Gracia, *Ética de los confines de la vida*, p. 257. Declaración sobre la eutanasia [en línea], disponible en ‹http://www.vidahumana.org/vidafam/iglesia/ declaracion.html›, consultada el 17 de mayo de 2012.

18 R. León Kass, "Eutanasia y autonomía de la persona: vivir y morir con dignidad", *Cuadernos de Bioética,* Vol. 1, núm. 4, 1990, pp. 24-29.

a) Considerando exclusivamente el derecho de autodeterminación del paciente al margen de los hechos clínico-biológicos de su enfermedad.

b) Dando prioridad a los hechos clínico-biológicos sobre el derecho de autodeterminación.

c) Formalmente, sólo estimado la libertad o el principio de autonomía relegando otros valores y principios igualmente importantes.

d) Materialmente, actuando bajo el imperativo tecnológico de hacer todo lo técnicamente posible.

En consecuencia, el estudio bioético de la voluntad anticipada debe conjugar tanto la riqueza moral de todos los valores en juego, como la riqueza biológica de todos los fenómenos mórbidos y todas las posibilidades tecno-científicas de curación y tratamiento. Tanto lo formal como lo material se complementan en el entendido de dar soluciones prudentes y de calidad.

2. Función médica de la voluntad anticipada

Además de que permiten conocer los valores, deseos y expectativas de los pacientes mediante el ejercicio de su derecho de autodeterminación, la voluntad anticipada tiene una función primordial en lo que a la atención médica se refiere: la planificación terapéutica-asistencial. Este tema es de particular interés para la literatura bioética, principalmente estadounidense y europea.[19] Las disposiciones para la propia incapacidad son herramientas muy útiles para la planificación anticipada de la atención (*advance care planning*), en las cuales se toma en consideración una pluralidad de dimensiones (clínica, cultural, familiar, social, psicológica, emocional, afectiva, etc.) con la finalidad de mejorar la calidad de la asistencia y de las decisiones en el final de la vida. Además, constituyen un magnífico pretexto para profundizar la comunicación entre el paciente con todo el equipo sanitario y, de manera especial, con los familiares y otras personas afines.[20]

La planificación estratégica del tratamiento consiste en el proceso por el cual el médico, junto con el paciente y, en la medida de lo posible, su familia, con base en el diagnóstico y pronóstico de una enfermedad conocida y padecida, deliberan y toman decisiones conjuntas sobre el tipo y nivel de atención y tratamientos

19 María Inés Barrio y Pablo Simón, *¿Quién decidirá por mí? Ética de las decisiones clínicas en pacientes incapaces*, Madrid, Triacastela, 2004, p. 214. Gonzalo Herranz, "Voluntades anticipadas y testamento vital", *Informaciones Psiquiátricas*, núms. 179-180, 2005, p. 41. Albert Royes i Qui, "El documento de voluntades anticipadas", *Jano*, Vol. LXV, núm. 1495 (extra) noviembre 2003, pp. 1464-1471. Peter. A. Singer *et al.*, "Bioethics for Clinicians: 6. Advance Care Planning", *Canadian Medical Association Journal*, Vol. 155, núm. 12, diciembre 1996.

20 José Antonio Seoane, "Derecho y planificación anticipada de la atención: panorama jurídico de las instrucciones previas en España", *Derecho y Salud*, Vol. 14, núm. 2, julio-diciembre de 2006, p. 286.

disponibles en función del avance de la ciencia médica, de los valores morales de los implicados y del orden jurídico vigente.

De tal forma, la planificación terapéutica-asistencial se compone de al menos dos elementos: el subjetivo y el objetivo. El primero se refiere a los sujetos o actores que participan en atención y cuidado del enfermo, es decir, el propio enfermo, el equipo médico encabezado por el médico tratante y la familia. La voluntad anticipada no cumplirá su función planificadora, y quizás se convierta en fuente de problemas en lugar de soluciones, si no toma en cuenta los valores, opiniones y razones de todas esas personas. El segundo alude evidentemente a la enfermedad, toda vez que para planear eficazmente cuidados y tratamientos tiene que existir un diagnóstico y un pronóstico.

Cabe hacer hincapié que según la definición proporcionada y siguiendo el hilo argumentativo de este trabajo, la planificación y, por tanto, la atención médica deberán conjuntar la racionalidad médica, es decir, el avance de las ciencias médicas, los últimos conocimientos que se tengan de la enfermedad, la *lex artis*, etcétera; la racionalidad ética, es decir, la realización de los valores de cada uno de los sujetos o actores, así como el respeto de los principios morales propios de ellos, y la racionalidad jurídica, es decir, las normas jurídicas vigentes producto de la deliberación social en torno al tema.

Aunque la mayoría de las normas jurídicas que regulan la voluntad anticipada en México establecen que cualquier persona con capacidad de ejercicio puede suscribir el documento o formato correspondiente, existe cierto grupo de personas a las que se les aconseja especialmente la voluntad anticipada con miras a la planificación terapéutica-asistencial, tal es el caso de los pacientes que padecen una enfermedad crónica cuya evolución es previsible.

Es sumamente difícil que *a priori* una persona sana, joven, sin padecer ningún tipo de dolor, "planifique" a futuro un tratamiento médico, pues no hay diagnóstico ni pronóstico, no sabe en qué nivel se encontrará el conocimiento de las ciencias biomédicas, si su axiología actual será la misma de encontrarse enfermo, no sabe a qué enfermedad se enfrentará, ni sus alternativas o consecuencias, etcétera. La voluntad anticipada generalmente está basada en la construcción imaginaria del paciente acerca de cómo sería su vida en el futuro ante una experiencia nunca antes vivida.[21] No obstante, cualquier persona capaz y sana puede suscribir su voluntad anticipada cuando tenga la intención simplemente de evitar los dos extremos maleficentes antes mencionados: la obstinación terapéutica y la eutanasia.

Por otro lado, entre los enfermos crónicos a quienes se les aconseja de manera especial la voluntad anticipada están, por ejemplo: los pacientes oncológicos, enfermos con demencia en su fase inicial, pacientes con enfermedad pulmonar obs-

21 E. Martínez Almazán *et al.*, "Disposiciones previas: experiencia piloto en una residencia de ancianos", *Revista Española de Geriatría y Gerontología*, Vol. 37, núm. 4, 2002, p. 206. K. Martínez Urionabarrenetxea, "Reflexiones sobre el testamento vital (II)", *Atención primaria*, Vol. 31, núm. 1, enero de 2003, p. 2. Isidoro Martín Sánchez (coord.), *Bioética, religión y salud*, Madrid, Consejería de Sanidad y Consumo, Dirección General de Aseguramiento y Atención al Paciente, 2005, pp. 344-346. Siurana, Juan Carlos, *Voluntades anticipadas. Una alternativa a la muerte solitaria*, Madrid, Trotta, 2005, p. 121.

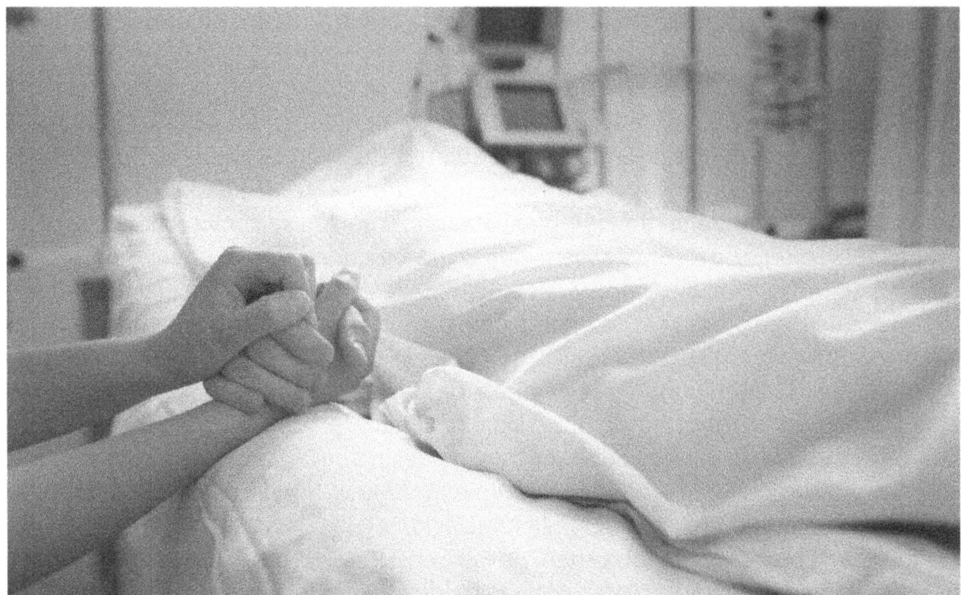

tructiva crónica, las personas en edad avanzada, pacientes seropositivos, pacientes con esclerosis lateral amiotrófica, entre otras. En estos casos, debido al diagnóstico de un padecimiento concreto, al conocimiento de sus complicaciones y de las opciones de tratamiento posibles, la probabilidad de su eficacia es mayor, además de convertirse verdaderamente en una herramienta útil en la planificación de la atención médica que incluye el rechazo de la obstinación terapéutica y de la eutanasia.

Por último, es obligado referirse a los objetivos que se persiguen con la planificación. El objetivo general consiste en asegurar que cuando el paciente sea incapaz de participar en la toma de decisiones la atención sanitaria sea guiada por las preferencias que el paciente manifestó cuando era capaz de hacerlo. Los objetivos específicos son dos: *a)* mejorar el proceso de toma de decisiones, y *b)* mejorar los resultados y nivel de la atención médica.[22]

Para alcanzar esos objetivos se proponen diversas acciones concretas: *a)* tratar a la planificación anticipada como un proceso permanente en la relación clínica y no como un acto dirigido a producir un producto, la firma del documento; *b)* que el centro de la planificación sea la deliberación sobre valores y preferencias; *c)* que la deliberación se lleve a cabo preferentemente en la unidad de medicina familiar y *d)* promover la formación del personal sanitario sobre los problemas relativos al final de la vida.[23]

22 J. M. Teno y Joanne Lynn, "Putting Advance-care Planning into Action", *The Journal of Clinical Ethics*, Vol. 7, núm. 3, 1996, pp. 206-213.

23 K. Martínez Urionabarrenetxea, "Reflexiones sobre el testamento vital (II)", *Atención primaria*, Vol. 31, núm. 1, enero de 2003, p. 4. K. Martínez Urionabarrenetxea, "Los documentos de voluntades anticipadas", *Anales del Sistema Sanitario de Navarra*, Vol. 30, Suplemento 3, 2007, pp. 96-97.

Considero, por tanto, que la voluntad anticipada cumple mejor su función médica de planificación si es otorgada por pacientes que conocen y comprenden el diagnóstico, el pronóstico y las posibles alternativas terapéuticas de un padecimiento concreto y, además, si es producto de un proceso deliberativo previo en el que han participado, entre otros, el médico tratante, la familia y el paciente. Sin embargo, también puede otorgarse por cualquier persona sana con el propósito de evitar acciones maleficentes en la atención médica.

Bibliografía

Barrio, María Inés y Pablo Simón, *¿Quién decidirá por mí? Ética de las decisiones clínicas en pacientes incapaces*, Madrid, Triacastela, 2004.

Borell, Francesc *et al.*, "El deber de no abandonar al paciente", *Medicina Clínica*, Vol. 117, núm. 7, 2001, pp. 262-273.

Cabré Pericas, Ll., J. F. Solsona Durán, "Limitación del esfuerzo terapéutico en medicina intensiva", *Medicina Intensiva*, núm. 26, 2002.

Couceiro, Azucena (ed.), *Bioética para clínicos*, Madrid, Triacastela,1998.

Elizari Basterra, Francisco Javier (dir.), *10 palabras clave ante el final de la vida*, Navarra, Verbo Divino, 2007.

Gómez Rubí, Juan A., *Ética en medicina crítica*, Madrid, Triacastela, 2002.

Gracia, Diego, "Justicia sanitaria: una propuesta", *Perspectivas bioéticas en las Américas*, núm. 2, 1996.

Gracia, Diego, *Ética de los confines de la vida*, Colombia, El Búho, 2004 (Ética y vida, 3).

Gracia, Diego, *Fundamentos de bioética*, Madrid, eudema, 1989.

Herranz, Gonzalo, "Voluntades anticipadas y testamento vital", *Informaciones Psiquiátricas*, núms. 179-180, 2005.

Jiménez Jiménez, José, *Manual de gestión para jefes de servicios clínicos*, Madrid, You & Us., 1997.

León Kass, R., "Eutanasia y autonomía de la persona: vivir y morir con dignidad", *Cuadernos de Bioética*, Vol. 1, núm. 4, 1990.

Martínez Almazán, E. *et al.*, "Disposiciones previas: experiencia piloto en una residencia de ancianos", *Revista Española de Geriatría y Gerontología*, Vol. 37, núm. 4, 2002.

Martínez Urionabarrenetxea, K., "Reflexiones sobre el testamento vital (II)", *Atención primaria*, Vol. 31, núm. 1, enero de 2003.

Monzón Marín, J. L. *et al.*, "Recomendaciones de tratamiento al final de la vida en paciente crítico", *Medicina Intensiva*, Vol. 32, núm. 3, 2008.

Royes i Qui, Albert, "El documento de voluntades anticipadas", *Jano*, Vol. LXV, núm. 1495 (extra), noviembre de 2003.

SÁNCHEZ, Isidoro Martín (coord.), *Bioética, religión y salud*, Madrid, Consejería de Sanidad y Consumo, Dirección General de Aseguramiento y Atención al Paciente, 2005.

SEOANE, José Antonio, "Derecho y planificación anticipada de la atención: panorama jurídico de las instrucciones previas en España", *Derecho y Salud*, Vol. 14, núm. 2, julio-diciembre de 2006.

SERRANO Ruiz-Calderón, José Miguel, "La ley 41/2002 y las voluntades anticipadas", *Cuadernos de Bioética*, Vol. XVII, núm. 59, enero-abril de 2006.

SINGER, Peter. A. *et al.*, "Bioethics for Clinicians: 6. Advance Care Planning", *Canadian Medical Association Journal*, Vol. 155, núm. 12, diciembre de 1996.

SIURANA, Juan Carlos, *Voluntades anticipadas. Una alternativa a la muerte solitaria*, Madrid, Trotta, 2005.

TENO, J. M. y Joanne Lynn, "Putting Advance-care Planning into Action", *The Journal of Clinical Ethics*, Vol. 7, núm. 3, 1996.

Internet

DECLARACIÓN sobre la eutanasia [en línea], disponible en ‹http://www.vidahumana.org/vidafam/iglesia/ declaracion.html›, consultada el 17 de mayo de 2012.

CAPÍTULO 17

Bioética y trasplantes Temas de reflexión

*Ma. de la Luz Casas Martínez**

Introducción

La medicina actual ofrece a los seres humanos una posibilidad insólita: hacer milagros en vida y después de su vida. No se exagera al admitir que las técnicas actuales del trasplante han revolucionado las expectativas de manejo de enfermedades mortales o gravemente invalidantes para la humanidad, y que gracias a ellos numerosas personas pueden continuar viviendo una existencia productiva y afectiva; los trasplantes han contribuido por tanto al aumento de la cantidad y calidad de vida de muchas personas y en muchos casos disminuido los costos y aumentado efectividad de la atención de pacientes crónicos, como es el caso del trasplante renal.[1]

Los trasplantes de órganos han supuesto una auténtica revolución en el mundo de la medicina y se han convertido en un procedimiento imprescindible para el correcto manejo de muchas patologías. Desde el punto de vista técnico, los avances han sido sorprendentes, abriendo perspectivas terapéuticas hasta hace poco consideradas utópicas.

Aunque la consideración médica de las ventajas de la trasplantología podría ser suficiente para el apoyo de su desarrollo y aplicación, no lo es menos su contribución desde la perspectiva humana, no solamente por conservar la vida de los pacientes, sino también su calidad y dignidad.[2]

---

* Doctora en Ciencias con especialidad en Bioética; médica cirujana por la UNAM.

1 J. Jarl, P. Desatnik, U. Peetz Hansson. K. G. Prütz, U. G. Gerdtham, Do Kidney Transplantations save Money? A Study Using a Before-after Design and Multiple Rregister-Based data from Sweden, *Clin Kidney* J., 2018, 11(2): 283-288. doi:10.1093/ckj/sfx088

2 A. Caplan, Bioethics of Organ Transplantation, *Cold Spring Harb Perspect Med.*, 2014, 4(3): 156-185. doi:10.1101/cshperspect.a015685

Ya que el tema sobre trasplantes es sumamente amplio y diverso, me concretaré a tratar algunos aspectos, pero importantes para la reflexión en este tema.

Los subtemas a considerar son:

1. Breves consideraciones sobre bioética y trasplantes.
2. ¿A quién pertenece el cuerpo humano?
3. El criterio de muerte encefálica.
4. Consentimiento tácito para donación de órganos en México.
5. Criterios de selección para un receptor de trasplante.
6. ¿El altruismo en una sociedad individualista?
7. Nuevos tipos de trasplantes y nuevos problemas en la bioética.

1. Breves consideraciones sobre bioética y trasplantes

La bioética promueve la licitud ética y científica del ejercicio de la biotecnología, cuyo criterio fundamental de valoración debe ser la defensa y apoyo del bien integral de la persona humana, según su peculiar dignidad.

Uno de los puntos clave de la incidencia de la trasplantología en la ética médica se refiere a la consideración de que cada persona es un ser especial, insustituible y de valor inapreciable; valor que se hace más evidente ante aquellos con los que nos unen lazos de afecto, amistad o amor. Fue la escuela estoica, desarrollando el pensamiento aristotélico, la que llegó a la conclusión de que toda persona, por su naturaleza, es miembro de la comunidad universal del género humano, gobernado por la razón, y además miembro de una comunidad política cuyo objetivo es la protección del más débil.

La medicina prioritariamente recoge estos principios, dedicándose a la persona carente, necesitada. En el caso de los trasplantes, la donación y la calidad de la relación humana se da esencialmente por estos lazos afectivos que, desde la familia a la sociedad, pueden ser desarrollados, permitiendo que nuestro mundo no sea solamente un lugar de coexistencia, sino de comunidad, esto es, de común-unidad, de solidaridad. Se pretende con ello que el mundo sea el hogar del ser humano y no solamente un sitio para subsistir. Esta posibilidad de vivir en una verdadera comunidad es imposible desde la perspectiva individualista y pragmática, que no ve en el prójimo un semejante. En cambio, tener la convicción de que cada persona es mi igual, un reflejo de mis necesidades y esperanzas, puede hacer ese cambio sustancial en mis actitudes con los demás, al unirme a ellos a través de la alegría y el sufrimiento.

Yo soy responsable de la felicidad o el desamparo de otros, así como esos otros son responsables de lo mismo conmigo. La idea comunitaria es relevante para el logro del altruismo en una sociedad, de perfil individualista.

Es preciso poner de relieve que toda intervención de trasplante de un órgano tiene su origen generalmente en una decisión de gran valor ético: ofrecer, sin ninguna recompensa, una parte del propio cuerpo para la salud y el bienestar de otra persona, en el caso de la donación intervivos.

Pero no es de menor valor la donación cadavérica, que no solamente sustentaría el abasto adecuado de órganos, sino que evitaría riesgos médicos a los que los donadores se enfrentan al tomar la decisión valiente de ayudar al prójimo y que se sustentaría en la convicción de que todos somos parte de una sociedad, en la que debemos colaborar, en este caso, con nuestro cuerpo, pues la persona, al fallecer, aportaría un gran beneficio a la humanidad.

La donación parte de varias premisas importantes, como es la dignidad de la persona y por tanto la voluntad y libertad de donación, así como no comercialización. Por supuesto la ética, la ciencia y la sociedad apoyan los trasplantes, pero existen aspectos importantes que deben ser considerados para el logro de la sustentabilidad del proceso, así como del desarrollo del altruismo en la sociedad.

2. ¿A quién pertenece el cuerpo humano?

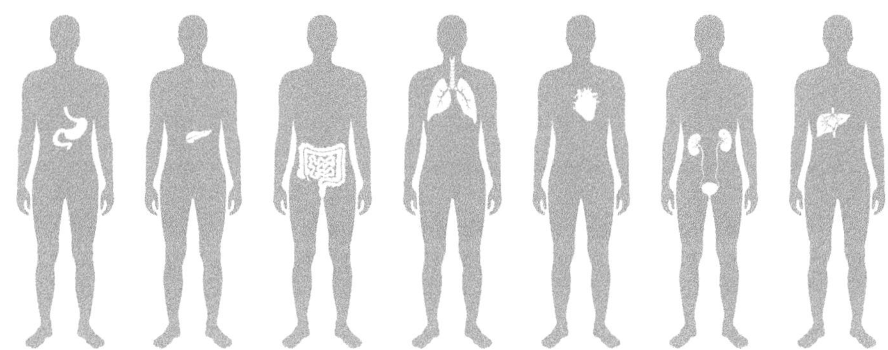

Imagen 17.1. Para comprender la idea sobre gratuidad de los trasplantes, uno de los conceptos más importantes que incide en la legislación y la ética es la pertenencia del cuerpo humano: ¿a quién pertenece el cuerpo humano?

Desde la perspectiva ética y legal, el cuerpo humano vivo o muerto no tiene precio, es por ello que en la mayoría de los países, y es el caso de México, las donaciones deben ser gratuitas y la venta de órganos se considera un delito.

Debido a la necesidad imperiosa de órganos y la pequeña cantidad de la donación, en la actualidad se aprecian dos posturas divergentes respecto a la venta de órganos.[3] En general, la base argumentativa de la no venta de órganos se funda-

3 Organización Mundial de la Salud, Principios rectores de la OMS sobre trasplante de células, tejidos y órganos humanos [en línea], disponible en ‹https://www.who.int/transplantation/Gui-ding_PrinciplesTransplantation WHA63.22sp.pdf?ua=1›. Consultado el 5 de septiembre de 2019.

menta en la dignidad de la persona, pero muchas veces se desconoce su fundamentación filosófica, por lo que considero importante las siguientes reflexiones.

En el derecho romano el cuerpo humano no era considerado una cosa sujeta a propiedad y, por tanto, el hombre no sería dueño de sus miembros ni propietario de su cuerpo, y así lo señala Diego Gracia: "Según Ulpiano, el dominio del cuerpo es de los dioses, creadores de la naturaleza, sobre la que el hombre sólo puede actuar como *administrator et custos*. De ahí la tradicional condena jurídica y moral de la automutilación y el suicidio. El cuerpo vivo no era considerado una 'cosa', sino un elemento de la propia persona".[4]

Esto quiere decir que el cuerpo vivo no puede ser objeto de comercio. El mismo autor señala que existe una correlación filosófica con el cadáver: "De ahí su obligación moral y jurídica de respetar el cuerpo, y por tanto la 'inviolabilidad' y 'extracomercialidad' no sólo del cuerpo vivo, sino también del cadáver, que recuerda la sentencia de obligatoriedad de trato con base en la *pietas* en el derecho romano".[5]

En la Edad Media, Tomás de Aquino se preguntaba si se debería amar más a su hermano que a su cuerpo.[6] Su respuesta fue que poner en peligro la propia vida por el beneficio de otro no podía ser considerado una obligación, sino un acto de amor o caridad; esto es, de beneficencia y por tanto, resultaba incompatible con el comercio.

El hecho es que los familiares están haciéndose continuamente acciones benéficas unos a otros sin retribución económica y ponen la propia vida en peligro a favor de otro, en muchos casos, sin retribución.[7]

Posteriormente, un representante importante de esta forma de pensamiento filosófico fue Immanuel Kant, quien consideraba que en el ser humano vivo, no solamente todo el cuerpo, sino sus partes, estaban dotadas de dignidad y eran representativas de la persona. A este respecto afirmaba:

> La persona no puede ser propiedad y no puede ser una cosa que puede ser poseída, porque es imposible ser cosa y persona, el propietario y la propiedad. Por ello *un hombre no es su propio dueño. No puede vender un miembro, ni siquiera uno de sus dientes*.[8]

De estas reflexiones se dedujeron, al menos en la tradición europea, que la extracción de órganos de un individuo vivo y sano era moralmente justificable, pero siempre que se realizara en forma altruista. De aquí procede toda la teoría de la "donación".

Hay otra característica que conviene resaltar en este tipo de aproximación ética y es que este acto moral no es obligatorio. Por tanto, nadie puede obligar a otra persona a donar un órgano, y tampoco puede coaccionarle moralmente, diciendo que se trata de una obligación ética el salvar la vida de una persona en peligro, aun-

4 Diego Gracia Guillén, *Ética y vida 2: bioética clínica*, Bogotá, El Búho, 1998, p. 41.

5 *Idem*.

6 Tomás de Aquino, *Summa Theologica*, 2-2, q26, a5 ad3.

7 Cfr. Diego Gracia Guillén, "Historia del trasplante de órganos", en Javier Gafo (ed.), *Trasplante de órganos: problemas técnicos, éticos y legales*, Madrid, Universidad Pontificia Comillas, 1996, p. 29.

8 Kant Immanuel, *Lectures on Ethics*, Nueva York, Harper and Row, 1963, p. 165.

que se tratara de un familiar. La teoría clásica dejó claro desde el principio que la donación es un acto altruista que uno puede exigirse, pero que nadie tiene derecho a exigir a los demás. La teoría de la donación por tanto implica altruismo, gratuidad y absoluta voluntariedad.

El derecho mexicano, en gran parte tiene sus bases en el romano y la filosofía kantiana, por tanto, el cuerpo y sus órganos no se consideran bienes que puedan ser susceptibles de apropiación ni objeto de un contrato. Por eso, la donación es un bien que está fuera del comercio, no negociable, por las mismas razones por las que los seres humanos no son objeto de comercio ni de apropiación, como en una época lo fueron cuando se permitía la esclavitud, reconociendo así la dignidad del ser humano.

Como forma de pensamiento contrario, la filosofía liberal sostiene que el cuerpo humano sí es de la persona, y por tanto tiene derecho de disponer de él a su criterio. Al respecto, Karen Vaughn cita a John Locke y refiere: "Cada hombre es dueño de su propia persona. Nadie, salvo él mismo, tiene derecho a ella. El trabajo de su cuerpo, las obras de sus manos, podríamos decir, son auténticamente suyas".[9]

Por tanto, para quienes aceptan este pensamiento, el cuerpo humano es comerciable y abogan por la venta de órganos; pensamiento que no comparte la Organización Mundial de la Salud y sus países afiliados, como se señaló.

Por tanto, las tesis filosóficas sobre la no comercialización del cuerpo fundamentan la legislación y la ética; no se trata entonces de que un grupo de personas pida se legalice la venta de órganos, sino que se tendría que justificar en la filosofía del derecho del país correspondiente, y no sería sencillo cambiar la legislación respectiva.

Con estas breves consideraciones creo que encontramos argumentos sólidos para fundamentar el carácter no comerciable de la donación de órganos o cadavérica en nuestro país.

3. El criterio de muerte encefálica

El concepto de muerte encefálica siempre ha sido tema de debate, tanto a nivel popular como científico-filosófico. El criterio de muerte encefálica es actualmente, para el caso de trasplante, el utilizado para determinar la muerte de una persona. La muerte encefálica se puede definir como el cese completo de las funciones de los hemisferios cerebrales y del tronco encefálico, siendo esta situación irreversible.

Por siglos, tanto en el campo médico como en el lego, el paro cardiorrespiratorio irreversible había sido la evidencia de muerte. Con el advenimiento de los respiradores mecánicos, las unidades de cuidados intensivos y el trasplante cardiaco, este criterio se modificó, especialmente para el caso de los trasplantes cardiacos. La comprensión de esta definición sigue siendo problema no solamente entre gran

9 Karen Vaughn, "Teoría de la propiedad de John Locke: problemas de interpretación" [en línea], disponible en ‹http://www.eseade.edu.ar/files/Libertas/47_1_Vaughn.pdf›. Consultado el 25 de enero de 2019.

parte de la población, sino que existen opositores en la medicina, pues algunos siguen considerando que mientras lata el corazón, la persona está viva, especialmente porque no se presentan los signos de muerte, como rigidez o palidez, el monitor cardiaco sigue marcando latidos y el respirador, la frecuencia aparente de ésta.

Para aclarar estos puntos, en 1968 se publicó un informe del Comité Especial de la Escuela Médica de Harvard,[10]que exponía los llamados "criterios de Harvard" propuestos por Henry K. Beecher[11] para la definición del "coma irreversible", después denominado "muerte encefálica":[12]

1. Falta de receptividad y respuesta.
2. Ausencia de movimientos (observado por una hora).
3. Apnea (tres minutos sin el respirador).
4. Ausencia de reflejos (tronco encefálicos y espinales).
5. Electrocardiograma isoeléctrico (gran valor confirmatorio).
6. Excluir hipotermia (menos de 32.2° C) y depresores del SNC.
7. Todas las pruebas deben ser repetidas 24 horas después.

Por tanto, con este criterio no era requerido el paro cardiorrespiratorio y podían efectuarse trasplantes cardiacos con corazón latiente, pero con muerte cerebral completa (encefálica).

Posteriormente, en 1971, Mohandas y Chou publicaron los "criterios de Minnesota", en los que establecieron parámetros alternativos para la definición de la muerte encefálica, especificando una exploración más amplia de pares craneales.[13]

En esta misma línea se situaron las conferencias de los Colegios Reales de Médicos del Reino Unido de 1976 y 1979, al formular el Código del Reino Unido[14] especificando cada vez más los criterios.

10 Universidad Central de Ecuador, Definición y criterios de muerte cerebral [en línea], disponible en ‹https://sites.google.com/site/neurologiacritica/muerte-cerebral›. Consultado el 5 de septiembre de 2019.

11 Henry K. Beecher, Ethical Problems Created by the Hopelessly Unconscious Patient, Nueva Inglaterra, *Journal of Medicine*, 1968, núm. 278, p. 1427.

12 Committee of the Harvard Medical School to Examine the Definiton of Brain Death. A Definition of Irreversible coma, JAMA, 1968, núm. 205, pp. 337-340.

13 José Luis Escalante Cobo, "La definición de muerte", en Javier Gafo (ed.), *Trasplantes de órganos: problemas técnicos, éticos y legales*, Madrid, Universidad Pontificia Comillas, 1996, pp. 55-59. Henry K. Beecher, Ethical Problems Created by the Hopelessly Unconscious Patient, Nueva Inglaterra, *Journal of Medicine*, 1968, núm. 278, p. 1427.

14 Cf. Fred Plum, Clinical Standards and Technological Confirmatory Tests in Diagnosing Brain Death, en J. Stuart, Younger, Robert M. Arnold, Renie Schapiro (eds.), *The Definition of Death: Contemporary Controversies*, Baltimore, The Johns Hopkins University Press, 1999, pp. 35-37.

Por último, en 1981, con la publicación del volumen de la President's Commission titulado "Defining Death", se concretó la Uniform Determination of Death Act.[15] También llamados criterios americanos.

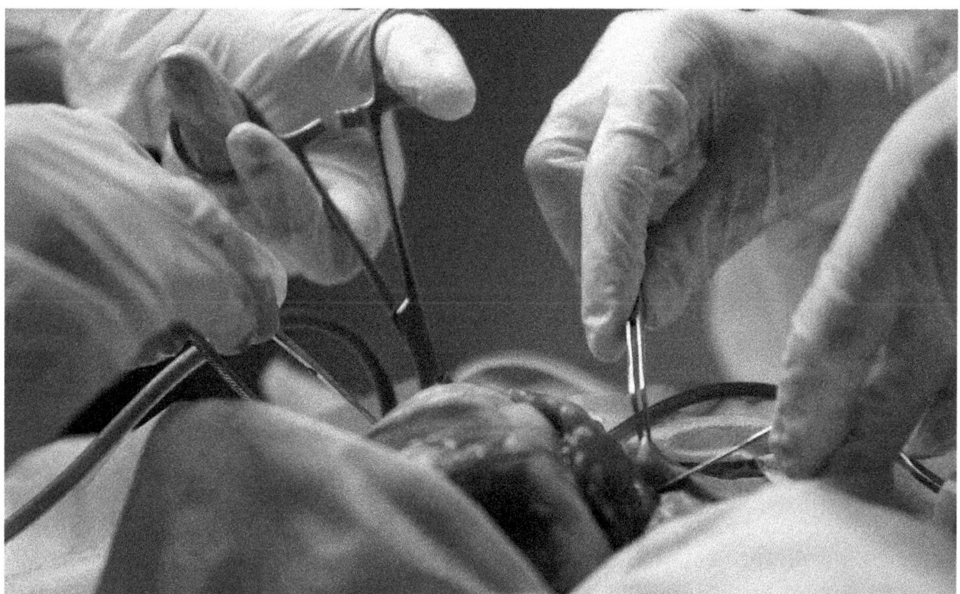

Imagen 17.2. En este documento se comprueba, a través de estudios neurológicos y de gabinete, la real muerte de una persona, determinando además la posibilidad de la donación cadavérica.

Los criterios postulados fueron los siguientes:

Una persona con cese irreversible de todas las funciones del cerebro "entero", incluyendo el tronco encefálico, está muerta cuando hay:

1. Cese de funciones cerebrales.

   A. Ausencia de funciones cerebrales.
   - Coma profundo. No hay respuesta y receptividad.

   B. Ausencia de funciones del tronco cerebral.
   - Ausencia de reflejos: pupilar a la luz, corneal, oculocefálico, oculo-vestibular, orofaríngeo y respiratorio.
   - Apnea probada (hasta presión CO_2 mayor de 60 mmHg).
   - Pueden existir reflejos medulares salvo posturas decorticadas o descerebradas verdaderas o crisis.

15 President's Commission for the Study of Ethical Problems in Medicine and Biomedical and Behavioral Research, Defining Death: A Report on the Medical, Legal and Ethical Issues in the Determination of Death, Washington, EUA, Government Printing Office, 1984.

2. Irreversibilidad.
   - Causa del coma conocida.
   - Exclusión de posibilidad de recuperación.
   - El cese de las funciones persiste durante un periodo suficiente de observación (12 horas o más en situaciones especiales).
   - Es deseable la confirmación EEG o determinación del flujo sanguíneo cerebral (angiografía o gammagrafía cerebral).

3. Condiciones especiales.
   - Intoxicación metabólica y drogas: no es posible determinar la muerte encefálica hasta la corrección metabólica o metabolización de las drogas, a no ser que se demuestre la ausencia de flujo sanguíneo cerebral.
   - Hipotermia: con menos de 32.3° C de temperatura corporal, no es posible determinar la muerte hasta que se restaure la normotermia.
   - Niños: extremar precauciones en niños menores de cinco años.
   - Shock: ser cautelosos debido a la reducción del flujo cerebral.

Como puede apreciarse, estas pruebas deben realizarse en forma precisa y completa. El diagnóstico de muerte no puede hacerse en forma parcial, todos los datos deben ser recolectados y cumplidos para poder emitir el diagnóstico. Entre las pruebas confirmatorias pueden considerarse el electroencefalograma, la angiografía cerebral, el doppler transcraneano o la cintigrafía cerebral con Technecio 99.

México se adhiere a la definición americana, como se consigna en la Ley General de Salud, en el capítulo sobre donación, trasplantes y pérdida de la vida.[16]

El mundo científico ha estado al tanto de avances tecnológicos que demuestran el daño irreparable y masivo cerebral y, si se cumple absolutamente el criterio de muerte encefálica, la persona está muerta, y si está conectada a aparatos que simulen la respiración, al desconectarlos caerá en paro cardiaco irreversible, equivalente también al estado de muerte, pero aún este punto sigue siendo polémico para algunos.

4. Consentimiento tácito para donación de órganos en México

La firma del consentimiento informado, que garantiza la libertad de los donantes o sus representantes para autorizar ese acto, es el requisito indispensable para llevarlos a cabo, pero, en el caso cadavérico, en México nos encontramos con una paradoja en el consentimiento tácito (también llamado presunto). La figura jurídica del consentimiento tácito ha sido introducida en gran parte de las leyes sobre donación

16 Secretaría de Salud, Ley General de Salud. Título XIV. Donación, trasplantes y pérdida de la vida. Capítulo IV. Pérdida de la vida [en línea], disponible en ‹http://www.salud.gob.mx/unidades/cdi/le- gis/lgs/index-t14.htm›. Consultado el 5 de septiembre de 2019.

y trasplante de órganos para tratar de aumentar el número de posibles donantes, pues se asume, de acuerdo con este concepto, que todos somos donantes a menos que se haya manifestado lo contrario.

En la Ley General de Salud se señala:

> Artículo 324. Habrá consentimiento tácito del donante cuando no haya manifestado su negativa a que su cuerpo o componentes sean utilizados para trasplantes, siempre y cuando se obtenga también el consentimiento de alguna de las siguientes personas: el o la cónyuge, el concubinario, la concubina, los descendientes, los ascendientes, los hermanos, el adoptado o el adoptante; conforme a la prelación señalada.

Por tanto, con referencia a la legislación mexicana se podría acceder a los órganos cadavéricos de las personas que no se hubieran opuesto antes de la muerte, pero, a continuación, señala que solamente se realizará este acto si lo autorizan los familiares. Por tanto, ya no sería un consentimiento tácito, sino expreso, existe, entonces, una contradicción.

España mantiene el modelo tácito de donación y tiene una alta tasa de éxito y por ello se ha querido aplicar este modelo en nuestro país.

Por otra parte, existen muchos cuestionamientos éticos y legales sobre el modelo tácito ya que, si fuera obligatoria, la donación no sería voluntaria ni altruista. Además, podría encontrarse oposición de los familiares, los cuales tendrían que enfrentar una nueva carga emocional, además de la derivada del fallecimiento; y como el rechazo familiar es la causa más frecuente de negativa de donación cadavérica, este modelo no funcionaría en nuestro país. Se requiere, como en España, una buena educación social para concretarlo adecuadamente.

En México nos encontramos con un modelo contradictorio: con un modelo tácito y expreso a la vez, que requiere ser estudiado y que implica, de forma importante, la participación y el compromiso social para lograr su efectividad.[17]

5. Criterios de selección para un receptor de trasplante

Mundialmente la incapacidad de atender en tiempos adecuados las listas de espera han presionado tanto a médicos como a pacientes a buscar otras alternativas, entre las que se encuentra la posible regulación de la venta de órganos con fines de trasplante, ya que, con una espera de los pacientes por cinco años, Matas calcula más de 40% de fallecimientos, lo cual es alarmante.[18]

---

17 I. G. de Osio-Rodríguez, "Causas y factores relacionados con la negativa familiar a la donación de órganos en casos de muerte cerebral", *Med. Univer.*, 2001, 3(13): 223-227.

18 Arthur J. Matas, Why we Should Develop a Regulated System of Kidney Sales: A Call for Action!, *ASN*, 2006, nov., núm. 6, pp. 1129-1132.

Como se señaló, nuestro país y todos aquellos firmantes en la OMS, con filosofía congruente en el caso, se opone a la venta de órganos, por lo que ante este problema es necesario contar con un procedimiento que garantice la justicia distributiva, la eficacia y eficiencia de su locación.

En México, los criterios se encuentran en la Ley General de Salud (LGS) en la cual, después de que un médico haya verificado la necesidad de ese procedimiento, canalizará al paciente a un hospital con registro emitido por la Comisión Federal de Protección Contra Riesgos Sanitarios (Cofepris). Posteriormente pasará a un Comité Interno de Trasplantes (LGS, Art. 316), en donde los expertos analizarán el caso, y si éste resulta adecuado, podrá ingresar al Registro Nacional de Trasplantes (lista de espera), a cargo del Centro Nacional de Trasplantes (Cenatra), como se señala en la LGS (Art. 338, fracción IV).

¿Cómo se realizará la selección de receptores? En la LGS SE señala:

> Artículo 336. Para la asignación de órganos y tejidos de donador no vivo, se tomará en cuenta la gravedad del receptor, la oportunidad del trasplante, los beneficios esperados, la compatibilidad con el receptor y los demás criterios médicos aceptados.

Aunque desde la perspectiva médica, efectivamente son criterios necesarios, son muy generales, y el reglamento no especifica ampliamente cómo debería realizarse en casos difíciles.

Podría decirse que la LGS indica sólo criterios médicos, pero no la metodología de elección con pacientes que cumplan con los criterios. Se trataría, por tanto, de un criterio prudencial y con carga subjetiva.

De hecho, no hay un sistema único ni infalible en el mundo, debido a la gran cantidad de factores a tomar en cuenta en cada caso. Por tanto, lo más importante es el procedimiento que debe utilizarse en orden para tomar una decisión prudente. Están, por una parte, aquellos que sitúan en primer lugar la optimización de resultados, y por otra, aquellos que exponen el principio de equidad o de igualdad de acceso de todos al recurso. Los primeros procedimientos se conocen con el nombre de teleológicos y los segundos como deontológicos.[19]

Lo ideal sería conciliar ambos criterios, pues es cierto que se requiere que un trasplante optimice su resultado, pero también que se atiendan a todas las personas necesitadas, como un derecho humano.

Ante este problema, algunos países han optado por una opción más sistematizada, el sistema de puntaje,[20] que, aunque no perfecto, establece criterios más objetivos en la selección. En México se han realizado esfuerzos para diseñar un sis-

19 Diego Gracia, "Trasplante de órganos: medio siglo de reflexión ética", *Nefrología*, Vol. XXI, suplemento 4, 2001.

20 M. Broyer, Use of Related Live Donors in Renal Transplantation, *Press Med.*, 1996, núm.1, 25(19): 891-899.

tema acorde a las condiciones de nuestro país,[21] que considera el tiempo en espera, el porcentaje de panel reactivo de anticuerpos, el tiempo en terapia sustitutiva y las edades del donante y del receptor, y se calcula de manera automática el orden en el que se debería proceder a la asignación.

Sin duda, esta metodología es más objetiva y facilitaría la elección de los candidatos, ya que no sería el único parámetro de decisión, pues, como en todo acto médico, existen gran cantidad de variables individuales que hacen que cada decisión sea personalizada, pero se partiría de una evaluación objetiva de referencia en cada caso.

Consideramos que debido a la importancia del tema de la orden de recepción de órganos, que posee implicaciones graves para los pacientes, se deberían de actualizar la ley y el reglamento de trasplantes en el sentido de ofrecer una selección más objetiva de los candidatos a recibir estos valiosos elementos.

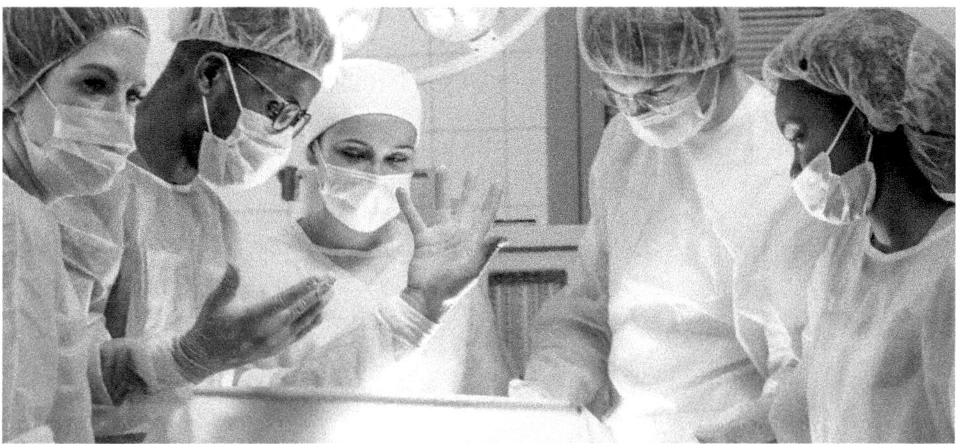

Imagen 17.3. México trata de cumplir estos dos razonamientos en general, pues admite en su registro a toda persona que lo necesita, sin ninguna condición más que la indicación médica, pero sigue siendo la elección final, un criterio prudencial, que como se señaló, puede no coincidir entre diferentes comités.

6. ¿El altruismo en una sociedad individualista?

Otro punto esencial en el éxito de la donación es contar con donadores y siendo las donaciones voluntarias y gratuitas, se requiere de la buena voluntad de las personas. Pero, ¿es realista esperar de la sociedad actual el altruismo?

En especial la donación cadavérica es especialmente valiosa y muchas personas se encuentran a favor de ella, en teoría. Filosóficamente hay que partir de la idea comunitarista que señala que todo individuo tiene obligación de retribuir con

21 J. A. Madrigal-Bustamante y cols., "Sistema de puntaje para asignación de riñones de donante fallecido a pacientes en lista de espera para trasplante", *Revista Mexicana de Trasplantes*, Vol. 3, núm. 2, mayo-agosto de 2014, pp. 49-55.

bienes a la sociedad donde se ha desarrollado, por lo que al morir debería ser una obligación moral donar el cuerpo para el bien de la sociedad.[22]

Tal solución, cercana a la tradición filosófica europea, se ha concretado en la legislación española con muy buenos resultados.

La base del altruismo es la empatía y el altruismo es, a su vez, el pilar de la donación en nuestro país. Esta meta es efectivamente la más difícil, pero a largo plazo y, sobre todo desde la perspectiva ética, la más estable y posible, de ser transmitida a las siguientes generaciones para conformar una cultura altruista.

En la actualidad existe un amplio consenso en admitir que la empatía debe ser considerada como un factor de relevancia en la explicación del desarrollo social y de las interacciones sociales. La empatía describe la capacidad de una persona de vivenciar la manera en que siente otra persona y de compartir sus sentimientos, lo cual puede llevar a una mejor comprensión de su comportamiento o de su forma de tomar decisiones.

La empatía es la habilidad para entender las necesidades, sentimientos y problemas de los demás, poniéndose en su lugar, y de responder correctamente a sus reacciones emocionales. Es necesario distinguir entre empatía y simpatía. La simpatía es un proceso meramente emocional. La empatía es algo diferente, no sólo sentimiento, sino comprensión de los sentimientos de los demás, de esa comprensión surge el deseo de ayuda. Las actitudes contrarias al altruismo son el individualismo y el egoísmo. Desgraciadamente nuestra sociedad tecnológica fomenta estas conductas, pero desea las primeras.

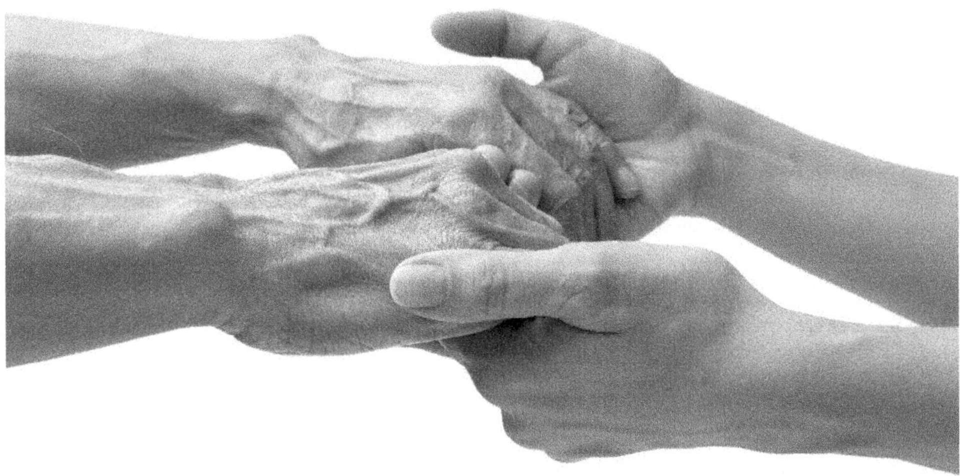

Imagen 17.4. La mayoría de las personas se encuentran dispuestas a ayudar y aún sacrificarse por personas con quienes se encuentran afectivamente relacionadas, pero no por los extraños, aunque formen parte de su comunidad.

22 Manuel de la Herran Gascón, Egoísmo, cooperación y altruismo [en línea], disponible en ‹http://polired.upm.es/index.php/boletincfs/article/view/2197›. Consultado el 5 septiembre de 2019.

Anteriormente, en los pueblos pequeños se favorecía el contacto entre todos los miembros de la comunidad y las acciones comunitarias eran más sencillas y propicias. Actualmente las grandes ciudades alejan a los miembros comunitarios, fragmentándolos en pequeños grupos, familia, amigos, algunos vecinos, algunos compañeros de actividad, son sólo cercanos; las demás personas, con las cuales no hay verdadera convivencia, son extraños con quienes no hay lazos emotivos. Por eso es importante señalar que la empatía no es solamente simpatía.

Reconocer en el otro un compromiso solidario no debe estar basado solamente en la cercanía y los lazos afectivos, sino en el compromiso ético y social de que conformamos no solamente un grupo que sobrevive en cierta organización, sino en una verdadera comunidad (común-unidad), en donde todos nos deberíamos sentir corresponsables del bienestar de los demás. En bioética este planteamiento se resume en el principio de solidaridad y subsidiariedad. Todos podemos dar, pero también todos podemos necesitar. El alejamiento ético es uno de los principales factores de la deshumanización.

El fomento de esta empatía tiene varios componentes, una parte proviene de la propia personalidad del sujeto y sus experiencias éticas, otra por la imitación social, una más por la educación formal, moral o religiosa.

La empatía se hace evidente a través de actos, que actualmente se estudian como conducta prosocial. La empatía entonces es la disposición e intención de conducta prosocial, de acción solidaria.

La conducta prosocial se configura por acciones que tratan de beneficiar a otros sin la anticipación de una recompensa externa. A menudo estas acciones ocasionan costo, sacrificio o riesgo para el individuo. Estos actos altruistas son respuesta a motivaciones racionales y estados emocionales positivos que provienen de personalidades maduras y sanas. Como estas conductas tienen un componente educativo sería importante fomentar la prosocialidad y, en conexión con ésta, la empatía a los niños y adolescentes, estimulando su progresivo descentramiento egocéntrico, a través de acciones como las siguientes:[23]

- La sensibilización ante sentimientos ajenos.
- La explicación de las consecuencias que la propia conducta tendrá para los demás y para él mismo.
- La observación de modelos empáticos acompañados de la reflexión moral sobre los mismos.
- La observación de modelos exitosos que apoyen la convicción de que seguir esa conducta le proporcionará un beneficio ético a la persona y a la sociedad.

23 Patricia Calvo, "Reciprocidad cordial. La fundación ética de la cooperación", *Ideas y Valores*, 2017, Vol. 66, núm. 165, pp. 85-109.

Desde la perspectiva fenomenológica, la ética se da por el reconocimiento del "yo" y de "otro yo", con quien me identifico como ser humano", que es el "tú"; al reconocernos semejantes existe por ese motivo un vínculo ético, un reconocimiento recíproco de obligaciones de beneficencia.[24]

Algunas corrientes que explican el altruismo lo hacen sobre esta base de reconocimiento entre semejantes, que denominan *unidad*. Sentir empatía por alguien produce una unión entre el "yo propio" y el "yo del otro",[25] cuando se logra la *unidad*, ayudar a la otra persona es equivalente a hacer algo positivo por uno mismo.

Promover actitudes de empatía en una sociedad utilitarista y pragmática es un reto, pero una necesidad para una convivencia más humana.

La conciencia de que cada uno de nosotros requiere de los demás y de que cada uno en su momento se encuentra en condiciones de ayudar a alguien más, sin recibir más estímulo por ello que el ser fiel a la conciencia ética; este es el premio mayor del fomento de esta actitud.

¿Cómo fomentar el altruismo? Esta es sin duda una de las claves para que los sistemas de gratuidad y suficiencia puedan realizarse:

A. El primer punto será combatir el individualismo, con una sólida educación social en el sentido de promoción de los valores de la comunidad, en forma escolar, familiar y de medios de comunicación. Promover que la decisión del individuo sea libre, por convicción de su deber social, reconociendo que ser parte de la comunidad le confiere responsabilidades y derechos.

B. Transparencia de las instituciones involucradas, ya que la sociedad, convencida de que las donaciones se realizarán con criterios científicos y éticos adecuados, motivará las donaciones.

C. Voluntad política de cada autoridad institucional nacional. La realización de trasplantes parte de un amplio equipo, que requiere facilidades para su proceso, no solamente internamente, sino en forma estatal y nacional. La eficiencia de un sistema nacional de trasplantes es complicada, pero necesaria; intereses particulares y partidistas deben ceder al bien común, porque ésta no es una generosa contribución, sino una obligación política.

D. Organización institucional. Nuevas formas de motivación, obtención, distribución y realización de los trasplantes deben ser planteadas, a fin de ubicarse en las circunstancias y tiempos propios del país. Un adecuado

24 L. A. Dugatkin, "Qué es el altruismo: la búsqueda científica del origen de la generosidad" [en línea], disponible en ‹https://books.google.com.mx/books?hl=es&lr=&id=JtT-0Yz4PloC&oi=fnd&pg=PA11&dq=altruismo+bases&ots=65BztpDPnj&sig=2rumjtlvh0ld7TX3k6GtY5OoiqU&redir_esc=y#v=onepage&q=altruismo%20bases&f=false›. Consultado el 6 de septiembre de 2019.

25 Cialdini y cols., *El altruismo*, Nueva York, Mcmillan, 1997.

aprovechamiento de las donaciones es uno de los argumentos más importantes para la motivación de donadores y políticos.

E. Leyes adecuadas. Las respuestas legislativas ante propuestas fundamentadas de los expertos deben tener una respuesta pronta y expedita. La vida de los pacientes está en juego.

F. Convicción personal. Hay que sentirse involucrado en el proceso de donación. Ninguno de nosotros debe sentirse ajeno a este tema en el sector salud. No se trata de una labor exclusiva del comité o de los coordinadores de trasplantes. En el lugar y las circunstancias de cada uno de nosotros existe una oportunidad para promover esta valiosa acción.

Como conclusión de este tema podríamos asentar que, debido a la importancia que reviste, para el logro de la donación altruista es necesario la educación familiar, escolar y social, pues de lo contrario, en sociedades individualistas será casi imposible lograr la suficiencia de órganos para trasplantes.

7. Nuevos tipos de trasplantes y nuevos problemas en la bioética

Siguiendo con el tema de la escasez de órganos para trasplantes, otro aspecto importante y de actualidad es la valoración de los heterotrasplantes, transgénicos o xenotrasplantes, trasplantes de animales a humanos. Aunque se han utilizado partes animales de esta forma desde hace varias décadas, como es el caso de válvulas para corazón de origen porcino, la propuesta actual es la producción de quimeras animal/humanos para obtener órganos "humanizados".[26] Sobre este mismo tema comenta Izpisúa:

> Algunos expertos opinamos que sería posible hacer crecer órganos humanos, compuestos total o casi totalmente por células humanas, en animales como cerdos o vacas. El animal resultante sería una quimera (una criatura en la que se combinan partes de dos especies). Nuestro sueño consiste en crear una quimera inyectando células madre humanas en embriones animales escrupulosamente preparados, de modo que cuando se conviertan en adultos contengan algunos órganos formados por completo por células humanas.[27]

26 Jun Wu, Aida Platero-Luengo, Masahiro Sakuray cols., Interspecies Chimerism with Mammalian Pluri-po-tent Stem Cells, *Cell,* 2017, núm. 168, pp. 473-486.

27 J. C. Izpisúa Belmonte, "Órganos humanos fabricados dentro de animales", *Investigación y ciencia*, núm, 484, enero de 2017 [en línea], disponible en ‹http://www.investigacionyciencia.es/revistas/investigacion-y-ciencia/numero/484/rganos-humanos-fabricados-dentro-de-animales-14818›. Consultado el 17 de marzo de 2017.

Este hecho no es ficción, el equipo del investigador Juan Carlos Izpisúa ha logrado crear por primera vez quimeras de humano y mono en un laboratorio de China, un importante paso hacia su objetivo final de convertir animales de otras especies en fábricas de órganos para trasplantes.[28]

Por ahora se trata de trasplantar no un órgano sino sólo parte de él, las células dañadas; por ejemplo, quien ha sufrido un infarto de miocardio o del páncreas para que produzcan insulina o neuronas de los ganglios basales para evitar el Parkinson. Definitivamente es promisorio y resolvería médicamente muchos problemas, pero en todo caso, ¿debería de realizarse?

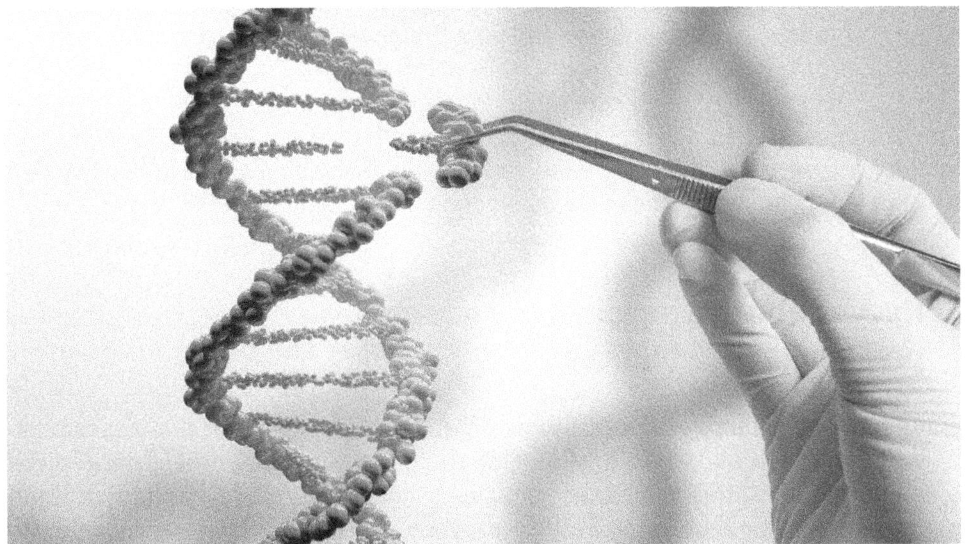

Imagen 17.5. Cuando se llega al nivel del ADN y se piensa en su manipulación e intercambio, se abren horizontes insospechados, cuyas consecuencias son difíciles de preveer.

Comenta Sachs:

> Producir quimeras humano-animales es controvertido por diversas razones, incluyendo la preocupación de que células humanas pudieran colonizar el cerebro o los espermatozoides u ovocitos del animal que ha recibido el trasplante. Imaginemos, por ejemplo, qué pesadilla ética supondría que el cerebro de un cerdo albergase suficientes células humanas como para que fuera capaz de llevar a cabo razonamientos de alto nivel.[29]

28 B. Aran, I. Rodríguez-Pizà, A. Raya, A. Consiglio, Y. Muñoz, P. N. Barri, J. C. Izpisúa, A. Veiga, Derivation of Human Embryonic Stem Cells at the Center of Regenerative Medicine in Barcelona, *In Vitro Cell Dev. Biol. Anim.*, 2010, 46(3-4): 356-66. doi: 10.1007/s11626-010-9288-0.

29 D. H. Sachs, T. Kawai, M. Sykes, "Inducción de tolerancia mediante quimerismo mixto", *Cold Spring Harb. Perspect Med.*, 2014, 4(1): a015529. Publicado el 1 de enero de 2014. doi: 10.1101/cshperspect.a015529

La preocupación es cierta, durante el procedimiento de quimerismo no puede asegurarse que las células solamente migrarán al órgano seleccionado.

La ventaja en la utilizando esta técnica, es que la cosecha de órganos humanos en animales podría ser una aplicación real en un futuro en la medicina regenerativa, y por ello es muy importante identificar los problemas éticos que esto plantea, por ejemplo, no parece que obtener riñones humanos en cerdos plantee problemas éticos relacionados con la identidad y dignidad humanas, sin embargo, desarrollar estructuras cerebrales o células reproductivas en animales es considerablemente más controvertido.

A partir de células madre se podrían crear igualmente óvulos y esperma humanos en los animales. "Si se dispusiera de un ratón macho que produjera esperma humano, esto podría ser preocupante, sobre todo si hay cerca un ratón hembra que produce óvulos humanos. Es desconcertante pensar en dos ratones produciendo un embrión humano", dice Hank Greely.[30] Esta propuesta no es nueva,[31]porque en 2015 ya existía, y sigue teniendo adeptos.

Otro de los problemas éticos sería el origen de las células madre humanas utilizadas, porque si estas son embrionarias, implicaría la destrucción de embriones humanos para obtenerlas, lo cual estaría fuera de la ética médica tradicional. Las células que pudieran utilizarse serían solamente las de tipo adulto para las cuales no se sacrifica ningún embrión humano.

Un aspecto a considerar también es el problema de la seguridad, ya planteado con el trasplante de órganos derivados de porcinos desde hace algún tiempo, ya que agentes patógenos que se encuentran sólo en los cerdos podrían mutar y transferirse a la especie humana, que no poseería mecanismos de defensa contra ellos y daría origen a nuevas enfermedades sin tratamiento.[32]

Habrá que seguir de cerca estas investigaciones pues, aunque es loable la intención, el fin nunca justifica los medios, especialmente si pone en peligro la identidad de la especie humana.

Conclusiones

Apoyar la donación, especialmente la cadavérica, es una acción valiosa en nuestra sociedad.

Como en todos los dilemas, lo primero para realizar acciones congruentes es conocer el problema y sus posibles soluciones. Aunque parece complicado, es posible el logro de objetivos éticos y eficaces, ya que todos los actos se derivan de las convic-

30 H. Greely, The end of sex [en línea], disponible en <https://play.acast.com/s/inquiringminds/142-hank-greely-the-end-of-sex>.

31 L. Bernstein, Ralph Brinster, Father of Transgenesis [en línea], disponible en <https://pharmaceuticalintelligence.com>. Consultado el 5 de septiembre de 2019.

32 R. R. Tönjes, Non-viral Pathogens: Identification, Relevance and Prevention of Xenotransplantation, *Xe-notransplant*, 2018 (mayo), 25(3): e12413.

ciones. Cada acción está motivada por un valor, de ahí la importancia de la educación en ética. Se vive según se piensa.

Si se está seguro del valor de estas acciones, cada quien se esforzará por alcanzar la meta, sin importar las dificultades. De los problemas a superar, el reto técnico es el de menor importancia, la inteligencia humana lo resolverá, porque depende del avance científico. El mayor reto es el que procede de la voluntad de las personas, porque se deriva de su libertad de decisión.

La terapia basada en trasplantes es una realidad con grandes expectativas de éxito, ya que salva vidas, restaura la función y posibilita la disminución de costos de atención y una mejor calidad de vida en los pacientes.

El trasplante cadavérico debe de ser fomentado en la sociedad como una forma natural de solidaridad en una comunidad humana. Para ello es indispensable la educación en todos los sectores y niveles poblacionales, para fomentar un verdadero altruismo y compromiso social.

Nuevamente la educación es la base para el logro de una sociedad más justa y el incremento de las donaciones cadavéricas en el mundo.

Los trasplantes pueden ser una gran solución a diversos problemas de salud, pero para este logro se requiere un gran esfuerzo, y como en muchos dilemas humanos, todos debemos involucrarnos personalmente, ya que si no somos parte de la solución, seremos parte del problema.

Bibliografía

Aran, B., I. Rodríguez-Pizà, A. Raya, A. Consiglio, Y. Muñoz, P. N. Barri, J. C. Izpisúa, A. Veiga, Derivation of Human Embryonic Stem Cells at the Center of Regenerative Medicine in Barcelona, *In Vitro Cell Dev. Biol. Anim.*, 2010, 46(3-4): 356-66. doi: 10.1007/s11626-010-9288-0.

Beecher, Henry K., Ethical Problems Created by the Hopelessly Unconscious Patient, Nueva Inglaterra, *Journal of Medicine*, 1968, núm. 278.

Broyer, M., Use of Related Live Donors in Renal Transplantation, *Press Med.*, 1996, núm.1, 25(19): 891-899.

Calvo, Patricia, "Reciprocidad cordial. La fundación ética de la cooperación", *Ideas y Valores*, 2017, Vol. 66, núm. 165, pp. 85-109.

Caplan, A., Bioethics of Organ Transplantation, *Cold Spring Harb Perspect Med.*, 2014, 4(3): 156-185. doi:10.1101/cshperspect.a015685

Cialdini y cols., *El altruismo*, Nueva York, McMillan, 1997.

Committee of the Harvard Medical School to Examine the Definiton of Brain Death. A Definition of Irreversible coma, *JAMA*, 1968, núm. 205, pp. 337-340.

Dugatkin, L. A., "Qué es el altruismo: la búsqueda científica del origen de la generosidad" [en línea], disponible en ‹https://books.google.com.mx/books?hl=es&lr=&id=JtT-0Yz4PloC&oi=fnd&pg=PA11&dq=altruismo+bases&ots=65BztpDPnj&sig=2rumjtlvh0ld7TX3k6GtY5OoiqU&redir_esc=y#v=onepage&q=al- truismo%20bases&f=false›. Consultado el 6 de septiembre de 2019.

Escalante Cobo, José Luis, "La definición de muerte", en Javier Gafo (ed.), *Trasplantes de órganos: problemas técnicos, éticos y legales*, Madrid, Universidad Pontificia Comillas, 1996.

Gracia Guillén, Diego, "Trasplante de órganos: medio siglo de reflexión ética", *Nefrología*, Vol. XXI, suplemento 4, 2001.

Gracia Guillén, Diego, *Ética y vida 2: bioética clínica*, Bogotá, El Búho, 1998.

Gracia Guillén, Diego, "Historia del trasplante de órganos", en Javier Gafo (ed.), *Trasplante de órganos: problemas técnicos, éticos y legales*, Madrid, Universidad Pontificia Comillas, 1996.

Jarl, J., P. Desatnik, U. Peetz Hansson. K. G. Prütz, U. G. Gerdtham, Do Kidney Transplantations save Money? A Study Using a Before-after Design and Multiple

Rregister-Based data from Sweden, *Clin Kidney J.* 2018; 11(2):283-288. doi:10.1093/ckj/sfx088

Kant, Immanuel, *Lectures on Ethics*, Nueva York, Harper and Row, 1963.

Madrigal-Bustamante J. A. y cols., “Sistema de puntaje para asignación de riñones de donante fallecido a pacientes en lista de espera para trasplante”, *Revista Mexicana de Trasplantes*, Vol. 3, núm. 2, mayo-agosto de 2014, pp. 49-55.

Matas, Arthur J., Why we Should Develop a Regulated System of Kidney Sales: A Call for Action!, *ASN*, 2006, nov., núm. 6, pp. 1129-1132.

Osio-Rodríguez, I. G. de, “Causas y factores relacionados con la negativa familiar a la donación de órganos en casos de muerte cerebral”, *Med. Univer.* 2001, 3(13): 223-227.

President’s Commission for the Study of Ethical Problems in Medicine and Biomedical and Behavioral Research, Defining Death: A Report on the Medical, Legal and Ethical Issues in the Determination of Death, Washington, EUA, Government Printing Office, 1984.

Sachs, D. H., T. Kawai, M. Sykes, “Inducción de tolerancia mediante quimerismo mixto”, *Cold Spring Harb. Perspect Med.*, 2014, 4(1): a015529. Publicado el 1 de enero de 2014. doi: 10.1101/cshperspect.a015529

Tönjes, R. R., Non-viral Pathogens: Identification, Relevance and Prevention of *Xeno*-transplantation, Xe-notransplant, 2018 (mayo), 25(3): e12413.

Wu, Jun, Aida Platero-Luengo, Masahiro Sakura y cols., Interspecies Chimerism with Mammalian Pluripo-tent Stem Cells, *Cell*, 2017, núm. 168, pp. 473-486.

Internet

Bernstein, L., Ralph Brinster, Father of Transgenesis [en línea], disponible en ‹https://pharmaceuticalintelligence.com›. Consultado el 5 de septiembre de 2019.

Dugatkin, L. A., “Qué es el altruismo: la búsqueda científica del origen de la generosidad” [en línea], disponible en ‹https://books.google.com.mx/books?hl=es&lr=&id=JtT-0Yz4PloC&oi=fnd&pg=PA11&dq=altruismo+bases&ots=65BztpDPnj&sig=2rumjtlvh0ld7TX3k6GtY5OoiqU&redir_esc=y#v=onepage&q=al- truismo%20bases&f=false›. Consultado el 6 de septiembre de 2019.

Greely, H., The end of sex [en línea], disponible en ‹https://play.acast.com/s/inquiringminds/142-hank-greely-the-end-of-sex›.

Herrán Gascón, Manuel de la, Egoísmo, cooperación y altruismo [en línea], disponible en ‹http://polired.upm.es/index.php/boletincfs/article/view/2197›. Consultado el 5 septiembre de 2019.

Izpisúa Belmonte, J. C., "Órganos humanos fabricados dentro de animales", *Investigación y ciencia*, núm, 484, enero de 2017 [en línea], disponible en ‹http://www.investigacionyciencia.es/revistas/investigacion-y-ciencia/numero/484/rganos-humanos-fabricados-dentro-de-animales-14818›. Consultado el 17 de marzo de 2017.

oms, Principios rectores de la oms sobre trasplante de células, tejidos y órganos humanos [en línea], disponible en ‹https://www.who.int/transplantation/Guiding_PrinciplesTransplantation_WHA63.22sp.pdf?ua=1›. Consultado el 5 de septiembre de 2019.

Plum, Fred, Clinical Standards and Technological Confirmatory Tests in Diagnosing Brain Death, en J. Stuart, Younger, Robert M. Arnold, Renie Schapiro (eds.), *The Definition of Death: Contemporary Controversies*, Baltimore, The Johns Hopkins University Press, 1999.

Secretaría de Salud, Ley General de Salud. Título XIV. Donación, trasplantes y pérdida de la vida. Capítulo IV. Pérdida de la vida [en línea], disponible en ‹http://www.salud.gob.mx/unidades/cdi/le-gis/lgs/index-t14.htm›. Consultado el 5 de septiembre de 2019.

Universidad Central de Ecuador, Definición y criterios de muerte cerebral [en línea], disponible en ‹https://sites.google.com/site/neurologiacritica/muerte-cerebral›. Consultado el 5 de septiembre de 2019.

Vaughn, Karen, "Teoría de la propiedad de John Locke: problemas de interpretación" [en línea], disponible en ‹http://www.eseade.edu.ar/files/Libertas/47_1_Vaughn.pdf›. Consultado el 25 de enero de 2019.

Esta 1a. edición consta de 500 ejemplares y se imprimió
el 25 de marzo de 2020, Solemnidad de la Anunciación de Santa María
y 25 aniversario de la publicación de la Encíclica
"Evangelium Vitae" de san Juan Pablo II,
en la imprenta Ultradigital Press, S.A. de C.V.
Ciudad de México, México

www.ingramcontent.com/pod-product-compliance
Ingram Content Group UK Ltd.
Pitfield, Milton Keynes, MK11 3LW, UK
UKHW061701190726
13853UKWH00008B/2342

9 786079 893583